国家卫生健康委员会"十三五"规划教材
全国高等学校应用型创新规划教材
供基础、临床、预防、口腔医学类等医学相关专业用

Pathophysiology

病理生理学

主　　编　田　野

副 主 编　邓峰美　刘永年　陈伟强

编　　者　（以姓氏笔画为序）

王　莞　牡丹江医学院基础医学院

邓峰美　成都医学院基础医学院

田　振　哈尔滨医科大学基础医学院

田　野　哈尔滨医科大学附属第一医院

刘永年　青海大学医学院

李　青　兰州大学基础医学院

李文斌　河北医科大学基础医学院

李光伟　齐齐哈尔医学院基础医学院

杨巧红　广州中医药大学基础医学院

邹　平　西南医科大学基础医学院

宋维芳　山西医科大学汾阳学院基础医学部

陈伟强　广东药科大学护理学院

周艳芳　广东医科大学基础医学院

赵　娟　承德医学院基础医学院

郭建红　山西医科大学基础医学院

谢勇恩　川北医学院基础医学院

冀菁荃　长治医学院基础医学部

学术秘书　田　振（兼）

人民卫生出版社

图书在版编目（CIP）数据

病理生理学 / 田野主编 . —北京：人民卫生出版
社，2020
临床医学专业应用型本科创新规划教材
ISBN 978-7-117-30126-8

Ⅰ.①病…　Ⅱ.①田…　Ⅲ.①病理生理学 — 医学院校
— 教材　Ⅳ.①R363

中国版本图书馆 CIP 数据核字（2020）第 111568 号

人卫智网　www.ipmph.com	医学教育、学术、考试、健康，	
	购书智慧智能综合服务平台	
人卫官网　www.pmph.com	人卫官方资讯发布平台	

病理生理学

主　　编：田　野
出版发行：人民卫生出版社（中继线 010-59780011）
地　　址：北京市朝阳区潘家园南里 19 号
邮　　编：100021
E - mail：pmph @ pmph.com
购书热线：010-59787592　010-59787584　010-65264830
印　　刷：三河市潮河印业有限公司
经　　销：新华书店
开　　本：850×1168　1/16　印张：19
字　　数：523 千字
版　　次：2020 年 8 月第 1 版　2020 年 8 月第 1 版第 1 次印刷
标准书号：ISBN 978-7-117-30126-8
定　　价：57.00 元

打击盗版举报电话：010-59787491　E-mail：WQ @ pmph.com
质量问题联系电话：010-59787234　E-mail：zhiliang @ pmph.com

全国高等学校临床医学专业首轮应用型创新规划教材
编写说明

为了贯彻落实习近平总书记在全国卫生与健康大会上的重要讲话精神,全面落实《国务院办公厅关于深化医教协同进一步推进医学教育改革与发展的意见》,教育部、国家卫生健康委员会、国家中医药管理局出台了《关于加强医教协同实施卓越医生教育培养计划2.0的意见》等文件,就推动医学教育改革发展作出重要部署,强调探索符合新时代需求的新医科人才培养体系的重要性。同时指出要坚持高等教育"以本为本",把本科教育放在人才培养的核心地位,在《国家职业教育改革实施方案》中进一步提出"一大批普通本科高等学校向应用型转变"的发展目标,鼓励一批地方医学类本科高校向应用技术类高校转型,以满足服务基层卫生健康需求,实现优质医疗资源下沉,推动城乡基本公共服务均等化,实现全民健康。

应用型医学院校已逐渐在五年制本科教育中形成具有鲜明特色的教育体系,为适应其教学学时、授课内容、学习方式等方面的改变,人民卫生出版社经过近两年的调研、论证,于2017年底正式启动了临床医学专业首轮应用型创新规划教材的编写工作。本套教材的编写,既符合国家对医学人才培养总体规划的要求,也是完善临床医学本科教材体系的需要。

首轮应用型创新规划教材编写指导思想如下:

1. **定位明确,整体规划突出特色** 本套教材主要为应用型本科医学院校的教学服务。作为临床医学专业"干细胞"教材的有益补充,首轮编写的科目以临床医学专业通识课、基础课为主,重视医学人文素养提升,新增《医学生创新创业教程》和《大学生心理健康》两种教材。强调基础与临床相结合,编委中增加有临床经验的教师,内容中根据学科特点编写与临床相关知识或案例,实现"早临床、多临床、反复临床"。

2. **以学生为中心,打造符合教学需求的优质教材** 以严格遵循"三基、五性、三特定"的教材编写原则为基础,以培养学生的创新精神和实践能力为重点,强调"三结合",即与"5+3"临床住院医师规范化培训相结合、与临床执业医师资格考试相结合、与硕士研究生招生考试相结合,内容全面覆盖相应学科的知识要点。同时根据教学需要凝练内容,精简篇幅,提升教材的适用性和实用性。

3. **树立大教材观,充分发挥教材的"指挥棒"作用** 在本套教材的规划、出版和使用过程中,充分调动编写者的主观能动性,总结教学经验,融合各方特色,发现和解决应用型医学人才培养中的问题,为各学科各院校间的碰撞、交流与合作提供平台,促进教学模式的改进和创新,提高师资水平,带动教学改革创新。

4. 质量为先,探索新时代医学教材新模式　本套教材重视内容质量,贯彻"以德为先、全面发展、面向人人、终身学习、因材施教、知行合一、融合发展、共建共享"的八大基本理念。充分应用现代化教学手段,以纸数融合教材形式,发挥数字资源的优势,助力医学教育现代化进程,探索符合新时代医学教育改革和人才培养规律的教材模式。

本套教材共 30 种,计划于 2020 年秋季出版发行,全部数字资源内容同步上线。

希望广大院校在使用过程中提供宝贵意见,为完善教材体系、提高教材质量及第二轮应用型创新规划教材的修订工作建言献策。

首届全国高等学校临床医学专业应用型创新规划教材
评审委员会名单

主任委员 杨宝峰 哈尔滨医科大学

副主任委员 崔慧先 河北医科大学   赵炜明 齐齐哈尔医学院

郑建中 长治医学院   刘 星 牡丹江医学院

邓世雄 重庆医科大学   解 军 山西医科大学

杜 勇 川北医学院   何 涛 西南医科大学

樊均明 成都医学院   黎锦城 广东药科大学

委 员（以姓氏笔画为序）

王 涛 广州中医药大学   张玉妥 河北北方学院

王春艳 承德医学院   张海松 河北大学医学院

刘永年 青海大学   陈振文 山西医科大学汾阳学院

刘永琦 甘肃中医药大学   官成浓 广东医科大学

刘志宏 宁夏医科大学   钱中清 蚌埠医学院

李春江 佳木斯大学   徐名颂 广州医科大学

李祥子 皖南医学院   唐 宏 赣南医学院

李雪萍 西安医学院   黄文华 南方医科大学

杨景锋 陕西中医药大学   潘润存 甘肃医学院

宋焱峰 兰州大学

目 录

序 号	书 名	主 编	
1	医学计算机应用基础	蔡永铭	王 丽
2	医学生创新创业教程	杜 勇	
3	大学生心理健康	唐 宏	
4	医用高等数学	夏 蔚	
5	医学物理学	李宾中	张淑丽
6	基础化学	李祥子	
7	有机化学	石秀梅	
8	系统解剖学	崔慧先	黄文华
9	局部解剖学	刘 星	刘学敏
10	组织学与胚胎学	王春艳	余 鸿
11	生物化学与分子生物学	赵炜明	宋高臣
12	生理学	武宇明	祁文秀
13	医学微生物学	王 琦	
14	人体寄生虫学	王光西	
15	医学免疫学	徐 雯	刘永琦
16	病理学	张晓杰	文 彬
17	病理生理学	田 野	
18	药理学	宋晓亮	许超千
19	医学细胞生物学	潘克俭	
20	医学遗传学	李 莉	
21	医学心理学	崔光成	唐 平
22	预防医学	唐焕文	
23	卫生法	蒋 祎	
24	流行病学	王金桃	
25	医学统计学	王 彤	姚应水
26	中医学	赵春妮	罗庆东
27	医学伦理学	边 林	
28	医学文献检索与论文写作	管 进	
29	医学导论	郑建中	
30	全科医学概论	樊均明	

主编简介

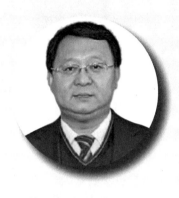

田野,1965 年 2 月生,教授,主任医师,博士生导师。现任哈尔滨医科大学基础医学院病理生理学教研室主任、哈尔滨医科大学附属第一医院心内科主任、北方转化医学研究中心主任;中华医学会心血管病学分会第十一届委员会委员;中国病理生理学会心血管专业委员会副主任委员、国际心脏研究会(ISHR)中国转化医学工作委员会候任主任委员;中国医师协会心血管病学分会常委、动脉粥样硬化专业委员会副主任委员;国际寒地心脏病学会议执行主席、国际理工医交叉转化研讨会共同主席;欧洲心脏病学会会士(ESC Fellow)、美国心脏病学院会士(ACC Fellow)。

从事医教研工作 30 年,已完成国家自然科学基金项目 5 项;目前承担国家自然科学基金重大科研仪器研制项目 1 项及重点项目 1 项。主持或参与国内外临床药物及器械研究 23 项。近十年以通讯作者发表 SCI 收录文章 40 余篇,获得国家专利 9 项。经过 10 余年的理工医交叉研究,在国际上率先提出并开发了“巨噬细胞靶向声动力疗法”的理论和技术,并应用于动脉粥样硬化患者的治疗。迄今,发起并正进行的临床注册研究有 2 项。主编多部重点图书;担任《中华心血管病杂志》《中华高血压杂志》《中华心力衰竭和心肌病杂志》及《中国分子心脏病学杂志》编委。

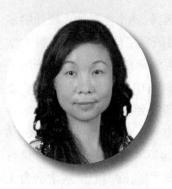

邓峰美,1969 年 6 月生,教授,硕士生导师。现任成都医学院教务处处长;国际心脏研究会中国分会会员,中国病理生理学会会员;中国老年保健医学研究会老年健康服务人才培养研究分会项目管理部副部长;四川生理学会老年专委会委员。

从事教研工作 20 余年,主要从事高血压、肝纤维化的发病机制及防治研究,运用流行病学、病理生理学、分子生物学等学科理论交叉的优势,对其发病机制及防治进行研究。主持并参加国家自然科学基金 4 项,省、部级课题 7 项。获省级科技进步奖 4 项,获省级教学成果奖 2 项。编写国家级规划教材等近 10 部,发表学术论文 60 余篇。

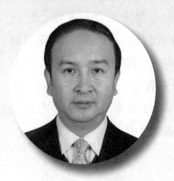

刘永年,1959 年 10 月生,教授,硕士生导师。现任青海省卫生发展研究中心主任;中华医学会医学教育分会第七、八届委员,教育技术分会第八届委员会委员,青海医学分会常委;中国病理生理学会第六、七、八、九、十届理事;青海省病理生理学会理事长。曾任青海大学医学院党委副书记、院长。

从事教研工作 36 年,主要从事高原病及高原地区相关性疾病的病理生理学以及低氧适应机制的研究及青海省卫生事业改革与发展的研究。发表学术论文 50 余篇,主编教材 12 部。先后主持、参加各级科研和教学研究项目 20 项。共获得各类奖项及表彰 28 项,荣获"全国优秀教育工作者""全省优秀共产党员"等奖项。

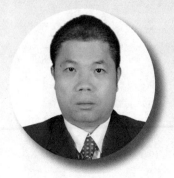

陈伟强,1966 年 7 月生,教授,硕士生导师。现任广东药科大学护理学院副院长,广东省健康教育协会理事。

从事病理生理学教研工作 30 余年,教书育人,深受师生好评。承担广东省自然科学基金项目、广东省教育厅教育教学改革项目和广东省卫生厅医学科学基金项目等。先后发表论文 60 余篇,其中 SCI 收录论文 10 余篇,获授权专利 3 项,软件著作权 1 项。主编、参编多部教材。

前　言

2019年3月,人民卫生出版社在海口组织召开了全国高等学校临床医学专业应用型本科创新规划教材主编人会议,确定了教材编写指导原则,正式启动了教材编写工作。经过来自16所高校17位编委的通力合作及出版社的共同努力,应用型创新规划教材《病理生理学》付梓发行。

本教材具有以下特点:①科学性和可读性相结合:本教材大量增加体现疾病病因、发病机制和临床表现的插图,插图中的重要器官、组织、细胞或亚细胞绝大部分使用外形或结构示意图,以精确体现疾病发展的科学规律;在力求简洁精练、易于学习理解的基础上,在文字内容中适当增加相关疾病的研究进展,体现学科发展趋势;帮助学生快速抓住教材重点内容、深刻理解相关理论知识。②理论与实践相结合:注重基础理论与临床实践结合,根据最新临床指南对有关内容进行了修正与更新;增加临床案例,培养学生"早临床、多临床、反复临床"意识;章尾增加重要考点,满足学生复习考试的需求,充分体现教材"以学生为中心"的定位。③继承和创新相结合:本书参照全国高等学校五年制临床医学专业《病理生理学》(第9版)的知识体系,在保留经典章节的基础上,将"糖代谢紊乱"和"脂代谢紊乱"两章整合并增加"高血压""高尿酸血症""高同型半胱氨酸血症"(数字资源)等内容,组成"代谢综合征"一章;将"细胞信号转导异常与疾病"和"细胞增殖和凋亡异常与疾病"两章有机整合并适当精简;增加了"缺氧与疾病"和"阿尔茨海默病"等重要相关疾病内容。

本教材的顺利出版凝聚了每一位编委的辛勤劳动与智慧。哈尔滨医科大学病理生理学教研室和附属第一医院心血管内科在制定编写内容、审稿和定稿过程中提供了大力支持与帮助,田振编委兼任学术秘书做了大量沟通、组织和文字处理工作,哈尔滨理工大学陈宇宙老师在绘制插图过程中提供技术支持,在此一并致以衷心感谢。

由于编写时间仓促,编写经验和水平有限,教材中难免存在错误和不足。欢迎使用本教材的师生提出宝贵建议和意见,以便再版时加以纠正。

田　野

2020年6月

目　录

本书测试卷

第一章 绪 论

学习目标

1. **掌握** 病理生理学和基本病理过程的概念。
2. **熟悉** 病理生理学的主要内容。
3. **了解** 病理生理学的发展简史。

病理生理学（pathophysiology）是研究疾病发生的原因和条件、疾病发展过程中机体功能代谢改变的动态规律及其机制，进而揭示疾病本质的科学。病理生理学是联系基础医学与临床医学的"桥梁学科"，为疾病的诊断、治疗和预防提供理论基础。

病理生理学主要讨论患病机体功能和代谢变化的特点、规律和机制，与生理学、生物化学、病理学和内科学等学科密切联系又有所不同。例如，生理学注重正常机体功能；生物化学注重正常机体代谢；病理学注重患病组织器官形态改变；内科学注重具体疾病的症状、体征和诊治等。

医学生在了解正常人体结构、功能及代谢相关知识的基础上，通过学习病理生理学，熟悉疾病或一些特定病理过程的发生发展规律及其内在调控机制，为临床医学课程的学习、临床实践和医学研究奠定坚实的基础。临床医务工作者在医疗实践中根据病理生理学理论分析患者的症状、体征及实验室检测指标的变化，进一步指导和改进诊疗方案。

第一节 病理生理学的发展简史

病理生理学的起源可追溯至公元 18 世纪，意大利解剖学家莫尔加尼（Morgagni，1682—1771）等通过大量尸体解剖，发现不同的疾病显示不同器官的形态变化，由此创立解剖病理学（anatomical pathology）。公元 19 世纪末，德国病理学家魏尔啸（Virchow，1821—1902）等利用光学显微镜进行观察研究，创立了细胞病理学（cellular pathology）。与此同时，法国生理学家伯纳德（Bernard，1813—1878）等开始利用动物复制人类疾病模型，应用科学实验的手段研究疾病发生过程中结构、功能和代谢的变化，从而形成了病理生理学的前身——实验病理学（experimental pathology）。

1879 年，病理生理学作为一门独立课程在俄国的喀山大学正式开设。此后，德国及苏联的医学院校相继开设病理生理学课程并成立病理生理学教研室。西欧和北美等国家的医学院也开设了病理生理学课程，并出版了多种病理生理学教材，但有关教学内容仍由生理学专家和相关临床专家讲授。

1953 年开始，哈尔滨医科大学等国内医学院校相继成立病理生理学教研室。通过我国几代病理生理学工作者的努力工作,病理生理学这门学科在教学、科研、人才培养及学会等方面均取得了丰硕的成果。1961 年召开了第一届全国病理生理学学术会议,1985 年由中国科协批准成立国家一级学会——中国病理生理学会(Chinese Association of Pathophysiology,CAP),学会于 1986 年出版《中国病理生理杂志》,1991 年参与国际病理生理学会(International Society for Pathophysiology,ISP)的组建并成为成员国之一。目前,学会由心血管、受体、炎症发热感染低温、微循环、休克、实验血液学、动脉粥样硬化、缺氧和呼吸、免疫、中医、肿瘤、消化、动物病理生理、大中专教育、危重病医学、机能实验教学和血管医学等专业委员会或工作委员会构成。各专业委员会每 1~2 年分别或联合举办学术会议,交流本领域的研究进展。为了配合不同层次的教学,学会编写了多种病理生理学教材,为国内外病理生理学的教学和科研提供了合作与交流的平台。

第二节 病理生理学的主要内容

病理生理学目前已经形成了比较完善的学科内容体系,一般包括如下三部分内容。

一、总论

总论包括绪论和疾病概论,主要介绍病理生理学内涵、学科发展基本情况和研究方法;讨论疾病的相关概念、发生发展的原因、条件、规律、基本调节机制和转归。

二、基本病理过程

基本病理过程(basic pathological process)指在多种器官或系统疾病中出现的、共同的、成套的功能和代谢变化。例如,水电解质代谢紊乱、酸碱平衡紊乱、代谢综合征、缺氧、发热、应激、细胞信号转导增殖与凋亡异常、缺血 - 再灌注损伤、休克、凝血与抗凝血平衡紊乱等。一种疾病可以包含多种病理过程,如肺炎球菌性肺炎有肺部炎症、全身发热、缺氧甚至休克等基本病理过程。

三、各器官系统病理生理学

机体所有器官和系统的疾病均涉及病理生理学的知识,本教材主要介绍了心、肺、肝、肾、脑损伤及其相关疾病发生、发展过程中一些具有共性的病理过程和机制,包括心功能不全、呼吸功能不全、肝功能不全(肝性脑病)、肾功能不全、脑功能不全以及多器官功能障碍等。

第三节 病理生理学的学习与应用

一、培养逻辑思维能力

逻辑思维(logical thinking)是在认识过程中借助于概念、判断、推理等思维形式能动地反映客观现实的理性认识过程。医学研究中经常使用分析与综合、归纳与演绎、对比、原因与结果等方式。为了证明提出的总论点(即研究假设),往往会将其分解为多个分论点,并根据分论点设计实验,通过分析实验结果以判断假设是否成立。在病理生理学研究中需要建立人类疾病相关动物模型,以此研究疾病发生发展规律,再将结论经过分析和类比,为临床提供理论支持。

二、坚持系统科学理念

系统科学(systems science)是研究系统的结构与功能关系、演化和调控规律的科学。系统科学主要用来探究机体的器官系统功能和代谢变化的规律。在病理生理学研究中,对疾病的整体性认识体现了系统科学理念。传统的"老三论"(系统论、控制论和信息论)主要体现为机体内稳态的维持;"新三论"(耗散结构论、协同论和突变论)主要体现为疾病发生时机体做出的反应,即内稳态失衡。

正常机体处于内稳态平衡。各系统、整体、外部环境三者之间相互联系、相互作用,控制机体各方面的功能,使内稳态不会因为自身或者外部环境变化而发生改变。例如,当细胞衰老到一定程度时,细胞内相关基因被激活,启动细胞死亡程序,即凋亡或细胞编程性死亡,凋亡的细胞会被巨噬细胞所吞噬,并由新生细胞替代,以维持组织器官的结构与功能。

在疾病发生时,机体内稳态平衡会被破坏。机体通过调动各器官系统协同作用将机体从失衡状态纠正回平衡状态,也就是将无序状态纠正回有序状态(通过能量变化形成负熵状态)。机体各系统在形成新的平衡过程中发生结构或功能上的适应性改变。例如,当心力衰竭发生时,心排血量降低,为了维持足够的心排血量,机体交感 - 肾上腺髓质系统会被激活,通过心脏功能的调节,即心率加快、心肌收缩性增强进行代偿以稳定心排血量。如果祛除心力衰竭的发病因素或经过有效治疗,机体就会将代偿状态回归到原来的平衡状态,否则代偿方式一直持续可能会加重心脏负荷而促进心力衰竭的发展。

三、运用运筹学方法

在医学领域中,运筹学(operations research)大多运用在卫生管理中,在医学研究中也有一些应用,例如,在研究蛋白相互作用时,通过建立数学模型初步形成蛋白质相互作用拓扑网络,然后以关键结点划分成多个模块,并对每个模块进行详细分析和研究,最终整合得到网络中每种蛋白质的功能和相互关系;在疾病发生发展的过程中,机体的自我防御保护作用充分体现了运筹学理论,如在大失血时,机体会协调控制各组织器官,进行血液重新分布,优先满足大脑等重要器官的血液供应。

四、关注医学研究进展

20 世纪末以来,随着生命科学的快速发展,人类对疾病的认识也更加深入。例如,人类基因组计划(human genome project, HGP)的完成,表观遗传学(epigenetics)、功能基因组学(functional genomics)、蛋白质组学(proteomics)、代谢组学(metabonomics)等研究方法的建立,为探究疾病的发生发展规律以及临床诊疗、预后观察等研究提供了有效手段。

近年来,互联网和云计算等相关技术的发展产生了海量的医疗大数据,将生物医学信息和临床医学信息整合,运用数据挖掘和机器学习方法开发的人工智能技术将有望发现疾病背后隐藏的模式并为临床工作提供精确有效的诊疗方案。

最近,随着人工智能技术的不断发展和进步,诊断机器人、手术机器人及康复护理机器人在临床应用中逐渐普及。

第四节 结 语

总之,病理生理学是连接基础医学和临床医学的"桥梁学科",也是汇聚生理学、生物化学、病理学和内科学等前沿进展的交叉学科,更重要的还是指导临床学习与实践的工具学科。因此,病理生理学在医学领域中有着独特的地位。

(田 野)

思考题

1. 简述病理生理学的概念及其范畴。
2. 试述病理生理学的发展历程。
3. 简述基本病理过程的概念。
4. 简述系统科学中"老三论"与"新三论"在医学研究中的体现。

参 考 文 献

[1] 王建枝,钱睿哲.病理生理学.9版.北京:人民卫生出版社,2018.
[2] 王建枝,钱睿哲.病理生理学.3版.北京:人民卫生出版社,2015.
[3] 冯·贝塔朗菲.一般系统理论基础、发展和应用.北京:清华大学出版社,1987.
[4] 苗东升.系统科学精要.4版.北京:中国人民大学出版社,2016.
[5] 刘虹,张宗明,林辉.医学哲学.南京:东南大学出版社,2004.
[6] 顾新华,顾朝林,陈岩.简述"新三论"与"老三论"的关系.经济理论与经济管理,1987(2):73-76.

第二章　疾　病　概　论

02章

> **学习目标**
>
> 1. **掌握**　健康、疾病和脑死亡的概念及脑死亡的判断标准。
> 2. **熟悉**　疾病发生发展的一般规律及基本机制。
> 3. **了解**　疾病的病因学、发病学与疾病的转归。

第一节　疾病的相关概念

一、健康

世界卫生组织（World Health Organization，WHO）的定义：健康不仅是没有疾病或衰弱现象（infirmity），而是躯体上、精神上和社会适应上的一种完好状态。躯体上的完好状态指躯体结构、功能和代谢的正常，采用当今的医学诊断手段未发现任何异常现象。精神上的完好状态指人的情绪、心理、学习、记忆及思维等处于正常状态，表现为精神饱满、乐观向上、愉快地从事工作和学习，能应对紧急的事件，处理复杂的问题。社会适应上的完好状态指人的行为与社会道德规范相吻合，能保持良好的人际关系，能在社会中承担合适的角色。

需要强调的是，心理健康与身体健康可相互影响。长期躯体疾病的折磨可引发精神和/或心理障碍；精神和/或心理障碍可导致躯体疾病。此外，健康的标准随经济发展、社会进步而变化。在不同地区，不同年龄的人群中健康的标准也会略有不同。

二、亚健康

介于健康与疾病之间的生理功能低下状态被称为亚健康（sub-health）。世界卫生组织的一项调查表明，人群中真正健康者约占 5%，患疾病者约占 20%，而处于亚健康状态者约占 75%。中年人是亚健康的高发人群。

亚健康的主要表现形式为：①躯体性亚健康状态：主要表现为疲乏无力，精神不振，适应能力和工作效率降低，免疫力差等；②心理性亚健康状态：主要表现为焦虑、烦躁、易怒、注意力不集中、失眠多梦等，严重时可伴有胃痛、心悸等表现，这些问题的持续存在可诱发心血管疾病及肿瘤等的发生；③社会性亚健康状态：主要表现为与社会成员的关系不和谐，心理距离大，产生被社会抛弃和遗忘的孤独感。

引起亚健康的原因复杂，如学习、工作负荷过重使人身心疲惫，其导致的神经、内分泌功能失调是亚健康的最常见原因。环境、食物和噪声污染均可导致人体抵抗力下降;个人生活及工作方式不科学(如吸烟、酗酒、缺乏体力活动、作息时间不规律等)破坏人体正常的平衡;家庭、社会及个人的压力过大使人焦虑或恐惧也可导致亚健康。此外,自然老化以及某些遗传因素也可能在亚健康的发生发展中发挥作用。

亚健康处于动态变化之中,若适时采取积极、健康的生活、工作和思维方式,亚健康可向健康转化;若长期忽视亚健康状态,不予积极应对,则亚健康可向疾病转化。

三、疾病

内稳态(homeostasis)是机体通过自身调节保持相对稳定的内环境,而不受外环境变化的影响。内稳态平衡(homeostatic balance)是机体保持正常生命活动和健康的先决条件,是生物体内各种自我调节的结果。内稳态失衡(homeostatic imbalance)是当躯体、精神及社会适应上的完好状态被破坏,导致异常生命活动过程。疾病(disease)是在一定病因作用下,机体内稳态失衡,使机体偏离正常组织、器官、系统等的结构或功能的一种状态。

四、疾病谱

疾病谱(spectrum of disease)是指根据特定地区特定疾病的发病率或死亡率或危害程度对疾病进行的排序。疾病谱的演变有赖于人类活动时空(time and space of human activity)的改变。随着社会制度、经济状况、医疗卫生条件、生活习惯、地理位置和地理环境等的变化,疾病谱亦会发生明显改变。例如,1949 年前,我国由于卫生条件差,传染病引起的死亡率占总死亡率 50% 以上;1949 年后,随着生活水平、医疗卫生条件的提高改善,传染病的发病率及死亡率大大降低,取而代之的是一些慢性非传染性疾病。到 21 世纪初,占我国人口死因前四位的疾病为:心血管疾病、脑血管疾病、恶性肿瘤和呼吸系统疾病,同时由于人均寿命的显著延长,全球人口老龄化问题日趋严重,一些与老龄相关的疾病(如阿尔茨海默病、骨质疏松等)的患病率急剧上升。另外一个例子,克山病、大骨节病主要分布在我国东北到西南的温带森林和森林草原地带内,因该地带处于我国二级地形,从内蒙古高原到黄土高原再到云贵高原,容易造成水土流失形成了一个地理低硒带,因此该处克山病、大骨节病发病率较其他地区要高。疾病谱的变化挑战未来中国的医疗决策,因此,疾病谱的改变需要时刻密切地关注,了解人类活动时空的变化规律能够提前预知疾病谱的变化,利于疾病的预防与治疗。

近年来,我国健康领域取得显著成就,医疗卫生服务体系日益健全,人民健康水平和身体素质持续提高。2015 年我国人均预期寿命已达 76.34 岁,优于中高收入国家平均水平。然而,工业化、城镇化、人口老龄化、疾病谱变化、生态环境及生活方式变化,亟需从国家战略层面解决关系健康的重大和长远问题。因此,"健康中国"被确立为中国优先发展的国策,2016 年国务院颁布了《"健康中国 2030"规划纲要》,目标是力争到 2030 年人人享有全方位、全生命周期的健康服务,人均预期寿命达到 79 岁,主要健康指标进入高收入国家行列。

五、疾病认识的发展

19 世纪以来盛行的生物医学模式(biomedical model)以经典西方医学为理论基础,强调从生物属性认识疾病的发生发展,注重自然环境对人体的影响、生物病原体的致病作用以及疾病中躯体生物学的异常变化。

然而,社会和心理因素在疾病发生发展中的作用不可忽视。1977 年 G.L.Engel 提出了生物 -

心理 - 社会医学模式（bio-psycho-social medical model）。该医学模式的特点是：①强调心理、社会因素在区分健康与疾病中的作用。例如，肥胖在欧美国家被视为肥胖病，而在非洲某些国家反而是美的标志。②强调心理、社会因素在疾病发病和防治中的作用。例如，长期负性情绪、不良生活方式、社会关系紧张、环境污染等心理、社会因素均可成为疾病的发病原因；营养缺乏病和传染病的流行与社会制度、国民经济、卫生条件等社会因素密切相关（图 2-1）。随着工业化进程的加快，环境污染对人类健康的影响引起关注。因此，有人提出生物 - 心理 - 社会 - 环境医学模式（bio-psycho-social-environ medical model），强调自然环境的改变或污染在疾病发生发展中的作用。

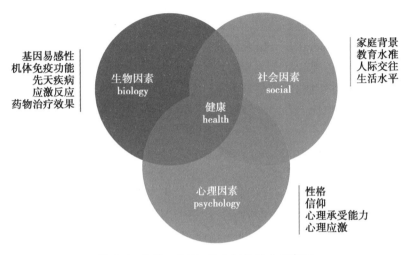

图 2-1　生物 - 心理 - 社会医学模式示意图

第二节　病　因　学

一、疾病的常见病因

病因是指引起疾病必不可少的、赋予疾病特征或决定疾病特异性的致病因素。病因种类繁多，大多数疾病（尤其是慢性病）的病因目前尚不十分明确。根据来源，可将病因分为外源性和内源性两大类。

（一）外源性病因

1. 生物因素（biological factor）　主要包括病原微生物和寄生虫。这类病因引起感染性疾病，其致病性取决于病原体侵入的数量、毒性及侵袭力，亦与机体本身的防御及抵抗力有关。生物致病因素的作用特点是：①病原体有特定的入侵门户和定位。例如，甲型肝炎病毒可从消化道入血，经门静脉到肝，在肝细胞内寄生和繁殖并致病；②病原体必须与被侵个体相互作用才能引起疾病。例如，由甲型流感病毒（也称真鸡瘟病毒或欧洲鸡瘟病毒）引起的禽流感（bird flu）是一种人兽共患的传染病，而伪鸡瘟（也称亚洲鸡瘟）病毒对人一般无感染性；③病原体作用于机体后常可引起免疫反应，而致病微生物的自身变异可产生抗药性。

2. 理化因素（physical and chemical factor）　主要包括高温（寒冷）、高压（突然减压）、电流、辐射、机械力、噪声、强酸、强碱及毒物等，其致病性主要取决于理化因素本身的作用强度、部位及持续时间。物理因素的致病特点：①大多数物理性致病因素只引发疾病但不影响疾病的发展；②除紫外线和电离辐射外，一般潜伏期较短或无潜伏期；③对组织损伤无明显选择性；④致病作用与机体的反应性关系不大。化学因素的致病特点：①多数化学因素在疾病发生发展中都起作用、可被体液稀释、中和或被机体解毒；②除慢性中毒外，化学因素致病的潜伏期一般较短;③对组织、器官的损伤有一定选择性,如氯仿主要引起肝细胞中毒、汞主要损伤肾脏;④除了与毒物本身的性质、剂量有关外,还与其作用部位和整体的功能状态有关。

3. 环境生态因素(environmental and ecological factor) 随着社会的发展环境问题随之出现,环境污染已成为疾病发生的重要因素。世界银行和中国政府联合进行的一项研究结果显示,中国每年与空气污染相关的呼吸道疾病的死亡人数高达 75 万,每年共有 1.9 亿人由于饮用水不清洁而患病。

4. 营养因素(nutritional factor) 各种营养素(如糖、脂肪、蛋白质、维生素、无机盐等),某些微量元素(如铁、硒、锌、碘等)以及纤维素是维持生命活动必需的物质,摄入不足或过多时都可引起疾病。

5. 社会 - 心理因素(social-psychological factor) 随着"生物医学模式"向"生物 - 心理 - 社会医学模式"的转换,心理和社会因素在疾病发生发展中的作用日益受到重视。心理和社会因素可引起精神障碍性疾病,如抑郁症等;还可通过精神、心理作用导致机体功能、代谢紊乱及形态结构变化,参与高血压、冠心病及溃疡病等疾病的发生发展过程,但机制目前尚不明确。

(二)内源性病因

1. 遗传因素(genetic factor) 遗传因素指染色体畸变和基因变异引起的疾病。染色体畸变包括数目畸变和结构畸变两类,包括常染色体畸变和性染色体畸变。基因变异通过改变DNA 碱基顺序或碱基类型,致使蛋白质结构、功能发生变化而致病,如甲型血友病。遗传因素不仅能引起疾病,还能够影响人的患病风险。由遗传因素所决定的个体患病风险(即在相同环境下不同个体患病的风险)称为遗传易感性(genetic susceptibility)。值得注意的是,个体对疾病的易感性并不完全由基因型决定,环境致病因子导致的基因异常表达和修饰在疾病(特别是高血压、糖尿病等复杂疾病)的发生发展中起重要作用。可见,遗传易感性受环境因素影响。

2. 先天因素(congenital factor) 先天因素指那些损害胎儿发育的因素,而由先天因素引起的疾病被称为先天性疾病。有的先天性疾病是可以遗传的,如多指(趾)、唇裂等;有的先天性疾病不遗传,如先天性心脏病等。

3. 免疫因素(immunological factor) 免疫反应过强、免疫缺陷或自身免疫反应等免疫因素均可对机体造成影响。

总之,没有病因就不可能发生疾病,因此在疾病的防治中也强调对因处理的相应策略。然而,目前很多疾病的病因尚不明确,相信随着医学研究的不断进展,更多疾病的病因将会得到阐明。

二、疾病发生的条件

疾病发生的条件(condition)是指能促进或减缓疾病发生的某种机体状态或自然环境或社会因素。

1. 诱因(precipitating factor) 指能短期加强病因的作用而快速促进疾病发生发展的因素,其属于条件范畴。有些疾病的发生有明显诱因。如肝硬化患者因食管静脉曲张破裂而发生上消化道大出血时,可致血氨水平急剧增高而诱发肝性脑病;而暴饮暴食又常常是已经曲张的食管静脉破裂导致上消化道大出血的诱因。如夏季天气炎热有利于细菌传播、消化液分泌减少、生冷食物摄取过多,这些可促进致病菌在胃肠道的繁殖,因此,"炎热"作为诱因可促进消化道传染病的发生。此外,肺部感染、过度体力活动、过快过量输液、情绪激动等常是心脏病患者发生心力衰竭的诱因。

2. 危险因素(risk factor) 也称易感因素(predisposing factor),指促进特定疾病发生发展的个体因素,会增加疾病发生的可能性,但不一定会发生。危险因素包括年龄、性别、遗传因素、职业暴露、生活习惯等。危险因素可能是疾病的病因或条件,也可能是该疾病的一个环节。例如在分析动脉粥样硬化的病因时常把糖尿病、高血压、高脂血症及吸烟等视为"危险因素";小儿易患呼吸道和消化道疾病,这可能与小儿呼吸道、消化道的解剖生理特点和防御功能不够完善有关;妇女易患癌症以及甲状腺功能亢进等疾病,而男子则易患动脉粥样硬化、胃癌等疾病;石棉加工场车间工人因长期接触石棉易患癌症。从病因学的角度来看,危险因素不是一个很确切的概念,但它可以帮助我们从众多的内、外源性病因中,找出与疾病发生密切相关的因素。

特别值得注意的是,病因和条件在不同疾病中可独立存在或互相转化。例如:①有一些疾病,只要有病因的作用便可发生,并不需要条件的存在,例如机械暴力、高温局部作用、大量剧毒化学物质作用于机体时,无需任何条件,即可分别引起创伤、烧伤和中毒;②同一因素对一种疾病来说是病因,而对另一种疾病则为条件,例如,营养缺乏是营养不良症的病因,而营养缺乏使机体抵抗力降低,却又是某些疾病(如结核病)发生的重要条件之一;③一种疾病所引起的机体的某些变化,可以成为另一疾病或另一些疾病发生的条件,例如,糖尿病引起的机体抵抗力降低可以成为感染性疾病如疖、痈、败血症、结核病、肾盂肾炎的发生条件。因此,重视对疾病病因和条件的研究,对疾病的预防有重要意义。

第三节　发　病　学

发病学(pathogenesis)主要研究疾病发生发展的规律和机制。不同疾病均有其特定的发生机制和发展规律,本章仅讨论疾病发生发展的一般规律及基本机制。

一、疾病发生发展的一般规律

(一)损伤与抗损伤并存

对损伤做出抗损伤反应是生物体的重要特征,也是生物体维持生存的必要条件。在正常机体和疾病发生发展过程中,损伤与抗损伤作用常常同时出现,贯穿始终且不断变化。(图2-2)

以烧伤为例,高温引起皮肤、组织坏死,大量渗出可导致循环血量减少、血压下降等损伤性变化;与此同时,机体启动抗损伤反应,如白细胞增加、微动脉收缩、心率加快、心输出量增加等。若损伤较轻,则通过各种抗损伤反应和恰当的治疗,机体即可恢复健康;反之,若损伤较重,又无恰当和及时的治疗,则病情恶化。可见,损伤与抗损伤反应的斗争及其力量对比常常影响疾病的发展方向和转归。

值得注意的是,损伤与抗损伤之间无严格界限,可相互转化。例如,在严重失血性休克早期,小动脉、微动脉收缩有助于动脉血压的维持,但若收缩时间过久,就会加重组织器官的缺血、缺氧损伤和功能障碍。由于不同疾病中损伤与抗损伤反应的差异,构成了各种疾病的不同特征。在疾病的防治中,应尽量支持和加强抗损伤反应,减轻和消除损伤反应,同时还要预防抗损伤反应向损伤反应的转化。

(二)因果交替(causal alteration)

因果交替指疾病发生发展过程中,由原始病因作用于机体所产生的结果又可作为病因,引起新的后果。这种因果的相互转化常常加重病情,导致恶性循环(vicious cycle)。例如,由不同原因引起的失血性休克中组织血液灌流进行性下降的过程,是因果交替导致恶性循环而加重损伤的典型范例。(图2-3)

由于原因和结果的互相转化和交替,很多疾病一旦发生或进展到一定程度后,即使在原始病因已不存在时,通过因果交替规律仍可推动疾病的进展。因此,揭示不同疾病中因果交替的内在机制、及时发现并打断恶性循环十分重要。

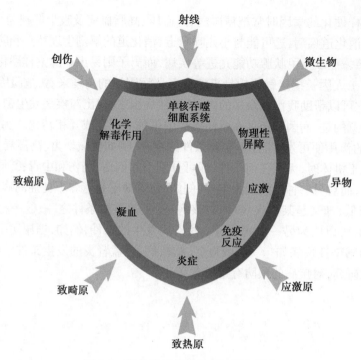

图2-2 机体常见的损伤与抗损伤因素

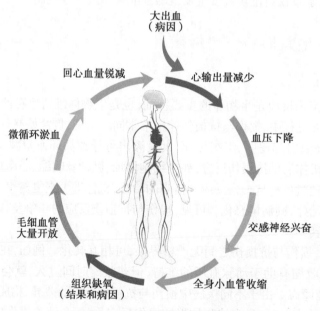

图2-3 大出血时的恶性循环

值得一提的是,疾病发展过程中虽然存在因果转化,但并不是所有环节都同等重要,其中有的环节起决定性作用,为其他环节的发生发展所必需,被称为发病的主导环节。了解疾病发生发展的主导环节,对诊断和治疗疾病具有重要意义。

（三）局部与整体关联

疾病可表现为局部变化或全身变化或两者兼有。通过神经-体液途径的调节,局部病变可影响整体,而机体的全身功能状态也可影响局部病变的发生发展。例如,毛囊炎(疖疮)可引起局部充血、水肿等炎性反应,还可通过神经-体液途径引起寒战、发热、白细胞升高等全身性表现。如果体质强壮、身体功能状态良好,加以适当的抗炎治疗,局部疖疮可很快痊愈;反之,也可引起全身性感染,严重时可引起脓毒血症(sepsis)等严重后果。有些局部改变是全身性疾病的表现,如糖尿病患者局部皮肤瘙痒、溃烂,是全身性血糖持续升高的毒性反应,此时若单纯给予局部治疗而不控制糖尿病则不会得到预期效果。因此,医务工作者应善于识别局部和整体病变之间的主从关系,抓住主要矛盾进行处理,不能"头疼医头、脚疼医脚"。

二、疾病发生发展的基本机制

正常状态下,机体通过神经、体液的精细调节,使各系统、器官、组织、细胞之间的活动互相协调,机体处于稳态。疾病发生时,稳态被打破,机体将通过复杂的机制进行调节,以建立疾病状态下的新稳态。在错综复杂的机制中,神经、体液、细胞和分子水平的调节(neurohumoral-cellular-molecular regulation)是所有疾病发生发展过程中存在的共同机制。

(一) 神经机制

神经系统在人体生命活动的维持和调控中起主导作用,因此,许多致病因素通过改变神经系统的功能而影响疾病的发生发展。致病因子通过直接损害神经系统,如流行性乙型脑炎病毒(epidemic encephalitis B)、肝功能障碍所致的肝性脑病等,或通过神经反射引起相应器官系统的功能代谢变化,如大出血所引起的休克可导致组织缺血缺氧。此外,各种社会、心理因素也可通过目前尚不完全明确的机制损伤中枢神经系统而导致躯体疾病,被称为身心疾病(psychosomatic disease)。

(二) 体液机制

体液是维持机体内环境稳定的重要因素。疾病中的体液机制指致病因素通过改变体液因子(humoral factor)的数量或活性,引起内环境紊乱而致病的过程。体液因子的种类繁多,包括全身作用的体液性因子(如胰岛素、胰高血糖素、组胺、儿茶酚胺、前列腺素、补体、凝血因子及纤溶物质等)、局部作用的体液性因子(如内皮素和某些神经肽等)、细胞因子(如白介素和肿瘤坏死因子等)。体液性因子主要通过五种方式作用于靶细胞(图2-4)。

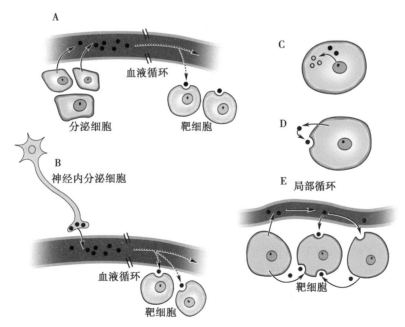

图 2-4　体液因子作用于靶细胞的方式

A. 内分泌(endocrine);B. 神经分泌(neurocrine);C. 内在分泌(intracrine);
D. 自分泌(autocrine);E. 旁分泌(paracrine)

在许多疾病的发生发展中,神经机制常常与体液机制共同参与,被称为"神经 - 体液机制"。例如,情绪属于高级神经活动,长期情绪紧张是高血压病的危险因素。(图 2-5)

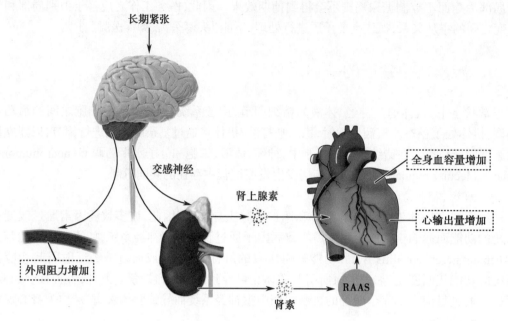

图 2-5 长期情绪紧张导致高血压的神经 - 体液机制

(三)细胞机制

细胞是生物机体最基本的结构、功能单位,致病因素可损伤细胞的代谢、功能和结构,从而引起细胞的自稳调节紊乱。有些因素(如外力、高温等)对细胞的损伤无选择性;而另一些因素则有选择性地损伤细胞,如肝炎病毒侵入肝细胞、疟原虫侵犯红细胞、汞中毒时主要损伤肾脏等。

不同致病因素可通过损伤细胞膜和多种细胞器而导致功能障碍。例如,细胞膜上负责离子主动转运的各种泵失调时,包括钠泵(Na^+-K^+-ATP 酶)和钙泵(Ca^{2+}-Mg^{2+}-ATP 酶)等,将导致细胞内外离子失衡,造成细胞内 Na^+ 和 Ca^{2+} 大量积聚、细胞水肿甚至死亡,最终导致器官功能障碍。线粒体损伤会抑制三羧酸循环、脂肪酸的 β- 氧化、呼吸链的氧化磷酸化耦联等产能过程,造成 ATP 生成不足或同时伴有过氧化物产生增多,细胞功能障碍甚至死亡。

(四)分子机制

细胞的生命活动由分子执行,因此,在疾病过程中细胞的损伤均涉及分子的变化。自 20 世纪末以来,大量研究试图从分子水平研究生命现象和揭示疾病机制,由此产生了分子生物学(molecular biology)、分子病理学(molecular pathology)和分子医学(molecular medicine)学科,还产生了分子病(molecular disease)的概念。

分子病是由遗传物质或基因(包括 DNA 和 RNA)的变异引起的一类以蛋白质异常为特征的疾病。已经发现的分子病有多种,如镰状细胞贫血是由于血红蛋白单基因突变,形成溶解度下降的血红蛋白 S(hemoglobin S,HbS),使红细胞扭曲呈镰刀状,引起贫血。此外,由于镰状红细胞不能通过毛细血管,且 HbS 的凝胶化使血液黏滞度增大,导致毛细血管阻塞,局部组织器官缺血缺氧,因而出现脾大、胸腹疼痛等表现。

在无需基因变异的条件下,蛋白质分子本身的翻译后异常修饰或折叠也可致病。例如,由朊蛋白(prion)异常折叠引起疯牛病(prion disease 或 mad cow disease)或人类的克 - 雅病(Creutzfeldt-Jakob disease)。由于这类疾病均涉及蛋白质空间构象的异常改变,故又被称为构象病(conformational disease)。可见,基因及其表达调控环境是决定身体健康或患病的基础。

值得注意的是,随着对疾病分子机制研究的不断深入,揭示了大量信号分子或信号通路在不同疾病发生发展中的关键作用。然而,这些研究成果在防治疾病及降低疾病负担方面并没有获得预期的结果。例如,消耗了大量资源的全基因组关联研究(genome-wide association study, GWAS)将超过 3 700 个 DNA 单核苷酸多态性(single nucleotide polymorphisms, SNPs)与 427 种疾病关联,但已有 53% 的后期研究证明这些多态性并不引起疾病(这些多态性被称为 dead hit),剩余部分的临床价值也不乐观。因此,在研究疾病的分子机制时,不能忽视整体的调节作用。

三、老化在疾病发生发展中的作用及机制

(一) 老化或衰老的概念

老化(aging)和衰老(senescence)均是机体在增龄过程中由于形态改变、功能减退、代谢失调而导致机体对外部环境适应力下降的综合状态。老化倾向于描述生理性增龄过程,而衰老则指伴有严重退行性变的、快速的病理性老化。老化是一些增龄性疾病的共同促发因素。

(二) 老龄人的代谢特点及其与疾病发生发展的关系

老年机体功能、代谢变化的特点及其病理生理学意义归纳如下:

1. **储备减少**　老年机体物质储备减少可对机体代谢产生不利影响。例如:糖原储存减少,可使机体腺苷三磷酸(ATP)生成减少,各器官、组织供能不足,功能障碍;同时,由于热量产生减少,老人体温常常偏低。老年人蛋白质代谢呈负氮平衡,免疫球蛋白合成减少,抗体生成不足,因此,对伤害性刺激的抵抗力下降,对许多疾病的易感性增加。

2. **内稳态调控能力减弱**　在神经 - 内分泌系统的精确调控下,机体的血糖、血脂、血电解质浓度、渗透压、pH 等重要生命指标处于相对稳定的状态。老年机体由于神经 - 内分泌系统老化,内稳态调控能力减弱,所以,更容易患高血压、糖尿病、动脉粥样硬化、冠心病和骨质疏松症等。

3. **无法及时对致病因素做出反应**　当受到致病因素作用时,机体可动员各种调节反应,迅速提升抗病能力。例如:应激反应中血糖可迅速升高提供更多的能量,供机体合成具有保护作用的蛋白质,如热休克蛋白(HSP)、急性期反应蛋白(APP)等,以增加机体的抵抗力。但老年机体由于各系统、器官功能全面下降,在应激条件下机体难以对体内、外致病因素做出迅速、有效的反应。因此,老年人在一些紧急情况下比年轻人更容易产生严重后果。

第四节　疾病的转归

疾病的转归主要有康复和死亡两种,其走向取决于病因的类型及损伤程度、机体抗损伤反应的能力以及合理及时的治疗方案等因素。

一、康复

根据康复(recovery)的程度,可分为完全康复(complete recovery)和不完全康复(incomplete recovery)。

1. **完全康复**　是指疾病所致的损伤完全消失,机体的功能、代谢及形态完全恢复正常。例如,由大出血引起的急性功能性肾损伤,如果能得到及时合理的处理,患者在短时间内可达到完全康复。有些感染性疾病,康复后还可使机体获得特异性免疫力,如天花。

2. **不完全康复**　是指疾病所致的损伤得到控制,主要症状消失,机体通过代偿机制维持相对正常的生命活动。但是,此时疾病基本病理改变并未完全恢复,有些可留有后遗症(sequelae)。

二、死亡

死亡(death)是生命活动过程的必然结局,分为生理性和病理性两种。生理性死亡是由于机体各器官的自然老化所致,又称衰老死亡。病理性死亡是指由疾病以及各种严重伤害导致的死亡。根据哺乳动物生长期以及细胞分裂次数推测,人的自然寿命可达 125~175 年。然而,实际生活中的生理性死亡非常少见,绝大多数属于病理性死亡。

三、脑死亡

对死亡的精确判定一直是一个难题。传统观点认为,死亡过程包括濒死期(agonal stage)、临床死亡期(stage of clinical death)和生物学死亡期(stage of biological death),但是依据这一分期很难准确判定死亡时间。在临床上,医务工作者一直把心跳和呼吸的永久性停止作为死亡的标志(即心肺死亡模式)。然而,随着起搏器、呼吸机等复苏技术的普及和不断进步,使"心肺死亡"时间的确定面临挑战。基于上述问题以及器官移植的广泛开展,亟需一个从医学、法律和伦理方面均可被接受的死亡标准。

1959 年第 23 届国际神经学会上,法国学者莫拉瑞特(P.Mollaret)和古隆(M.Goulon)共同提出了脑死亡的概念。脑死亡(brain death)是指全脑功能(包括大脑、间脑和脑干)不可逆的永久性丧失以及机体作为一个整体功能的永久性停止。1968 年,美国哈佛大学医学院死亡定义审查特别委员会公布了其制定的自然人脑死亡判定标准,随后多个国家的相关研究机构相继制定了脑死亡标准,其基本内容与"哈佛标准"相似或相同。

1. **脑死亡的判断标准** 1968 年,WHO 确定了脑死亡判定标准,其基本内容与"哈佛标准"相同,即:①自主呼吸停止。脑干是控制呼吸和心跳的中枢,脑干死亡以呼吸心跳停止为标准。然而,由于心肌具有自发收缩特性,在脑干死亡后的一定时间内还可能有微弱的心跳,因此,自主呼吸停止被认为是临床脑死亡的首要指标。②不可逆性深度昏迷。③脑干神经反射消失(如瞳孔散大或固定,瞳孔对光反射、角膜反射、咳嗽反射、吞咽反射消失)。④脑电波消失。⑤脑血液循环完全停止。

2. **确定脑死亡的意义** ①可协助医务人员判定患者的死亡时间、适时终止复苏抢救。不但可节省卫生资源,还可减轻社会和家庭的经济和情感负担。②有利于器官移植。虽然确定"脑死亡"并非器官移植的需要,然而,由于借助呼吸、循环辅助装置,可使脑死亡者在一定时间内维持器官组织的低水平血液灌注,有利于局部器官移植后的功能复苏,为更多人提供生存和健康生活的机会。

脑死亡已经引起越来越多的学者和民众关注,美国、英国、法国、瑞典、荷兰、日本等 30 多个国家已制定脑死亡法并在临床将脑死亡作为宣布死亡的依据。在我国,1988 年提出有关脑死亡的诊断问题。2003 年,《中华医学杂志》等主要医学杂志刊登了原卫生部脑死亡判定标准起草小组起草制订的《脑死亡判定标准(成人)(征求意见稿)》和《脑死亡判定技术规范(成人)(征求意见稿)》,广泛征求医学界对脑死亡判定标准的意见。原卫生部脑死亡判定标准起草小组委托首都医科大学宣武医院经过 5 年的临床实践与验证,2009 年发布了《脑死亡判定标准(成人)(修订稿)》和《脑死亡判定技术规范(成人)(修订稿)》,2011 年,将其确定为"国内最新脑死亡标准",且允许我国公民选择适用。

3. **脑死亡与"植物状态"**(vegetative state) 脑死亡须与"植物状态"或"植物人"鉴别,后者是指大脑皮质功能严重受损导致主观意识丧失,但患者仍保留皮层下中枢功能的一种状态。在植物状态与脑死亡的众多差异中,最根本的区别是植物状态患者仍保持自主呼吸功能(表 2-1)。

表 2-1　脑死亡与植物状态的区别

指标	脑死亡	植物状态
定义	全脑功能丧失	脑认知功能丧失
自主呼吸	无	有
意识	丧失	有睡眠/醒觉周期,无意识
脑干反射	无	有
恢复的可能性	无	有

第五节　现代医学模式与发展趋势

1. **循证医学**　1992 年,D.Sackett 首次提出循证医学(evidence-based medicine)的概念。循证医学的实质是一种方法学,其中心思想是依据基础和临床研究证据诊治疾病。在循证医学指导下的医疗实践中,各项诊治决策均有据可查并可推广应用,故对疾病的诊疗更具科学性。通过对近 30 年来循证医学数据的分析,大量用于疾病诊断或治疗的指南(guidelines)应运而生。然而,目前循证医学所依赖的资料数据具有极大的局限性,因此尚不能确定在疾病发生发展过程中的一些重要问题。如根据多种慢性肾病的发生发展过程中可出现血管紧张素 II 增高和高血压,使血管紧张素转化酶抑制剂(angiotensin conversing enzyme inhibitor)在这些慢性肾病中被广泛利用。然而,由于血管紧张素不一定是上述慢性肾病的主导因素或不一定在上述所有慢性肾病中发挥作用,其防治效果对慢性肾病患者或部分患者非常有限。根据目前的循证医学数据还不能达到有效的针对性诊疗。

2. **转化医学**　20 世纪末,美国国立卫生研究院(National Institutes of Health,NIH)每年的科研经费高达 200 多亿美元,期间发表了大量高水平科研论文、发明了大量新技术、积累了大量新知识。然而,统计数据显示,人们健康状况的改善似乎没有达到预期效果。迫于社会压力,NIH 于 2003 年提出转化医学(translational medicine)的概念。转化医学是指将基础医学研究和临床治疗连接起来的一种思维方式,其主要目的是要打破基础医学与药物研发、临床及公共卫生之间的屏障,把基础研究获得的知识成果快速转化为临床和公共卫生方面的防治新方法。转化医学提倡的是从"实验室到诊室(bench to bed)"的连续、双向、开放的研究过程。在我国,已经有大量医药院校和科研单位均相继成立了转化医学中心,为我国转化医学研究奠定了基础。

3. **精准医学**　美国科学院、工程院、国立卫生研究院及科学委员会于 2011 年共同发表文章,提出了向精准医学(precision medicine)迈进的倡议。2015 年 3 月,我国科技部首次召开精准医学战略专家会议,计划启动我国的精准医疗计划,并将精准医疗列为"十三五"健康保障发展问题研究的重大专项之一。2016 年 6 月,国家科技部正式批准我国第一批精准医学研究项目。

实施精准医疗的前提,是必须收集每例患者基因组学、代谢组学、临床症状体征及临床实验室检测数据,结合体内微生物学、环境暴露学、社会学等资料,建立完善的个体信息档案和疾病知识共享平台;在大数据(big data)的框架下开展循证医学研究,通过长期追踪和动态分析,寻找疾病的驱动因素和分子基础。可见,精准医学的实现可能会改变当前的医学体系,实现对疾病更加精准的个体化诊治和预防。因此,要实现精准医疗,大数据的收集、数据库的建立、有效管理和合理应用至关重要。

4. **智能医疗**　2004 年,美国食品药品监督管理局(FDA)采取大量实际行动推广并实施物联网技术(Internet of Things,IoT)在医疗行业的应用,智能医疗(smart healthcare)结合无线网络技术、条码技术及射频识别(RFID)技术、物联网技术、移动计算技术、数据融合技术等,实现患者与医务人员、医疗机构、医疗设备之间的互动,提高了医疗诊疗流程的服务效率和服务质量,提升了医院综合管理水平,实现了监护工作的无线化,并大幅度体现了医疗资源的高度共享,降低公众医疗成本。

将物联网技术用于医疗领域,借由数字化、可视化模式,可使有限医疗资源让更多人共享。从医疗信息化的发展来看,医疗卫生社区化、保健化的发展趋势日益明显(图 2-6)。

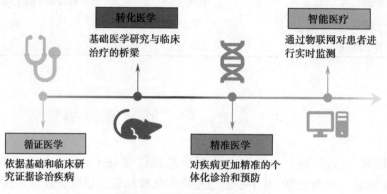

图 2-6 现代医学模式的发展

（田 野）

重要考点

1. 病因学:①病因;②条件。
2. 发病学:①一般规律;②基本机制。
3. 疾病的转归:①康复;②死亡。

思考题

1. 举例说明病因与条件的区别。
2. 举例说明诱因在疾病发生发展中的作用。
3. 举例说明社会和心理因素如何导致躯体疾病。
4. 举例说明因果交替如何加重疾病。
5. 举例说明疾病发生发展过程中局部与整体的关联。
6. 简述脑死亡的判断标准及意义。
7. 简述脑死亡和植物状态的区别。

参 考 文 献

[1] 王迪浔,金惠铭.人体病理生理学.北京:人民卫生出版社,2008.
[2] 王建枝,钱睿哲.病理生理学.9 版.北京:人民卫生出版社,2018.
[3] 李桂源.病理生理学.2 版.北京:人民卫生出版社,2010.
[4] 卫生部脑死亡判定标准起草小组.脑死亡判定标准(成人)(修订稿)和脑死亡判定技术规范(成人)(修订稿).实用器官移植电子杂志,2014,2(1):1-6.
[5] 葛均波,徐永健,王辰.内科学.9 版.北京:人民卫生出版社,2018.
[6] 陈金雄,王海林.迈向智能医疗:重构数字化医院理论体系.北京:电子工业出版社,2014.

第三章　水、电解质代谢紊乱

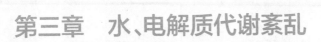
体液广泛分布于组织细胞内外,由水和溶解于其中的电解质、低分子有机化合物及蛋白质等组成。分布于细胞内的体液称细胞内液(intracellular fluid,ICF),其容量和成分与细胞的代谢和生理功能密切相关。浸润细胞周围的体液是组织间液(interstitial fluid),其与血浆(血管内液)共同构成细胞外液(extracellular fluid,ECF)。细胞外液构成了人体的内环境,是沟通组织细胞之间和机体与外界环境之间的媒介。

第一节　水、钠代谢紊乱

一、正常水、钠代谢平衡

(一) 体液的容量和分布

正常成人体液总量约占体重的 60%,其中细胞内液约占体重的 40%,细胞外液约占体重的20%,细胞外液又分为血浆(约占体重的 5%)和组织间液(约占体重的 15%)。组织间液中有极少的一部分分布于一些密闭的腔隙(如关节囊、颅腔、胸膜腔、腹膜腔)中,被称第三间隙液;这一部分是由上皮细胞分泌产生的,又称为跨细胞液(transcellular fluid)。体液的含量可受年龄、性别和胖瘦程度的影响而有差别。体液含量随年龄增长而逐渐减少,成年男性体液含量比女性高,体脂低的人比体脂高的人体液含量高。

(二) 体液的电解质成分

机体的电解质分为有机电解质和无机电解质两部分。主要阳离子为 K^+、Na^+、Ca^{2+} 和 Mg^{2+},主要阴离子则为 Cl^-、HCO_3^-、HPO_4^{2-}、SO_4^{2-} 及有机酸和蛋白质。细胞外液的组织间液和血浆的电解质在构成和数量上大致相等,阳离子主要是 Na^+,阴离子主要是 Cl^-;由于血浆中的蛋白质不易透过毛细血管,血浆中蛋白质含量高于组织间液;细胞内液阳离子主要是 K^+,阴离子主要是 HPO_4^{2-} 和蛋白质。各部分体液中所含阴、阳离子数的总和是相等的,并保持电中性。如果以总渗透压计算,细胞内、外液渗透压也是基本相等的(图 3-1)。

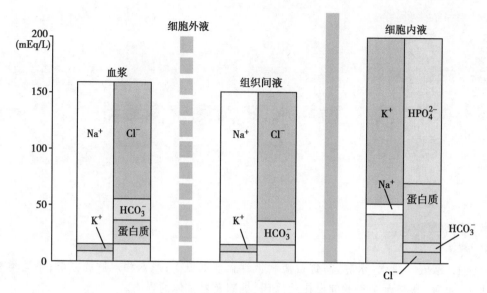

图 3-1 体液中主要的电解质含量

（三）体液的渗透压

溶液的渗透压取决于溶质的分子或离子的数目，也就是所谓的微粒，体液内起渗透作用的溶质主要是电解质。血浆和组织间液的渗透压 90%~95% 来源于单价离子 Na^+、Cl^- 和 HCO_3^-，剩余的 5%~10% 由其他离子、葡萄糖、氨基酸、尿素以及蛋白质等构成。血浆蛋白质所产生的渗透压称为胶体渗透压，血浆蛋白质所产生的胶体渗透压虽小，但在维持血管内外体液交换和血容量方面起重要作用。正常情况下，血浆渗透压在 280~310mmol/L 之间，在此范围内称等渗，低于此范围称低渗，高于此范围称高渗。

（四）水的主要生理功能和水平衡

1. 水的生理功能 ①促进物质代谢：水为一切生化反应提供场所，又是良好的溶剂，能使物质溶解，加速化学反应，有利于营养物质的消化、吸收、运输和代谢废物的排泄。水本身也参与水解、水化、加水脱氧等重要反应。②调节体温：水的比热容和蒸发热比较大，对体温调节和维持产热和散热的平衡起重要作用。③润滑作用：泪液可以防止眼球干燥而有利于眼球转动，唾液可保持口腔和咽部湿润而有利于吞咽，关节囊的滑液有利于关节转动，胸膜和腹膜腔的浆液可减少组织间的摩擦等。④结合水：水与蛋白质、黏多糖和磷脂等相结合，发挥其复杂的生理功能。

2. 水平衡 水的摄入与排出处于动态平衡中。水的来源有饮水、食物水、代谢水。机体排出水分的途径有四个，即消化道（粪）、皮肤（显性汗和非显性蒸发）、肺（呼吸蒸发）和肾（尿）（图 3-2）。

（五）电解质的主要生理功能和钠平衡

1. 电解质的生理功能 机体内电解质主要为有机电解质（如蛋白质）和无机电解质（即无机盐），其中无机电解质主要生理功能表现为：①维持体液的渗透压平衡和酸碱平衡；②维持神经、肌肉和心肌细胞的静息电位并参与其动作电位的形成；③参与新陈代谢和生理功能活动。

2. 钠的平衡 正常成人体内含钠总量为 40~50mmol/kg 体重，其中 60%~70% 是可以交换的，约 40% 是不可交换的（主要结合于骨骼的基质中）。总钠量的 50% 左右存在于细胞外液，10% 左右存在于细胞内液。血清 $[Na^+]$ 的正常范围是 135~150mmol/L，细胞内液中 $[Na^+]$ 仅为 10mmol/L 左右。

成人每日饮食摄入钠约 100~200mmol。天然食物中含钠甚少，故人们摄入的钠主要来自食盐。摄入的钠几乎全部由小肠吸收，Na^+ 主要经肾随尿排出。肾排钠的特点是：多摄多排；少摄少排。正常情况下排出和摄入钠量几乎相等。此外，随着汗液的分泌也可排出少量的钠，钠的排出通常也伴有氯的排出。

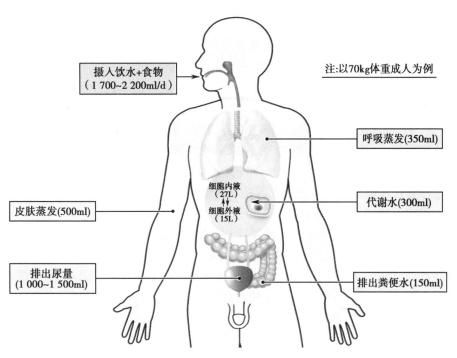

图 3-2　正常成人每日水的摄入和排出量

注:以70kg体重成人为例

摄入饮水+食物（1 700~2 200ml/d）

呼吸蒸发(350ml)

代谢水(300ml)

皮肤蒸发(500ml)

细胞内液（27L）

细胞外液（15L）

排出尿量（1 000~1 500ml）

排出粪便水(150ml)

（六）体液容量及渗透压的调节

细胞外液容量和渗透压相对稳定是通过神经 - 内分泌系统的调节实现的。渗透压感受器主要分布在下丘脑视上核和室旁核。

1. **渴感的调节作用**　渴觉中枢位于下丘脑外侧区,血浆晶体渗透压的升高使渴觉中枢兴奋产生渴感,饮水后血浆渗透压回降,渴感消失。故渴感机制是机体调节体液容量和渗透浓度相对稳定的重要机制之一。

2. **抗利尿激素的调节作用**　抗利尿激素(antidiuretic hormone,ADH),是由下丘脑的视上核和室旁核的神经细胞分泌,并在神经垂体储存,又称血管升压素。主要控制水的排出,维持细胞外液渗透压的平衡。ADH 与远曲小管和集合管上皮细胞管周膜上的 V_2 受体结合后,激活膜内的腺苷酸环化酶(AC),促使环腺苷酸(cAMP)升高并进一步激活上皮细胞的蛋白激酶,蛋白激酶的激活使靠近管腔膜含有水通道的小泡镶嵌在管腔膜上,增加了管腔膜上的水通道,增加了水通道的通透性,从而加强肾远曲小管和集合管对水的重吸收,减少水的排出。

当体内水分过多或摄盐不足而使细胞外液渗透压降低时,可以通过抑制 ADH 的分泌,减弱肾远曲小管和集合管对水的重吸收,使水分排出增多。非渗透性刺激,即血容量和血压的变化可通过左心房和胸腔大静脉处的容量感受器和颈动脉窦、主动脉弓的压力感受器而影响 ADH 的分泌(图 3-3)。

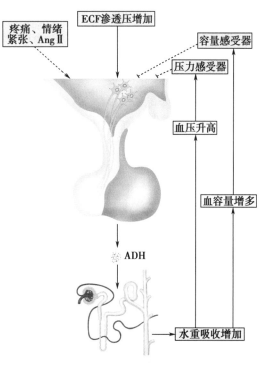

疼痛、情绪紧张、Ang Ⅱ

ECF渗透压增加

容量感受器

压力感受器

血压升高

血容量增多

ADH

水重吸收增加

图 3-3　抗利尿激素的调节作用

ADH 能抑制醛固酮的分泌,增加 Na^+ 的排出。

其他因素,如精神紧张、疼痛、创伤以及某些药物和体液因子,如氯磺丙脲、长春新碱、环磷酰胺、血管紧张素 II 等也能促使 ADH 分泌或增强 ADH 的作用。

3. 醛固酮的调节作用 醛固酮(aldosterone)是肾上腺皮质球状带分泌的盐皮质激素。醛固酮的主要作用是促进肾远端小管和集合管对 Na^+ 的主动重吸收,并通过 K^+-Na^+ 和 H^+-Na^+ 交换,促进 K^+、H^+ 的排出。醛固酮的分泌主要受肾素 - 血管紧张素系统和血浆 Na^+、K^+ 浓度的调节。当血容量减少,动脉血压降低时,肾入球小动脉管壁牵张感受器受刺激引起球旁细胞分泌肾素增多,此时,也因流经致密斑的 Na^+ 减少导致球旁细胞分泌肾素增多,继而使血管紧张素 I、II 增多,血管紧张素 II 能刺激肾上腺皮质球状带分泌醛固酮。血浆高 K^+ 和低 Na^+ 可直接刺激肾上腺皮质球状带分泌醛固酮。

4. 心房钠尿肽的调节作用 心房钠尿肽(atrial natriuretic peptide,ANP)是影响水钠代谢的重要体液因素。当心房扩张、血容量增加、血 Na^+ 增高或血管紧张素增多时,将刺激心房肌细胞合成和释放 ANP。ANP 释放入血后,主要从四个方面影响水钠代谢:①减少肾素的分泌;②抑制醛固酮的分泌;③对抗血管紧张素的缩血管效应;④拮抗醛固酮的滞 Na^+ 作用。

5. 水通道蛋白的调节作用 水通道蛋白(aquaporin,AQP)是一组构成水通道与水通透有关的细胞膜转运蛋白,广泛存在于动物、植物及微生物界。目前已经发现的约有 200 余种 AQP 存在于不同的物种中,其中至少有 13 种 AQP 亚型存在于哺乳动物体内。每种 AQP 有其特异性的组织分布。在肾脏分布的主要有 AQP1、AQP2、AQP3、AQP4 等,参与尿液浓缩等过程。在肺泡上皮 I 型细胞有 AQP5 分布,对肺水肿的发生有一定作用。

二、脱水

脱水(dehydration)是指细胞外液明显减少不能及时补充而引起的新陈代谢障碍的一组临床症候群。脱水常常伴有血钠浓度的变化,血钠浓度是决定细胞外液渗透压的重要因素。根据伴有的血钠或渗透压的变化,脱水可分为低渗性脱水、等渗性脱水和高渗性脱水。

(一)低渗性脱水(低容量性低钠血症)

低渗性脱水(hypotonic dehydration)特点是失 Na^+ 多于失水,血清[Na^+]<135mmol/L,血浆渗透压 <280mmol/L,伴有细胞外液量的减少。也可称为低容量性低钠血症(hypovolemic hyponatremia)。

1. 原因和机制

(1)经消化道失液:丧失大量消化液而只补充水分,这是最常见的原因。如呕吐、腹泻,或因胃、肠吸引术丢失大量含 Na^+ 体液而只补充水分或输注葡萄糖溶液。

(2)经皮肤丢失:大量出汗。汗虽为低渗液,但大量出汗也可伴有明显的 Na^+ 丢失,若只补充水分则可造成细胞外液低渗。大面积烧伤可导致液体和 Na^+ 的大量丢失,若只补充水分,可发生低渗性脱水。

(3)积聚在第三间隙:如胸膜炎形成大量胸腔积液,腹膜炎、胰腺炎形成大量腹水等。

(4)经肾丢失:①长期连续使用利尿药,如呋塞米、依他尼酸、噻嗪类等,这些利尿剂能抑制髓袢升支对 Na^+ 的重吸收。②肾上腺皮质功能不全:由于醛固酮分泌不足,肾小管对钠的重吸收减少。③肾实质性疾病:如慢性间质性肾疾患可使肾髓质不能维持正常的浓度梯度和髓袢升支功能受损等,均可使 Na^+ 随尿液排出增加。④肾小管酸中毒(renal tubular acidosis,RTA):是一种以肾小管排酸障碍为主的疾病。主要发病环节是集合管分泌 H^+ 功能降低,H^+-Na^+ 交换减少,导致 Na^+ 随尿排出增加,或因醛固酮分泌不足,也可导致 Na^+ 排出增加。

2. 对机体的影响

(1) 易发生休克:低渗性脱水以细胞外液量减少为主。严重者细胞外液量将显著下降,同时由于低渗状态,水分可从细胞外液向渗透压相对较高的细胞内转移,从而进一步减少细胞外液量,致使血容量进一步减少,故容易发生低血容量性休克。外周循环衰竭症状出现较早,患者有直立性眩晕、血压下降、四肢厥冷、脉搏细速等症状。

(2) 血浆渗透压降低:无口渴感,故机体虽缺水,但却不思饮,难以自觉经口服补充液体。同时,由于血浆渗透压降低,抑制下丘脑视上核渗透压感受器,使 ADH 分泌减少,远曲小管和集合管对水的重吸收也相应减少,导致低比重尿和尿量无明显减少。但在晚期或严重脱水时,血容量显著降低时,刺激 ADH 释放增多,肾小管对水的重吸收增加,可出现少尿。

(3) 有明显的失水体征:由于细胞外液减少,血容量减少,组织间液向血管内转移,使组织间液减少更为明显,因而患者皮肤弹性减退,眼窝和婴幼儿囟门凹陷。

(4) 尿钠变化:如果低渗性脱水是由肾外原因引起,在病程早期或轻度时,因低渗透压,ADH分泌减少,尿量无明显减少,且低钠引起醛固酮分泌增加,故尿钠减少(10mmol/L);在病程晚期或重度低钠血症患者,因低血容量时肾血流量减少及血清低钠均激活肾素 - 血管紧张素 - 醛固酮系统,使肾小管对钠的重吸收增加,但严重的低血容量导致 ADH 分泌,结果使尿量减少,尿钠含量减少程度有所回升;但如果低渗性脱水原本由肾失钠引起,则患者尿钠含量增多(>20mmol/L)。

3. 防治的病理生理学基础

(1) 防治原发病,去除病因。

(2) 适当的补液。

(3) 原则上给予等渗液以恢复细胞外液容量,如出现休克,要按休克的处理方法积极抢救。

(二) 等渗性脱水

等渗性脱水(isotonic dehydration)的特点是水钠成比例丢失,血容量减少,但血清[Na^+]和血浆渗透压仍在正常范围。

1. 原因和机制　任何等渗体液大量丢失所造成的脱水,在短期内均属于等渗性脱水。见于:大量抽放胸腔积液、腹水,大面积烧伤,大量呕吐、腹泻等。

2. 对机体的影响　等渗性脱水时主要丢失细胞外液,血浆容量及组织间液量均减少,但细胞内液变化不大。如不及时处理,则可通过不感蒸发继续丢失水分而转变为高渗性脱水;如只补水分不补钠盐,又可转变为低渗性脱水。

3. 防治的病理生理学基础　首先尽可能发现引起等渗性失水的原因并进行处置,以减少水钠的丧失。针对细胞外液量的减少,可输入平衡盐液或低渗的氯化钠溶液,尽快补充血容量。低渗的氯化钠溶液渗透压以等渗溶液渗透压的 1/2~2/3 为宜。

(三) 高渗性脱水(低容量性高钠血症)

高渗性脱水(hypertonic dehydration)的特点是失水多于失钠,血清[Na^+]>150mmol/L,血浆渗透压 >310mmol/L。细胞外液量和细胞内液量均减少,又称低容量性高钠血症(hypovolemic hypernatremia)。

1. 原因和机制

(1) 水摄入减少:多见于下述情况:①水源断绝;②饮水困难:如频繁呕吐、昏迷患者等;③渴感障碍:某些中枢神经系统损害的患者、严重疾病或年老体弱的患者等。

(2) 水丢失过多:①经呼吸道失水:任何原因引起的过度通气(如癔症和代谢性酸中毒等)都会使呼吸道黏膜不感蒸发加强,以致大量水分丢失;②经皮肤失水:高热、大量出汗和甲状腺功能亢进时,均可通过皮肤丢失大量低渗液体,如发热时,体温每升高 1.5℃,皮肤的不感性蒸发每日约增加 500ml;③经肾失水:中枢性尿崩症时因 ADH 产生和释放不足,肾性尿崩症时肾远曲小管和集合管对 ADH 缺乏反应及肾浓缩功能不良时,肾排出大量低渗性尿液,使用大量脱水剂如甘露醇、葡萄糖等高渗溶液,以及昏迷的患者鼻饲浓缩的高蛋白饮食,均可产生溶质性利尿而导致失水;④经胃肠道丢失:呕吐、腹泻及消化道引流等可导致等渗或含钠量低的消化液丢失。

2. 对机体的影响

(1)口渴:因失水多于失钠,细胞外液高渗,刺激渴觉中枢(渴感障碍者除外)引起口渴。循环血量减少及因唾液分泌减少引起的口干舌燥,也是引起口渴的原因。这是重要的保护机制。

(2)尿少:细胞外液渗透压升高刺激渗透压感受器引起 ADH 分泌增加,肾小管对水的重吸收增多,尿量减少而尿比重增高。

(3)细胞内液向细胞外液转移:由于细胞外液高渗,可使渗透压相对较低的细胞内液向细胞外转移,这有助于循环血量的恢复,但同时也引起细胞脱水致使细胞皱缩。

(4)中枢神经系统功能障碍:严重的患者,由于细胞外液高渗使脑细胞严重脱水时,可引起中枢神经系统功能障碍,包括嗜睡、肌肉抽搐、昏迷、甚至死亡。脑体积因脱水而显著缩小时,颅骨与脑皮质之间的血管张力增大,因而可导致静脉破裂而出现局部脑出血和蛛网膜下腔出血。

(5)脱水热:严重的病例,尤其是小儿,由于从皮肤蒸发的水分减少,使散热受到影响,从而导致体温升高,称之为脱水热。

3. 防治的病理生理学基础

(1)防治原发病,去除病因。

(2)补给体内缺少的水分,不能经口进食者可由静脉滴入 5%~10% 葡萄糖溶液,但要注意,输入不含电解质的葡萄糖溶液过多反而有引起水中毒的危险。

(3)补给适当的 Na^+,虽然患者血[Na^+]升高,但体内总钠量是减少的。故待缺水情况得到一定程度纠正后,应适当补 Na^+,可给予生理盐水与 5%~10% 葡萄糖混合液。

(4)适当补 K^+:由于细胞内脱水,K^+ 也同时从细胞内释出,引起血[K^+]升高,尿中排 K^+ 也多。尤其当患者醛固酮增加时,补液若只补给盐水和葡萄糖溶液,则由于增加了 K^+ 的转运至细胞内,易出现低钾血症,所以应适当补 K^+。

三种类型脱水的比较见表 3-1。

三、水肿

过多的液体在组织间隙或体腔内积聚称为水肿(edema)。水肿不是独立的疾病,是多种疾病的一种重要的病理过程。如水肿发生于体腔内,则称之为积水(hydrops),如心包积水、胸腔积水、腹腔积水、脑积水等。

表 3-1 三种类型脱水的比较

	高渗性脱水	低渗性脱水	等渗性脱水
发病原因	水摄入不足或丢失过多	体液丢失而单纯补水	水和钠等比例丢失
发病机制	细胞外液高渗,细胞内液丢失为主	细胞外液低渗,细胞外液丢失为主	细胞外液等渗,细胞外液丢失为主
钠水丢失特点	失 Na^+< 失水	失 Na^+> 失水	失 Na^+= 失水
主要表现影响	口渴、尿少、脑细胞脱水	脱水体征、休克、脑细胞水肿	口渴、尿少、脱水体征,休克
血清钠	150mmol/L 以上	135mmol/L 以下	135~150mmol/L
血浆渗透压	>310mmol/L	<280mmol/L	280~310mmol/L
尿钠	有	减少或无	减少
治疗	补充水分为主	补充生理盐水或 3% 氯化钠溶液	补充低渗盐水

（一）水肿的发病机制

正常人体液容量和组织液容量是相对恒定的,这种恒定依赖于机体对体内外液体交换平衡和血管内外液体交换平衡的两大因素的调节。当平衡失调时,就为水肿的发生奠定了基础。

1. **毛细血管内外液体交换平衡失调**　正常情况下组织间液和血浆之间不断进行液体交换。使组织液的生成和回流保持动态平衡,而这种平衡主要受制于有效滤过压和淋巴回流等因素(图 3-4)。

（1）毛细血管流体静压增高:毛细血管流体静压增高可致有效流体静压增高,平均有效滤过压增大,组织液生成增多,当后者超过淋巴回流的代偿能力时,便可引起水肿。

（2）血浆胶体渗透压降低:血浆胶体渗透压主要取决于血浆蛋白,尤其是白蛋白的浓度。引起血浆白蛋白含量下降的原因主要有:①蛋白质合成障碍;②蛋白质丧失过多;③蛋白质分解代谢增强。

（3）微血管壁通透性增加:当微血管壁通透性增高时血浆蛋白从毛细血管和微静脉壁滤出。组织间液的胶体渗透压上升,促使溶质及水分滤出。见于各种炎症,包括感染、烧伤、冻伤、化学伤以及昆虫咬伤等。

（4）淋巴回流受阻:淋巴回流受阻时,水和晶体物质透过血管壁吸收到血管内,导致蛋白浓缩。含高蛋白的水肿液在组织间隙中积聚,形成淋巴性水肿。

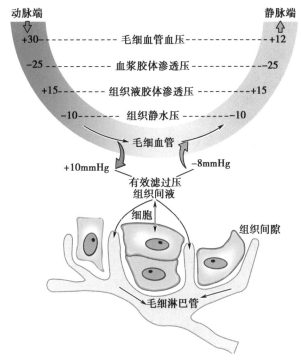

图 3-4　血管内外液体交换示意图

2. **体内外液体交换平衡失调（钠水潴留）**　肾在调节钠、水平衡中起重要的作用。在某些因素导致球 - 管平衡失调时,即肾小球滤过率下降和 / 或肾小管重吸收钠、水增加时,可导致钠水潴留和细胞外液增多(图 3-5)。

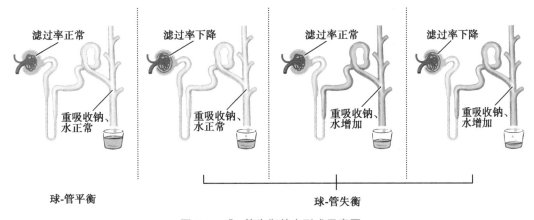

图 3-5　球 - 管失衡基本形式示意图

（1）肾小球滤过率下降:当肾小球滤过钠水减少,在不伴有肾小管重吸收相应减少时,就会导致钠、水的潴留。

(2)近曲小管重吸收钠水增多：当有效循环血量减少时，近曲小管对钠水的重吸收增加使肾排水减少，成为某些全身性水肿发病的重要原因。

1)心房钠尿肽分泌减少：有效循环血量明显减少时，心房的牵张感受器兴奋性降低，致使ANP分泌减少，促使近曲小管对钠水的重吸收和醛固酮的分泌，从而导致水肿的发生。

2)肾小球滤过分数增加：肾小球滤过分数（filtration fraction）增加是肾内物理因素的作用。肾小球滤过分数 = 肾小球滤过率 / 肾血浆流量。充血性心力衰竭或肾病综合征时，肾血流量随有效循环血量的减少而下降，由于出球小动脉收缩比入球小动脉收缩明显，肾小球滤过率相对增高，因而肾小球滤过分数增加。此时由于无蛋白滤液相对增多，而通过肾小球后，流入肾小管周围毛细血管的血液，其蛋白和血浆胶体渗透压也相应增高，同时由于血流量的减少，流体静压下降。于是，近曲小管重吸收钠和水增加，导致钠水潴留。

(3)远曲小管和集合管重吸收钠水增加：远曲小管和集合管重吸收钠、水受激素调节。

1)醛固酮含量增高：醛固酮的作用是促进远曲小管重吸收钠、进而引起钠水潴留。

2)抗利尿激素分泌增加：ADH的作用是促进远曲肾小管和集合管对水的重吸收，是引起钠水潴留的重要原因之一。

(4)肾血流重分布：肾皮质交感神经兴奋，肾素、血管紧张素Ⅱ含量较高，易于引起皮质肾单位血管发生强烈收缩。当有效循环血量减少时，交感神经兴奋，可以发生肾血流量重新分布的现象，即通过皮质肾单位的血流明显减少，而较多的血流转入近髓肾单位。其直接的后果是钠水重吸收增加，从而导致钠水潴留。

（二）水肿的特点及对机体的影响

1. 水肿的特点

(1)水肿液的性状：根据蛋白含量的不同分为漏出液和渗出液。①漏出液（transudate）的特点是水肿液的比重低于1.015，蛋白质的含量低于25g/L，细胞数少于500/100ml。②渗出液（exudate）的特点是水肿液的比重高于1.018，蛋白质含量可达30~50g/L，可见较多的白细胞。

(2)水肿的皮肤特点：皮下水肿是全身或躯体局部水肿的重要体征。当皮下组织有过多的液体积聚时，皮肤肿胀、弹性差、皱纹变浅，用手指按压时可能有凹陷，称为凹陷性水肿（pitting edema），又称为显性水肿（frank edema）（图3-6）。实际上，全身性水肿患者在出现凹陷之前已有组织液的增多，并可达原体重的10%，称为隐性水肿（recessive edema）。

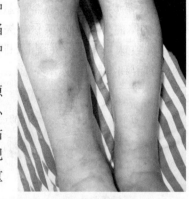

图3-6 凹陷性水肿

(3)全身性水肿的分布特点：最常见的全身性水肿是心源性水肿、肾性水肿和肝性水肿。水肿出现的部位各不相同。心源性水肿主要由右侧心力衰竭引起，首先出现在低垂部位，站立时以下肢的脚踝部较为明显，且最早出现；肾性水肿先表现为眼睑或面部水肿；肝性水肿主要表现为腹水。这些特点与重力效应、组织结构特点及局部血流动力学等因素有关。

2. 水肿对机体的影响 除炎性水肿具有稀释毒素、运送抗体等抗损伤作用外，其他水肿对机体都有不同程度的不利影响，其影响的大小取决于水肿的部位、程度、发生速度及持续时间。如出现细胞营养障碍；重要器官的严重水肿会引起严重后果，如脑水肿引起颅内压升高，甚至脑疝致死；喉头水肿可引起气道阻塞，严重者窒息死亡等。

四、水中毒

水中毒（water intoxication）的特点是患者水潴留使体液量明显增多，血钠下降，血清［Na^+

<135mmol/L,血浆渗透压 <280mmol/L,但体钠总量正常或增多,故又称之为高容量性低钠血症(hypervolemic hyponatremia)。

（一）原因和机制

主要原因是由于过多的低渗性体液在体内潴留造成细胞内外液量都增多,引起重要器官功能严重障碍。

1. **水的摄入过多** 如用无盐水灌肠,肠道吸收水分过多、精神性饮水过量和持续性大量饮水等。另外,静脉输入含盐少或不含盐的液体过多过快,超过肾脏的排水能力。

2. **水排出减少** 多见于急性肾衰竭,ADH 分泌过多,如恐惧、疼痛、失血、休克外伤等,由于交感神经兴奋性解除了副交感神经对 ADH 分泌的抑制。

在肾功能良好的情况下,一般不易发生水中毒,故水中毒最常发生于急性肾功能不全的患者而又输液不当时。

（二）对机体的影响

1. **细胞外液量增加** 引起血液稀释。

2. **细胞内水肿** 血[Na^+]降低,细胞外液低渗,水自细胞外向细胞内转移,造成细胞内水肿,由于细胞内液容量大于细胞外液,过多的水分大都聚集在细胞内,因此,早期潴留在细胞间液中的水分尚不足以产生凹陷性水肿,在晚期或重度患者可出现凹陷症状。

3. **中枢神经系统症状** 急性水中毒时,脑细胞的肿胀和脑组织水肿使颅内压增高,脑脊液压力也增加,此时可引起各种中枢神经系统受压症状,如头痛、恶心、呕吐、记忆力减退、淡漠、神志混乱、失语、嗜睡、视盘水肿等,严重病例可发生枕骨大孔疝或小脑幕裂孔疝而导致呼吸心跳停止。轻度或慢性病例,症状常不明显,而且被原发病所掩盖,当血[Na^+]降低至 120mmol/L 以下时,出现较明显的症状。

（三）防治的病理生理学基础

1. **防治原发病** 急性肾衰竭、术后及心力衰竭的患者,应严格限制水的摄入,预防水中毒的发生。

2. **限制水分摄入** 轻症患者,只要停止或限制水分摄入,造成水的负平衡即可自行恢复。

3. **使用药物纠正** 重症或急症患者,除严格进水外,尚应给予高渗盐水,以迅速纠正脑细胞水肿,或静脉给予甘露醇等渗透性利尿剂,或呋塞米等强利尿剂以促进体内水分的排出。

第二节 钾代谢紊乱

一、正常钾代谢

（一）钾的分布与钾的正常代谢

钾是体内最重要的无机阳离子之一,正常人体内的含钾量约为 50~55mmol/kg 体重,血清钾的正常范围是 3.5~5.5mmol/L。

天然食物含钾比较丰富,成人每日随饮食摄入 50~120mmol 钾。摄入钾的 90% 经肾随尿液排出,排钾量与摄入量相关,即多吃多排,少吃少排,不吃也排,说明肾虽有保钾能力,但不如保钠能力强;摄入钾的 10% 随粪便和汗液排出(图 3-7)。

（二）钾平衡的调节

机体主要通过肾脏、跨细胞转移、皮肤及消化道调控钾的平衡,主要表现为:①肾小管上皮细胞内外跨膜电位的改变影响排钾量;②通过醛固酮和远端小管液流速,调节肾排钾量;③通

过细胞膜 Na^+-K^+ 泵,改变钾在细胞内、外液的分布;④通过细胞内外的 H^+-K^+ 交换,影响细胞内、外液钾的分布;⑤通过结肠的排钾及出汗排钾(大量出汗可以引起低钾)。

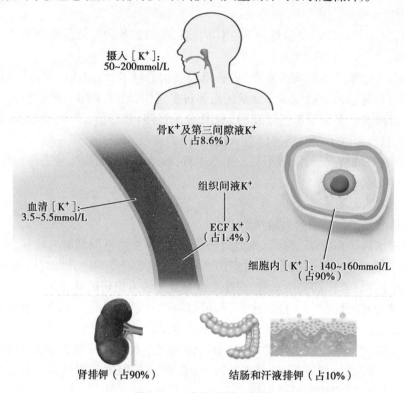

图 3-7　正常钾代谢示意图

（三）钾的主要生理功能

1. 参与细胞新陈代谢　参与糖原和蛋白质的合成,细胞内一些与糖代谢有关的酶类,如磷酸化酶和含巯基酶等必须有高浓度钾存在时才具有活性。

2. 维持细胞静息膜电位　细胞膜静息电位的高低主要取决于细胞内外钾的浓度差。

3. 调节细胞内外的渗透压和酸碱平衡　钾是细胞内主要阳离子,细胞内渗透压的高低与钾离子的含量直接相关,同时通过 H^+-K^+ 交换,参与机体酸碱平衡的维持。

二、低钾血症

血清钾浓度低于 3.5mmol/L 称为低钾血症(hypokalemia)。

（一）原因和机制

1. 钾摄入不足　见于消化道梗阻、昏迷、神经性厌食及手术后较长时间禁食导致钾摄入不足的患者,在静脉补液中又未同时补钾或补钾不够,才可发生低钾血症。

2. 钾丢失过多　这是低钾血症最常见的原因,常见于下列情况:

（1）经消化道失钾:主要见于严重呕吐、腹泻、胃肠减压及肠瘘等。发生机制是:①消化液含钾量较血浆高,故消化液丧失必然丢失大量钾;②消化液大量丢失伴血容量减少时,可引起醛固酮分泌增加使肾排钾增多。

（2）经肾失钾:主要见于:①长期大量使用髓袢或噻嗪类利尿剂,其机制是由于水、钠、氯的重吸收受到抑制,到达远端肾小管钾分泌部位的尿流速增加,促进钾分泌;同时原发病(肝硬化、心力衰竭)或血容量减少引起的继发性醛固酮分泌增多,使肾保钠排钾作用加强而失钾。②盐皮质激素过多,见于原发性和继发性醛固酮增多症。③各种肾疾患,尤其是肾间质性疾病如肾盂肾炎和急性肾衰竭多尿期,前者由于钠水重吸收障碍使远端肾小管液流速增加,后者由于原尿中溶质增多产生渗透性利尿作用,两者均使肾排钾增多。④镁缺失,可使肾小管上皮细胞 Na^+-K^+-ATP 酶失活,钾重吸收障碍,导致钾丢失过多。⑤远端肾小管性酸中毒时,因肾小管排 H^+ 减少,故 K^+ 与 Na^+ 交换量增多,致尿钾排泄增多。

(3)经皮肤失钾:汗液含钾约为 5~10mmol/L,高温环境中大量出汗也可引起低钾血症。

3. 细胞外钾转入细胞内　当细胞外液的钾较多地转入细胞内时,可引起低钾血症,但机体的总钾量并不减少。主要见于:

(1)碱中毒:①碱中毒时 H^+ 从细胞内溢出细胞外,细胞外 K^+ 进入细胞内,以维持体液的离子平衡;②肾小管上皮细胞也发生此种离子转移,致使 H^+-Na^+ 交换减弱,而 K^+-Na^+ 交换增强,尿钾排出增多。

(2)过量胰岛素使用:应用大剂量胰岛素治疗糖尿病酮症酸中毒时,细胞外钾随同葡萄糖大量转入细胞内以合成糖原,导致血清钾降低。

(3)β- 肾上腺素能受体活性增强:如 β- 受体激动剂肾上腺素、沙丁胺醇等可通过 cAMP 机制激活 Na^+-K^+ 泵促进细胞外钾内移。

(4)某些毒物中毒:如钡中毒、粗制棉籽油中毒,由于钾通道被阻滞,使 K^+ 外流减少。

(5)低钾性周期性麻痹:是一种常染色体显性遗传病,发作时细胞外液钾进入细胞内,血浆钾急剧减少,血钾浓度可低于 1.8mmol/L,剧烈运动、应激等是其常见的诱发因素,但发生机制目前尚不清楚。肌肉麻痹可能是由于骨骼肌膜上电压依赖性钙通道的基因位点突变,使 Ca^{2+} 内流受阻,肌肉的兴奋 - 收缩耦联障碍所致。

(二)对机体的影响

1. 低钾血症对神经 - 肌肉的影响

(1)低钾血症导致神经肌肉兴奋性降低:主要有骨骼肌和胃肠道平滑肌,其中以下肢肌肉最为常见,严重时可累及躯干、上肢肌肉及出现呼吸肌麻痹。

1)急性低钾血症:由于细胞外液钾浓度急剧降低时,细胞内液钾浓度 $[K^+]i$ 和细胞外液钾浓度 $[K^+]e$ 的比值变大,静息状态下细胞内液钾外流增加,使静息电位(Em)负值增大,与阈电位(Et)之间的距离(Em-Et)增大,细胞处于超极化阻滞状态(图 3-8),因此细胞的兴奋性降低,严重时甚至不能兴奋。

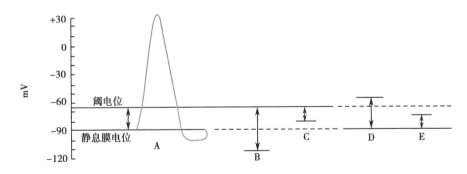

		静息膜电位/mV	阈电位/mV	静息膜电位到阈电位的距离/mV	神经肌肉兴奋性
A.	正常	−90	−65	−25	正常
B.	低血钾	增大	−65	加大(超极化)	降低
C.	高血钾	减小	−65	减小(部分除极)	升高-降低
D.	高血钙	−90	上移	加大(超极化)	降低
E.	低血钙	−90	下移	减小(部分除极)	升高

图 3-8　血钾和血钙对神经肌肉兴奋性的影响

2)慢性低钾血症:由于病程缓慢,细胞内液钾逐渐移到细胞外,使[K^+]i/[K^+]e 比值变化不大,静息电位因而基本正常,细胞兴奋性变化和临床表现均不明显。

(2)横纹肌溶解:钾对骨骼肌的血流量有调节作用。运动时骨骼肌细胞释放 K^+,局部[K^+]增加引起血管扩张,致使血流量增加。严重钾缺乏(血清钾低于 2.5mmol/L)患者,肌肉运动时不能从细胞释放出足够的钾,以致发生缺血缺氧而引起肌痉挛、缺血性坏死和横纹肌溶解,进而可能发生肾功能衰竭。此外,严重低钾血症时,发生横纹肌溶解还与肌肉代谢障碍有关。

2. 低钾血症对心肌的影响　主要表现为心肌生理特性的改变及引发的心电图变化和心肌功能的损害。

(1)心肌生理特性的改变:①兴奋性增高:心肌兴奋性大小主要与 Em-Et 间距长短有关。急性低钾血症时,细胞内[K^+]与细胞外[K^+]差值变大,心肌细胞静息电位增大,出现超极化阻滞(hyperpolarization block)现象,其兴奋性下降。而低钾血症时,浦肯野细胞由于 K^+ 外流量减少,其静息电位也减小,接近阈电位,引起兴奋的阈刺激也小而出现兴奋性增高。②自律性增高:心肌自律性的产生依赖于动作电位复极化 4 期的自动去极化。低钾血症时,心肌细胞膜对 K^+ 的通透性下降,因此复极化 4 期 K^+ 外流减慢,而 Na^+ 内流相对加速,使快反应自律细胞的自动去极化加速,心肌自律性增高。③传导性降低:心肌传导性快慢主要与动作电位 0 期去极化的速度和幅度有关。低钾血症时,心肌细胞膜 Em 绝对值减少,去极化时 Na^+ 内流速度减慢,故动作电位 0 期去极化速度减慢和幅度降低,兴奋的扩布因而减慢,心肌传导性降低。④收缩性改变:轻度低钾血症时,其对 Ca^{2+} 内流的抑制作用减弱,因而复极化 2 期时 Ca^{2+} 内流增多,心肌收缩性增强;但严重或慢性低钾血症时,可因细胞内缺钾,使心肌细胞代谢障碍而发生变性坏死,心肌收缩性因而减弱。

(2)心电图的变化:低钾血症时心电图的变化有:①P-R 间期延长:表明除极波从心房传到心室所需的时间延长。②ST 段压低:细胞外液钾浓度降低时对钙内流抑制作用减弱,钙内流加速,导致代表复极化 2 期(平台期)缩短而引起 ST 段压低。还会出现 T 波压低和增宽,出现明显的 U 波。③QRS 波群增宽:QRS 综合波增宽反映心肌传导性降低。④Q-T 间期延长:Q-T 反映心室动作电位时间(图 3-9)。

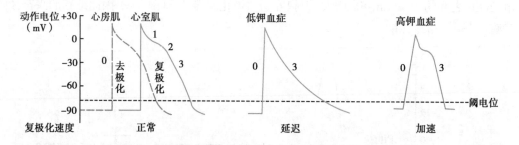

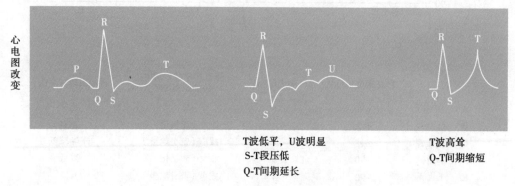

图 3-9　细胞外液钾浓度对心肌动作电位和心电图的影响

(3)心肌功能的损害:①心律失常:由于自律性增高,可出现窦性心动过速;异位起搏的插入而出现期前收缩、阵发性心动过速等;尤其心肌兴奋性升高、3期复极化延缓所致的超常期延长更易化了心律失常的发生。②心肌对洋地黄类强心药物的敏感性增加:低钾血症时,洋地黄与 Na^+-K^+-ATP 酶的亲和力增高而增强了洋地黄的毒性作用,并显著降低其治疗的效果。

3. **低钾血症对肾脏的影响** 肾脏髓质集合管上皮细胞肿胀、增生等,出现间质性肾炎样表现,如间质纤维化和小管萎缩或扩张。

4. **低钾血症对消化系统的影响** 可引起胃肠道运动减弱,患者常发生恶心、呕吐和厌食。钾严重缺乏可引起腹胀,甚至出现麻痹性肠梗阻。

5. **低钾血症对酸碱平衡的影响** 低钾血症可引起代谢性碱中毒,同时发生反常性酸性尿(paradoxical acidic urine)。其发生机制是:①细胞外液[K^+]减少,此时细胞内液 K^+ 外出,而细胞外液 H^+ 内移,引起细胞外液碱中毒;②肾小管上皮细胞内[K^+]降低,[H^+]增高,造成肾小管 K^+-Na^+ 交换减弱而 H^+-Na^+ 交换加强,尿排 K^+ 减少,排 H^+ 增多,加重代谢性碱中毒,且尿液呈酸性(详见酸碱平衡紊乱)。

6. **低钾血症对糖代谢的影响** 低钾血症可引起轻度血糖升高。低钾血症能引起胰岛素分泌减少或作用减弱;血清钾浓度降低可直接增高血糖。

(三)防治的病理生理学基础

1. **防治原发病** 尽快恢复饮食和肾功能。

2. **补钾** 对严重低钾血症或出现明显的并发症,如心律失常或肌肉瘫痪等,应及时补钾。最好口服,不能口服者或病情严重时,才考虑静脉滴注补钾。补钾时应观察心率、心律,定时测定血钾浓度。

3. **纠正水和其他电解质代谢紊乱** 引起低钾血症的原因常常同时引起水和其他电解质代谢紊乱,应及时检查并加以纠正。同时低钾血症易伴发低镁血症,由于缺镁可引起低钾,故补钾同时必须补镁,方才有效。

三、高钾血症

血清钾浓度高于 5.5mmol/L,称为高钾血症(hyperkalemia)。

(一)原因和机制

1. **钾摄入过多** 在肾功能正常时,因摄入过多而引起高钾血症比较罕见,主要见于处理不当,如经静脉输入过多钾盐或输入大量库存血。

2. **肾排钾减少** 这是高钾血症最主要的原因。常见于:①肾衰竭:急性肾损伤少尿期、慢性肾衰竭晚期,因肾小球滤过率下降或肾小管排钾功能障碍,往往发生高钾血症。②盐皮质激素缺乏:绝对缺乏见于肾上腺皮质功能减退;相对缺乏见于某些肾小管疾病(如间质性肾炎、狼疮肾、移植肾等),对醛固酮的反应低下。两者均表现为肾远曲小管、集合管排钾障碍,致使血钾升高。③长期应用潴钾利尿剂:螺内酯和三氨蝶呤等具有抗醛固酮作用,可排钠保钾,故长期大量应用可引起高钾血症。

3. **细胞内钾转到细胞外** 细胞内钾迅速转到细胞外,当超过了肾的排钾能力时,血钾浓度升高。主要见于:

(1)酸中毒:酸中毒时易伴发高钾血症,其机制是:①酸中毒时细胞外液[H^+]升高,H^+ 进入细胞内被缓冲,而细胞内 K^+ 转到细胞外以维持电荷平衡;②肾小管上皮细胞内、外也发生此种离子转移,致使 H^+-Na^+ 交换加强,而 K^+-Na^+ 交换减弱,尿钾排出减少。

(2)高血糖合并胰岛素不足:胰岛素缺乏妨碍了钾进入细胞内及高血糖形成的血浆高渗透压使血钾升高。

(3)某些药物的使用:β受体阻滞剂、洋地黄类药物中毒等通过干扰Na^+-K^+-ATP酶活性而妨碍细胞摄钾。肌肉松弛剂氯化琥珀碱可增大骨骼肌膜对K^+通透性,使细胞内钾外溢,导致血钾升高。

(4)组织分解:在血管内溶血、挤压综合征等情况下,细胞内钾大量释出而引起高钾血症。

(5)缺氧:缺氧时细胞ATP生成不足,细胞膜上Na^+-K^+泵运转障碍,使Na^+在细胞内潴留,而细胞外K^+不易进入细胞内。

(6)高钾性周期性麻痹:是一种常染色体显性遗传性疾病,发作时细胞内钾外移而引起血钾升高。

(二)对机体的影响

1. 高钾血症对神经-肌肉的影响

(1)急性高钾血症:①急性轻度高钾血症(血清钾5.5~7.0mmol/L)时,主要表现为感觉异常、刺痛等症状,但常被原发病症状所掩盖。其发生机制是:细胞外液钾浓度增高后,$[K^+]i$/$[K^+]e$比值变小,静息期细胞内钾外流减少,使Em绝对值减少,与Et间距离缩短而兴奋性增高。②急性重度高钾血症(血清钾7.0~9.0mmol/L)时,表现为肌肉软弱无力乃至弛缓性麻痹,其机制在于细胞外液钾浓度急剧升高,$[K^+]i$/$[K^+]e$比值更小,使Em值下降或几乎接近于Et水平。Em值过小,肌肉细胞膜上的快钠通道失活,细胞处于去极化阻滞(depolarization block)状态而不能兴奋(图3-8)。

(2)慢性高钾血症:很少出现神经-肌肉方面的症状,主要是细胞内外$[K^+]$梯度变化不大,$[K^+]i$/$[K^+]e$比值变化不明显。

2. 高钾血症对心肌的影响

高钾血症对心肌的毒性作用极强,可发生致命性心室纤颤和心搏骤停。主要表现为心肌生理特性的改变及引发的心电图变化和心肌功能的损害(图3-9)。

(1)心肌生理特性的改变:①兴奋性改变:急性轻度高钾血症时,心肌的兴奋性增高;急性重度高钾血症时,心肌的兴奋性降低;慢性高钾血症时,心肌兴奋性变化不甚明显。其发生机制与高钾血症时神经-肌肉的变化机制相似。②自律性降低:高钾血症时,细胞膜对K^+的通透性增高,复极化4期K^+外流增加而Na^+内流相对缓慢,快反应自律细胞的4期自动去极化减慢,因而引起心肌自律性降低。③传导性降低:由于心肌细胞Em绝对值变小,与Et接近,则0期钠通道不易开放,使去极化的速度减慢、幅度变小,因此心肌兴奋传导的速度也减慢。严重高钾血症时,可因严重传导阻滞和心肌兴奋性消失而发生心搏骤停。④收缩性减弱:高钾血症时,细胞外液$[K^+]$增高抑制了复极化2期时Ca^{2+}的内流,使心肌细胞内$[Ca^{2+}]$降低,因而心肌收缩性减弱。

(2)心电图的变化:由于复极3期钾外流加速(心肌细胞膜的钾电导增加所致),因而3期复极时间和有效不应期缩短,反映复极3期的T波狭窄高耸,相当于心室动作电位时间的Q-T间期轻度缩短。由于传导性降低,心房去极化的P波压低、增宽或消失;代表房室传导的P-R间期延长;相当于心室去极化的R波降低;相当于心室内传导的QRS综合波增宽(图3-9)。

(3)心肌功能的损害:高钾血症时心肌传导性降低可引起传导延缓和单向阻滞,同时有效不应期又缩短,故易形成兴奋折返,引起严重心律失常。

3. 高钾血症对酸碱平衡的影响

高钾血症可引起代谢性酸中毒,并出现反常性碱性尿(paradoxical alkaline urine)。其发生机制是:①高钾血症时,细胞外液$[K^+]$升高,此时细胞外液K^+内移,而细胞内液H^+外出,引起细胞外液酸中毒;②肾小管上皮细胞内$[K^+]$增高,$[H^+]$减低,造成肾小管H^+-Na^+交换减弱,而K^+-Na^+交换增强,尿排K^+增加,排H^+减少,加重代谢性酸中毒,且尿液呈碱性。

(三)防治的病理生理学基础

1. 防治原发病

去除引起高钾血症的原因。

2. 降低体内总钾量　减少钾的摄入,用透析疗法和其他方法(口服或灌肠阳离子交换树脂),增加肾脏和肠道的排钾量。

3. 使细胞外钾转入细胞内　应用葡萄糖和胰岛素静脉输入促进糖原合成,或输入碳酸氢钠提高血液 pH,促使钾向细胞内转移,而降低血钾浓度。

4. 应用钙剂和钠盐拮抗高钾血症的心肌毒性作用　Ca^{2+} 一方面能促使 Et 上移,使 Em-Et 间距离增加甚至恢复正常,恢复心肌的兴奋性;另一方面使复极化 2 期 Ca^{2+} 竞争性地内流增加,提高心肌的收缩性。应用钠盐后,细胞外液$[Na^+]$增多,使 0 期去极化时 Na^+ 内流增加,0 期上升的速度加快、幅度增大,心肌传导性得以改善。

5. 纠正其他电解质代谢紊乱　高钾血症时很可能伴有高镁血症,应及时检查处理。

第三节　镁代谢紊乱

一、正常镁代谢

(一)镁的分布与代谢

镁是机体内具有重要生理、生化作用的占第四位的阳离子,仅次于钠、钙、钾。在细胞内,镁是钾之后的第二位阳离子。成人体内镁总量大约 21~28g,其中 60% 在骨骼中,其余大部分在骨骼肌和其他组织器官的细胞内,只有 1%~ 2% 在细胞外液中。血清$[Mg^{2+}]$在 0.75~1.25mmol/L 的范围内。成人每日从饮食摄取镁 10~20mmol/L,其中约 1/3 在小肠内吸收,其余随粪便排出。

(二)镁代谢平衡的调节

正常情况下体内镁的平衡主要靠肾脏调节和消化道吸收。通过肾小球超滤过的镁中大约 25% 在近曲小管、50%~ 60% 在髓袢升支粗段被重吸收,只有 3%~6% 被肾排出。

(三)镁的主要生理功能

镁是骨盐的组成成分,具有多种生理功能。包括维持酶的活性、抑制兴奋细胞的兴奋性和维持细胞的遗传稳定性等。

二、低镁血症

血清$[Mg^{2+}]$低于 0.75mmol/L 时称为低镁血症(hypomagnesemia)。

(一)原因和机制

1. 镁摄入不足　饮食中镁含量比较丰富,正常进食状态不会缺镁,低镁血症常见于长期禁食、厌食或长期静脉营养又未补镁的情况。

2. 镁排出过多

(1)经胃肠道失镁:主要见于小肠病变。如小肠手术切除、严重腹泻或长期胃肠减压引流,使镁在消化道吸收减少,排出增多。

(2)经肾排出过多:①大量应用利尿剂:呋塞米、依他尼酸可抑制髓袢升支粗段对镁的重吸收;甘露醇、尿素或高渗葡萄糖可引起渗透性利尿,也可使镁随尿排出增多。②高钙血症:钙和镁在肾小管中被重吸收时有相互竞争作用,故高钙血症时可使肾小管重吸收镁减少。③糖尿病酮症酸中毒:一方面酸中毒能明显妨碍肾小管对镁的重吸收,另一方面高血糖可引起渗透性利尿,排镁增多。④严重甲状旁腺功能减退:由于甲状旁腺激素分泌减少,肾小管对镁的重吸收减少,因而肾排镁增多。⑤甲状腺功能亢进:甲状腺素可抑制肾小管重吸收镁。⑥肾疾患：急性肾小管坏死多尿期、慢性肾盂肾炎及药物肾损害等，可产生渗透性利尿和肾小管功能受损，导致肾排镁增多。⑦酒精中毒：酒精可抑制肾小管对镁的重吸收。⑧醛固酮增多、强心苷类药物可分别抑制肾小管重吸收镁和促进排镁增多导致低镁血症。

（3）细胞外镁转入细胞内：胰岛素治疗糖尿病酮症酸中毒时，因促进糖原合成，使镁过多转入细胞内，细胞外液镁减少。

（二）对机体的影响

1. 低镁血症对神经-肌肉的影响　低镁血症时神经-肌肉的兴奋性增高，表现为肌肉震颤、手足搐搦、Chvostek 和 Trousseau 征阳性、反射亢进、对声光反应过强，焦虑，易激动等。

2. 低镁血症对中枢神经系统的影响　镁对中枢神经系统具有抑制作用，血镁降低时抑制作用减弱，故可出现焦虑、易激动等症状，严重时可引起癫痫发作、精神错乱、惊厥、昏迷等。

3. 低镁血症对心血管系统的影响

（1）心律失常：低镁血症时易发生心律失常，以室性心律失常为主，严重者可引起室颤导致猝死。

（2）高血压：低镁血症时血管平滑肌细胞内钙含量增高，使血管收缩，外周血管阻力增大。此外，低镁还可增强儿茶酚胺等缩血管物质的收缩血管作用，从而引起血压升高。

（3）冠心病：低镁血症在冠心病发生发展中起一定作用，其主要机制是：①心肌细胞代谢障碍。②冠状动脉痉挛。

（4）低镁血症对代谢的影响：①低钾血症：髓袢升支对钾的重吸收依赖于肾小管上皮细胞中的 Na^+-K^+-ATP 酶，而该酶的激活依赖于 Mg^{2+}。镁缺乏使 Na^+-K^+-ATP 酶活性降低，导致肾保钾功能减退。②低钙血症：镁缺乏使腺苷酸环化酶活性下降，导致甲状旁腺分泌甲状旁腺激素减少，同时靶器官对 PTH 的反应性减弱，肠道吸收钙，肾小管重吸收钙和骨钙动员均发生障碍，导致血钙浓度降低。

（三）防治的病理生理学基础

1. 防治原发病　尽快去除引起低镁的原因。

2. 补镁　多采用硫酸镁制剂，轻者肌内注射，重者静脉内缓慢输入。同时还须注意血压、肾功能变化以及有无低钙血症、低钾血症并存的情况。

三、高镁血症

血清 $[Mg^{2+}]$ 高于 1.25mmol/L 时称为高镁血症（hypermagnesemia）。

（一）原因和机制

1. 镁摄入过多　主要见于静脉内补镁过多过快，在肾功能受损的患者更易发生高镁血症。

2. 镁排出过少　肾排镁减少是高镁血症最重要的原因。①肾衰竭：这是高镁血症最常见的原因，多见于急、慢性肾衰竭伴有少尿或无尿时，肾小球滤过率降低，肾排镁减少；②严重脱水伴有少尿：严重脱水使有效循环血量减少，肾小球滤过率降低，随尿排镁减少；③甲状腺功能减退：甲状腺素合成和分泌减少，其抑制肾小管重吸收镁作用减弱，肾排镁障碍；④肾上腺皮质功能减退：醛固酮减少，肾保钠排镁作用减弱，随尿排镁也减少。

3. 细胞内镁移到细胞外　主要见于分解代谢占优势的疾病，如糖尿病酮症酸中毒，使细胞内镁移到细胞外。

（二）对机体的影响

只有当血清 $[Mg^{2+}]$ 升至 2mmol/L 或更高时，才会出现明显的临床表现。

1. 高镁血症对神经 - 肌肉的影响 表现为肌无力甚至弛缓性麻痹,严重者发生呼吸肌麻痹。主要机制是:高浓度血镁有箭毒样作用,能使神经 - 肌肉连接点释放的乙酰胆碱量减少,抑制神经 - 肌肉兴奋的传递。

2. 高镁血症对中枢神经系统的影响 镁能抑制中枢神经系统的突触传递,从而抑制中枢的功能活动,因此,高镁血症时常有腱反射减弱或消失,甚至发生嗜睡或昏迷。

3. 高镁血症对心血管系统的影响 高镁血症时易发生心律失常,表现为心动过缓和传导阻滞。主要是因为高浓度的镁能抑制房室和心室内传导,并降低心肌兴奋性。当血清$[Mg^{2+}]$达 7.5~10mmol/L 时,可发生心搏骤停。

4. 高镁血症对平滑肌的影响 高镁血症对平滑肌有显著抑制作用。血管平滑肌抑制可使血管扩张,导致外周阻力和动脉血压下降;内脏平滑肌抑制可引起嗳气、腹胀、便秘和尿潴留等症状。

(三)防治的病理生理学基础

1. 防治原发病、改善肾功能等。

2. 应用利尿剂和透析疗法排出体内镁。

3. 静脉注射钙剂,拮抗镁对心肌的抑制作用。

4. 纠正水和其他电解质紊乱,特别注意处理伴发的高钾血症。

第四节 钙磷代谢紊乱

一、正常钙磷代谢、调节和功能

钙(calcium)和磷(phosphorus)是人体内含量最丰富的无机元素。正常成人体内钙总量为 700~1 400g,磷总量 400~800g。

(一)钙、磷的吸收

体内钙磷均由食物供给。正常成人每日摄取钙约 1g、磷约 0.8g。食物中的钙必须转变为游离 Ca^{2+} 才能被肠道吸收。Ca^{2+} 的吸收部位在小肠,吸收率约为 30%;磷(P)在空肠吸收最快,吸收率达 70%。

(二)钙、磷的排泄

人体 Ca^{2+} 约 20% 经肾排出,80% 随粪便排出。肾是排磷的主要器官,肾排出的磷占磷总排出量的 70%,余 30% 由粪便排出。

(三)钙和磷的分布

体内约 99% 钙和 86% 磷以羟磷灰石形式存在于骨和牙齿中,其余呈溶解状态分布于体液和软组织中。血钙指血清中所含的总钙量,正常成人为 2.25~2.75mmol/L,儿童稍高。发挥生理作用主要为游离 Ca^{2+}。碱中毒时常伴有抽搐现象,与血浆游离钙降低有关。

血浆中钙、磷浓度关系密切。正常时,两者的乘积$[Ca] \times [P]$为 30~40。如 >40,则钙磷以骨盐形式沉积于骨组织;若 <35,则骨骼钙化障碍,甚至发生骨盐溶解。

血液中的磷以有机磷和无机磷两种形式存在。有机磷酸酯和磷脂存在于血细胞和血浆中,含量大。血磷通常是指血浆中的无机磷,正常人为 1.1~1.3mmol/L,婴儿为 1.3~2.3mmol/L,血浆无机磷酸盐的 80%~ 85% 以 HPO_4^{2-} 形式存在。血浆磷的浓度不如血浆钙稳定。

(四)钙磷代谢的调节

1. 体内外钙稳态调节 目前认为,体内钙磷代谢主要由甲状旁腺激素、$1,25\text{-}(OH)_2D_3$ 和降钙素三种激素作用于肾脏、骨骼和小肠三个靶器官调节的。

(1) 甲状旁腺激素(parathyroid hormone,PTH):PTH 是由甲状旁腺主细胞合成并分泌的一种单链多肽激素,具有升高血钙、降低血磷和酸化血液等作用。

PTH 作用于靶细胞膜,活化腺苷酸环化酶,增加胞质内 cAMP 及焦磷酸盐浓度。cAMP 能促进线粒体 Ca^{2+} 转入胞质;焦磷酸盐则作用细胞膜外侧,使膜外侧 Ca^{2+} 进入细胞,结果可引起胞质内 $[Ca^{2+}]$ 增加,并激活细胞膜上的"钙泵",将 Ca^{2+} 主动转运至细胞外液,导致血钙升高。

(2) 1,25-$(OH)_2D_3$:皮肤转化生成的及肠道吸收的 VD_3 入血后,首先在肝细胞微粒体中 25-羟化酶催化下,转变为 25-OH-D_3,然后在肾近曲小管上皮细胞线粒体内 1α-羟化酶作用下,转变成 1,25-$(OH)_2D_3$。PTH 能促进 1α-羟化酶的合成。

(3) 降钙素(calcitonin,CT):降钙素是由甲状腺滤泡旁细胞(又称 C 细胞)所分泌的一种单链多肽类激素。血钙升高可刺激降钙素的分泌,血钙降低则抑制其分泌。

2. 细胞内钙稳态调节　正常情况下,细胞内 $[Ca^{2+}]$ 为 10^{-8}~10^{-7}mol/L,细胞外 $[Ca^{2+}]$ 为 10^{-3}~10^{-2}mol/L。约 44% 细胞内钙存在于胞内钙库(内质网和肌质网等),细胞内游离钙仅为细胞内钙的 0.005%。上述电化学梯度的维持,取决于生物膜对钙的不自由通透性和转运系统的调节。细胞内钙稳态调节主要见于以下途径:①质膜钙通道开放,胞外 Ca^{2+} 内流,使胞内 $[Ca^{2+}]$ 升高;②胞内钙库(内质网和肌质网等)释放通道开放,使胞内 $[Ca^{2+}]$ 升高;③钙泵即 Ca^{2+}-Mg^{2+}-ATP 酶激活,将 Ca^{2+} 泵出细胞或泵入肌质网和内质网,使胞内 $[Ca^{2+}]$ 降低;④通过 Na^+-Ca^{2+} 交换,将 Ca^{2+} 排出细胞外,使胞内 $[Ca^{2+}]$ 降低;⑤通过 Ca^{2+}-H^+ 交换,将 Ca^{2+} 排出细胞外,使胞内 $[Ca^{2+}]$ 降低。

(五) 钙磷的生理功能

1. 钙磷共同参与的生理功能

(1) 成骨:绝大多数钙磷存在于骨骼和牙齿中,起支持和保护作用。

(2) 凝血:钙磷共同参与凝血过程。血浆 Ca^{2+} 作为血浆凝血因子Ⅳ,在激活因子Ⅱ、Ⅸ、Ⅹ等过程中不可缺少;血小板因子 3 和凝血因子Ⅲ的主要成分是磷脂,它们为凝血过程几个重要链式反应提供"舞台"。

2. 钙的其他生理功能

(1) 调节细胞功能的信使:细胞外 Ca^{2+} 是重要的第一信使,通过细胞膜上的钙通道(电压依赖性或受体门控性)或钙敏感受体(calcium sensing receptor,CaSR)发挥重要调节作用。CaSR 是 G 蛋白偶联受体超家族 C 家族的成员,其存在于各种细胞膜上,细胞外 Ca^{2+} 是其主要配体和激动剂。

(2) 调节酶的活性:Ca^{2+} 是许多酶(例如脂肪酶、ATP 酶等)的激活剂,还能抑制 1α-羟化酶的活性,从而影响代谢活动。

(3) 维持神经-肌肉的兴奋性:与 Mg^{2+}、Na^+、K^+ 等共同维持神经-肌肉的正常兴奋性。当血浆 Ca^{2+} 的浓度降低时,神经-肌肉的兴奋性增高,可引起抽搐。

(4) 其他:Ca^{2+} 可降低毛细血管和细胞膜的通透性,防止渗出,抑制炎症和水肿。

3. 磷的其他生理功能

(1) 调控生物大分子的活性:酶蛋白及多种功能性蛋白质的磷酸与脱磷酸化是机体调控机制中最普遍而重要的调节方式,与细胞的分化、增殖的调控有密切的关系。

(2) 参与机体能量代谢的核心反应:$ATP \leftrightarrows ADP+Pi \leftrightarrows AMP+Pi$。

(3) 生命重要物质的组分:磷是构成核酸、磷脂、磷蛋白等遗传物质、生物膜结构及重要蛋白质(各种酶类等)等基本组分的必需元素。

(4) 其他:磷酸盐(HPO_4^{2-}/$H_2PO_4^-$)是血液缓冲体系的重要组成成分。

二、钙代谢紊乱

（一）低钙血症

当血清蛋白浓度正常时,血[Ca^{2+}]低于2.25mmol/L,或血清[Ca^{2+}]低于1mmol/L,称为低钙血症(hypocalcemia)。

1. 原因

(1)维生素D代谢障碍:①维生素D缺乏:食物中维生素D缺少或紫外线照射不足;②维生素D肠吸收障碍:梗阻性黄疸、慢性腹泻、脂肪泻等;③维生素D羟化障碍:肝硬化、肾衰竭、遗传性1α-羟化酶缺乏症等。活性维生素D减少,引起肠钙吸收减少和尿钙增多,导致血钙降低。

(2)甲状旁腺功能减退(hypoparathyroidism):① PTH缺乏:甲状旁腺或甲状腺手术误切除甲状旁腺,遗传因素或自身免疫导致甲状旁腺发育障碍或损伤。② PTH抵抗:假性甲状旁腺功能低下患者,PTH的靶器官受体异常。此时,破骨减少,成骨增加,造成一时性低钙血症。

(3)慢性肾衰竭:①肾排磷减少,血磷升高,因血液钙磷乘积为一常数,故血钙降低;②肾实质破坏,1,25-$(OH)_2D_3$生成不足,肠钙吸收减少;③血磷升高,肠道分泌磷酸根增多,与食物钙结合形成难溶的磷酸钙随粪便排出;④肾毒物损伤肠道,影响肠道钙磷吸收;⑤慢性肾衰时,骨骼对PTH敏感性降低,骨钙动员减少。

(4)低镁血症:使PTH分泌减少,PTH靶器官对PTH反应性降低,骨盐Mg^{2+}-Ca^{2+}交换障碍。

(5)急性胰腺炎:机体对PTH的反应性降低,胰高血糖素和CT分泌亢进,胰腺炎症和坏死释放出的脂肪酸与钙结合成钙皂而影响肠吸收。

(6)其他:低白蛋白血症(肾病综合征)、妊娠等。输入大量库存血时,抗凝剂枸橼酸与钙结合也可以诱发低钙血症。

2. 对机体的影响

(1)对神经肌肉的影响:低血钙时神经、肌肉兴奋性增加,可出现肌肉痉挛、手足搐搦、喉鸣与惊厥。

(2)对骨骼的影响:维生素D缺乏引起的佝偻病,表现为囟门闭合迟缓、方头、鸡胸、念珠胸、手镯腕、O形或X形腿等;成人可表现为骨质软化、骨质疏松和纤维性骨炎等。

(3)对心肌的影响:低血钙对内流的膜屏障作用减小,心肌兴奋性和传导性升高。但因膜内外Ca^{2+}的浓度差减小,Ca^{2+}内流减慢,致动作电位平台期延长,不应期亦延长。心电图表现为Q-T间期和ST段延长,T波低平或倒置。

(4)其他:婴幼儿缺钙时,免疫力低下,易发生感染。慢性缺钙可致皮肤干燥、脱屑、指甲易脆和毛发稀疏等。

3. 防治原则　病因治疗;在补充钙剂的基础上,给予维生素D。

（二）高钙血症

当血清蛋白浓度正常时,血[Ca^{2+}]大于2.75mmol/L,或血清[Ca^{2+}]大于1.25mmol/L,称为高钙血症(hypercalcemia)。

1. 原因

(1)甲状旁腺功能亢进:原发性常见于甲状旁腺腺瘤、增生或腺癌,这是高血钙的主要原因。继发性见于长期低血钙刺激的甲状旁腺代偿性增生,如维生素D缺乏或慢性肾衰。PTH过多,促进溶骨、肾重吸收钙和维生素D活化,引起高钙血症。

(2)恶性肿瘤:恶性肿瘤(白血病、多发性骨髓瘤等)和恶性肿瘤骨转移是引起血钙升高的最常见原因。65%的乳腺癌患者有骨转移,多发性骨髓瘤和Burkitt淋巴瘤亦多有骨转移。这些肿瘤细胞可分泌破骨细胞激活因子,这种多肽因子能激活破骨细胞。肾癌、胰腺癌、肺癌等即使未发生骨转移亦可引起高钙血症,这与前列腺素的增多所导致的溶骨作用有关。

(3)维生素 D 中毒:治疗甲状旁腺功能低下或预防佝偻病而长期服用大量维生素 D 可造成维生素 D 中毒,所致高钙高磷血症可引起头痛、恶心等一系列症状及软组织和肾的钙化。

(4)甲状腺功能亢进:甲状腺素具有溶骨作用,中度甲亢患者约 20% 伴高钙血症。

(5)其他:肾上腺皮质功能不全(如 Addison disease)、维生素 A 摄入过量、类肉瘤病、应用噻嗪类药物(促进肾对钙的重吸收)等。

2. 对机体的影响

(1)对神经肌肉的影响:高钙血症可使神经、肌肉兴奋性降低,表现为乏力、表情淡漠、腱反射减弱,严重患者可出现精神障碍、木僵和昏迷。

(2)对心肌的影响:Ca^{2+} 对心肌细胞 Na^+ 内流具有竞争性抑制作用,称为膜屏障作用。高血钙膜屏障作用增强,心肌兴奋性和传导性降低。Ca^{2+} 内流加速,以致动作电位平台期缩短,复极加速。心电图表现为 Q-T 间期缩短,房室传导阻滞。

(3)肾损害:肾对血钙升高较敏感,Ca^{2+} 主要损伤肾小管,表现为肾小管水肿、坏死、基底膜钙化。早期表现为浓缩功能障碍;晚期可见肾小管纤维化、肾钙化、肾结石;可发展为肾衰竭。

(4)其他:多处异位钙化灶的形成,例如血管壁、关节、肾、软骨、胰腺、胆道、鼓膜等,引起相应组织器官功能的损害。

当血清[Ca^{2+}]大于 4.5mmol/L,可发生高钙血症危象,如严重脱水、高热、心律失常、意识不清等,患者易死于心搏骤停、坏死性胰腺炎和肾衰等。

3. 防治原则 病因治疗;支持疗法和降钙治疗等。

三、磷代谢紊乱

(一) 低磷血症

血清无机磷浓度小于 0.8mmol/L 称为低磷血症(hypophosphatemia)。

1. 原因

(1)小肠磷吸收减低:饥饿、吐泻、1,25-$(OH)_2D_3$ 不足,吸收不良综合征,结合磷酸的制酸剂(氢氧化铝凝胶、碳酸铝、氢氧化镁)等。

(2)尿磷排泄增加:急性乙醇中毒,甲状旁腺功能亢进症(原发性、继发性),肾小管酸中毒,Fanconi 综合征,维生素 D 抵抗性佝偻病,代谢性酸中毒,糖尿病,糖皮质激素和利尿剂的使用。

(3)磷向细胞内转移:应用促进合成代谢的胰岛素、雄性激素和糖类(静注葡萄糖、果糖、甘油),恢复进食综合征(refeeding syndrome),呼吸性碱中毒(激活磷酸果糖激酶促使葡萄糖和果糖磷酸化)。

2. 对机体的影响 通常无特异症状。低磷血症主要引起 ATP 合成不足和红细胞内 2,3-DPG 减少。轻者无症状,重者可有肌无力、感觉异常、鸭态步、骨痛、佝偻病、病理性骨折、易激惹、精神错乱、抽搐、昏迷。

3. 防治原则 治疗原发病,及时诊断,适当补磷。

(二) 高磷血症

血清无机磷成人大于 1.6mmol/L,儿童大于 1.90mmol/L,称高磷血症(hyperphosphatemia)。

1. 原因

(1)急、慢性肾功能不全:肾小球滤过率在 20~30ml/min 以下时,肾排磷减少,血磷上升。继发性 PTH 分泌增多,骨盐释放增加。

(2)甲状旁腺功能低下(原发性、继发性和假性):尿排磷减少,导致血磷增高。

（3）维生素 D 中毒：促进小肠及肾对磷的重吸收。

（4）磷向细胞外移出：急性酸中毒,骨骼肌破坏,高热,恶性肿瘤（化疗）,淋巴性白血病。

（5）其他：甲状腺功能亢进,促进溶骨。肢端肥大症活动期生长激素增多,促进肠钙吸收和减少尿磷排泄。使用含磷缓泻剂及磷酸盐静注。

2. **对机体的影响**　高磷血症可抑制肾脏 1α- 羟化酶和骨的重吸收。其临床表现与高磷血症诱导的低钙血症和异位钙化有关。

3. **防治原则**　治疗原发病,降低肠吸收磷,必要时使用透析疗法。

（杨巧红）

📋 重要考点

1. 脱水的概念、分类。
2. 低渗性脱水的概念、原因和机制及对机体的影响。
3. 高渗性脱水的概念、原因和机制及对机体的影响。
4. 水肿的概念、分类及发病机制。
5. 低钾血症的概念、原因和机制及对机体的影响。
6. 高钾血症的概念、原因和机制及对机体的影响。

思考题

1. 试述脱水的类型及其主要特点。
2. 试述水肿的发病机制。
3. 试述低钾血症的原因和发病机制。
4. 试述低钾血症对机体的影响。
5. 试述高钾血症的原因和发病机制。
6. 试述高钾血症对机体的影响。

参 考 文 献

［1］王建枝,钱睿哲. 病理生理学. 3 版,北京:人民卫生出版社,2015.

［2］王建枝,钱睿哲. 病理生理学. 9 版. 北京:人民卫生出版社,2018.

［3］HUETHER SE, MCCANCE KL. Understanding Pathophysiology. 6th ed. Missouri: Elsevier, 2017.

［4］陆大祥. 病理生理学. 8 版. 北京:人民卫生出版社,2013.

［5］ANUMONWO JM, LOPATIN AN. Cardiac strong inward rectifier potassium channels. J Mol Cell Cardiol, 2010, 48 (1): 45-54.

［6］GOLDMAN J, CHOURE GS. Metabolic Disturbances of Acid–Base and Electrolytes. Critical Care Study Guide. 2nd ed. New York: Springer, 2010.

［7］ROSCIONI SS, DE ZEEUW D, BAKKER SJ, et al. Management of hyperkalaemia consequent to mineralocorticoid-receptor antagonist therapy. Nat Rev Nephrol, 2012, 8 (12): 691-699.

［8］FELD LG, KASKEL FJ. Fluid and Electrolytes in Pediatrics. Nutrition and Health 2010. New Jersey: Humana Press, 2010.

［9］王辰,王建安. 内科学. 3 版. 北京:人民卫生出版社,2015.

［10］王庭槐. 生理学. 9 版. 北京:人民卫生出版社,2018.

第四章 酸碱平衡和酸碱平衡紊乱

💡**学习目标**

1. 掌握 酸碱平衡紊乱的常用检测指标、调节机制；单纯型酸碱平衡紊乱的概念、发生机制、调节机制、分类及对机体的影响。

2. 了解 单纯型酸碱平衡紊乱防治的病理生理学基础；混合型酸碱平衡紊乱的病因及分类。

人体内体液酸碱的平衡对于维持正常生理功能至关重要。机体依靠体内各种缓冲系统以及肺和肾脏的调节功能来实现体液 pH 的相对稳定。例如，生理状态下血液 pH 只在很窄的范围内波动（动脉血 pH 为 7.35~7.45）。这种 pH 相对稳定的状态称酸碱平衡（acid-base balance）。

但在病理状态下，各种原因引起的酸或碱超负荷、严重不足以及调节障碍，导致机体内环境酸碱稳态破坏，称为酸碱平衡紊乱（acid-base disturbance）。许多情况下，酸碱平衡紊乱较病因及致病条件导致的损害更严重，因此，尽早发现及正确处置往往是治疗成功的关键。

第一节 酸碱的概念及酸碱物质的来源

一、酸碱的概念

在化学反应中，能释放出 H^+ 的化学物质称为酸。如：H_2CO_3、HCl、H_2SO_4、NH_4^+ 等；反之，能接受 H^+ 的化学物质称为碱，如：HCO_3^-、OH^-、NH_3 等。当酸性的化学物质释放出 H^+ 时，必然形成一个碱性物质；反之亦然。因此，相对应的酸与碱总是形成共轭体系，其中在血液缓冲系统中，最重要的是碳酸（H_2CO_3）和碳酸氢盐（HCO_3^-）。

二、体液中酸碱物质的来源

（一）酸性物质的来源

体液中的酸性和碱性物质主要是组织细胞在物质分解代谢过程中产生的，少量来自食物或药物。机体在普通膳食下，主要产生的是酸性物质，仅小部分为碱性物质。这些酸分为两类：挥发酸和固定酸。

1. 挥发酸（volatile acid） 碳酸是体内唯一的挥发酸，也是机体在代谢过程中产生最多的酸性物质。每日糖、脂肪、蛋白质分解代谢最后都会产生大量的二氧化碳（CO_2），正常成人静息状态下产 CO_2 300~400L/d，产生的 CO_2 与 H_2O 在碳酸酐酶（carbonic anhydrase，CA）的作用

下生成 H_2CO_3，成为酸性物质的主要来源。若产生的 CO_2 全部与 H_2O 结合生成 H_2CO_3，可释出 H^+ 13~15mol/d。H_2CO_3 分解产生的 CO_2 可由肺呼出而被称之挥发酸。通常将肺对 CO_2 呼出量的调节称为呼吸性调节。

$$CO_2 + H_2O \leftrightharpoons H_2CO_3 \leftrightharpoons H^+ + HCO_3^-$$

2. 固定酸(fixed acid)　不能变成气体由肺呼出，而只能通过肾脏生成尿液排出的酸性物质称为固定酸或非挥发酸(nonvolatile acid)。机体产生的固定酸有：①蛋白质分解产生的 H_2SO_4、H_3PO_4、HCl、尿酸等。如蛋氨酸、胱氨酸、半胱氨酸等含硫氨基酸分解代谢产生的硫酸。磷蛋白、核苷酸、磷脂等含磷有机物分解代谢产生的磷酸；精氨酸、赖氨酸分解生成的盐酸。②糖酵解生成的甘油酸、丙酮酸、乳酸。③脂肪代谢生成的 β- 羟丁酸、乙酰乙酸等。④机体摄入的酸性药物或食物。如水杨酸、氯化铵等。人体每天生成的固定酸所解离产生的 H^+ 与挥发酸相比要少得多，正常成人由固定酸产生的 H^+ 约 50~100mmol/d。固定酸只能通过肾脏调节，这种酸碱调节称为肾性调节。

(二)碱性物质的来源

体内碱性物质的来源包括：①食物摄入，蔬菜和水果中含有有机酸盐，例如柠檬酸盐、苹果酸盐、草酸盐、乳酸盐等，在体内代谢过程中可接受 H^+，转化成相应的弱酸，其所含的阳离子，如 Na^+、K^+ 可与 HCO_3^- 结合成碱性盐。②氨基酸脱氨基生成氨，氨在肝脏中经鸟氨酸循环生成尿素，故对体液的酸碱度影响不大；肾小管上皮细胞氨基酸脱氨基后，通过泌氨中和原尿中的 H^+。③药物，如碳酸氢钠、乳酸钠等。体内通过三大营养物质的分解代谢产生的碱性物质并不多。

第二节　酸碱平衡的调节

正常人体不断生成或摄入酸、碱物质，但体液的 pH 不会发生明显变化。机体对酸碱平衡的调节主要是由四大调节体系共同作用来完成的，即血液缓冲系统的缓冲、细胞内外离子交换、肺对酸碱平衡的调节及肾对酸碱平衡的调节。

一、血液的缓冲作用

血液缓冲系统都是由弱酸(缓冲酸)和其相对应的共轭碱(缓冲碱)所组成。弱酸对进入血液的碱起缓冲作用；共轭碱对进入血液的酸起缓冲作用。血液缓冲系统主要有碳酸氢盐缓冲系统(HCO_3^-/H_2CO_3)、磷酸盐缓冲系统($HPO_4^{2-}/H_2PO_4^-$)、血浆蛋白缓冲系统(Pr^-/HPr)、血红蛋白缓冲系统(Hb^-/HHb 或 $HbO_2^-/HHbO_2$)(表 4-1)。

表 4-1　血液缓冲系统的组成及含量

缓冲体系	缓冲碱		缓冲酸	分布	占比 /%
碳酸氢盐	$H^+ + HCO_3^-$	$\leftrightharpoons$	H_2CO_3	血浆	35
				红细胞	18
血红蛋白	$H^+ + Hb^-$	$\leftrightharpoons$	HHb	红细胞	35
	$H^+ + HbO_2^-$	$\leftrightharpoons$	$HHbO_2$		
血浆蛋白	$H^+ + Pr^-$	$\leftrightharpoons$	HPr	血浆	7
血浆磷酸盐	$H^+ + HPO_4^{2-}$	$\leftrightharpoons$	$H_2PO_4^-$	血浆	5

（一）碳酸氢盐缓冲系统

碳酸氢盐缓冲系统存在于血浆及红细胞内，血浆碳酸氢盐缓冲对主要由 $NaHCO_3/H_2CO_3$ 构成，红细胞内则主要由 $KHCO_3/H_2CO_3$ 组成。该系统有以下特点：

1. **缓冲能力强**　碳酸氢盐缓冲对占血浆缓冲对含量的 50% 以上，血浆中 50% 以上的缓冲作用由它完成。当血浆中的酸性物质（如 HCl）过多时，由该缓冲对中的 HCO_3^- 对其缓冲。经过缓冲系统缓冲后，强酸（HCl）转变成了弱酸（H_2CO_3），固定酸转变成挥发酸，挥发酸分解成 H_2O 和 CO_2，CO_2 由肺呼出体外。当血浆中的碱性物质（如 NaOH）过多时，由该缓冲对中的 H_2CO_3 对其缓冲。经过缓冲系统缓冲后，强碱（NaOH）变成了弱碱（$NaHCO_3$），而 HCO_3^- 可经过肾调节。经过该系统缓冲使血液酸碱度维持稳定，减小 pH 变动。

$$NaHCO_3 + HCl \rightarrow NaCl + H_2CO_3 \rightarrow H_2O + CO_2$$
$$NaOH + H_2CO_3 \rightarrow NaHCO_3 + H_2O$$

2. **缓冲对象**　能够缓冲所有固定酸和碱，但不能缓冲挥发酸。

3. **决定 pH**　血液 pH 由 HCO_3^- 与 H_2CO_3 的浓度比决定，正常情况下二者的比值为 20 : 1，可用 Henderson-Hasselbalch 方程式表示：

$$pH = pKa + \lg\left[HCO_3^-\right] / \left[H_2CO_3\right]$$
$$= pKa + \lg\left[HCO_3^-\right] / \left[\alpha \times PaCO_2\right]（\alpha \text{ 为溶解度} =0.03）$$
$$=6.10+\lg\left[24/0.03 \times 40\right]$$
$$=6.10+\lg\left[24/1.2\right]$$
$$=6.10+\lg20 =6.10+1.30 =7.40$$

（二）血红蛋白缓冲系统

由 Hb^-/HHb 和 $HbO_2^-/HHbO_2$ 构成，该缓冲系统为红细胞所特有，在缓冲挥发酸中发挥主要作用。

（三）蛋白缓冲系统

由 Pr^-/HPr 构成，存在于血浆及细胞内，主要在细胞内发挥缓冲作用。

（四）磷酸盐缓冲系统

由 $HPO_4^{2-}/H_2PO_4^-$ 构成，存在于血浆、细胞内外液，主要在细胞内和肾小管发挥缓冲作用。血液缓冲系统对于酸碱调节反应迅速，但缓冲作用不持久。

二、组织细胞的缓冲作用

除了以上几种血液缓冲系统，组织细胞对酸碱平衡也起一定的缓冲作用。不仅包括磷酸盐、蛋白、碳酸氢盐的缓冲，而且可通过细胞内外离子交换方式进行，如 H^+-K^+、H^+-Na^+、K^+-Na^+、Cl^--HCO_3^- 交换等。如酸中毒时，细胞外液中的 H^+ 向细胞内转移，使细胞外液中 H^+ 浓度有所减少，为了维持电中性细胞内液中的 K^+ 向细胞外转移，使细胞外液中 K^+ 浓度升高，故常导致高钾血症。碱中毒与之相反，常伴有低钾血症。此外，$PaCO_2$ 升高时，CO_2 弥散入红细胞，CO_2 和 H_2O 在碳酸酐酶作用下生成 H_2CO_3，H_2CO_3 再解离生成 H^+ 和 HCO_3^-，H^+ 与血红蛋白结合，而 HCO_3^- 与细胞外 Cl^- 交换，增加血浆 HCO_3^- 浓度，使 HCO_3^- 与 H_2CO_3 比值接近正常，从而维持 pH 稳定。组织细胞对酸碱调节，3~4h 起作用，这种作用是以细胞内外离子交换为基础的，故易导致电解质紊乱。

三、肺的调节作用

肺对酸碱平衡的调节非常迅速，通常在数分钟内就开始发挥作用，30min 达到高峰。肺对酸碱平衡的调节是通过呼吸运动变化来改变 CO_2 的排出量,并以此调节体内挥发酸 H_2CO_3 的浓度,以维持血浆 pH 相对稳定。$PaCO_2$ 的变化是兴奋呼吸中枢的主要因素,其对呼吸中枢的影响主要有两条途径:①中枢化学感受器:位于延髓的中枢化学感受器对血中 $PaCO_2$ 的变化非常敏感,CO_2 不能直接刺激中枢感受器,主要通过改变脑脊液中 H^+ 浓度发挥作用,$PaCO_2$ 升高 2mmHg 就会引起通气加强反应,$PaCO_2$ 增加 4mmHg,肺泡通气量增加 1 倍,$PaCO_2$ 增加到 60mmHg,肺泡通气量增加 10 倍;通过这种调节 CO_2 排出增加,$PaCO_2$ 下降。②外周化学感受器:主动脉体尤其是颈动脉体内的外周化学感受器也可影响呼吸中枢的兴奋性,但敏感性比中枢感受器低得多,$PaCO_2$ 要升高 10mmHg 才会引起通气加强反应;随着 $PaCO_2$ 升高通气能力逐渐增强,但 CO_2 对呼吸中枢的兴奋作用有限,当 $PaCO_2$ 过度升高至 80mmHg 以上时,反而会抑制呼吸中枢,产生"CO_2 麻醉"现象,使肺通气减少。

四、肾脏的调节作用

正常条件下,人体内产生的酸性物质远多于碱性物质,肾脏对酸碱平衡的调节过程,实际上就是一个排酸保碱的过程,通过肾小管上皮细胞的排 H^+、排 NH_4^+ 和重吸收 Na^+、HCO_3^- 等来实现调节血浆中 HCO_3^- 的含量,保持血液 pH 的相对稳定。当血浆中 HCO_3^- 浓度降低时,肾脏加强酸性物质的排出和加快 HCO_3^- 重吸收,以尽量使血中 HCO_3^- 恢复正常;相反,当体内碱性物质增多时,肾脏就减少酸性物质的排出和减少 HCO_3^- 的重吸收。与肺调节挥发酸排出相比,肾脏主要调节固定酸的排出和 HCO_3^- 的重吸收,而且它的调节速度也慢很多,通常在数小时后才开始发挥作用,3~5d 达到高峰,一旦发挥作用,其调节能力强大且持久。

肾脏对酸碱平衡的调节方式主要有:

1. **近曲小管泌 H^+ 和重吸收 $NaHCO_3$**　$NaHCO_3$ 可自由透过肾小球,其中 85%~ 90% 被近曲小管重吸收。$NaHCO_3$ 经肾小球滤过后在小管液中解离为 Na^+ 和 HCO_3^-;近曲小管上皮细胞内 CO_2 与 H_2O 在碳酸酐酶的作用下生成 H_2CO_3,而 H_2CO_3 可解离生成 H^+ 和 HCO_3^-;小管液中 Na^+ 经近曲小管上皮细胞管腔侧的 H^+-Na^+ 交换体进入细胞,同时伴随胞内 H^+ 的排出。Na^+ 进入近曲小管上皮细胞后与胞内的 HCO_3^- 经 Na^+-HCO_3^- 转运体同向转运至血液,从而使胞内 Na^+ 维持较低的浓度,有利于肾小管液中 Na^+ 与上皮细胞内 H^+ 转运交换。进入肾小管腔的 H^+ 与管腔中的 HCO_3^- 结合生成 H_2CO_3。H_2CO_3 在近曲小管上皮细胞管腔侧的刷状缘碳酸酐酶的作用下分解为 CO_2 和 H_2O。CO_2 具有高脂溶性,可快速弥散进入近曲小管上皮细胞内(图 4-1)。碳酸酐酶在 H^+-Na^+ 交换、HCO_3^- 重吸收过程中起重要作用。酸中毒时,碳酸酐酶活性提高,H^+-Na^+ 交换、HCO_3^- 重吸收增强;碱中毒与之相反。

2. **远曲小管、集合管泌 H^+ 和重吸收 HCO_3^-**　远曲小管及集合管的闰细胞分泌 H^+ 和重吸收 HCO_3^-,此细胞又称为泌 H^+ 细胞。闰细胞中的碳酸酐酶催化 CO_2 与 H_2O 结合生成 H_2CO_3,而 H_2CO_3 可解离出 H^+ 和 HCO_3^-;H^+ 通过细胞管腔侧的 H^+-ATP 酶和 H^+-K^+-ATP 酶主动分泌到肾小管腔,称为远端酸化作用,而解离出的 HCO_3^- 在基膜侧通过 Cl^--HCO_3^- 交换体重吸收,进入血液循环中(图 4-1)。

正常人肾小球滤液中存在 Na_2HPO_4 和 NaH_2PO_4 两种磷酸盐,二者比值为 4:1,主要为碱性磷酸盐(Na_2HPO_4)。由肾小管上皮细胞向管腔内分泌的 H^+,将碱性 Na_2HPO_4 转变成酸性 NaH_2PO_4 排出体外,从而使尿液酸化,该过程又称为磷酸盐的酸化(图 4-1)。这种酸化作用主要发生在远曲小管和集合管,并且缓冲能力有限,当尿液 pH 降低至 4.8 左右时,几乎所有的磷酸盐都转变为酸性磷酸盐,此时二者比值为 1:99,无法继续发挥缓冲作用。形成酸性磷酸盐的量在体外可用 NaOH 滴定,故又称为排泄可滴定酸(titratable acidity)。

3. 近曲小管的 NH_4^+-Na^+ 交换与远曲小管泌 NH_3 近曲小管上皮细胞是产 NH_4^+ 的主要场所。该细胞内含有谷氨酰胺酶(glutaminase,GT),可催化谷氨酰胺(glutamine)水解生成谷氨酸和 NH_3,谷氨酸在谷氨酸脱氢酶的作用下进一步生成 α- 酮戊二酸和 NH_3。NH_3 可以与细胞内的 H^+ 结合生成 NH_4^+,通过肾小管上皮细胞管腔侧 NH_4^+-Na^+ 交换分泌入小管液中,并将小管液中的 Na^+ 换回。NH_3 具有脂溶性,它也可以弥散进入肾小管,和小管液中的 H^+ 生成 NH_4^+;进入近曲小管细胞内的 Na^+ 与细胞内的 HCO_3^- 一起通过基侧膜的协同转运进入血液。NH_4^+ 随肾小管液至髓袢升支粗段,约 75%NH_4^+ 替代管腔膜 Na^+-K^+-$2Cl^-$ 载体中的 K^+ 而被移入细胞内,并进入低酸度的肾间质,进一步解离成 NH_3,再弥散至近曲小管、集合管上皮细胞中,以 NH_4^+ 形式在管腔中运输,最终排出;而其余 25%NH_4^+ 则直接与 Cl^- 等结合生成 NH_4Cl 等盐类从尿液中排出。与近曲小管相同,远曲小管和集合管上皮细胞也含有 GT,同样分解谷氨酰胺产生 NH_3,但量很少(图 4-2)。与碳酸酐酶相似,酸中毒时,GT 活性增强,肾小管泌 NH_4^+ 作用加强,有利于 H^+ 的排出和 HCO_3^- 的重吸收。

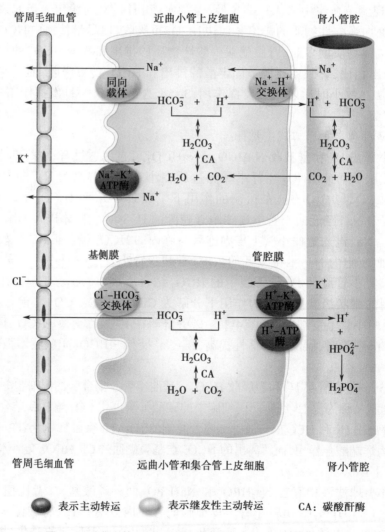

图 4-1 近曲小管、远曲小管和集合管泌 H^+ 和重吸收 HCO_3^-

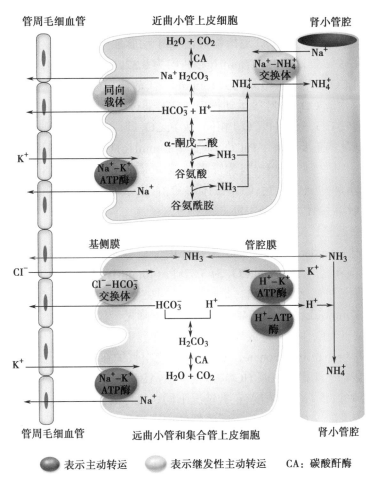

管周毛细血管　　　近曲小管上皮细胞　　　肾小管腔

基侧膜　　　管腔膜

管周毛细血管　　远曲小管和集合管上皮细胞　　肾小管腔

● 表示主动转运　　○ 表示继发性主动转运　　CA：碳酸酐酶

图 4-2　近曲小管、远曲小管和集合管泌 NH_4^+

第三节　酸碱平衡紊乱常用指标及分类

一、常用指标及其意义

(一) 血液 pH

溶液的酸碱度取决于所含的 H^+ 浓度。血液的 H^+ 浓度很低,平均约为 40nmol/L,故一般用 pH 表示血液酸碱度的指标。pH 是 H^+ 浓度的负对数,所以血液 pH 的高低反映的是血液中 H^+ 浓度的状况。正常人动脉血 pH 在 7.35~7.45 之间,平均值是 7.40。血液 pH 的高低由血浆中 $[HCO_3^-]$ / $[H_2CO_3]$ 的比值决定,可用 Henderson-Hasselbalch 方程式表示:

$$pH=pKa+lg[HCO_3^-]/[H_2CO_3]=6.10+lg20=6.10+1.30=7.40$$

正常情况下,$[HCO_3^-]$ / $[H_2CO_3]$ 的比值为 20 : 1,pH 为 7.40。当 $[HCO_3^-]$ / $[H_2CO_3]$ 的比值小于 20 : 1 时,pH 下降,pH<7.35 为失代偿性酸中毒;当 $[HCO_3^-]$ / $[H_2CO_3]$ 的比值大于 20 : 1 时,pH 升高,pH>7.45 为失代偿性碱中毒。pH 值由 $[HCO_3^-]$ / $[H_2CO_3]$ 的比值决定,故 pH 正常并不能表明机体没有酸碱平衡紊乱。因为 pH 正常的情况有三种:①机体没有发生酸碱平衡紊乱;②机体有酸碱平衡紊乱但代偿良好,为代偿性酸碱平衡紊乱;③机体可能存在相抵消型的混合型酸碱平衡紊乱,此时患者 pH 可正常。虽然 pH 是判断酸碱平衡紊乱的首要指标,通过 pH 可反映酸碱平衡紊乱的性质和程度,但无法区分紊乱的类型。

43

（二）动脉血二氧化碳分压

动脉血二氧化碳分压（$PaCO_2$）是指物理溶解于动脉血浆中的 CO_2 分子所产生的张力。$PaCO_2$ 正常值为 4.39~6.25kPa（33~47mmHg），平均为 5.32kPa（40mmHg）。$PaCO_2$ 乘以 CO_2 溶解系数等于血浆 H_2CO_3 的浓度（$40 \times 0.03=1.2$mmol/L），故该指标可反映血浆中 H_2CO_3 的浓度。在肺部 H_2CO_3 分解生成 CO_2，经呼吸运动排出。CO_2 通过呼吸膜的弥散能力很强，因而动脉血 $PaCO_2$ 几乎与肺泡气 CO_2 分压（P_ACO_2）相同，故 $PaCO_2$ 即可以反映肺泡通气情况。$PaCO_2$ 是反映呼吸性酸碱紊乱的重要指标。$PaCO_2$ 降低（<33mmHg）则表示肺泡通气过度，CO_2 排出过多，血浆中 H_2CO_3 浓度下降，pH 升高，为呼吸性碱中毒或代偿后的代谢性酸中毒。$PaCO_2$ 升高（>46mmHg）表示肺泡通气不足，CO_2 在体内潴留，血浆中 H_2CO_3 浓度升高，pH 降低，见于呼吸性酸中毒或代偿后的代谢性碱中毒。

（三）标准碳酸氢盐和实际碳酸氢盐

标准碳酸氢盐（standard bicarbonate，SB）是指全血标本在标准条件下，即：血液温度为 38℃，血红蛋白氧饱和度为 100%，$PaCO_2$ 为 5.32kPa（40mmHg），所测得的血浆 HCO_3^- 浓度。标准化后 $PaCO_2$ 排除了呼吸因素的影响，此时测定的 HCO_3^- 量，即 SB，是判断代谢因素的指标。SB 正常值为 22~27mmol/L，平均为 24mmol/L。SB 下降见于代谢性酸中毒或代偿后的呼吸性碱中毒；SB 升高见于代谢性碱中毒或代偿后的呼吸性酸中毒。

实际碳酸氢盐（actual bicarbonate，AB）是指隔绝空气的血液标本，在实际体温、实际血氧饱和度和 $PaCO_2$ 条件下测得的血浆 HCO_3^- 浓度。故 AB 受呼吸和代谢两方面因素影响。

SB、AB 均反映血浆 HCO_3^- 浓度，正常情况下同一机体 AB=SB。病理条件下，两者会出现差异，若 AB>SB，表明有 CO_2 滞留，见于呼吸性酸中毒或代偿后的代谢性碱中毒；AB<SB 表明 CO_2 呼出过多，见于呼吸性碱中毒或代偿后的代谢性酸中毒。

（四）缓冲碱

缓冲碱（buffer base，BB）是指血液中具有缓冲作用的一切阴离子碱性物质的总和。这些阴离子包括 HCO_3^-、Hb^-、HbO_2^-、Pr^- 和 HPO_4^{2-} 等，正常值为 45~52mmol/L，平均为 48mmol/L。BB 是以氧饱和的全血在标准条件下测定，排除了呼吸影响，故 BB 是反映代谢因素的指标。BB 减少表明代谢性酸中毒或代偿后的呼吸性碱中毒；BB 增高表明代谢性碱中毒或代偿后的呼吸性酸中毒。

（五）碱剩余

碱剩余（base excess，BE）指在标准条件下，用酸或碱将全血滴定至 pH=7.40 时所用的酸或碱的量。BE 是反映代谢因素的指标，正常范围为 0±3mmol/L。若需用酸滴定，表示血液中碱过多，BE 用正值表示；若需用碱滴定，表示血液中碱缺失，BE 用负值表示。BE 正值增大，见于代谢性碱中毒或代偿后的呼吸性酸中毒；BE 负值增大，见于代谢性酸中毒或代偿后的呼吸性碱中毒。

（六）阴离子间隙

阴离子间隙（anion gap，AG）指血浆中未测定的阴离子（undetermined anion，UA）量与未测定的阳离子（undetermined cation，UC）量的差值，即 AG=UA−UC（图 4-3）。UA 包括蛋白质阴离子 Pr^-、HPO_4^{2-}、SO_4^{2-} 和有机酸根阴离子等；UC 包括 K^+、Ca^{2+} 和 Mg^{2+}。血浆中的阳离子总量 =Na^++UC，阴离子总量 =Cl^-+HCO_3^-+UA。由于血浆中的阳离子和阴离子的总当量数相等，故 AG 可用可测定阳离子与可测定阴离子的差值代替，即：

$$AG=UA-UC$$
$$=Na^+-(Cl^-+HCO_3^-)$$
$$=140-(104+24)=12\ (mmol/L)$$

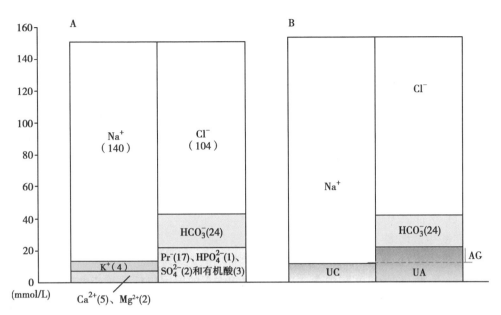

图 4-3　血浆阴离子间隙图解（单位：mmol/L）
A. 血浆成分及浓度；B. 正常阴离子间隙（AG=UA−UC）

AG 的正常值为 10~14mmol/L（12mmol/L ± 2mmol/L）。AG 在临床上具有重要意义。①AG 增大多见于磷酸盐、硫酸盐、乳酸、酮体、水杨酸等固定酸增多时，能反映血浆中固定酸含量。故 AG 可用于区分代谢性酸中毒的类型。一般以 AG>16mmol/L 作为判断是否有 AG 增高型代谢性酸中毒的界限，可分为 AG 增高型代谢性酸中毒和 AG 正常型代谢性酸中毒两类。②AG 增高也存在于与代谢性酸中毒无关的情况，如脱水、使用大量含钠盐的药物、输入白蛋白、骨髓瘤患者释出过多蛋白等，应结合临床进行具体分析。③用于区分单纯型与混合型酸碱紊乱。混合型酸碱紊乱中，呼吸性和代谢性多种因素的相互抵消，可使血气分析呈现基本正常状态。此时若发现 AG 升高，则提示代酸存在，所以在混合型酸碱失衡诊断中有优于常规血气、酸碱指标的作用。④评价代谢性酸中毒生化反应的严重性及治疗效果。

AG 降低在判断酸碱平衡紊乱方面意义不大，多见于各种原因引起的低蛋白血症。

二、酸碱平衡紊乱的分类

各种病理条件下，机体 pH 可发生变化，当这种变化超过机体代偿调节能力，就可导致酸碱平衡紊乱。

（1）在病因作用下，只原发性地引起其中一种酸碱平衡紊乱称为单纯型酸碱平衡紊乱（single acid-base disturbance）。①根据 pH 变化分类：pH 降低称为酸中毒（acidosis）或酸血症（acidemia）；pH 升高称为碱中毒（alkalosis）或碱血症（alkalemia）。②根据 HCO_3^- 或 H_2CO_3 变化分类：代谢性因素直接影响 HCO_3^- 浓度，故由血浆 HCO_3^- 原发性降低或升高引起的酸碱平衡紊乱称为代谢性酸中毒或代谢性碱中毒；呼吸性因素直接影响 H_2CO_3 浓度，故由 H_2CO_3 原发性升高或降低引起的酸碱平衡紊乱称为呼吸性酸中毒或呼吸性碱中毒。

（2）若同时出现两种或两种以上酸碱平衡紊乱称为混合型酸碱平衡紊乱（multiple acid-base disturbance），包括双重性酸碱失衡和三重性酸碱失衡。

第四节　单纯型酸碱平衡紊乱

一、代谢性酸中毒

代谢性酸中毒(metabolic acidosis)是指由于体内固定酸生成过多,或肾脏排酸减少,以及 HCO_3^- 大量丢失等原因,导致血浆 HCO_3^- 浓度原发性降低,pH 降低为特征的酸碱平衡紊乱。

（一）原因和机制

1. 固定酸(酸负荷)增多　各种原因导致固定酸生成增多、肾排酸障碍或外源性固定酸摄入过多,HCO_3^- 缓冲丢失。

（1）固定酸生成增多

1）乳酸酸中毒(lactic acidosis):正常人血浆乳酸浓度约为 0.5~1.5mmol/L,当血浆乳酸浓度超过 5mmol/L 时,称为乳酸酸中毒。造成乳酸酸中毒的原因包括乳酸产生过多和乳酸利用障碍。乳酸产生过多主要是由于组织绝对或相对缺氧,导致细胞内糖无氧酵解增强使乳酸生成增加。休克、心力衰竭、呼吸衰竭、严重贫血、CO 中毒、急性肺水肿等造成组织供氧严重不足,或者癫痫发作,抽搐,剧烈运动等导致高代谢状态,使氧消耗过多而造成组织相对缺氧,这些情况均可引起糖无氧酵解过程增强而产生大量乳酸,导致乳酸酸中毒。严重肝脏疾病尤其是严重肝硬化,由于肝功能障碍导致乳酸转变为丙酮酸减少,乳酸的利用发生障碍而引起血浆乳酸浓度过高,产生乳酸酸中毒。

2）酮症酸中毒(ketoacidosis):酮症酸中毒常见于糖尿病、严重饥饿、恶病质、中毒(铁、乙醇、CO、异烟肼、士的宁)等脂肪大量动员的情况。糖尿病患者由于糖代谢严重紊乱,导致脂肪分解加速,产生大量酮体、乙酰乙酸和 β- 羟丁酸(丙酮挥发)。由于血清酮体积聚而引起的代谢性酸中毒称酮症酸中毒。糖尿病酮症酸中毒是糖尿病的一种十分常见的严重急性并发症。饥饿性酮症是指由于各种原因不能进食或消化吸收不良,使糖摄入严重不足而肝糖原又消耗殆尽,以至脂肪分解加速导致酮体生成增加,产生酮症酸中毒。

（2）外源性固定酸摄入过多:酸性药物的大量摄入,如阿司匹林(乙酰水杨酸),在胃和小肠中吸收,迅速被胃黏膜、血浆、红细胞及肝细胞中的酯酶水解为水杨酸。氯化铵、盐酸赖氨酸、盐酸精氨酸等含氯的药物,在体内易水解生成 HCl。如氯化铵经肝脏合成尿素,并生成 HCl。化学式如下:

$$2NH_4Cl+CO_2 \rightarrow (NH_2)_2CO+2HCl+H_2O$$

（3）肾排酸障碍

1）肾衰竭:各种原因引起的严重肾功能衰竭,可因肾小球滤过率严重下降使体内硫酸、磷酸及其他固定酸等在体内蓄积。

2）Ⅰ型肾小管性酸中毒(renal tubular acidosis- Ⅰ,Ⅰ型 RTA):通常是由于远端肾小管泌 H^+ 障碍所致,尿液不能被酸化,导致 H^+ 在体内蓄积 HCO_3^- 浓度减少,尿液呈碱性,常由低钾血症引起。

3）低醛固酮血症:醛固酮具有保 Na^+ 排 K^+,继而保水排 H^+ 的作用。无论是原发性或继发性低醛固酮血症,均可导致肾小管分泌 H^+ 减少,从而使血浆中 H^+ 增高。

2. 碱丢失过多

（1）经肠道丢失 HCO_3^- 过多:肠液、胰液和胆汁中含有丰富的(高于血浆)HCO_3^-,在严重腹泻,肠瘘以及肠引流等情况下可造成 HCO_3^- 大量丢失。

（2）肾 HCO_3^- 生成及重吸收减少

1）Ⅱ型肾小管性酸中毒（renal tubular acidosis-Ⅱ,Ⅱ型 RTA）:通常是由于近曲小管病变，导致 Na^+-H^+ 转运功能障碍异常或碳酸酐酶活性降低，近曲小管中 HCO_3^- 重吸收减少，经尿液排出增多。

2）应用碳酸酐酶抑制剂:大量使用碳酸酐酶抑制剂如乙酰唑胺可抑制肾小管上皮细胞内碳酸酐酶活性，使 H_2CO_3 和 HCO_3^- 生成减少，肾小管泌 H^+ 和重吸收 HCO_3^- 减少。

（3）高钾血症:高钾血症细胞外液 K^+ 浓度增高，促使 K^+ 进入细胞，并以 H^+-K^+ 交换方式将细胞内的 H^+ 移出，引起细胞内 H^+ 浓度下降，而细胞外液中 H^+ 浓度升高，导致代谢性酸中毒。同时肾小管上皮细胞泌 K^+ 功能增强，通过 K^+-Na^+ 交换的增强而 H^+-Na^+ 交换减弱，使远曲小管上皮细胞泌 H^+ 减少，致使血液中 H^+ 浓度升高，而尿液呈碱性，引起反常性碱性尿。

（4）血液稀释:见于快速输入大量无 HCO_3^- 的液体或生理盐水，使血液中 HCO_3^- 被稀释，造成 HCO_3^- 稀释性代谢性酸中毒。

（二）分类

各种代谢性酸中毒发生的原因和机制不同，AG 值的变化也不一样，按 AG 值将代谢性酸中毒分为两类:AG 增高型代谢性酸中毒和 AG 正常型代谢性酸中毒（图 4-4）。

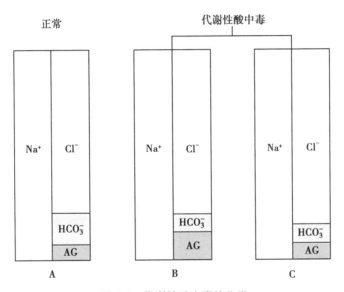

图 4-4 代谢性酸中毒的分类
A. 正常情况;B. AG 增高型代谢性酸中毒;C. AG 正常型代谢性酸中毒

1. AG 增高型代谢性酸中毒 此类酸中毒以不含氯的固定酸在体内蓄积为特点，如酮症酸中毒、乳酸酸中毒、硫酸或磷酸排出障碍、水杨酸中毒等导致血浆固定酸浓度增大，固定酸的 H^+ 被缓冲，HCO_3^- 浓度下降，固定酸根的增多致 AG 值增大，而 Cl^- 值正常，又称为正常血氯型代谢性酸中毒。

2. AG 正常型代谢性酸中毒 HCO_3^- 经消化道直接丢失以及肾脏功能衰竭泌 H^+ 障碍、高钾血症等致使 HCO_3^- 浓度降低，同时伴发 Cl^- 浓度代偿性升高，或者含氯的酸性盐摄入等引起血浆 HCO_3^- 浓度下降。通常血浆中不伴有其他酸根阴离子异常积聚，AG 值正常，但血 Cl^- 水平升高，又称为高血氯型代谢性酸中毒。

（三）代偿调节

1. 血液的缓冲 细胞外液中固定酸增加后，血浆缓冲体系中的各种缓冲碱立即对其进行缓冲，造成 HCO_3^- 和其他缓冲碱被不断消耗而减少。在缓冲过程中 H^+ 与 HCO_3^- 作用所形成的

H_2CO_3,可分解为 H_2O 和 CO_2,CO_2 可由肺呼出体外。血液缓冲体系的缓冲调节作用非常迅速。

2. **组织细胞的缓冲**　代谢性酸中毒发生 2~4h 后,约 1/2 的 H^+ 通过离子交换方式进入细胞内被细胞内缓冲系统缓冲,同时伴随 K^+ 从细胞内逸出,常导致高钾血症。

3. **肺的调节**　血液和细胞缓冲代偿能力有限。当血液中 H^+ 浓度增加时,肺的代偿调节是通过改变呼吸的频率和幅度来改变肺泡通气量,从而改变 CO_2 的排出量,并以此调节血浆中 H_2CO_3 的浓度,故呼吸加深加快是代谢性酸中毒的主要临床表现。代谢性酸中毒发生时,若 pH 由 7.4 降至 7.0 时,肺泡通气量由正常的 4L/min 增加到 30L/min,经过肺的通气量调节,若 HCO_3^-/H_2CO_3 的比值接近于 20∶1,则 pH 趋向正常。代偿最大极限时 $PaCO_2$ 可降至 10mmHg。呼吸的代偿反应比较迅速,代谢性酸中毒发生后几分钟内即可出现呼吸运动的明显增加,30min 后达到代偿,并能在 12~24h 内达到代偿高峰。

4. **肾脏的调节**　除肾功能异常引起的代谢性酸中毒外,其他原因引起的代谢性酸中毒均可通过肾脏进行代偿。酸中毒时,肾小管上皮细胞内碳酸酐酶活性增加,泌 H^+ 和 HCO_3^- 重吸收能力增强;酸中毒时肾小管上皮细胞内 GT 酶活性增强,泌 NH_4^+ 增加;同时由于肾小管 H^+ 增加,磷酸盐的酸化加强,有利于 H^+ 排出。酸中毒发生数小时后肾脏便开始进行代偿调节,但其代偿作用较慢,通常在 3~5d 内达到代偿高峰。代谢性酸中毒经上述调节后,若 HCO_3^-/H_2CO_3 比值接近 20∶1,则 pH 可正常,为代偿性代谢性酸中毒;若二者比值明显减少,pH 降低,为失代偿性代谢性酸中毒。

代谢性酸中毒时代偿反应如图 4-5 所示。

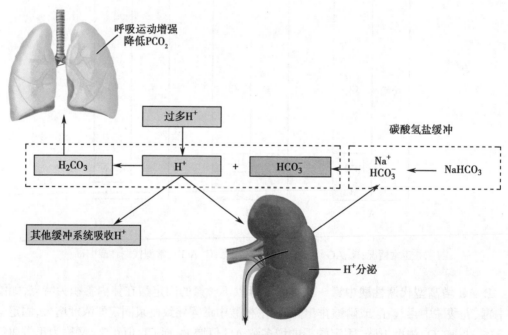

图 4-5　代谢性酸中毒代偿反应

(四)血气参数变化

代谢性酸中毒时 pH 降低,HCO_3^- 原发性降低,故 AB、SB、BB 值均降低,BE 负值加大,经过肺的代偿后,CO_2 排出增多,$PaCO_2$ 继发性下降,AB<SB。

(五)对机体的影响

代谢性酸中毒对机体的影响是多方面的,主要引起心血管系统和中枢神经系统功能障碍,对机体影响的严重程度与代谢性酸中毒的严重程度密切相关,主要表现在如下几个方面:

1. 对心血管系统的影响

(1)心肌收缩力减弱:酸中毒时心肌收缩力减弱的可能机制如下:①酸中毒时生物氧化酶活性降低,ATP 生成减少,可因能量生成障碍导致心肌收缩力减弱;②酸中毒 ATP 生成减少,肌质网钙泵功能障碍,肌质网对 Ca^{2+} 的摄取、储存和释放发生障碍,导致心肌兴奋 - 收缩耦联障碍,心肌收缩力减弱;③酸中毒时,血浆 H^+ 浓度增加,抑制细胞外 Ca^{2+} 内流,心肌细胞去极化时胞质中 Ca^{2+} 浓度降低;④酸中毒时心肌细胞内 H^+ 增加,H^+ 与 Ca^{2+} 竞争肌钙蛋白上的钙结合位点,从而阻碍 Ca^{2+} 与肌钙蛋白的结合。最终造成兴奋 - 收缩耦联障碍使心肌收缩力减弱。

(2)心律失常:代谢性酸中毒时,由于细胞的缓冲,K^+ 与 H^+ 交换移出细胞外,以及肾脏的调节,泌 H^+ 增加,同时泌 K^+ 减少,引起高钾血症,从而导致心律失常。轻度高钾血症使心肌兴奋性增加,表现为心率加快;严重高钾血症时心肌兴奋性降低,患者出现心率减慢、传导阻滞、心室纤维颤动,发生致死性心律失常、甚至心搏骤停。

(3)血管系统对儿茶酚胺的反应性下降:酸中毒时 H^+ 的显著增加,可使心肌、血管平滑肌对儿茶酚胺的反应性下降,阻力血管扩张,外周阻力降低,动脉血压下降,回心血量下降,严重者可导致休克。对毛细血管前括约肌影响显著,括约肌舒张引起真毛细血管网大量开放,使血管容量增加,造成微循环瘀滞,可导致或加重休克。因此治疗休克时,应先纠正酸中毒,改善血流动力学障碍。

2. 对中枢神经系统的影响 代谢性酸中毒时,中枢神经系统主要表现为中枢抑制,轻者出现意识障碍、知觉迟钝,重者嗜睡、昏迷,甚至可因呼吸中枢和血管运动中枢麻痹导致死亡。机制如下:①酸中毒时生物氧化酶的活性受抑制,使 ATP 生成减少,脑组织能量缺乏而出现抑制状态;②γ- 氨基丁酸增加:代谢性酸中毒时,脑组织中谷氨酸脱羧酶活性增强,使抑制性神经递质 γ- 氨基丁酸生成增加,对中枢神经系统发挥抑制作用。

3. 对呼吸系统的影响 代谢性酸中毒时,由于 H^+ 刺激中枢及外周化学感受器,从而引起呼吸中枢兴奋,导致呼吸运动加深加快,肺通气量增加,严重时可呼吸抑制。

4. 对骨骼系统的影响 慢性代谢性酸中毒时,骨组织接受 H^+ 后释放碳酸钙和磷酸钙,导致骨质脱钙和骨质疏松。小儿引起骨骼生长发育不良、佝偻病,成人引起骨质软化、疏松、纤维性骨炎。

(六)防治的病理生理学基础

1. 治疗原发病 治疗原发病,去除病因,是治疗代谢性酸中毒的根本原则和措施。

2. 碱性药物治疗 轻度代谢性酸中毒可少补或不补充碱。对于严重的、失代偿性的代谢性酸中毒可给予碳酸氢钠和乳酸钠等碱性药物治疗。碳酸氢钠可直接补充血浆缓冲碱。乳酸钠经肝脏代谢生成乳酸,肝功能不全和乳酸酸中毒患者慎用。三羟甲基氨基甲烷(tromethamine,THAM)是不含钠的有机胺碱性药,在体内的作用机制是 THAM+H_2CO_3 → THAM·H^++HCO_3^-,THAM 不仅可缓冲挥发酸,而且还可生成 HCO_3^-。故 THAM 既可以治疗代谢性酸中毒又可以治疗呼吸性酸中毒,其缺点是对呼吸中枢有抑制作用,输注速度要慢。

3. 预防低血钾与低血钙 代谢性酸中毒可引起高血钾,但纠正酸中毒之后,K^+ 返回进入细胞内,可出现低血钾。如饥饿的患者,长期饥饿导致代谢性酸中毒,同时摄入钾减少,但由于酸中毒时,细胞内钾外流,血钾可无明显变化,但当纠酸时,血钾可快速进入细胞从而导致低血钾。酸中毒可使血中游离钙增多,补碱时,游离钙与血浆蛋白在碱性环境下生成结合钙,游离钙减少,患者有时可出现手足抽搐。故补碱时应特别注意防止纠酸后发生低血钾与低血钙。

二、呼吸性酸中毒

呼吸性酸中毒(respiratory acidosis)是指因 CO_2 呼出减少或 CO_2 吸入过多,导致血浆

H_2CO_3 浓度原发性增高,pH 降低为特征的酸碱平衡紊乱。

（一）原因与机制

1. CO_2 排出减少

(1)呼吸中枢抑制:多见于脑炎、颅脑损伤、脑血管意外、酒精中毒、使用呼吸中枢抑制剂如麻醉剂、镇静剂过量等。

(2)神经病变及呼吸肌麻痹:常见于脊神经根炎、脊髓灰质炎、有机磷中毒、重症肌无力、Guillain-Barre 综合征、重度低钾血症、家族性周期性麻痹、呼吸肌疲劳等造成的呼吸肌功能障碍,动力不足,肺通气量减少,CO_2 潴留。

(3)气道阻塞:溺水、异物堵塞、喉头水肿或痉挛等可致呼吸障碍,引起急性呼吸性酸中毒;支气管哮喘、慢性阻塞性肺部疾患等引起肺泡通气不足,引起慢性呼吸性酸中毒。

(4)胸廓异常:气胸、胸膜腔积液、胸部创伤、胸腔畸形、严重的脊柱畸形等病变可影响肺通气功能,导致 CO_2 排出减少。

(5)肺部疾病:肺部炎症、急性心源性肺水肿、重度肺气肿、肺纤维化和通气功能障碍合并急性呼吸窘迫综合征(ARDS)等,均可出现 CO_2 排出障碍。

2. CO_2 吸入过多　常见于呼吸机使用不当导致通气过少,通风不良时吸入气体中 CO_2 过多等。

（二）分类

根据发病的速度,将呼吸性酸中毒分为急性呼吸性酸中毒和慢性呼吸性酸中毒。

急性呼吸性酸中毒见于溺水、急性呼吸道阻塞、急性心源性肺水肿、有机磷中毒、脑血管意外等引起的通气不足,一般 $PaCO_2$ 会在 24h 内急剧升高。

慢性呼吸性酸中毒见于肺纤维化、慢性阻塞性肺疾病、肺部炎症等,$PaCO_2$ 持续增高达 24h 以上。

（三）代偿调节

由于呼吸性酸中毒主要是由肺通气功能障碍引起,故肺不能对其发挥代偿调节作用,血浆碳酸氢盐缓冲对不能缓冲血浆中增加的 H_2CO_3,故呼吸性酸中毒的代偿是依赖于非碳酸氢盐缓冲对的缓冲、细胞内外离子交换及肾脏的调节。

1. 组织细胞与红细胞缓冲　这是急性呼吸性酸中毒的主要代偿方式,尤其是血红蛋白缓冲对发挥了重要作用。急性呼吸性酸中毒时,由于 CO_2 大量潴留,血浆 H_2CO_3 浓度升高,H_2CO_3 分解为 H^+ 和 HCO_3^-,导致血浆内的 H^+ 和 HCO_3^- 增加。代偿方式:① H^+ 迅速进入细胞并与细胞内的 K^+ 进行交换,H^+ 进入细胞后由细胞内的蛋白质缓冲对缓冲,但血浆 K^+ 增加可导致高钾血症。同时分解生成的 HCO_3^- 使血浆 HCO_3^- 浓度有所增加,具有一定的代偿作用。②急性呼吸性酸中毒时血浆 CO_2 潴留,CO_2 为脂溶,能够迅速弥散进入红细胞,并在碳酸酐酶催化下生成 H_2CO_3,H_2CO_3 进而解离为 H^+ 和 HCO_3^-。H^+ 被血红蛋白缓冲对缓冲,解离生成的 HCO_3^- 则通过红细胞膜上 HCO_3^--Cl^- 的交换体进行交换,导致血浆 HCO_3^- 浓度有所增加,而血浆 Cl^- 浓度有所降低(图 4-6)。急性呼吸性酸中毒时,经以上代偿方式可使血浆 HCO_3^- 浓度继发性增加,但增加的量非常有限,因而急性呼吸性酸中毒通常是失代偿的。

2. 肾脏代偿调节　肾脏的代偿调节作用发挥较慢,故急性酸中毒时肾脏来不及发挥作用,但其是慢性呼吸性酸中毒时的主要代偿方式,由于其作用持久强大,能达到代偿性调节。肾脏的代偿调节方式与代谢性酸中毒相似,酸中毒使得肾小管上皮细胞内碳酸酐酶和 GT 活性增加,肾脏泌 H^+、泌 NH_4^+ 和重吸收 HCO_3^- 的作用显著增强。

（四）血气参数变化

pH 降低,H_2CO_3 浓度原发性增高,故反映酸碱平衡的呼吸性指标 $PaCO_2$ 增加,AB>SB。通过机体代偿,尤其是肾脏的调节,重吸收 HCO_3^- 增多、碱增多,故血浆 HCO_3^- 继发性升高,AB、SB、BB 值均升高,BE 正值加大。

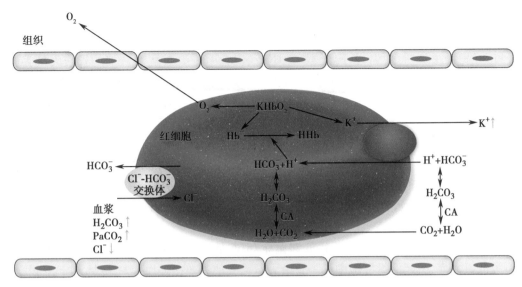

图 4-6　呼吸性酸中毒时血红蛋白的缓冲作用

（五）对机体的影响

呼吸性酸中毒对机体的影响取决于发病的速度以及病情的严重程度。由于呼吸性酸中毒常伴有低氧血症,因此呼吸性酸中毒与缺氧的表现往往并存。

1. **对心血管系统的影响**　呼吸性酸中毒对心血管系统的影响与代谢性酸中毒时相似。也可出现心肌收缩力减弱、心律失常和外周血管舒张。

2. **对中枢神经系统的影响**　急性呼吸性酸中毒通常有明显的神经系统症状。早期症状为焦虑、烦躁不安、头痛、视觉模糊、嗜睡、疲乏无力等;进一步发展则出现震颤、精神错乱、神志模糊、谵妄、嗜睡,甚至昏迷。过量 CO_2 的影响通常被称为二氧化碳麻醉。呼吸性酸中毒时,高浓度的 CO_2 直接导致脑血管扩张,引起脑血流增加,使颅内压和脑脊液压力明显升高。眼底检查可见视盘水肿。此外,CO_2 为脂溶性,能迅速透过血脑屏障并引起脑脊液中 H_2CO_3 增加;而 HCO_3^- 为水溶性很难透过血脑屏障进入到脑脊液内,结果造成脑脊液内 HCO_3^-/H_2CO_3 的比值显著降低,导致脑脊液 pH 比血浆 pH 更低,这可能是呼吸性酸中毒时神经系统功能紊乱比代谢性酸中毒时更为显著的原因之一。

3. **对呼吸系统的影响**　临床表现主要由于原发病引起呼吸困难,呼吸急促或呼吸抑制。此外,CO_2 潴留也会导致上述呼吸运动的改变。

4. **对血浆电解质的影响**　呼吸性酸中毒时,由于细胞缓冲及肾脏的调节往往伴有高钾血症和低氯血症。

（六）防治的病理生理学基础

1. **积极治疗原发病**　积极治疗原发病,以尽快改善肺通气功能,促进 CO_2 排出。如有必要可采用气管切开、气管插管、呼吸中枢兴奋药,或使用人工呼吸机。

2. **慎用碱性药物**　呼吸性酸中毒时,HCO_3^- 会代偿性增加,使用碱性药物会加重碱中毒,故一般慎用碱性药物。若通气功能得到改善,可使用三羟甲基氨基甲烷等碱性药物。避免使用 $NaHCO_3$,因其可造成 CO_2 潴留。

三、代谢性碱中毒

代谢性碱中毒(metabolic alkalosis)指由于多种原因细胞外液 H^+ 减少,或碱性物质增多,导致血浆 HCO_3^- 浓度原发性增高,pH 升高为特征的酸碱平衡紊乱。

（一）原因与机制

1. H⁺丢失过多

（1）经胃液丢失过多：常见于剧烈频繁呕吐、胃管引流引起富含 HCl 的胃液大量丢失，使 H⁺丢失过多。胃液中 H⁺是由胃黏膜壁细胞主动分泌的，最大浓度可达 150mmol/L。由于胃黏膜壁细胞富含碳酸酐酶，能将 CO_2 和 H_2O 催化生成 H_2CO_3，H_2CO_3 解离为 H⁺和 HCO_3^-，H⁺和血浆中的 Cl⁻分泌入胃液生成 HCl，HCO_3^- 则进入血浆；进食后 H⁺和血浆中的 Cl⁻分泌入胃液增多，血液 pH 升高，称为"餐后碱潮"。酸性食糜进入十二指肠后，H⁺刺激十二指肠上皮细胞和胰腺细胞分泌大量的 HCO_3^- 入肠液。正常情况下含有 HCl 的胃液进入小肠后便被肠液中的 HCO_3^- 中和。各种病因导致胃液大量丢失，H⁺刺激胰腺分泌 HCO_3^- 的作用减弱，造成血浆 HCO_3^- 潴留；同时，肠液中的 HCO_3^- 无法与 H⁺中和而被吸收入血，进一步使血浆 HCO_3^- 增加，导致代谢性碱中毒。

此外，胃液丢失使 K⁺丢失，可致低钾血症，引起低钾性碱中毒；而胃液中的 Cl⁻大量丢失又可致低氯血症，引起低氯性碱中毒。胃液大量丢失使有效循环血容量减少，引起醛固酮增多而促进肾小管分泌 H⁺、K⁺，导致代谢性碱中毒。

（2）经肾丢失过多：①醛固酮分泌异常增加：无论是肾上腺疾病引起的原发性醛固酮增多症还是血容量减少引起的继发性醛固酮增多症，只要醛固酮分泌增加，就可加速远曲小管和集合管对 H⁺和 K⁺的排泌，并促进肾小管对 $NaHCO_3$ 的重吸收，引起低钾性代谢性碱中毒。②排 H⁺利尿药使用：例如采用髓袢利尿剂（呋塞米、依他尼酸）进行利尿时，肾小管髓袢升支对 Na⁺、Cl⁻和 H_2O 的重吸收受到抑制，远端肾小管内液体的流速加快，同时由于 Na⁺含量增加，激活 H⁺-Na⁺交换机制，使肾小管对 Na⁺、HCO_3^- 重吸收与泌 H⁺增加。由于 H⁺、Cl⁻和 H_2O 经肾大量排出和 $NaHCO_3$ 大量重吸收，导致细胞外液 Cl⁻浓度降低和 HCO_3^- 含量增加，引起低氯性碱中毒。

（3）低钾血症：低钾血症时，细胞内液的 K⁺向细胞外液转移以代偿血中 K⁺的不足，同时细胞外液的 H⁺则向细胞内转移以维持电荷平衡，从而导致细胞外液的 H⁺减少进而引起代谢性碱中毒。另外，低钾血症时，Na⁺-K⁺交换减少，Na⁺-H⁺交换增加，肾小管泌 K⁺减少，泌 H⁺增加，对 $NaHCO_3$ 的重吸收加强，导致血浆 HCO_3^- 浓度增加，由于肾小管泌 H⁺增多，尿液呈酸性故称为反常性酸性尿。

2. 碱性物质负荷过多

（1）HCO_3^- 输入过多：见于纠正代谢性酸中毒时使用过多 $NaHCO_3$ 所导致的情况。若患者有明显的肾功能障碍，在骤然输入大剂量 $NaHCO_3$ 或较长期输入 $NaHCO_3$ 时，可发生代谢性碱中毒。胃、十二指肠溃疡患者在服用过量的 $NaHCO_3$ 时，也可偶尔发生代谢性碱中毒。

（2）大量输入库存血：库存血液中含抗凝剂柠檬酸盐，后者输入体内后经代谢生成 HCO_3^-。若大量输入库存血，可使血浆 HCO_3^- 增加，引起代谢性碱中毒。

（3）脱水：如果体液丢失的主要是 H_2O 和 NaCl 时，可造成浓缩性碱中毒。

（二）分类

按给予盐水治疗是否有效分为两种类型：即盐水反应性碱中毒（saline-responsive alkalosis）和盐水抵抗性碱中毒（saline-resistant alkalosis）。前者主要见于频繁呕吐、胃液引流时，后者主要见于原发性醛固酮增多症及严重低钾血症等。

1. 盐水反应性碱中毒　补充盐水即可纠正的碱中毒。见于呕吐、胃液引流及用排 H⁺利尿剂时，伴随细胞外液减少，有效循环血量不足，肾血流减少，HCO_3^- 排出减少，此外患者常伴有低血钾和低血氯，因此给予患者等渗或低渗盐水，除了能够补充血容量，还能补充 Cl⁻，增加 HCO_3^- 排出，从而纠正碱中毒。

2. 盐水抵抗性碱中毒　见于全身性水肿、原发性醛固酮增多、严重低血钾、Cushing综合征。这类碱中毒主要是由盐皮质激素的直接作用和低钾血症引起,故单纯补充盐水无效。

（三）代偿调节

1. 血液和组织细胞的缓冲　代谢性碱中毒时,缓冲系统的酸性物质与碱中和以发挥代偿作用。但由于血液缓冲系统中,碱性成分远多于酸性成分,故缓冲碱的能力远小于缓冲酸的能力。此外,细胞外液 H^+ 浓度降低,细胞内的 H^+ 向胞外转移,细胞外液的 K^+ 进入细胞,使细胞外液的 K^+ 减少,从而引起低钾血症。

2. 肺的调节　代谢性碱中毒时细胞外液 H^+ 浓度下降,对中枢及外周化学感受器刺激减弱,引起呼吸中枢抑制,呼吸变浅变慢,肺泡通气量减少,导致 CO_2 排出减少,$PaCO_2$ 升高,血浆 H_2CO_3 浓度继发性升高,从而使 pH 降低。由于呼吸抑制,肺泡通气量减少,PaO_2 减低、$PaCO_2$ 升高又可兴奋呼吸,限制了因呼吸抑制而发挥的代偿作用,因此代谢性碱中毒时,$PaCO_2$ 经代偿很少能超过 55mmHg,即很少达到完全代偿。

3. 肾脏的调节　代谢性碱中毒时,血浆 H^+ 浓度下降,pH 升高,肾小管上皮细胞内的碳酸酐酶和 GT 活性减弱,肾小管泌 H^+、泌 NH_4^+ 减少,$NaHCO_3$ 重吸收也减少,导致血浆 HCO_3^- 浓度有所降低。由于 HCO_3^- 从尿中排出增加,在代谢性碱中毒时尿液呈现碱性,但在低钾性碱中毒时,肾小管上皮细胞内酸中毒导致泌 H^+ 增多,尿液呈酸性。肾对 HCO_3^- 排出增多的最大代偿时限需要 3~5d。

代谢性碱中毒时代偿反应如图 4-7 所示。

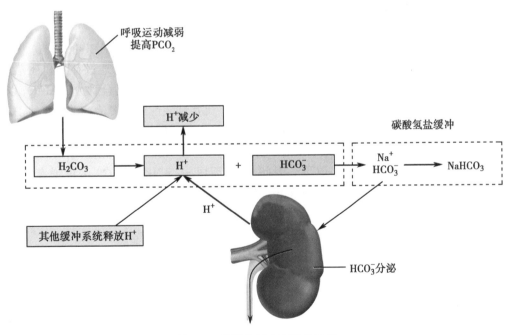

图 4-7　代谢性碱中毒代偿反应

（四）血气参数变化

pH 升高,HCO_3^- 浓度原发性增高,AB、SB、BB 均增加,BE 正值加大,经过肺代偿调节 $PaCO_2$ 继发性增加,AB>SB。

（五）对机体的影响

1. 对神经肌肉的影响　代谢性碱中毒时血浆 pH 升高,使血浆游离 Ca^{2+} 迅速降低,神经肌肉应激性增加,患者表现为腱反射亢进、面部和肢体肌肉抽动、手足抽搐。但如果代谢性碱中毒伴严重低钾血症时,则往往表现为肌肉无力或麻痹,抽搐可暂不发生,若低钾血症被纠正则抽搐症状可发生。

2. 对中枢神经系统的影响 严重代谢性碱中毒可引起烦躁不安、精神错乱、有时甚至会发生谵妄等中枢神经系统兴奋症状。这与碱中毒时中枢神经系统抑制性神经递质 γ- 氨基丁酸减少有关。因碱中毒时,谷氨酸脱羧酶活性降低使 γ- 氨基丁酸生成减少,γ- 氨基丁酸转氨酶活性增高又使 γ- 氨基丁酸分解加强,导致对中枢神经系统的抑制作用减弱,因而使中枢神经系统兴奋作用加强。但同时,由于血浆 pH 增高使血红蛋白氧离曲线左移,氧合血红蛋白解离和释放氧的能力降低,导致 ATP 生成减少,使脑细胞 Na^+-K^+-ATP 酶活性下降而引起脑细胞水肿,也可引起其他脑功能障碍,甚至昏迷。

3. 对呼吸系统的影响 代谢性碱中毒时细胞外液 H^+ 浓度下降,经外周颈动脉体、主动脉弓化学感受器及延髓化学感受器刺激减弱,致呼吸中枢抑制,呼吸运动变浅变慢。

4. 低钾血症 代谢性碱中毒往往伴有低钾血症,因为代谢性碱中毒时,细胞外液 H^+ 浓度下降,细胞内 H^+ 向细胞外转移,而细胞外 K^+ 向细胞内转移,引起低钾血症。另外,代谢性碱中毒时,肾小管上皮细胞内碳酸酐酶活性下降使泌 H^+ 减少,Na^+-H^+ 交换减少、Na^+-K^+ 交换增强,K^+ 从尿中排出增多而引起低钾血症。

此外,代谢性碱中毒极易并发上消化道出血,可能与代谢性碱中毒时胃肠黏膜缺血缺氧等因素有关。

(六)防治的病理生理学基础

1. 治疗原发病 去除病因,治疗原发病。积极去除引起代谢性碱中毒的病因及维持因素,如补 Cl^-、补 K^+、停止使用利尿剂等。

2. 生理盐水治疗

(1)盐水反应性碱中毒:①口服或静脉滴注等张(0.9%)或半张(0.45%)的氯化钠。一方面,补充液体盐水可扩充血容量,消除"浓缩性碱中毒"的作用;另一方面,通过补液和补充 Cl^- 以促进肾排出过多的 HCO_3^-,且由于远曲小管液中 Cl^- 含量增加,促进集合管分泌 HCO_3^- 以纠正碱中毒。检测尿 pH 和尿 Cl^- 浓度以判断治疗效果。反常性酸性尿患者治疗前因肾排 H^+ 增加使尿 pH 多在 5.5 以下。细胞外液容量和血 Cl^- 恢复后,则开始排出过剩的 HCO_3^-,故尿 pH 可到 7.0 以上,偶尔超过 8.0。这类碱中毒除利尿剂能引起 Cl^- 缺乏外,多数情况下 Cl^- 经尿排出不多,尿 Cl^- 浓度常在 15mmol/L 以下。因此,治疗后尿 pH 碱化及尿 Cl^- 浓度增高则说明治疗有效。②盐水治疗可以纠正血浆碱浓度,但不能改善缺钾,应补充 KCl,其他钾盐因能促进 H^+ 排出,不能纠正碱中毒。③严重代谢性碱中毒可予以酸治疗,如 0.1mmol/L HCl 静脉缓注。④还可以给予 NaCl、盐酸精氨酸、盐酸赖氨酸治疗,缺钙者补 $CaCl_2$。

(2)盐水抵抗性碱中毒:对全身性水肿患者要减少使用髓袢利尿剂(呋塞米)或噻嗪类利尿剂,以防代谢性碱中毒的发生。可采用碳酸酐酶抑制剂如乙酰唑胺,其可通过抑制肾小管上皮细胞内碳酸酐酶活性,减少泌 H^+ 和重吸收 HCO_3^-,同时增加 Na^+ 和 HCO_3^- 的排出,以纠正碱中毒,同时减轻水肿。肾上腺皮质激素过多引起的碱中毒,可用抗醛固酮药物及补钾予以改善。

四、呼吸性碱中毒

呼吸性碱中毒(respiratory alkalosis)指因肺通气过度使 CO_2 呼出过多,导致血浆 H_2CO_3 浓度原发性降低,pH 增高为特征的酸碱平衡紊乱。

(一)原因和机制

1. 低氧血症 吸入气中氧分压过低或外呼吸功能障碍导致 PaO_2 降低,刺激呼吸运动使呼吸加深加快,引起通气过度,导致CO_2排出过多,发生呼吸性碱中毒。

2. 中枢神经系统兴奋 中枢神经系统疾病如脑外伤、脑炎、脑血管意外及脑肿瘤等均可刺激呼吸中枢,引起呼吸加深加快,导致通气过度。癔症发作、剧烈疼痛、服用某些药物如水杨酸、细菌感染引起的败血症,均可刺激呼吸中枢,引起通气过度。

3. 代谢过盛 见于甲状腺功能亢进、高热、败血症、严重创伤等病症,机体代谢率和体温过高可刺激呼吸中枢兴奋,引起过度通气。

4. 严重肝脏疾病 肝功能衰竭引起血氨升高,可刺激呼吸中枢,引起过度通气。

5. 呼吸机使用不当 通气量过大或频率过快可引起通气过度,导致碱中毒发生。

(二)分类

呼吸性碱中毒可分为急性呼吸性碱中毒和慢性呼吸性碱中毒两类。

1. 急性呼吸性碱中毒 一般是指$PaCO_2$在24h内急剧下降而导致pH升高,常见于癔症、高热、低氧血症、呼吸机使用不当等引起的过度通气。

2. 慢性呼吸性碱中毒 是指$PaCO_2$持久下降、时间超过24h以上。常见于慢性颅脑疾病、肝脏疾病、肺部疾病、缺氧和氨等兴奋呼吸中枢引起的通气过度。

(三)代偿调节

呼吸性碱中毒是由通气过度所致,故肺不能有效发挥其代偿作用,主要代偿方式如下:

1. 组织细胞与红细胞缓冲 这是急性呼吸性碱中毒的主要代偿方式。急性呼吸性碱中毒时由于CO_2排出过多,使血浆H_2CO_3浓度降低,HCO_3^-浓度相对升高。细胞内H^+移出至细胞外并与HCO_3^-结合生成H_2CO_3,故血浆HCO_3^-浓度有所下降,H_2CO_3浓度有所回升,有利于pH趋于正常;同时H^+移出细胞外,K^+进入细胞内,引起低钾血症。此外,部分血浆HCO_3^-与红细胞内Cl^-发生交换,进入红细胞内的HCO_3^-与H^+结合,并进一步生成CO_2,CO_2自红细胞进入血浆与H_2O形成H_2CO_3,使血浆H_2CO_3浓度有所回升(图4-8)。由于这种代偿能力有限,急性呼吸性碱中毒常表现为失代偿。

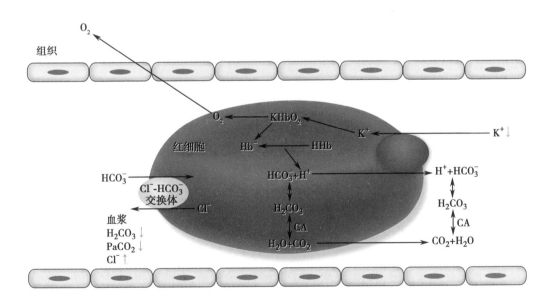

图 4-8 呼吸性碱中毒时血红蛋白的缓冲作用

2. 肾脏代偿调节 这是慢性呼吸性碱中毒的主要代偿方式。肾脏代偿是个缓慢的过程,通常需要几天作用才能完全发挥。慢性呼吸性碱中毒时,低碳酸血症持续存在,肾脏代偿性的泌H^+、泌NH_4^+减少,重吸收HCO_3^-减少,血浆HCO_3^-浓度继发性的降低。

（四）血气参数变化

血 pH 升高，$PaCO_2$ 原发性降低，AB<SB，AB、SB、BB 降低，BE 负值增大。急性呼吸性碱中毒时，由于肾脏来不及发挥作用，SB、BB、BE 值可在正常范围。

（五）对机体的影响

呼吸性碱中毒对机体的损伤作用与代谢性碱中毒相似，更易出现眩晕，四肢末梢、口周感觉异常，意识障碍、抽搐等临床表现。中枢神经系统功能障碍更严重，其原因是：

1. 脑血流量减少　$PaCO_2$ 降低可使脑血管收缩痉挛，脑血流量减少。据报道 $PaCO_2$ 下降到 2.6kPa（20mmHg）时，脑血流量可减少 35%~ 40%。

2. 中枢碱中毒更严重　水溶性的 HCO_3^- 穿越血脑屏障比脂溶性的 CO_2 慢，通气过度引起的脑脊液 CO_2 快速减少加重中枢碱中毒。

（六）防治的病理生理学基础

1. 防治原发病　应积极治疗原发病和去除引起通气过度的原因，绝大多数呼吸性碱中毒可自行缓解。

2. 吸入 CO_2 含量高的混合空气　对严重急性呼吸性碱中毒者，可吸入含 5%CO_2 的混合气体，或用纸袋罩于患者口鼻，使其吸入含 CO_2 较多的气体。

3. 对症治疗　精神性通气过度患者可用镇静剂。手足抽搐患者静脉给予葡萄糖酸钙进行治疗。

四种单纯型酸碱平衡紊乱血气参数的变化见表 4-2。

表 4-2　单纯型酸碱平衡紊乱血气参数改变趋势

酸碱紊乱类型	pH	原发性改变	继发性改变	继发性改变机制
代谢性酸中毒	< 7.35	HCO_3^- ↓	$PaCO_2$ ↓	通气过度
代谢性碱中毒	> 7.45	HCO_3^- ↑	$PaCO_2$ ↑	通气不足
呼吸性酸中毒	< 7.35	$PaCO_2$ ↑	HCO_3^- ↑	HCO_3^- 重吸收↑
呼吸性碱中毒	> 7.45	$PaCO_2$ ↓	HCO_3^- ↓	HCO_3^- 重吸收↓

第五节　混合型酸碱平衡紊乱

混合型酸碱平衡紊乱（multiple acid-base disturbance）是指患者同时出现两种或两种以上酸碱平衡紊乱。两种酸碱平衡紊乱同时出现为双重性酸碱平衡紊乱（double acid-base disturbance），三种酸碱平衡紊乱同时出现为三重性酸碱平衡紊乱（triple acid-base disturbance）。

一、双重性酸碱平衡紊乱

双重性酸碱平衡紊乱根据同时发生酸碱平衡紊乱的性质，有酸碱相加型（酸碱一致型）和酸碱相消型（酸碱混合型）。

（一）酸碱一致型

指患者同时存在两种原发性酸碱平衡紊乱，同为酸中毒或同为碱中毒，pH 变化方向一致的酸碱失衡，又称为酸碱一致型酸碱平衡紊乱。

1. 代谢性酸中毒合并呼吸性酸中毒

（1）原因：常见于肺通气不足引起的呼吸功能不全，心跳和呼吸骤停、慢性阻塞性肺疾病伴休克或并发心力衰竭,重度低钾血症累及呼吸肌和心肌,糖尿病酮症酸中毒合并呼吸衰竭或肺部感染等。

(2)特点:代谢性和呼吸性病因分别使血浆 HCO_3^- 浓度降低及 H_2CO_3 浓度增高,HCO_3^-/H_2CO_3 的比值均低于 20:1,pH 显著下降,故机体处于失代偿状态。SB、AB、BB 均下降,BE 负值增加,呼吸性指标 $PaCO_2$ 增大,AB>SB。固定酸增加,AG 增大。血清 K^+ 浓度升高。

2. 代谢性碱中毒合并呼吸性碱中毒

(1)原因:常见于呕吐合并高热者,肝硬化高血氨、败血症细菌毒素、严重创伤疼痛及体温升高均刺激呼吸中枢发生通气过度导致呼吸性碱中毒,加之应用排酸类利尿剂或频繁呕吐或大量输入库存血抗凝剂均可代谢生成过多 HCO_3^- 引发代谢性碱中毒。

(2)特点:呼吸性和代谢性病因分别使血浆 H_2CO_3 浓度降低及 HCO_3^- 浓度增高,HCO_3^-/H_2CO_3 的比值均高于 20:1,pH 显著升高,通气过度导致 $PaCO_2$ 降低,反映 HCO_3^- 浓度的指标升高。血清 K^+ 浓度降低。

(二)酸碱相消型

指患者同时存在一种原发性酸中毒和一种原发性碱中毒,pH 变化方向不一致的酸碱失衡,又称为酸碱混合型酸碱平衡紊乱。

1. 呼吸性酸中毒合并代谢性碱中毒

(1)原因:常见于肺心病、慢性阻塞性肺疾病患者,肺通气障碍引起呼吸性酸中毒,又因呕吐、治疗水肿使用排钾利尿剂、心力衰竭应用碱性药物($NaHCO_3$)纠酸等引发代谢性碱中毒。

(2)特点:酸中毒与碱中毒同时存在(呼吸性与代谢性双重病因),血浆 pH 变化方向相反,其数值取决于酸中毒与碱中毒优势的一方,可正常、轻度升高或降低,反映 HCO_3^- 浓度的指标 SB、AB、BB 均升高,BE 正值增加,反映 H_2CO_3 浓度的指标 $PaCO_2$ 增大,AB>SB。

2. 代谢性酸中毒合并呼吸性碱中毒

(1)原因:见于水杨酸或乳酸盐中毒,有机酸生成过多并兴奋呼吸中枢;慢性肝病通气过度并发肾功能衰竭;糖尿病、肾功能衰竭、感染性休克等危重病患者伴发热或机械通气过度。

(2)特点:代谢性和呼吸性病因分别使血浆 HCO_3^- 和 H_2CO_3 浓度降低,HCO_3^-/H_2CO_3 的比值反向变化,pH 变动不大,可以略降低或略升高,甚至可在正常范围内。反映 HCO_3^- 浓度的指标 SB、AB、BB 均降低,BE 负值增加,反映 H_2CO_3 浓度的指标 $PaCO_2$ 降低,AB<SB。

3. 代谢性酸中毒合并代谢性碱中毒

(1)原因:以肾功能障碍如尿毒症或糖尿病伴剧烈呕吐,急性胃肠炎患者呕吐并发腹泻伴低钾血症、脱水等为常见。

(2)特点:因血浆 HCO_3^- 升高和降低的原因同时存在,彼此可相互抵消,故血浆 pH、HCO_3^- 与 H_2CO_3 可在正常范围内、略高或略低。若 AG 增高型代谢性酸中毒合并代谢性碱中毒,则测量 AG 值具有诊断意义。这种类型的酸碱失衡,往往各项指标正常,常被忽略,需结合病史全面分析,以免漏诊。

二、三重性酸碱平衡紊乱

指患者有三种酸碱平衡紊乱同时存在为三重性酸碱平衡紊乱。同一患者呼吸性酸中毒和呼吸性碱中毒不能同时发生,故三重性酸碱平衡紊乱只存在两种类型。

1. 呼吸性酸中毒合并 AG 增高性代谢性酸中毒和代谢性碱中毒 如Ⅱ型呼吸衰竭合并呕吐或利尿剂使用不当;慢性阻塞性肺疾病发生慢性呼吸性酸中毒,因使用利尿剂发生代谢性碱中毒,脓毒症、低血压或低氧血症合并代谢性酸中毒。其特点是 $PaCO_2$ 明显增高,AG>16mmol/L,HCO_3^- 一般也升高,Cl^- 明显降低。

2. 呼吸性碱中毒合并 AG 增高性代谢性酸中毒和代谢性碱中毒　如肾功能衰竭患者在某些情况下可出现高热和严重呕吐。其特点是 $PaCO_2$ 降低，$AG>16mmol/L$，HCO_3^- 可高可低，Cl^- 一般低于正常。

三重性酸碱失衡情况比较复杂，需要结合原发病、实验室检查等进行综合分析才能及时作出正确诊断和治疗。

第六节　判断酸碱平衡紊乱的方法及其病理生理学基础

对于酸碱平衡紊乱的判断，首先要结合病史和临床表现分析引起酸碱平衡紊乱的病因，其次通过血气分析判断酸碱平衡紊乱的类型，AG 对于代酸的类型及混合型酸碱平衡紊乱具有重要意义。

一、单纯型酸碱平衡紊乱的判断

1. 依据 pH 可判断是酸中毒还是碱中毒　pH<7.35 为失代偿性酸中毒，pH>7.45 则为失代偿性碱中毒。若 pH 在正常范围，可能存在三种情况：①酸碱平衡状态；②代偿性酸碱平衡紊乱；③酸碱混合相消型酸碱平衡紊乱。因 pH 取决于血液中 HCO_3^-/H_2CO_3 的比值，所以仅根据 pH 的变化，只能判别是酸中毒还是碱中毒，不能判断引起酸碱平衡紊乱的病因和类型。

2. 根据病史判断酸碱平衡紊乱的类型　根据病史等临床资料找出引起酸碱平衡紊乱的原发性因素，从而判断是代谢性还是呼吸性酸碱平衡紊乱。如病史中有固定酸潴留或碱丢失，则 HCO_3^- 是原发性变化因素，H_2CO_3 为代偿后的继发性改变，该患者可能发生代谢性酸碱平衡紊乱。如病史中有肺通气过度或通气不足的情况，则 H_2CO_3 是原发性变化因素，HCO_3^- 为代偿后的继发性改变，该患者可能发生呼吸性酸碱平衡紊乱。

3. 根据代偿变化判断为单纯型还是混合型酸碱平衡紊乱　如果 HCO_3^- 与 H_2CO_3 同向改变，且根据代偿公式预测继发性变化数值在代偿预计值范围内，为单纯性酸碱平衡紊乱；若二者变化方向虽一致，但代偿公式预测数值超出范围则为混合型酸碱平衡紊乱。若二者变化方向相反，则为混合型酸碱平衡紊乱（表 4-3）。

表 4-3　单纯型酸碱平衡紊乱代偿预计公式

类型	原发性改变	继发性改变	代偿公式	代偿限度	时间
代谢性酸中毒	$[HCO_3^-]\downarrow\downarrow$	$PaCO_2\downarrow$	$\triangle PaCO_2=1.2\triangle[HCO_3^-]\pm2$	10mmHg	12~24h
代谢性碱中毒	$[HCO_3^-]\uparrow\uparrow$	$PaCO_2\uparrow$	$\triangle PaCO_2=0.7\triangle[HCO_3^-]\pm5$	55mmHg	12~24h
呼吸性酸中毒					
①急性	$PaCO_2\uparrow\uparrow$	$[HCO_3^-]\uparrow$	$\triangle[HCO_3^-]=0.1\triangle PaCO_2\pm1.5$	30mmol/L	数分钟至4~6h
②慢性	$PaCO_2\uparrow\uparrow$	$[HCO_3^-]\uparrow$	$\triangle[HCO_3^-]=0.35\triangle PaCO_2\pm3$	45mmol/L	3~5d
呼吸性碱中毒					
①急性	$PaCO_2\downarrow\downarrow$	$[HCO_3^-]\downarrow$	$\triangle[HCO_3^-]=0.2\triangle PaCO_2\pm2.5$	18~20mmol/L	数分钟至4~6h
②慢性	$PaCO_2\downarrow\downarrow$	$[HCO_3^-]\downarrow$	$\triangle[HCO_3^-]=0.5\triangle PaCO_2\pm2.5$	12~15mmol/L	3~5d

注：△表示变化值；代偿限度表示单纯型酸碱紊乱时，机体代偿后能达到的最大或最小值。

二、混合型酸碱平衡紊乱的判断

(一) 代偿调节的方向性

1. PaCO$_2$与HCO$_3^-$变化方向一致为相消型酸碱平衡紊乱　患者同时存在酸中毒和碱中毒时,pH变化不定,PaCO$_2$与HCO$_3^-$的变化方向相同。如糖尿病患者伴有严重呕吐时,糖尿病引起代谢性酸中毒,经过肺的代偿PaCO$_2$升高;严重呕吐导致胃液丢失,HCO$_3^-$原发性增加,引起代谢性碱中毒。PaCO$_2$与HCO$_3^-$均增加,pH可不变。

2. PaCO$_2$与HCO$_3^-$变化方向相反为相加型酸碱平衡紊乱　患者同时存在两种酸中毒或两种碱中毒时,pH发生明显偏离,PaCO$_2$与HCO$_3^-$的变化方向相反。如糖尿病酮症酸中毒并发肺部感染时,酮症酸中毒导致酮体堆积,引起代谢性酸中毒,HCO$_3^-$减少;肺部感染如果导致通气量减少,PaO$_2$下降致代谢性酸中毒的同时PaCO$_2$增加,引起呼吸性酸中毒。PaCO$_2$与HCO$_3^-$的改变呈相反方向。

(二) 代偿预计值和代偿限度

混合型酸中毒发生时,根据pH、H$_2$CO$_3$与HCO$_3^-$的变化往往不能作出正确的诊断。单纯型酸碱平衡紊乱发生时,机体代偿是有限的,故代偿值一定在代偿限值内,如果超过代偿限值范围则为混合型酸碱平衡紊乱。因此,根据代偿公式可有效鉴别单纯型与混合型酸碱平衡紊乱。

(三) AG值

AG的检测对区分代谢性酸中毒类型和诊断混合型酸碱平衡紊乱具有重要意义。对于混合型酸碱平衡紊乱患者,通过AG值能将潜在的AG增高型代谢性酸中毒显露出来。

酸碱平衡在临床非常常见,且类型多样。通过病史资料、临床表现、血气分析及实验室检查,才能正确诊断和治疗疾病。

(李　青)

📋 **重要考点**

1. 酸碱平衡紊乱的常用检测指标。
2. 单纯型酸碱平衡紊乱的分类。
3. 单纯型酸碱平衡紊乱对机体的影响。
4. 单纯型酸碱平衡紊乱的调节机制。
5. 单纯型酸碱平衡紊乱的指标变化。
6. 单纯型酸碱平衡紊乱的病因。
7. 混合型酸碱平衡紊乱的分类。
8. 混合型酸碱平衡紊乱的病因。

🧠 **思考题**

1. 试述代谢性酸中毒的分类及发病机制。
2. 急性呼吸性酸中毒时机体的主要代偿措施是什么?
3. 剧烈呕吐易引起何种酸碱平衡紊乱?试分析其发生机制。
4. 代谢性酸中毒是如何引起血钾浓度升高的?
5. 什么是反常性酸性尿?
6. 试述代谢性酸中毒对机体的影响。
7. 代谢性酸中毒时机体是如何进行调节的?血气指标如何?

参 考 文 献

［1］吴立玲,刘志跃.病理生理学.4版.北京:北京大学医学出版社,2019.

［2］王建枝,钱睿哲.病理生理学.9版.北京:人民卫生出版社,2018.

［3］黄宁,赵敬.病理生理学.2版.北京:科学出版社,2017.

［4］KATHRYN LM, SUE EH. Pathophysiology: the biologic basis for disease in adults and children. 8th ed. Missouri: Elsevier, 2019.

［5］PORTH C, GASPARD K. Essentials of pathophysiology: Concepts of altered health states. 4th ed. Philadelphia: Wolters Kluwer Health, 2015.

第五章　代谢综合征

代谢综合征（metabolic syndrome，MS）是一组遗传因素与环境因素共同决定的，以肥胖、高血压、高血脂以及糖代谢异常等多种危险因素聚集为特征的一组临床症候群。1923年，Kylin首次将高血压、肥胖和痛风这一组疾病定义为"X-综合征"。1936年Himsworth第一次提出"胰岛素抵抗（insulin resistance，IR）"的概念，并发现糖尿病与肥胖、高血压及动脉硬化相关。20世纪70年代，确认了肥胖、高血压、脂代谢紊乱及糖尿病并存的情况及与动脉粥样硬化性心血管疾病的联系，并称之为代谢综合征。1998年，世界卫生组织专家组推荐统一使用代谢综合征的命名并提出了工作定义，强调以胰岛素抵抗为核心。2005年5月国际糖尿病联盟（IDF）公布关于MS全球共识定义，简称MS-IDF定义，将中心性肥胖（种族差异性）作为诊断MS的必要条件，胰岛素抵抗是MS的核心。

2009年IDF和美国心脏协会/国立心肺血液研究所（AHA/NHLBI）共同制定了新的MS定义，在此基础上，中华医学会糖尿病学分会《中国2型糖尿病防治指南》（2013年修订版）提出MS的诊断标准应具备以下至少3项：①中心性肥胖和/或腹型肥胖：根据不同的种族和国家，采用不同的标准（我国成人腰围男性≥90cm，女性≥85cm）；②高血糖：空腹血糖≥5.6mmol/L或已确诊为糖尿病并治疗者；③高血压：收缩压≥130mmHg，或舒张压≥85mmHg，或已确诊为高血压并治疗者；④空腹甘油三酯（TG）增高：TG≥1.7mmol/L，或已接受相应治疗；⑤空腹高密度脂蛋白胆固醇（HDL-C）低水平：男性<1.0mmol/L，女性<1.3mmol/L，或已接受相应治疗。

MS的主要组分包括高体重（肥胖）、高血压、高血糖、高脂血症、高尿酸血症（痛风）、高同型半胱氨酸血症，即"六高症"，这些因素共同作用导致2型糖尿病和心血管疾病的患病风险增加（图5-1）。

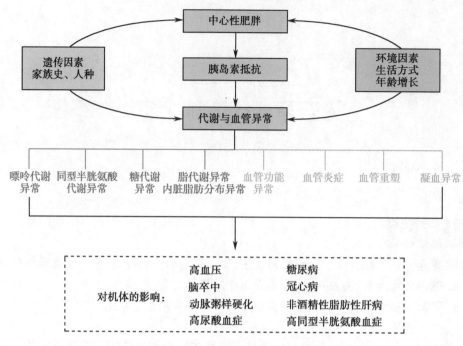

图 5-1　代谢综合征对机体的影响

第一节　高 血 糖 症

高血糖症（hyperglycemia）是指患者血中葡萄糖的含量长期持续超出正常水平,临床诊断标准为空腹时血糖水平高于 6.9mmol/L（125mg/dl）,餐后 2h 血糖高于 11.1mmol/L（200mg/dl）。当血糖高于其肾糖阈值 9.0mmol/L（160mg/dl）时,则出现尿糖。引起高血糖的原因分生理性和病理性两大类。生理性高血糖常见于机体处于适度应激时,如运动、情绪激动、饮酒等时交感神经兴奋,肾上腺素分泌增加,肝糖原大量分解,出现血糖升高和糖尿;一次性摄入大量糖或临床上静脉滴注葡萄糖速度过快,亦可致血糖迅速升高而出现糖尿。生理情况下出现的暂时性高血糖及糖尿,若空腹时血糖正常,并无更多的临床意义。糖尿病（diabetes mellitus,DM）是一种常见的病理性高血糖,是由于胰岛素绝对或相对不足或利用障碍引起的以糖、脂、蛋白质代谢紊乱为主要特征的慢性代谢性疾病,可引起多系统损害,导致眼、肾、神经、心脏、血管等组织器官慢性进行性病变、功能衰退以及衰竭。临床上将糖尿病分为四型:1 型糖尿病（type 1 diabetes mellitus,T1DM）、2 型糖尿病（type 2 diabetes mellitus,T2DM）、妊娠糖尿病（gestational diabetes mellitus,GDM）和特殊类型糖尿病。

一、病因与发病机制

（一）胰岛素分泌减少

任何引起胰岛 B 细胞结构破坏和功能紊乱的因素,均可导致胰岛素分泌障碍,血液中胰岛素含量降低,出现高血糖症。常见原因主要包括免疫因素、遗传因素以及环境因素。

1. **免疫因素**　胰岛 B 细胞的进行性免疫损伤可直接导致胰岛素分泌不足,其中 90% 由细胞免疫介导。另外,胰岛细胞自身抗体的产生可直接导致胰岛 B 细胞的损伤。

2. **遗传因素**　遗传易感性在胰岛素分泌障碍发生中起重要作用,某些相关的基因突变可促使或加重胰岛 B 细胞自身免疫性损伤过程。这些基因包括组织相容性抗原（histocompatibility antigen，HLA）基因和细胞毒性 T 淋巴细胞相关性抗原 4（cytotoxic T lymphocyte-associated antigen 4，CTA-4）基因。

3. 环境因素　包括病毒、化学、饮食因素等。病毒（如风疹病毒、腮腺炎病毒、柯萨奇病毒、脑心肌炎病毒、巨细胞病毒及肠道病毒等）感染可直接破坏胰岛 B 细胞或诱发自身免疫等导致胰岛 B 细胞损害。对胰岛 B 细胞有毒性作用的化学物质或药物有四氧嘧啶、链脲佐菌素等，前者对胰岛 B 细胞有直接毒性作用，后者可诱导胰岛 B 细胞产生自身免疫反应，使其数量减少。

（二）胰岛素抵抗

胰岛素信号转导障碍是产生胰岛素抵抗和高血糖症的主要发生机制。胰岛素抵抗发生的主要部位是依赖胰岛素的葡萄糖利用器官，如骨骼肌、肝脏、脂肪组织，胰岛素抵抗通过影响葡萄糖的生成增加、葡萄糖消耗减少以及葡萄糖输出增加等环节引起血糖升高，是 2 型糖尿病发生机制之一。（图 5-2）

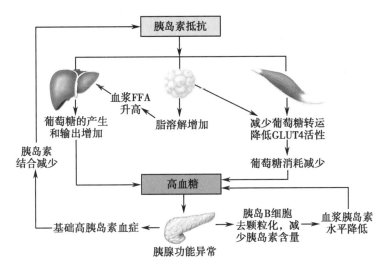

图 5-2　胰岛素抵抗和 2 型糖尿病的发生机制
FFA：游离脂肪酸；GLUT4：葡萄糖转运蛋白 4

（三）胰高血糖素分泌失调

胰高血糖素具有很强的促进糖原分解和糖异生作用，可使血糖明显升高，是维持血糖稳态的重要调节激素。胰岛素通过降低血糖间接刺激胰高血糖素的分泌，也可直接作用于邻近的 A 细胞，抑制胰高血糖素的分泌。胰高血糖素的分泌还受血糖浓度的负反馈调节，但持续的高血糖可降低胰岛 A 细胞对血糖浓度的敏感性，导致血糖反馈抑制胰高血糖素分泌的能力降低甚至丧失。此外，糖尿病时高胰岛素血症和高胰高血糖素血症可以同时存在，胰岛素水平的升高并不能抑制胰高血糖素的分泌，提示胰岛 A 细胞存在胰岛素抵抗。

（四）其他因素

1. 肝源性高血糖　在肝硬化、急慢性肝炎、脂肪肝等肝脏疾病，可出现糖耐量降低，血糖升高。其主要机制是：①继发性胰岛功能不全；②胰岛素抵抗；③胰高血糖素灭活减弱；④肝病治疗中高糖摄入、糖皮质激素以及利尿剂的大量使用等。

2. 肾源性高血糖　肾功能严重损害如尿毒症时，患者内源性胰岛素分泌正常，而细胞对胰岛素敏感性降低，同时由于肾糖阈改变，肝糖原分解加强，血糖升高。

3. 应激性高血糖　应激时体内儿茶酚胺、糖皮质激素、胰高血糖素分泌增高，可引起血糖升高。可见于外科手术、严重感染、大面积创伤、烧伤、大出血、休克等。

4. 妊娠型高血糖 妊娠时胎盘可产生雌激素、黄体酮、催乳素和胎盘生长激素等多种激素,可拮抗胰岛素,并分泌胰岛素酶,加速胰岛素的分解。

5. 药物性高血糖 噻嗪类利尿药通过减少体内总钾以及继发性减少胰岛素分泌引起高血糖的发生。免疫抑制药如他克莫司、环孢素 A,在用于器官移植后预防排异反应时,会引起胰岛素分泌减少,导致高血糖。许多抗精神病药物可产生胰岛素抵抗、降低胰岛 B 细胞的反应性,从而引起高血糖。

二、对机体的影响

(一) 代谢紊乱

1. 物质代谢紊乱 由于胰岛素分泌绝对不足和 / 或胰岛素生物学效应降低,肝脏、肌肉和脂肪组织对葡萄糖的摄取、利用减少,肝糖原分解增加,导致高血糖的发生;脂肪组织从血液摄取甘油三酯减少,脂肪合成降低;脂蛋白酶活性降低,血液游离脂肪酸和甘油三酯浓度增加;蛋白质合成减少,分解加速,出现负氮平衡,肌肉逐渐消瘦,机体疲乏无力,体重减轻。

2. 渗透性脱水和糖尿 高血糖引起细胞外液渗透压升高,水从细胞内转移至细胞外,导致细胞内液减少,引起细胞脱水。脑细胞脱水可引起高渗性非酮症糖尿病昏迷。血糖浓度高于肾糖阈,肾小球滤过的葡萄糖超过肾小管重吸收的葡萄糖,葡萄糖在肾小管液中的浓度升高,小管液中的渗透压升高,阻止肾小管对水的重吸收,使细胞外液大量丢失,出现渗透性利尿和脱水,临床表现为糖尿、多尿、口渴。

3. 酮症酸中毒 高血糖症时,由于机体不能正常利用葡萄糖,各组织细胞处于糖和能量饥饿状态,脂肪分解加速,血中游离脂肪酸增加,酮体(乙酰乙酸、β- 羟基丁酸和丙酮)生成增加超过利用,大量堆积在体内形成酮症,发展为糖尿病性酮症酸中毒和高钾血症。

(二) 多系统器官损害

高血糖时,血红蛋白两条 β 链 N 端的缬氨酸可与葡萄糖化合生成糖化血红蛋白(glycosylated hemoglobin,HbA1c)。长期持续的高血糖患者,由于血红蛋白发生糖基化,组织蛋白也发生非酶糖化,生成糖化终产物。糖化终产物刺激糖、脂及蛋白质,自由基生成增多,引起:①生物膜脂质过氧化增强、细胞结构蛋白和酶的巯基氧化形成二硫键;②染色体畸变、核酸碱基改变或DNA 断裂,最终导致血管内皮细胞损伤,细胞间基质增加等,引起长期高血糖患者的眼、心、肾、神经等组织器官发生并发症。长期的高血糖会使蛋白质发生非酶促糖基化反应,胶原蛋白、晶体蛋白、髓鞘蛋白和弹性硬蛋白等变性,引起血管基底膜增厚、晶体混浊变性和神经病变等病理变化,导致相应的组织结构损伤,是多系统脏器损害的病理基础。(图5-3)

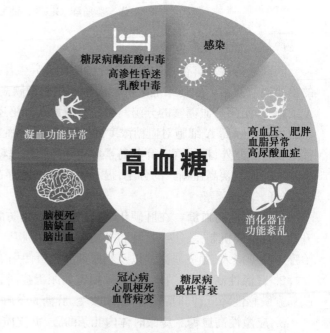

图 5-3 高血糖对机体的影响

1. **心血管系统病变**　高血糖引起的血管病变分为微血管病变和大血管病变。微血管典型改变是微循环障碍和微血管基底膜增厚,病变主要表现在视网膜、肾、神经和心肌组织,糖尿病性视网膜病是失明以及视觉残疾的主要原因。大血管病变可导致动脉粥样硬化的发生,主要侵犯主动脉、冠状动脉、脑动脉、肾动脉和肢体外周动脉等,可引起冠心病、缺血性或出血性脑血管病、肾动脉硬化、肢体动脉硬化等。其机制主要与氧化应激增强、促进心肌细胞凋亡、血管内皮细胞黏附增加、一氧化氮(NO)失活引起内皮细胞功能受损、新血管生成紊乱、微血管基底膜增厚、糖基化终产物聚集有关。

2. **神经系统病变**　血糖升高时神经细胞内的糖醇出现堆积,循环系统受累使神经细胞内得不到充足的血氧供应,造成神经细胞营养不良和功能障碍,引发外周神经病变和自主神经病变。高血糖可促发急性脑损伤,主要机制与脑内乳酸浓度升高、脑细胞外谷氨酸盐升高、氧化应激增强致脑血管内皮损伤、血脑屏障破坏等有关。

3. **肾脏病变**　糖尿病所致的肾脏功能破坏是糖尿病的严重并发症之一,主要表现为蛋白尿、水肿、电解质平衡紊乱、高血压和氮质血症。糖尿病早期即可发生肾脏血流动力学异常,表现为肾血流量和肾小球滤过率升高。

4. **免疫系统病变**　糖尿病患者易并发各种感染,常见有泌尿系统感染、肺炎、结核病、胆道感染、皮肤及软组织感染等。与高血糖时免疫系统功能障碍有关,主要表现为吞噬细胞功能降低、白细胞的趋化活性及黏附能力降低有关;高血糖利于链球菌、大肠埃希菌以及肺炎链球菌的生长、繁殖;糖尿病血管神经病变造成局部血液循环障碍,对感染的抵抗力降低。

5. **糖尿病足**　糖尿病患者踝关节及以下部位发生周围神经病变、足部末梢血管病变合并有下肢感染、足溃疡形成和骨组织破坏的并发症,是糖尿病患者截肢的最重要原因。其发病机制主要是下肢血管病变导致缺血、周围神经病变致神经营养障碍和缺血性神经炎、足部感染使局部缺血导致坏疽以及足底压力异常等。

6. **其他**　高血糖时,由于组织蛋白非酶糖化作用增加和血管病变,皮肤出现萎缩性棕色斑;长期高血糖引起的代谢紊乱、血管病变,可导致骨和关节病变,如关节活动障碍、骨质疏松等。糖尿病患者肝癌、胰腺癌、膀胱癌等的患病率升高。此外,抑郁、焦虑和认知功能障碍等也常见。

三、防治的病理生理学基础

对于糖尿病的防治,应该做到早发现、早诊断和早治疗,在已诊断的患者中预防糖尿病并发症的发生,延缓并发症的进展、降低致残率和死亡率,并改善患者的生存质量。

1. **饮食治疗**　在评估患者营养状况的前提下,设定合理的营养治疗目标,调整总能量的摄入,合理、均衡分配各种营养素,稳定血糖水平,维持健康体重,控制血脂异常和高血压,达到控制代谢的目标,进而减少糖尿病患者慢性并发症的发生。

2. **运动治疗**　规律运动有助于控制血糖,减少心血管危险因素,减轻体重,对糖尿病高危人群预防效果显著。合理的运动可降低机体儿茶酚胺的分泌,降低血浆胰岛素水平,提高肌肉等组织对胰岛素的敏感性和对葡萄糖的应用能力。同时,还可增强外周组织的脂蛋白活性,提高肌肉利用脂肪酸的能力,改善脂质代谢紊乱,降低血脂水平。

3. **药物治疗**

(1)降糖药物:高血糖的药物治疗多基于纠正血糖升高的两个主要病理生理改变——胰岛素抵抗和胰岛素分泌受损。口服降糖药主要可分为促进胰岛素分泌、改善胰岛素抵抗和通过其他机制降低血糖的药物等。

(2)胰岛素治疗:1型糖尿病患者需依赖胰岛素维持生命。2型糖尿病患者在生活方式和口服降糖药联合治疗的基础上,若血糖仍未达到控制目标,应使用胰岛素治疗。病程较长时,胰岛素治疗可能是最主要的、甚至是必需的控制血糖措施,同时胰岛素治疗能够降低糖尿病并发症的发生风险。采用胰岛素治疗后应继续指导患者坚持饮食控制和运动,鼓励和指导患者根据血糖的自我监测结果适当调节胰岛素剂量,以控制高血糖并预防低血糖的发生。

第二节　高　血　压

高血压(hypertension)是一种以体循环动脉血压持续升高为特征的心血管综合征,是心脑血管疾病发生的最主要危险因素,可引起脑卒中、心肌梗死、心力衰竭和慢性肾脏疾病等多种并发症。根据病因通常分为原发性高血压(essential hypertension)和继发性高血压(secondary hypertension)。原发性高血压是指病因尚不清楚而以血压升高为主要表现伴进行性心血管病损害的一种独立性疾病,又称为高血压病,约占 90%;继发性高血压患者血压升高是某种疾病的症状,又称为症状性高血压,约占 10%。高血压是 MS 的重要组分之一,也是心血管疾病的主要危险因素。流行病学研究发现,高血压的患病率在全球呈上升趋势,在我国据 2012—2015 年全国调查,18~24 岁、25~34 岁、35~44 岁的青年高血压患病率分别为 4.0%、6.1%、15.0%,男性高于女性,大中型城市高血压患病率较高,但农村地区居民的高血压患病率增长速度较城市更快,总体发病率随着年龄的增长而增加。

人群中动脉血压水平呈正态分布,正常血压和高血压的划分是根据临床及流行病学资料人为界定的。根据 2018 年《中国高血压防治指南(修订版)》规定,18 岁以上的成年人,在未使用降压药物的情况下,非同日 3 次测量诊室血压,收缩压(SBP)≥ 140mmHg 和 / 或舒张压(DBP)≥ 90mmHg 即为高血压。SBP ≥ 140mmHg 和 DBP<90mmHg 为单纯收缩期高血压。患者既往有高血压史,目前正在使用降压药物,血压虽然低于 140/90mmHg,仍应诊断为高血压。由于收缩压处于 120~139mmHg 和 / 或舒张压处于 80~89mmHg 的个体未来发生高血压的风险是低于此水平者的 2 倍,因此,将未使用药物时诊室血压 SBP 在 120~139mmHg 和 / 或 DBP 处于 80~89mmHg 之间者,定义为正常高值(表 5-1)。

表 5-1　血压水平的定义和分类

类别	收缩压 /mmHg		舒张压 /mmHg
正常血压	<120	和	<80
正常高值	120~139	和 / 或	80~89
高血压	≥ 140	和 / 或	≥ 90
1 级高血压	140~159	和 / 或	90~99
2 级高血压	160~179	和 / 或	100~109
3 级高血压	≥ 180	和 / 或	≥ 110
单纯收缩期高血压	≥ 140	和	<90

注:引自 2018 年中国高血压防治指南修订版。

一、病因

（一）原发性高血压的危险因素

原发性高血压的病因仍未完全明确。目前认为,原发性高血压的发生是遗传因素、先天性因素、环境因素、行为和社会心理因素等相互作用的结果。

1. **遗传因素** 原发性高血压的发病具有明显的家族聚集性。约 60% 的原发性高血压患者有高血压家族史；原发性高血压患者直系亲属的血压水平比同龄非直系亲属的高；有原发性高血压家族史的人群，原发性高血压的患病率是无高血压家族史人群的 2 倍。目前研究表明，原发性高血压是一种多基因突变和 / 或多个基因位点异常引起的疾病，迄今已筛选出数百种与原发性高血压相关的基因位点，如血管紧张素 I 转化酶、肾上腺素能受体、血管紧张素原、脂联素等。

2. **饮食因素** 高钠、低钾膳食是我国人群重要的高血压发病危险因素。流行病学研究发现，24h 尿钠排泄量增加与血压水平呈正相关。我国 60% 的高血压患者属于盐敏感性高血压，世界卫生组织建议个体盐摄入量应少于 5~6g/d，现况调查发现 2012 年我国 18 岁及以上居民的平均烹调盐摄入量为 10.5g/d。此外，钾离子缺乏是高血压发生的重要促进因素，低钾饮食可导致体内钠潴留、血压水平升高；对于盐敏感性高血压人群，适量的高钾饮食可促进肾脏排钠、降低血压、抑制高血压诱导的心血管和肾脏损伤。

3. **超重和肥胖** 超重和显著肥胖是高血压患病的重要危险因素之一。中国成年人超重和肥胖与高血压发病关系的随访研究结果发现，随着 BMI 的增加，超重人群或肥胖人群的高血压发病风险是体重正常人群的 1.16~1.28 倍，超重和肥胖儿童原发性高血压的风险是正常体重儿童的 3 倍。内脏型肥胖与高血压的关系较为密切，随着内脏脂肪指数的增加，高血压患病风险增加。

4. **过量饮酒、吸烟及体力活动不足** 少量饮酒后短时间内可引起血管扩张，血压下降，长期过量饮酒能引起并加重原发性高血压。过量饮酒可刺激交感神经兴奋，心率加快，血压升高以及血压波动性增大，限制饮酒与血压下降显著相关。目前有关少量饮酒有利于心血管健康的证据尚不足，相关研究表明，即使对少量饮酒的人而言，减少酒精摄入量也能够改善心血管健康，降低心血管疾病的发病风险。

长期大量吸烟可以引起小动脉持续收缩，甚至小动脉硬化，从而促进原发性高血压的发生，原发性高血压的患者大量吸烟可使心脏病的患病风险增加，并降低降压药的疗效。

体力活动不足也可促进高血压的发生。每天适当强度和时间的有氧运动可显著降低高血压患者的血压，其作用机制可能与缓解交感神经紧张、增加扩血管物质和改善血管内皮功能有关。

5. **心理应激** 长期精神紧张是高血压患病的危险因素，包括焦虑、担忧、心理压力大、愤怒、恐慌或恐惧等。长期精神紧张、环境恶性刺激、劳累、睡眠不足等可引起心理应激，长期劣性心理应激可激活交感神经，引起血管收缩、血管平滑肌增生，从而使血压升高。

6. **其他危险因素** 高同型半胱氨酸血症与高血压的发生也有高度的相关性。血浆同型半胱氨酸 >18μmol/L 者，患高血压的风险可增加 3 倍。大气污染也备受关注，研究显示，暴露于 PM2.5、PM10 和 SO_2 等污染物中均可使高血压的发生风险和心血管疾病的死亡率增加。

(二)继发性高血压的病因

继发性高血压是在某些疾病过程中并发的血压升高，主要见于肾脏疾病(肾实质疾病及肾血管疾病)、内分泌疾病(肾上腺、甲状腺和甲状旁腺等疾病)、大动脉疾病、神经源性疾病(如睡眠呼吸暂停)及药物诱导(如口服避孕药)的高血压。

二、发生机制

(一)原发性高血压的发病机制

1. **交感神经系统活性增强** 原发性高血压患者存在交感神经系统功能亢进，有高血压家族史,即使血压水平正常的青年人,其交感神经活性也明显高于无高血压家族史者。遗传因素、高钠低钾饮食、肥胖、心理应激等均可涉及这一过程。血浆和 / 或脑脊液高[Na^+]、低[K^+]以及血管紧张素Ⅱ(Ang Ⅱ)浓度升高,可刺激下丘脑终板血管器,进而引起交感神经激活,参与高血压的发生。肥胖也能增加交感神经系统的活性,可能的机制包括:①高胰岛素血症;②易发生阻塞性睡眠呼吸暂停综合征,引起的低氧血症和高碳酸血症通过化学感受器激活交感神经;③脂肪因子代谢失调,瘦素、抵抗素水平升高而脂联素水平下降,可激活肾交感神经和中枢交感神经系统。

上述因素导致的交感神经系统功能加强可通过下列途径引起和促进高血压的发生:①交感神经激活引起儿茶酚胺释放增多,导致血管平滑肌收缩、血管重塑和外周阻力增加;②儿茶酚胺增多引起心肌收缩力增强、心肌肥大和心输出量增加;③肾脏交感活性增加,可促进肾素释放、降低肾小球滤过率和增加肾小管对钠的重吸收,引起血压升高。

2. 肾素 - 血管紧张素 - 醛固酮系统(RAAS)激活 高钠低钾饮食、肾脏交感神经系统活性增强均可激活RAAS。上述因素可促进肾小球入球小动脉的球旁细胞释放肾素,作用于肝脏产生的血管紧张素原,生成血管紧张素Ⅰ(Ang Ⅰ),再经肺组织血管紧张素Ⅰ转换酶(ACE)的作用,产生的 Ang Ⅱ作用于血管紧张素 1 型(AT1)受体,引起血压升高,其机制主要有:①使全身微动脉收缩、外周阻力增大,同时使静脉收缩、回心血量增多、心输出量增加;②刺激肾上腺皮质球状带释放醛固酮,后者促进肾小管对 Na^+ 的重吸收,导致钠水潴留和血压升高;③作用于交感神经末梢,促进其释放去甲肾上腺素,增强交感神经的心血管效应;④作用于中枢,引起交感缩血管神经活性增强,外周阻力增大。

3. 血容量增多,肾脏钠水潴留增加 交感神经系统功能亢进、RAAS 激活是导致肾脏钠水潴留的主要因素。对机体影响:①增加了机体血容量,可在一定时间内导致心输出量增加,机体为了避免心输出量升高引起的组织过度灌注,发生代偿性小动脉收缩,外周阻力增加;②肾脏对钠离子的重吸收增加可导致肾脏压力 - 利钠曲线右移,此时机体通过升高动脉血压才能足以排出 Na^+ 以达到水、钠代谢的平衡。

4. 内皮细胞功能障碍,缩血管 - 扩血管因子失衡 高血压时各种因素引起血管内皮细胞氧化应激增强、NO 生成减少和内皮依赖性血管舒张反应减弱,抑制内皮细胞精氨酸酶的表达或活性均可促进内皮细胞产生 NO,从而改善内皮细胞依赖性血管舒张反应,预防高血压的发生。另外,高血压时,内皮细胞功能障碍,可释放血管收缩因子,如内皮素、血栓素 A_2(TXA$_2$)、前列腺素 F2α(PGF2α)等,引起血管收缩。

5. 血管阻力增加,血管改建 外周阻力血管重塑、外周阻力增加是慢性血压升高的重要环节。高血压的致病因素和神经内分泌激素如 Ang Ⅱ、Na^+ 潴留、缺钾等均可导致血管收缩。摄钠过多和钠水潴留引起体液容量和心排血量增加,可引起血管功能性收缩和结构性重构与肥厚。阻力血管高血压时可引起血管壁应力增加、血流量增加导致血管改建,高血压时血管改建表现为血管壁厚度增加,管腔直径变小,血管顺应性降低。

6. 高胰岛素血症与胰岛素抵抗 高血压与高胰岛素血症之间的关联已明确,特别是肥胖者。研究表明,高胰岛素血症是高血压病的危险因素,约 50% 原发性高血压患者存在不同程度的胰岛素抵抗。胰岛素抵抗对高血压病的影响可能存在以下几个方面:①胰岛素直接或通过促进 RAAS 活性使血压增高;②胰岛素可刺激下丘脑腹侧正中交感神经活性,并促进肾上腺分泌肾上腺素和去甲肾上腺素,使交感神经活性增强;③胰岛素促进血管平滑肌细胞的增生;④高胰岛素血症可降低平滑肌细胞膜钠钾泵和钙泵的活性,使细胞内 Na^+ 及钙含量增加,导致血管平滑肌张力以及对缩血管物质的反应性增加;⑤高浓度胰岛素能抑制血管内皮细胞释放内皮源性舒张因子,还可促进血管内皮素 mRNA 的表达,增加内皮素的合成和释放,胰岛素对内皮素的缩血管作用具有增敏性,有利于外周阻力增大,导致血压增高。

在代谢综合征发生发展过程中,肥胖、糖脂代谢紊乱可直接损伤血管内皮和肾脏,并产生多种炎症因子和活性氧,引发血管发生炎症反应和氧化应激等,导致血管功能异常和动脉粥样病变。作为代谢综合征组分之一的高血压不同于普通高血压,除了降血压外,还要积极控制合并的多种代谢紊乱,才能有效控制心脑血管疾病。(图 5-4)

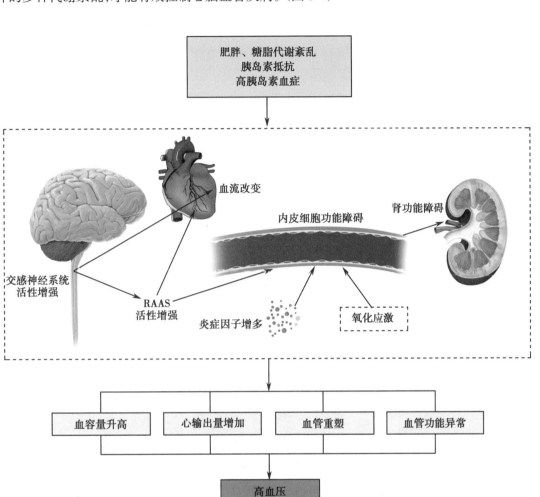

图 5-4　代谢综合征与高血压

(二) 继发性高血压的发病机制

继发性高血压的发病机制各具特点,常见的继发性高血压有:

1. **肾性高血压**　包括肾血管性高血压(大动脉炎、肾动脉纤维肌性发育不良和肾动脉粥样硬化等引起)和肾实质性高血压(急慢性肾小球肾炎、糖尿病肾病、慢性肾盂肾炎、结缔组织病、多囊肾、肾移植后等肾实质性病变引起)。主要与肾小球滤过率下降,RAAS 激活导致机体钠水潴留,交感神经系统激活,肾脏组织中前列环素 I_2 (prostacyclin I_2,PGI_2)、NO 等降压物质的分泌减少,内皮素等缩血管活性物质增多和外周血管阻力增加等有关。

2. **原发性醛固酮增多症**　是由于肾上腺皮质发生肿瘤或增生,使醛固酮分泌过多,引起的以高血压、低血钾、肌无力、高醛固酮和低肾素活性为主要特征的综合征。原发性醛固酮增多症引起高血压的机制主要与醛固酮分泌增多、激活盐皮质激素受体、促进肾小管上皮细胞对 Na^+ 的重吸收和 K^+ 排泄增多有关。

3. **皮质醇增多症**　皮质醇增多症是因肾上腺过度分泌糖皮质激素所引起的临床综合征,约 90% 的皮质醇增多症患者有高血压。糖皮质激素分泌过多引起的高血压与下列因素有关:

①激活盐皮质激素受体,通过类似醛固酮机制导致钠水潴留;②促进血管紧张素原的生成,增加机体对血管紧张素的敏感性;③致血管内皮细胞损伤、增加内皮素等缩血管物质的合成、降低 NO 等舒张血管因子的生成,增加细胞内钙离子浓度,增加心排血量,增加肾血管以及外周血管阻力。

三、对机体的影响

高血压是心血管疾病的重要危险因素,可引起心、脑、肾等重要器官损伤,各靶器官损伤程度取决于血压升高和血流及力学变化的速度、程度和持续时间等因素。(图 5-5)

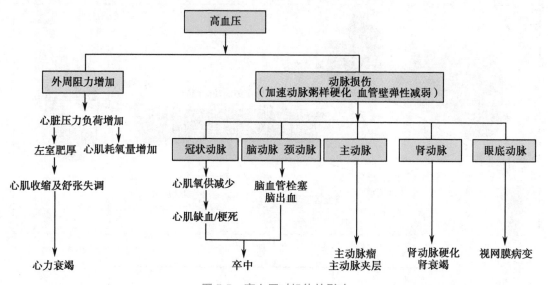

图 5-5 高血压对机体的影响

(一)高血压对心脏的影响

心脏和血管是高血压损害的主要器官。高血压早期,由于交感神经系统兴奋、钠水潴留引起血容量增加,导致心脏前负荷增加、心肌收缩力增强和心输出量增加,这种适应性代偿反应使心脏能在较高外周阻力的情况下,保证重要器官的血液供应。长期外周阻力增高,可使左心室压力负荷增加,儿茶酚胺与 Ang Ⅱ 都可刺激心肌细胞肥大和心肌间质纤维化引起左心室肥厚和扩张,称为高血压性心脏病。左心室肥厚可使冠状动脉血流储备下降,特别是在耗氧量增加时,可导致心内膜下心肌缺血。高血压性心脏病常可合并冠状动脉粥样硬化和微血管病变。

(二)高血压对脑的影响

高血压患者可发生脑缺血、脑出血、血管性痴呆和高血压性脑病。脑卒中是我国高血压患者最主要的并发症。脑卒中(stroke)是指脑部血液循环障碍引起的突发性脑功能丧失,又称为脑血管意外(cerebrovascular accident,CVA),包括缺血性脑卒中和出血性脑卒中。高血压可促使脑动脉粥样硬化,粥样斑块破裂引起脑血栓形成,长期高血压使脑血管发生缺血与变性,形成微动脉瘤,一旦破裂可发生脑出血。

(三)高血压对肾脏的影响

长期高血压可导致肾小动脉和微动脉硬化、肾脏大血管粥样硬化,甚至形成血栓,从而引起肾缺血、肾小球纤维化、萎缩。肾功能减退时,可引起夜尿、多尿、蛋白尿、管型尿、血尿、尿浓缩功能低下等,严重时出现氮质血症及尿毒症。同时肾脏的损伤又会促进高血压的发展。

（四）高血压对视网膜血管的影响

长期血压升高可引起视网膜血管痉挛、硬化,血压急骤升高可引起视网膜水肿和出血,影响视力,严重时导致失明。眼底检查有助于了解高血压严重程度。

四、防治的病理生理学基础

根据高血压发生的危险因素和病理生理机制如胰岛素抵抗、血管阻力增加、血容量增多、神经 - 体液因素等,高血压的防治策略包括非药物治疗和药物治疗:

1. **非药物治疗**　主要是通过改变生活方式使血压达到正常范围,主要措施包括减轻体重、减少钠盐摄入、增加钾盐摄入、减少脂肪摄入、戒烟限酒、增加运动、进行适当的有氧运动和减轻心理应激等。

2. **药物治疗**　药物是目前治疗高血压的主要措施,常用的高血压药物主要包括利尿药、钙通道阻滞药、肾素 - 血管紧张素系统抑制剂、交感神经抑制剂、血管扩张剂等,通过降压治疗有效地降低心血管疾病的发病率和死亡率,防止脑卒中、冠心病、心力衰竭等并发症的发生和发展。

第三节　高脂蛋白血症

一、脂蛋白的正常代谢

血浆脂质包括甘油三酯(triglyceride,TG)、磷脂、胆固醇及其酯,以及游离脂肪酸(free fatty acid,FFA)等。血脂有两种来源,即外源性和内源性。外源性脂质从食物摄取入血,内源性脂质由肝细胞、脂肪细胞以及其他组织细胞合成后释放入血。脂质不易溶于水,必须与血液中的载脂蛋白(apolipoprotein,APO)结合形成脂蛋白才能在血液中运输并进入组织细胞,血浆脂蛋白是血脂的运输形式及代谢形式。

（一）脂蛋白分类

应用超速离心法可将血浆脂蛋白分为 5 类:乳糜微粒(chylomicron,CM)、极低密度脂蛋白(very low density lipoprotein,VLDL)、中密度脂蛋白(intermediate density lipoprotein,IDL)、低密度脂蛋白(low density lipoprotein,LDL)和高密度脂蛋白(high density lipoprotein,HDL)。这 5 类脂蛋白的密度依次增加,而颗粒直径则依次变小。人血浆中还有一类脂蛋白(a)［lipoprotein (a),Lp(a)］,是载脂蛋白 a 通过二硫键与 LDL 形成的复合物。脂蛋白分类、组成、来源与功能见表 5-2。

（二）脂蛋白代谢相关蛋白、受体及酶

1. **脂蛋白代谢相关蛋白**　血浆脂蛋白中的蛋白质称为载脂蛋白,迄今已从血浆中分离出 20 余种,主要有 ApoA、ApoB、ApoC、ApoD、ApoE 等五大类(表 5-3)。载脂蛋白在脂蛋白功能和代谢等方面具有非常重要的作用:①与血浆脂质结合形成水溶性物质,成为转运脂类的载体,并稳定脂蛋白的结构;②作为配基与脂蛋白受体结合,使脂蛋白能够被细胞摄取和代谢;③是多种脂蛋白代谢酶的调节因子。

血浆中还有一些能将甘油三酯和胆固醇酯在脂蛋白之间转移的蛋白质,包括胆固醇酯转运蛋白、磷脂转运蛋白、微粒体甘油三酯转运蛋白等,它们在脂质代谢中也起着十分重要的作用。

表 5-2　脂蛋白分类、组成、来源与功能

分类	主要成分	主要载脂蛋白	来源	功能
CM	TG	B48、A1、A2	小肠合成	将食物中的 TG 和胆固醇从小肠转运至其他组织
VLDL	TG	B100、E、Cs	肝脏合成	转运内源性 TG 至外周组织,经脂酶水解后释放游离脂肪酸
IDL	TG、胆固醇	B100、E	VLDL 中 TG 经脂酶水解后形成	属 LDL 前体,部分经肝脏代谢
LDL	胆固醇	B100	VLDL 和 IDL 中 TG 经脂酶水解后形成	胆固醇的主要载体,经 LDL 受体介导而被外周组织摄取和利用,与 ASCVD 直接相关
HDL	磷脂、胆固醇	A1、A2、Cs	主要是肝脏和小肠合成	促进胆固醇从外周组织移去,转运胆固醇至肝脏或其他组织再分布,HDL-C 与 ASCVD 负相关
Lp(a)	胆固醇	B100、(a)	在肝脏载脂蛋白(a)通过二硫键与 LDL 形成的复合物	可能与 ASCVD 相关

注:CM:乳糜微粒;VLDL:极低密度脂蛋白;IDL:中密度脂蛋白;LDL:低密度脂蛋白;HDL:高密度脂蛋白;Lp(a):脂蛋白(a);ASCVD 动脉粥样硬化性心血管疾病;HDL-C:高密度脂蛋白胆固醇。

表 5-3　载脂蛋白的种类和功能

载脂蛋白	合成场所	脂蛋白中分布	生理功能
ApoA Ⅰ	肝脏、小肠	HDL、CM	LCAT 激活剂;识别 HDL 受体
ApoA Ⅱ	肝脏、小肠	HDL、CM	抑制 LCAT;参与脂质转运
ApoA Ⅳ	肝脏、小肠	HDL、CM	参与胆固醇逆向转运;辅助激活 LPL
ApoB100	肝脏	VLDL、IDL、LDL	参与 VLDL 合成与分解;识别 LDL 受体
ApoB48	小肠	CM	参与 CM 合成与分解;输运外源性 TG
ApoC Ⅰ	肝脏	CM、VLDL、HDL	激活 LCAT 及 LPL
ApoC Ⅱ	肝脏	CM、VLDL、HDL	激活 LPL
ApoC Ⅲ	肝脏	CM、VLDL、HDL	抑制 LPL;抑制肝脂酶活性
ApoD	肝脏	HDL	参与胆固醇逆向转运
ApoE	肝脏	CM、VLDL、IDL、HDL	识别 LDL 受体及肝 ApoE 受体
Apo(a)	肝脏	LDL、HDL	抑制纤溶酶原活性

注:LPL:脂蛋白脂肪酶。

2. **脂蛋白代谢相关的受体及酶**　脂类在血液中以脂蛋白形式进行运送,并可与细胞膜上存在的特异受体相结合,被摄取进入细胞内进行代谢。脂蛋白受体是一类位于细胞膜上的糖蛋白,这些蛋白质能以高亲和性方式与相应的脂蛋白配体结合,进而介导脂蛋白的代谢。目前已明确的受体包括 LDL 受体、LDL 受体相关蛋白、ApoE 受体、VLDL 受体和清道夫受体等。参与脂质代谢的酶有脂蛋白脂肪酶(LPL)、肝脂酶(HL)、卵磷脂胆固醇脂酰转移酶(LCAT)、HMG-CoA 还原酶,以及胆固醇脂酰转移酶(ACAT)等。这些脂蛋白受体和脂酶质量和 / 或数量的异常都可能影响脂蛋白的代谢,导致脂代谢紊乱。

（三）脂蛋白代谢相关途径

人体内血浆脂蛋白代谢可分为外源性代谢途径、内源性代谢途径和胆固醇逆向转运（图 5-6）。

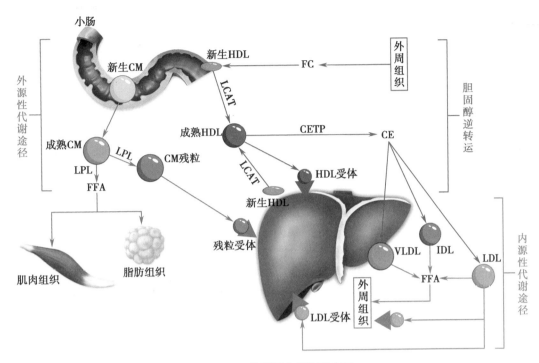

图 5-6　正常脂蛋白代谢示意图

CM:乳糜微粒;VLDL:极低密度脂蛋白;IDL:中密度脂蛋白;LDL:低密度脂蛋白;HDL:高密度脂蛋白;CE:胆固醇酯;FC:游离胆固醇;FFA:血浆游离脂肪酸;CETP:胆固醇酯转运蛋白;LPL:脂蛋白脂肪酶;LCAT:卵磷脂胆固醇脂酰转移酶

1. **外源性代谢途径**　是指饮食摄入的胆固醇和甘油三酯在小肠中合成 CM 及其代谢过程。食物中的脂质被肠道消化、吸收后,在小肠组织内组成新生 CM,CM 进入血液的过程中,其载脂蛋白组分迅速改变,CM 获得 ApoC 和 ApoE 后,将 ApoA Ⅰ 移行到 HDL,脱去 ApoA Ⅳ,使进入血中的 CM 被末梢血管内皮细胞表面的 LPL 经 ApoA Ⅱ 激活,并作用于其内的 TG,分解变成脂肪酸和单甘油脂肪酸,再进入肌肉、脂肪组织及心肌组织贮存或利用。CM 表面的磷脂和 Apo 往 HDL3 移行,颗粒变小,变成 CM 残粒,分别被肝脏 LDL 受体和清道夫受体识别并摄取。

2. **内源性代谢途径**　是指由肝脏合成 VLDL 后者转变为 IDL 和 LDL,LDL 被肝脏或其他器官代谢的过程。肝合成的 VLDL 分泌后经静脉进入血液,再由 VLDL 内 ApoC Ⅱ 激活 LPL,并水解其内的 TG。VLDL 中余下的磷脂、ApoE、ApoC 转移给 HDL,VLDL 转变成 VLDL 残粒（又称 IDL）,部分 IDL 被肝脏摄取,其余成为 LDL 或者被直接分解代谢。LDL 中的唯一结构蛋白 ApoB100,可被细胞的 LDL 受体识别、结合,并被细胞摄取和降解。

3. **胆固醇逆转运途径**　HDL 可将蓄积于末梢组织的游离胆固醇与血液循环中的脂蛋白或与某些大分子结合而运送到肝脏细胞进行分解代谢,即胆固醇逆向转运（reverse cholesterol transport,RCT）。RCT 促进组织细胞内胆固醇的清除,维持细胞内胆固醇量的相对衡定,该转运过程包括三个步骤:①胆固醇自肝外细胞（平滑肌细胞、巨噬细胞等）移出,三磷酸腺苷结合盒转运体 A1（ATP-binding cassette transporter A1,ABCA1）介导胆固醇转运到细胞膜上,HDL 微粒中的 ApoA1 是细胞膜胆固醇移出的接受体。②在新生的 HDL 微粒中,胆固醇进一步被卵磷脂胆固醇脂酰转移酶(lecithin cholesterol acyl transferase,LCAT)酯化,形成成熟的 HDL。③HDL 中的游离胆固醇和胆固醇酯可通过结合肝脏 B 族 I 型清道夫受体(scavenger receptor B1,SR-B1)被肝细胞摄取并在肝脏转化为胆汁酸后被清除,称为直接途径;另外,也可经胆固醇脂转运蛋白(cholesteryl ester transfer protein,CETP)转运到含 ApoB 的脂蛋白,然后通过 LDL 受体等的介导而经肝脏清除,称为间接途径。

二、高脂蛋白血症

血浆脂质水平异常升高,超过正常范围上限称为高脂血症(hyperlipidemia)。由于脂质不溶或微溶于水,必须与蛋白质结合以脂蛋白形式存在和运输,因此,高脂血症常被称为高脂蛋白血症(hyperlipoproteinemia),成年人空腹血清中总胆固醇 >6.2mmol/L 和 / 或甘油三酯 >2.3mmol/L,可诊断为高脂血症,而 TC 在 5.2~6.2mmol/L,TG 在 1.7~2.3mmol/L 称为边缘性升高。

(一)高脂蛋白血症的分类

1. 病因分类　根据病因,临床上高脂血症分为两类:

(1)原发性高脂蛋白血症:由于单一基因或多个基因突变所致。由于基因突变所致的高脂血症大多具有家族聚集性,有明显的遗传倾向,可引起家族性高胆固醇血症(familial hypercholesterolemia,FH)或家族性高 TG 血症。

(2)继发性高脂蛋白血症:指继发于其他疾病所引起的血脂异常。可引起血脂异常的疾病主要有:肥胖、糖尿病肾病综合征、甲状腺功能减退症、肾功能衰竭、肝脏疾病、系统性红斑狼疮、糖原贮积症、多发性骨髓瘤、脂肪萎缩症、急性间歇性卟啉病、多囊卵巢综合征等。此外,某些药物如利尿剂、非心脏选择性 β 受体阻滞剂、糖皮质激素等也可能引起继发性血脂异常。

2. 表型分类　世界卫生组织根据脂蛋白含量改变的种类和严重程度将血脂异常分为 5 型(表 5-4)。

表 5-4　脂蛋白异常血症分型

分型	血浆脂蛋白变化	血脂变化
I	乳糜微粒升高	甘油三酯↑↑↑　胆固醇↑
IIa	低密度脂蛋白升高	胆固醇↑↑
IIb	低密度及极低密度脂蛋白同时升高	胆固醇↑↑　甘油三酯↑↑
III	中间密度脂蛋白(电泳出现宽 β 带)	胆固醇↑↑　甘油三酯↑↑
IV	极低密度脂蛋白升高	甘油三酯↑↑
V	极低密度脂蛋白及乳糜微粒同时升高	甘油三酯↑↑↑　胆固醇↑

3. 临床分类　临床上将血脂异常分为三类(表 5-5)。

表 5-5　血脂异常的临床分类

	TC	TG	HDL-C	相当于 WHO 表型
高胆固醇血症	增高			IIa
高 TG 血症		增高		IV、I
混合型高脂血症	增高	增高		IIb、III、IV、V
低 HDL-C 血症			降低	

注:TC:总胆固醇;TG:甘油三酯;HDL-C:高密度脂蛋白胆固醇;WHO:世界卫生组织。

（二）高脂蛋白血症的病因及影响因素

高脂蛋白血症主要由遗传、营养代谢性疾病以及其他疾病引起,此外,年龄、不健康的生活方式如缺乏运动和酗酒等因素也可引起高脂蛋白血症。

1. **遗传性因素** 遗传是导致脂代谢紊乱的最重要的影响因素,其中包括单基因突变导致的严重血脂异常和由遗传异质性引起的血脂异常。

2. **疾病性因素** 某些疾病,尤其是一些全身性代谢性疾病往往引发血脂代谢的异常。

（1）糖尿病:1 型糖尿病由于胰岛素缺乏,LPL 活性受抑制,使 CM 和 VLDL 分解减弱聚集于血浆,可伴有高甘油三酯血症。2 型糖尿病胰岛素抵抗是导致脂代谢紊乱的中心环节,发生胰岛素抵抗时,血清胰岛素水平增高,但脂肪细胞膜上受体不敏感,胰岛素对脂肪分解的抑制作用减弱,脂肪分解加速,血浆游离脂肪酸增高,进入肝脏转化为甘油三酯增多;而胰岛素可以促进脂肪合成,因而血中 VLDL 及 TG 水平增高。胰岛素抵抗还可以通过直接和间接作用,引起 LDL、TC 的增高和 HDL 降低。

（2）甲状腺功能减退:周围末梢血中的甲状腺素水平直接影响脂质代谢的各个环节。甲状腺激素一方面促进肝脏胆固醇的合成,另一方面促进胆固醇及其代谢产物从胆汁中的排泄。甲状腺功能减退时,由于甲状腺激素不足,胆固醇合成虽降低,但其排出的速度更低,脂代谢紊乱主要表现为高胆固醇血症、高甘油三酯血症、高 VLDL、高 LDL、低 LDL 受体活性、低 LPL 活性等。

（3）肾脏疾病:肾病综合征患者由于蛋白尿引起血浆蛋白降低,低蛋白血症可促使蛋白质尤其是脂蛋白如 VLDL 合成加速,后者可转化为 LDL,呈 Ⅱb 或 Ⅳ 型高脂蛋白血症。肾衰竭、肾移植术后的患者也常出现血浆甘油三酯升高和 HDL 降低。

3. **营养性因素** 在影响血脂水平的诸多因素中,营养是最重要的环境因素。高胆固醇饮食和高饱和脂肪酸饮食均可引起血浆胆固醇水平升高。另外,进食糖的比例过高,引起血糖升高,后者刺激胰岛素分泌增加,胰岛素可促进肝脏合成甘油三酯和 VLDL 增加,因而引起血浆甘油三酯浓度升高。高糖饮食还可诱发 ApoC Ⅲ 基因的表达,使血浆 ApoC Ⅲ 浓度升高,而 ApoC Ⅲ 是 LPL 的抑制因子,使 LPL 活性降低,从而影响 CM 和 VLDL 中甘油三酯的水解,引起高甘油三酯血症。

4. **其他因素** 体内雌激素减少、酗酒、缺乏运动、年龄增加等,均可影响血脂代谢,导致甘油三酯水平增高。

（三）高脂蛋白血症的发生机制

高脂蛋白血症的发生可由脂蛋白相关基因突变、环境因素相互作用引起（原发性高脂蛋白血症）,或者继发于全身性疾病（继发性高脂蛋白血症）,主要通过三个环节异常导致（图 5-7）。

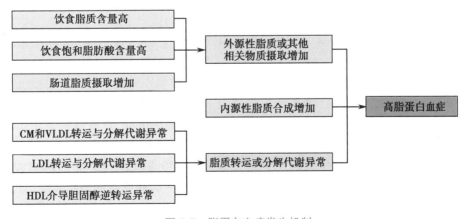

图 5-7 脂蛋白血症发生机制

1. 外源性脂质或其他相关性物质摄取增加 高热量、高胆固醇、高饱和脂肪酸饮食能够促进胆固醇合成,肝脏胆固醇含量增加,LDL 受体合成减少,细胞表面 LDL 受体活性降低,LDL 与 LDL 受体的亲和性降低,从而使血胆固醇升高。大量甘油三酯摄取增加,可使小肠经外源性途径合成 CM 增加,还可促进肝脏经内源性途径合成 VLDL 增加。低热量饮食、不饱和脂肪酸可影响胆固醇合成中酶的活性,使血胆固醇降低,食物中的纤维素可减少胆固醇吸收。

2. 内源性脂质合成增加 肝脏是内源性脂质合成的主要部位,占机体 2/3 的胆固醇、甘油三酯、大部分载脂蛋白(如 ApoB100、ApoC 和 ApoE 等)均在肝脏合成。肝脏脂蛋白增加的机制包括:①高糖、过饱和脂肪膳食后,肝脏胆固醇合成限速酶(HMGCoAR)活性增加,胆固醇合成增加;②血液中胰岛素及甲状腺素增多,能诱导肝 HMGCoAR 表达增加,胆固醇合成增加;③血液胰高血糖素及皮质醇减少时,其对 HMGCoAR 活性的抑制作用减弱,胆固醇合成增加;④肥胖或胰岛素抵抗等因素导致脂肪动员增加,大量 FFA 进入血液循环,肝细胞摄取并合成 VLDL 增加。

3. 脂质转运或分解代谢异常 参与血液脂蛋白代谢的主要因素有载脂蛋白、脂蛋白受体和脂酶等,遗传或环境因素对这些蛋白表达或活性的影响会导致脂质转运或分解代谢障碍。其中 CM 和 VLDL 及其受体主要转运和代谢甘油三酯,LDL 及其受体主要转运和代谢胆固醇,HDL 则在胆固醇逆转运中起着关键作用。

(1)CM 和 VLDL 转运与分解代谢异常:CM 和 VLDL 分别在肠道和肝脏合成,并有不同的代谢途径,但两者都富含甘油三酯,在转运与分解代谢异常方面有如下共同机制:① LPL 表达与活性异常:LPL 是高甘油三酯代谢过程中的主要限速酶,可水解循环血液 CM 和 VLDL 中的甘油三酯,产生游离脂肪酸,乳糜微粒残留物和中密度脂蛋白,并促进脂质和脂蛋白的交换,促进脂蛋白的吸收。LPL 基因突变可引起 LPL 活性降低或不能表达正常 LPL,导致高甘油三酯以及 HDL 生成减少。②ApoCⅡ异常:ApoCⅡ是 LPL 发挥催化作用不可缺少的辅助因子,ApoCⅡ基因缺陷导致 LPL 活性降低,出现高 TG 血症,高 CM 血症。③ApoE 异常:ApoE 是 LDL 受体的配体,其表型不同,与 LDL 受体的结合能力也不同,ApoE 有三个常见的等位基因,ApoE4 和 ApoE3 结合能力几乎相同,ApoE2 几乎无结合能力。ApoE2 基因突变、甲状腺功能亢进、肿瘤以及家族性复合型高脂蛋白血症时,可引起 CM 和 VLDL 的滞留而导致高甘油三酯血症。

(2)LDL 转运与分解代谢异常:①LPL 受体基因突变。②ApoB 基因缺陷。③LPL 受体表达减少或活性降低:高胆固醇、过饱和高脂饮食、肥胖、老年人以及女性绝经后雌激素水平减少等因素引起。④VLDL 向 LDL 转化增加:常见于肾病综合征,由于蛋白尿造成低蛋白血症,使蛋白质包括 VLDL 的合成代偿性增加,后者转化为 LDL 增多;同时 LDL 受体活性下降,VLDL 经 LDL 受体途径分解代谢减少,使过多的 VLDL 转化为 LDL。

(3)HDL 介导胆固醇逆转运异常:参与胆固醇逆转运的蛋白主要有 ABCA1、ACAT、CETP 和 SR-B1 等,编码这些蛋白的基因突变常导致胆固醇逆转运障碍。ABCA1 介导胆固醇由巨噬细胞流向 ApoA1 形成 HDL,ABCA1 突变导致 Tangier 病患者体内 HDL 的缺乏。家族性 CETP 缺陷症患者由于基因突变导致 CETP 缺乏,HDL 中胆固醇酯转运到其他脂蛋白发生障碍,造成 HDL 中胆固醇酯积聚,导致 HDL 浓度升高而 LDL 偏低,总胆固醇浓度增加。LCAT 是参与脂蛋白代谢的主要酶之一,其作用是促进胆固醇酯的形成,该基因突变导致 LACT 缺乏症时,游离胆固醇不能转变为胆固醇酯,HDL 成熟过程受阻,胆固醇逆转运出现障碍。

血脂紊乱既是 MS 的重要组成成分,也是导致冠心病和动脉粥样硬化的主要危险因素。但 MS 的血脂紊乱表现又不同于家族性高脂血症和临床其他疾病所致的血脂紊乱,有其自身的特征和机制。MS 中最多见的表现形式是高血糖(IR)+ 血脂异常 + 中心性肥胖及高血糖(IR)+ 血脂异常 + 中心性肥胖 + 高血压。

（四）高脂蛋白血症对机体的影响

1. **动脉粥样硬化**　动脉粥样硬化（atherosclerosis，AS）是在多种危险因素作用下，动脉内壁膜损伤，严重时累及中膜，动脉管壁胆固醇酯大量堆积成粥样硬化斑块，使血管壁纤维化增厚和狭窄的一种病理改变，伴随有单核巨噬细胞和中性粒细胞等炎症细胞浸润、平滑肌细胞迁移增殖、泡沫细胞形成、胶原纤维和蛋白聚糖等细胞外基质增多，是一种渐进性病理过程，主要侵犯大动脉和中等动脉，如主动脉、冠状动脉和脑动脉，导致某些脏器的局部组织供血不足，常出现心脑血管疾患，甚至出现致命性损害。高脂蛋白血症是动脉粥样硬化发生的最基本和最重要的危险因素之一（表 5-6）。

表 5-6　动脉粥样硬化危险因素分类

可控危险因素	不可控危险因素
不合理的饮食结构：	遗传
高脂肪、高热量饮食等	性别
不健康的生活方式：	年龄
吸烟、酗酒、缺乏运动、心理应激等	
疾病：	种族
高脂蛋白血症、糖尿病、肥胖、高血压、高同型半胱氨酸血症、感染等	

　　动脉粥样硬化的发病机制主要有脂代谢紊乱学说、内皮损伤学说、炎症反应学说、壁面切应力以及肠道微生物菌群失调等。动脉内膜在各种危险因素（高血压、高血脂、糖尿病、遗传等）下血管内皮结构和功能出现障碍，血管壁通透性增加，血浆脂蛋白得以进入内膜，其后引起巨噬细胞的清除反应和血管壁平滑肌细胞（smooth muscle cell，SMC）增生，并形成斑块。主要机制有：①高血脂状态下血浆低密度脂蛋白胆固醇（LDL-C）浓度升高，携带大量胆固醇的 LDL-C 在血管内膜沉积，是动脉粥样硬化发生的必备条件；②LDL 的修饰并被巨噬细胞吞噬：血液中及血管内膜下低密度脂蛋白通过巨噬细胞膜上的低密度脂蛋白受体（LDL-R）携带胆固醇进入细胞内，并经过氧化修饰后形成氧化型低密度脂蛋白（Ox-LDL），其对单核巨噬细胞表面的清道夫受体具有极强的亲和力，导致 Ox-LDL 被迅速捕捉并被吞噬；③泡沫细胞形成，平滑肌细胞迁移、增殖：Ox-LDL 对巨噬细胞具有极强的毒害作用，可以刺激单核巨噬细胞的快速激活增殖，形成泡沫细胞，这些泡沫细胞的大量聚集便形成了 AS 的脂质斑块。此外，Ox-LDL 通过与血管内皮细胞 LOX1 结合导致细胞内信号紊乱并引起内皮细胞功能障碍。Ox-LDL 还能促进血管平滑肌细胞不断增殖并向外迁移在血管内壁形成斑块（图 5-8）。

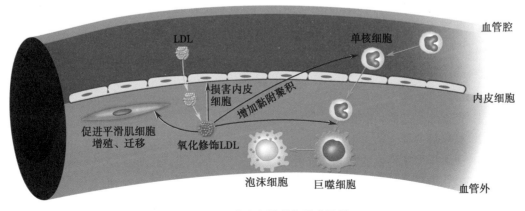

图 5-8　动脉粥样硬化形成机制

MS 血脂异常通常表现为致动脉粥样硬化,其特征是高 TG 血症、低 HDL-C 血症,以及小而密 LDL-C 颗粒增多,又被称为"脂质三联征",三者目前被认为是冠心病的独立危险因素。

2. **肥胖症** 高脂蛋白血症时,脂质摄取或合成增加,使得脂肪组织中脂质贮存也相应增加;同时脂肪组织中脂质动员降低,促进脂质在脂肪组织中沉积,引起肥胖(obesity)的发生。

3. **非酒精性脂肪性肝病** 非酒精性脂肪性肝病(non-alcoholic fatty liver disease,NAFLD)是指明确排除酒精和其他肝损伤因素外发生的以肝细胞内脂质过度沉积为主要特征的临床病理综合征,包括非酒精性脂肪肝、非酒精性脂肪性肝炎、非酒精性脂肪性肝炎相关肝纤维化和肝硬化,部分患者甚至可进展为肝癌。脂肪肝严重程度与高脂血症呈正相关,脂代谢紊乱是NAFLD 的主要危险因素之一,而 NAFLD 进一步促进脂代谢紊乱的发生发展。NAFLD 的发病机制目前被广泛接受的观点是"二次打击"学说。该学说认为脂质代谢紊乱、肥胖、胰岛素抵抗等因素作为"第一次打击",导致肝脏中脂质堆积,形成单纯性脂肪肝,增加了"第二次打击"造成的肝脏损伤的易感性,这些因素包括炎症、细胞功能障碍、氧化应激、线粒体障碍、脂肪因子调节紊乱等,导致非酒精性脂肪性肝炎甚至纤维化等更严重疾病的发生。

目前认为 NAFLD 是 MS 的组成成分之一,主要与胰岛素抵抗密切相关,肥胖(特别是腹型肥胖)、2 型糖尿病、血脂紊乱也是引起 NAFLD 的最重要因素。NAFLD 的发病机制主要涉及肝细胞内 TG 堆积的单纯脂肪变,炎症细胞浸润的肝细胞变性坏死及肝纤维化几个过程,这些均与 IR 有关,IR 通过影响肝细胞脂质分解及高胰岛素血症导致肝细胞内脂质过量沉积。

(五)高脂蛋白血症防治的病理生理学基础

1. **防治原发病** 防治原发病,合理应用药物控制原发病临床症状,可极大降低脂代谢紊乱性疾病的发病风险。

2. **控制其他影响因素** 合理饮食是高脂蛋白血症防治的基础,应适当减少脂质的摄入,并控制其他能量物质如糖和蛋白质的摄入,促进体内的脂肪动员,避免超重或肥胖的发生。适度参加体力劳动和体育活动,避免长时间久坐不动。饮食运动治疗除有利于降低胆固醇外,还可使甘油三酯和高血压降低,增加 HDL 胆固醇。此外,还需戒除吸烟、酗酒等不良生活习惯。

3. **纠正血脂异常** 降脂药物治疗是临床上防治脂代谢紊乱性疾病的主要策略之一。经饮食及体育锻炼治疗后,如仍存在下列情况之一者,应考虑用药物治疗:①无其他危险因子,LDL 胆固醇 ≥ 4.9mmol/L(190mg/dl);②有 2 个危险因子(例如吸烟、高血压、HDL 胆固醇低、早年发生冠心病家族史等),LDL 胆固醇 ≥ 4.1mmol/L(160mg/dl);③甘油三酯 ≥ 5.5mmol/L(500mg/dl)。针对体内脂质代谢的不同环节,可单独或联合使用药物。

4. **防止靶器官损伤** 针对不同的损伤机制进行干预,从而减少靶器官损伤是临床防治的一个重要方面。比如针对 AS 病变堵塞血管导致所支配的下游组织缺血缺氧,可采用放置血管内支架来恢复血流供应,保护组织免受损伤。脂质氧化修饰后对组织具有更强的损伤作用,可采用抗氧化剂保护组织免受或减轻损伤。

(冀菁荃)

> **重要考点**
>
> 1. 代谢综合征的诊断要点。
> 2. 糖尿病的概念及发生机制。
> 3. 高血压的定义标准及发病机制。
> 4. 动脉粥样硬化的发生机制。

思考题

1. 对于中国人群,达到哪些指标可以判定为代谢综合征?
2. 什么是糖尿病? 引起糖尿病的原因有哪些?
3. 胰岛素抵抗如何引起高血压?
4. 动脉粥样硬化的发生机制有哪些?
5. 什么是非酒精性脂肪性肝病?

参 考 文 献

［1］王建枝,钱睿哲.病理生理学.9版.北京:人民卫生出版社,2018.

［2］臧伟进,吴立玲.心血管系统.北京:人民卫生出版社,2015.

［3］王庭槐.生理学.9版.北京:人民卫生出版社,2018.

［4］周春燕,药立波.生物化学与分子生物学.9版.北京:人民卫生出版社,2018.

［5］葛均波,徐永健,王辰.内科学.9版.北京:人民卫生出版社,2018.

［6］祝之明.代谢综合征病因探索与临床实践.北京:人民军医出版社,2005.

［7］何青.高尿酸血症.北京:人民卫生出版社,2013.

［8］姜怡邓,张鸣号.高同型半胱氨酸血症基础与临床.北京:科学出版社,2015.

［9］中华医学会糖尿病学分会.中国2型糖尿病防治指南(2017年版).中华糖尿病杂志,2018,10(1):4-67.

［10］《中国高血压防治指南》修订委员会.中国高血压防治指南(2018年修订版).心脑血管病防治,2019,19(1):1-44.

［11］HUXLEY R, MENDIS S, ZHELEZNYAKOV E, et al. Body mass index, waist circumference and waist: hip ratio as predictors of cardiovascular risk—a review of the literature. Eur J Clin Nutr. 2010, 64 (1): 16-22.

［12］MCNELIS JC, OLEFSKY JM. Macrophages, immunity, and metabolic disease. Immunity, 2014, 41 (1): 36-48.

第六章 缺 氧

正常成年人静息状态下,每分钟耗氧量约为 250ml,但体内贮存氧量仅有 1.5L,理论计算仅能维持机体正常代谢 6min 左右,剧烈运动时耗氧量可增加 8~9 倍,人的呼吸、心跳一旦停止,数分钟内就可因缺氧而死亡。氧的获得和利用是一个复杂的过程,通过外呼吸、气体在血液的运输和内呼吸向组织细胞提供氧气,以上任何环节出现障碍,都可导致缺氧的发生。

缺氧(hypoxia)是指因组织供氧减少或用氧障碍引起细胞代谢、功能和形态结构异常变化的病理过程。缺氧是多种临床疾病(如慢性阻塞性肺疾病、心肌梗死、脑卒中、氰化物中毒、CO 中毒以及急性呼吸窘迫综合征、休克、心功能不全等)所共有的基本病理过程,也是高原、航空航天、地下坑道和密闭环境中常见的现象。

第一节 常用的血氧指标

氧在体内主要通过血液携带运输,通过呼吸、血液和循环不断地完成氧的摄取和输送,保证细胞生物氧化的需要。临床上通过测定某些血气指标以了解机体供氧和用氧的情况,这些指标称为血氧指标。

组织的供氧量 = 动脉血氧含量 × 组织血流量

组织的耗氧量 =(动脉血氧含量 − 静脉血氧含量)× 组织血流量

常用的血氧指标有血氧分压、血氧容量、血氧含量和血氧饱和度等。

一、血氧分压

血氧分压(partial pressure of oxygen,PO_2)是指物理状态溶解于血液中的氧分子所产生的张力,又称血氧张力(oxygen tension)。正常人动脉血氧分压(arterial partial pressure of oxygen,PaO_2)约为 100mmHg,取决于吸入气的氧分压和外呼吸功能;静脉血氧分压

（venous partial pressure of oxygen，PvO_2）约为 40mmHg，其高低反映内呼吸功能的状况。血液中物理溶解的氧越多，血氧分压越高，反之亦然。PO_2 的高低可影响血氧饱和度和血氧含量。

二、血氧容量

血氧容量（oxygen binding capacity，CO_2max）是指在温度 38℃、氧分压为 150mmHg、二氧化碳分压为 40mmHg 条件下，100ml 血液中血红蛋白（hemoglobin，Hb）所能结合的最大氧量。正常成人 Hb 含量为 150g/L，在氧充分饱和时 1g Hb 可结合 1.34ml 氧，血氧容量正常值约为 20ml/dl。血氧容量取决于血液中 Hb 的质（与氧结合的能力）和量（100ml 血液中所含 Hb 的量），它反映血液携带氧的能力。

三、血氧含量

血氧含量（oxygen content，CO_2）为 100ml 血液实际的携氧量，包括物理状态溶解于血浆的氧（0.3ml/dl）和与 Hb 实际结合的氧两部分，因前者量少，常忽略不计。动脉血氧含量（CaO_2）约为 19ml/dl，静脉血氧含量（CvO_2）约为 14ml/dl。血氧含量高低取决于血氧分压和血氧容量。动 - 静脉血氧含量差为动脉血氧含量减去静脉血氧含量的差值，正常值约为 5ml/dl，反映组织的摄氧能力。当血液流经组织的速度减慢时，组织细胞从血液中摄取的氧可增多，回流的静脉血中氧含量减少，动 - 静脉血氧含量差可增大。如果组织细胞利用氧的能力或氧合血红蛋白释放氧的能力明显减低，动 - 静脉血氧含量差可缩小。

四、血氧饱和度

血氧饱和度（oxygen saturation，SaO_2）是指血液中被氧结合的氧合血红蛋白（HbO_2）的量占全部可结合的血红蛋白量的百分比，即血液中 HbO_2 占总 Hb 的百分比。SaO_2 是单位 Hb 含氧的百分数，反映了 Hb 与氧的结合程度。正常动脉血氧饱和度（SaO_2）为 95%~98%，静脉血氧饱和度（SvO_2）为 70%~75%。SaO_2 大小主要取决 PO_2，两者之间的关系可用氧合血红蛋白解离曲线表示（图 6-1）。由于 Hb 与氧结合的生理特点，氧离曲线呈"S"形。SO_2=（血氧含量－溶解的氧量）/ 血氧容量 ×100%。当血液 pH 下降、温度升高 CO_2 增多或红细胞内 2,3- 二磷酸甘油酸（2,3-diphosphoglyceric acid，2,3-DPG）增多时，Hb 与 O_2 亲和力降低，氧解离曲线右移；反之氧离曲线左移，Hb 与 O_2 亲和力增高。

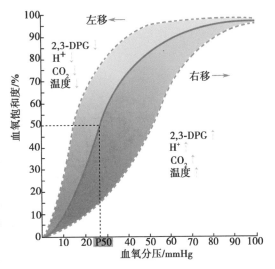

图 6-1　氧合血红蛋白解离曲线及其主要影响因素

Hb 与氧的亲和力可用 P_{50} 来反映。P_{50} 指 Hb 氧饱和度为 50% 时的氧分压，正常值为 26~27mmHg。P_{50} 增大反映 Hb 与氧的亲和力降低，有利于向组织供氧；反之 Hb 与氧的亲和力增高，与 Hb 结合的 O_2 不易释放。

第二节 缺氧的类型、原因和发病机制

大气中氧通过呼吸进入肺泡,弥散进入血液,再与血红蛋白结合,由血液循环输送到全身,被组织细胞摄取利用,整个过程主要涉及"肺部摄氧 - 血液携氧 - 循环运氧 - 组织用氧"四个环节,其中任一环节发生障碍都可引起缺氧。根据缺氧发生的原因和血氧变化特点,可将缺氧分为低张性缺氧、血液性缺氧、循环性缺氧和组织性缺氧四种类型(图 6-2)。

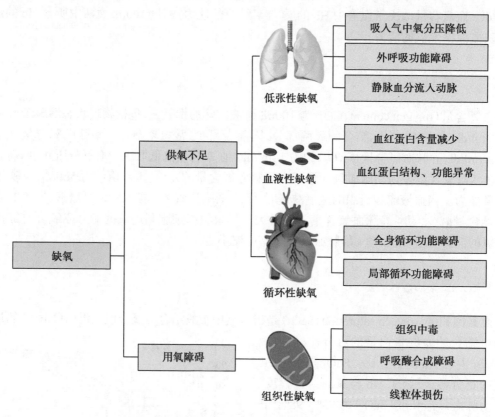

图 6-2 缺氧的原因与分类

一、低张性缺氧

以动脉血氧分压降低、动脉血氧含量减少而导致组织供氧不足为特征的缺氧称为低张性缺氧(hypotonic hypoxia),又称为乏氧性缺氧(hypoxic hypoxia)或低张性低氧血症(hypotonic hypoxemia)。

（一）原因

1. 吸入气氧分压过低 多发生于海拔 3 000m 以上的高空、高原或通风不良的矿井、坑道环境中,或人工呼吸机使用不当,吸入被惰性气体或麻醉药过度稀释的低氧混合气体等。在高原环境中,大气压随着海拔的增高而降低,海拔平均每升高 100m,大气压约降低 7.45mmHg,海拔越高,大气压越低,吸入气氧分压越低,肺泡气氧分压和动脉血氧分压越低,从而使动脉血氧饱和度降低,氧从血液向组织弥散的速率减慢,组织供氧不足,造成细胞缺氧。这类缺氧又称为大气性缺氧(atmospheric hypoxia)。

2. **外呼吸功能障碍** 肺通气功能障碍可导致肺泡气 PO_2 降低;肺换气功能障碍使肺泡弥散到血液中的氧减少,动脉血氧分压和血氧含量降低。外呼吸功能障碍引起的缺氧又称呼吸性缺氧(respiratory hypoxia)。常见于呼吸道狭窄或阻塞(如异物阻塞、肿瘤压迫、喉头水肿、慢性阻塞性肺疾病和支气管痉挛等)、胸腔疾病(胸腔积液、积血和气胸等)、肺部疾病(如肺炎、肺水肿、肺气肿和肺纤维化等)、呼吸中枢抑制或呼吸肌麻痹(如 ARDS、严重急性呼吸综合征、禽流感、严重的低钾血症等) 等。阻塞性睡眠呼吸暂停低通气综合征(obstructive sleep apnea hypopnea syndrome,OSAHS)是指睡眠时上气道塌陷阻塞引起呼吸暂停和通气不足。其特征是患者睡眠时严重打鼾,出现反复的呼吸暂停、血氧饱和度降低。

3. **静脉血分流入动脉** 多见于某些先天性心脏病,如房间隔或室间隔缺损伴有肺动脉狭窄或肺动脉高压、法洛四联症等,右心的压力高于左心,出现右向左分流,静脉血掺入左心的动脉血,导致动脉血氧分压降低和氧含量降低。

(二) 血氧变化的特点及缺氧的机制

低张性缺氧的血氧变化特点是:① PaO_2 降低:外环境 PO_2 过低、外呼吸功能障碍均可导致吸入氧量减少,静脉血掺杂则直接降低动脉血氧含量,使血液中溶解氧减少。② CO_2max 正常或增加:如果 Hb 无质和量的改变,血氧容量一般可在正常范围,但慢性缺氧患者常因红细胞代偿性增生而使血氧容量增加。③ CaO_2 减少:PaO_2 降低导致血液中与 Hb 结合的氧量减少,CaO_2 减少。④ SaO_2 降低:血氧饱和度取决于 PO_2,低张性缺氧时 PaO_2 降低,故 SaO_2 降低。根据氧离曲线呈 "S" 形的生理性特点,氧分压在 60mmHg 以上时,血氧饱和度的变化幅度较小,当 PaO_2 降至 60mmHg 以下时,动脉血氧含量和血氧饱和度显著降低,引起组织、细胞缺氧。⑤动 - 静脉血氧含量差减少或者正常:低张性缺氧时,PaO_2 降低,CaO_2 减少,使同量血液中向组织弥散的氧量减少,故动 - 静脉血氧含量差一般是减少的。但在慢性缺氧时,组织利用氧的能力代偿性增强,则动 - 静脉血氧含量差的变化可不明显。

正常情况下,毛细血管中脱氧血红蛋白的平均浓度是 2.6g/dl。低张性缺氧时,毛细血管中脱氧血红蛋白浓度增加,当达到或超过 5g/dl 时,皮肤与黏膜(口唇、舌面及指甲床)呈青紫色,称为发绀(cyanosis)。对于血红蛋白正常的人,发绀是缺氧的表现,可根据发绀的程度大致估计缺氧的程度。然而,当血红蛋白过多或过少时,发绀常与缺氧不一致,如重度贫血患者,血红蛋白可降至 5g/dl 以下,出现严重缺氧,但不会发生发绀;真性红细胞增多症患者,由于血红蛋白异常增多,使毛细血管内脱氧血红蛋白含量超过 5g/dl,可出现发绀但无缺氧。

二、血液性缺氧

由于血红蛋白数量减少或性质改变,使血液携带氧的能力降低或血红蛋白结合的氧不易释放所引起组织供氧不足称为血液性缺氧(hemic hypoxia)。血液性缺氧主要特征为 PaO_2 正常,血氧含量下降,又称为等张性低氧血症(isotonic hypoxemia)。

(一) 原因

血红蛋白含量减少或性质改变是血液性缺氧发生的主要原因。

1. **血红蛋白含量减少** 见于各种原因引起的严重贫血,使单位容积血液中血红蛋白数量减少,血液携氧因而减少,又称为贫血性缺氧(anemic hypoxia)。贫血是血液性缺氧最常见的一种原因。

2. **一氧化碳中毒** 一氧化碳(CO)与血红蛋白结合形成碳氧血红蛋白(carboxyhemoglobin,HbCO)。一氧化碳与血红蛋白的亲和力是 O_2 与血红蛋白的 210 倍,即使吸入较低浓度的一氧化碳也可产生大量的 HbCO。当吸入气含有 0.1% 的一氧化碳时,血液中的血红蛋白可有 50% 转变为 HbCO,从而使大量血红蛋白失去携氧能力。一个血红蛋白分子虽然可同时与一氧化碳和O_2结合,但一氧化碳与血红蛋白分子中的一个血红素结合后,可使其余3个血红素与氧的亲和力增强,使其结合的氧不易释出。此外,一氧化碳还能抑制红细胞内糖酵解,使2,3-DPG生成减少,导致氧离曲线左移。因此,一氧化碳中毒时不仅影响血红蛋白与氧的结合,同时影响氧的释放,容易造成组织严重缺氧(图6-3)。

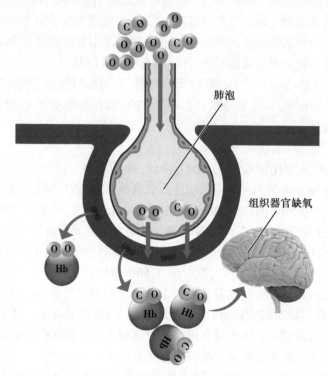

图6-3　CO中毒引起组织器官缺氧的示意图

3. 高铁血红蛋白血症　正常时,血红蛋白中的铁主要以二价铁(Fe^{2+})的形式存在,亚硝酸盐、过氯酸盐及磺胺衍生物等氧化物可使血红蛋白分子中的Fe^{2+}氧化成三价铁(Fe^{3+}),形成高铁血红蛋白(methemoglobin,$HbFe^{3+}OH$),导致高铁血红蛋白血症(methemoglobinemia)。高铁血红蛋白中的三价铁与羟基牢固结合,使羟基丧失携带氧的能力。血红蛋白分子中的四个Fe^{2+}中如有部分被氧化成Fe^{3+},剩余的Fe^{2+}虽能结合氧,但不易解离,使氧离曲线左移,导致组织缺氧进一步加重。生理状态下,血液中还原剂如还原型烟酰胺腺嘌呤二核苷酸(NADH)、维生素C和还原型谷胱甘肽等不断将高铁血红蛋白还原成二价铁血红蛋白,使高铁血红蛋白含量仅占血红蛋白总量的1%~2%。如食用大量含有硝酸盐的腌菜或者变质剩菜后,硝酸盐被肠道细菌还原为亚硝酸盐,亚硝酸盐入血后可使大量血红蛋白氧化成高铁血红蛋白而出现高铁血红蛋白血症。当高铁血红蛋白含量超过血红蛋白总量的10%,就可出现缺氧;达到30%~50%,则发生严重缺氧,全身青紫、头痛、精神恍惚、意识不清甚至昏迷(图6-4)。

4. 血红蛋白与氧的亲和力异常增高　某些因素可增强血红蛋白与氧的亲和力,使氧离曲线左移,氧不易释放,引起组织细胞缺氧。如输入大量的库存血,由于库存血液中2,3-DPG含量低,导致氧离曲线左移;输入大量碱性液体时,血液pH升高,可通过Bohr效应增强血红蛋白与O_2的亲和力;另外,目前已发现30多种血红蛋白病,是因肽链中氨基酸发生替代,使血红蛋白与O_2的亲和力成倍增高,从而引起组织细胞缺氧。

(二)血氧变化的特点及缺氧的机制

血液性缺氧的关键是血红蛋白的质或量发生改变,其血氧变化特点主要是:①外呼吸功能和吸入气氧分压正常,PaO_2正常。②SaO_2正常或降低,贫血以及Hb与O_2亲和力增强引起缺

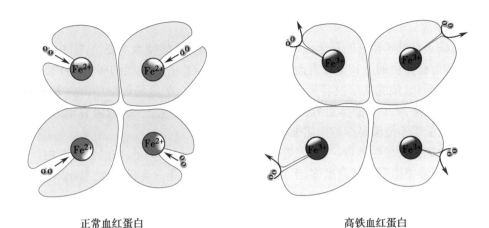

正常血红蛋白　　　　　　　　　　高铁血红蛋白

图 6-4　高铁血红蛋白血症引起组织器官缺氧的示意图

氧时,SaO_2 正常;而 CO 中毒和高铁血红蛋白血症引起缺氧时,SaO_2 均降低。③由于血红蛋白数量减少(贫血)或性质改变时(高铁血红蛋白血症),CO_2max 和 CaO_2 均降低;而 CO 中毒时将 CO 中毒患者的血液取出在体外用氧充分饱和后,大量 O_2 可竞争取代 HbCO 中的 CO 而形成 HbO_2,测得 CO_2max 正常,但此时患者血液中的部分 Hb 已与 CO 结合形成 HbCO,在体内 Hb 结合的 O_2 减少,CaO_2 减少。④对于血红蛋白与氧亲和力异常增强导致的缺氧,CO_2max 正常,CaO_2 可降低但不明显。⑤动 - 静脉血氧含量差低于正常:血液与组织、细胞之间的氧分压梯度是推动 O_2 向组织弥散的动力,由于贫血患者的血液流经毛细血管时,随 HbO_2 中 O_2 的释放,毛细血管床中血氧分压降低较正常快,氧弥散速度减慢,导致组织缺氧和动 - 静脉血氧含量差低于正常。血红蛋白与氧亲和力异常增强、CO 中毒患者 HbCO 使氧离曲线左移,血氧不容易释放进入组织,也使得动 - 静脉血氧含量差低于正常。

血液性缺氧的患者毛细血管血液中脱氧血红蛋白含量小于 5g/dl,故可无发绀。血液性缺氧时,患者皮肤黏膜颜色可随病因不同而异:单纯血红蛋白减少时,因氧合血红蛋白浓度降低使皮肤黏膜呈苍白色;一氧化碳中毒患者,由于 HbCO 本身色泽特别鲜红有光泽,故当 HbCO 达到 30% 左右时,皮肤黏膜呈樱桃红色;高铁血红蛋白血症时,因 $HbFe^{3+}OH$ 呈深咖啡色或青石板色,患者皮肤黏膜呈青紫色,这种因进食导致大量血红蛋白氧化而引起的高铁血红蛋白血症又称为肠源性发绀(enterogenous cyanosis)。

三、循环性缺氧

循环性缺氧(circulatory hypoxia)是指由于组织血流量减少引起的组织供氧不足所引起的缺氧,又称为低动力性缺氧(hypokinetic hypoxia)。在循环性缺氧中,因动脉灌流不足引起的缺氧称为缺血性缺氧(ischemic hypoxia),因静脉回流障碍引起的缺氧称为淤血性缺氧(congestive hypoxia)。

(一)原因

1. 全身性循环障碍　主要见于心力衰竭和休克等。心力衰竭患者心输出量减少,既可因组织血液灌流不足而发生缺血性缺氧,又可因静脉回流不畅发生淤血性缺氧。全身循环障碍引起的缺氧,易导致酸性代谢产物蓄积,发生酸中毒,使心肌收缩力进一步减弱,心输出量降低,加重循环性缺氧,形成恶性循环。严重时,患者可因心、脑、肾等重要器官功能衰竭而死亡。

2. 局部性循环障碍　见于动脉粥样硬化、血栓形成和栓塞、血管病变如脉管炎、血管痉挛或受压等。局部血液循环障碍的后果主要取决于病变发生的部位,心肌梗死和脑血管意外是常见的致死原因。若静脉栓塞或静脉炎则可以引起某支静脉回流障碍,引起局部组织淤血性缺氧。

（二）血氧变化的特点及缺氧的机制

循环性缺氧常见于器官的局部循环功能障碍,血氧变化的特点主要是:① PaO_2、SaO_2 均可以是正常;②血红蛋白的质和量没有改变,CO_{2max}、CaO_2 正常;③由于血流缓慢,血液流经毛细血管的时间延长,细胞从单位容量血液中摄取氧量增多,加之局部酸中毒致氧离曲线右移,使静脉血氧含量降低,动-静脉血氧含量差增大。但由于供应组织的血液总量减少,弥散到组织细胞的总氧量仍不能满足细胞的需要。

缺血性缺氧如失血性休克时,因大量血液丧失及组织供血不足,皮肤黏膜苍白。淤血性缺氧时,组织从血液中摄取的氧量增多,毛细血管中脱氧血红蛋白含量增加,易出现发绀。

四、组织性缺氧

正常情况下,进入细胞内的氧 80%~90% 在线粒体通过氧化磷酸化的生物氧化反应还原成水,同时生成 ATP。在组织供氧正常的情况下,因组织、细胞利用氧障碍所引起的缺氧称为组织性缺氧(histogenous hypoxia),又称氧利用障碍性缺氧(dysoxidative hypoxia)。

（一）原因

1. 组织中毒　氰化物、硫化物、鱼藤酮和某些药物过量皆可引起组织性缺氧,最典型的是氰化物中毒。氰化物迅速与氧化型细胞色素氧化酶的三价铁结合为氰化高铁细胞色素氧化酶,氰化高铁细胞色素氧化酶失去了由 Fe^{3+} 还原为 Fe^{2+} 的能力,不再能接受电子转变为还原型细胞色素氧化酶,也就失去了传递电子的能力,以致呼吸链中断,表现为组织不能正常地利用氧生成 ATP。鱼藤酮和巴比妥等可抑制电子从 NADH 向辅酶 Q 传递,阻断呼吸链。因毒性物质抑制细胞生物氧化引起的缺氧为组织中毒性缺氧(histotoxic hypoxia)。

2. 呼吸酶合成障碍　维生素 B_1 是丙酮酸脱氢酶的辅酶成分,缺乏可引起糖代谢中间产物丙酮酸氧化受阻,使机体尤其是神经组织发生能量代谢障碍,引起脚气病。维生素 B_2(核黄素)是呼吸链中的一种递氢体,也是构成黄素酶的辅基,缺乏可引起呼吸链中断和广泛的物质代谢障碍。维生素 PP(烟酸及烟酰胺)是辅酶Ⅰ和辅酶Ⅱ的组成分,缺乏可发生细胞氧的利用和能量代谢障碍。

3. 线粒体损伤　大量放射线照射、细菌毒素、严重缺氧、钙超载、热射病、高温和高压氧等许多因素都可损伤线粒体,使细胞生物氧化发生严重障碍。

（二）血氧变化的特点及缺氧的机制

组织性缺氧发生的机制是细胞对氧的利用障碍,此时 PaO_2、CO_{2max}、CaO_2 及 SaO_2 均正常。由于组织利用氧障碍,静脉血氧含量和氧分压高于正常,动-静脉血氧含量差变小。组织细胞利用氧障碍,使毛细血管中氧合血红蛋白含量高于正常,故皮肤黏膜色泽较红润,可呈红色或玫瑰红色。

各型缺氧的血氧变化特点见表6-1。

表 6-1　各型单纯性缺氧的血氧变化特点

缺氧类型	动脉血氧分压（PaO_2）	血氧容量（CO_{2max}）	动脉血氧含量（CaO_2）	动脉血氧饱和度（SaO_2）	动静脉血氧含量差（CaO_2-CvO_2）
低张性缺氧	↓	N 或 ↑	↓	↓	↓ 或 N
血液性缺氧	N	↓ 或 N	↓	N 或 ↓	↓
循环性缺氧	N	N	N	N	↑
组织性缺氧	N	N	N	N	↓

注:↓:降低;↑:升高;N:正常。

临床所见的缺氧多为混合性缺氧。例如心力衰竭时主要表现为循环性缺氧,若合并肺水肿又可发生低张性缺氧。感染性休克时可引起循环性缺氧,细菌内毒素还可导致组织利用氧障碍而发生组织性缺氧。严重失血可引起血液性缺氧,如果并发急性呼吸窘迫综合征时可伴有低张性缺氧。因此,在临床实践中要综合性分析、判断,采取准确的治疗措施。

第三节　缺氧对机体的影响

缺氧时机体的功能与代谢的变化包含代偿反应和损伤性改变两个方面,往往两者之间的区别仅在于变化的程度不同而已。各种类型的缺氧所引起的变化基本相似,也各有其不同。下面以低张性缺氧为例介绍缺氧对机体的影响。

一、呼吸系统的变化

(一)代偿性反应

动脉血氧分压降低时呼吸加深加快,肺通气量增加,称为低氧通气反应(hypoxic ventilation reaction,HVR),是急性缺氧最重要的代偿反应。发生机制为:PaO_2 降低至 60mmHg 以下时可刺激颈动脉体和主动脉体化学感受器,冲动经窦神经和迷走神经传入延髓,反射性地引起呼吸加深加快,使肺泡通气量增加。

低张性缺氧引起的低氧通气反应与缺氧的程度和持续时间有关。肺泡气氧分压越低,肺通气量越大(图6-5)。当肺泡气氧分压维持在 60mmHg 以上时,肺通气量变化不明显。当肺泡气氧分压低于 60mmHg 时,肺通气量随肺泡气氧分压降低而显著增加。当人到达海拔 4 000m 的高原后,肺通气量立刻增加,比在海平面高 65%;2~3d 后可高达海平面时5~7 倍;久居高原后肺通气量逐渐回降至略高于海平面的 15% 左右。

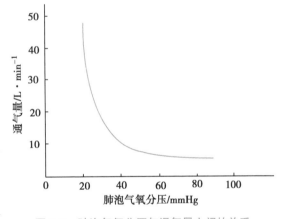

图 6-5　肺泡气氧分压与通气量之间的关系

血液性缺氧和组织中毒性缺氧如果不合并 PaO_2 降低,呼吸系统的代偿不明显。循环性缺氧如累及肺功能时,可因 PaO_2 降低而使呼吸加深加快。

(二)损伤性变化

严重的急性缺氧可直接抑制呼吸中枢,出现周期性呼吸、呼吸减弱甚至呼吸停止。当 $PaO_2<30mmHg$ 时,缺氧对呼吸中枢的直接抑制作用超过 PaO_2 降低对外周化学感受器的兴奋作用,发生中枢性呼吸衰竭,表现为呼吸抑制、呼吸节律不规则、通气量减少。少数人从平原进入 2 500m 以上的高原地区时,可因低张性缺氧而发生高原性肺水肿。

二、循环系统的变化

(一)代偿性反应

低张性缺氧引起循环系统的代偿反应主要是心输出量增加、肺血管收缩、血流重新分布和毛细血管增生。

1. 心输出量增加　心输出量增加可提高全身组织细胞的供血量,增加组织的供氧量,对急性缺氧有一定的代偿意义。心输出量增加的机制:①心率加快:缺氧时可因肺通气增加引起肺膨胀,刺激肺牵张感受器,反射性地通过交感神经兴奋而引起心率加快。但呼吸运动过深也可通过反射使心率减慢,外周血管扩张和血压下降。②心肌收缩力增强:缺氧可引起交感-肾上腺髓质系统兴奋,儿茶酚胺释放增多,作用于心肌 β-肾上腺素能受体,发挥正性肌力作用。③静脉回心血量增加:胸廓及心脏活动增强,可导致静脉回流量增加和心输出量增多,有利于提高全身组织器官的供氧量。

2. 血流重新分布　急性缺氧时,心和脑供血量增多,而皮肤、内脏、骨骼肌和肾的血流量减少。血流重新分布的机制是:①急性缺氧时,由于交感神经兴奋,儿茶酚胺释放增多,使皮肤、骨骼肌和腹腔脏器等血管 α-肾上腺素受体密度较高的组织血管收缩,血流量减少;②心和脑的血管 α-肾上腺素受体密度较少,对儿茶酚胺不敏感,主要受局部组织代谢产物乳酸、腺苷、前列环素 I_2 等的扩血管作用使血流增加;③缺氧时心脑血管平滑肌细胞膜的 Ca^{2+} 激活钾通道(K_{Ca})和 ATP 敏感性钾通道(K_{ATP})开放,钾外流增加,细胞膜超极化,Ca^{2+} 进入细胞减少,血管舒张。

3. 肺血管收缩　肺循环的主要功能是血液充分氧合,其循环的特点是低压力低阻力。当某部分肺泡气 PO_2 降低及混合静脉血的氧分压降低时,可引起该部位肺小动脉收缩,使血流转向通气充分的肺泡,称为缺氧性肺血管收缩(hypoxic pulmonary vasoconstriction,HPV),是肺循环独有的生理现象。

4. 组织毛细血管密度增加　慢性缺氧可引起组织中毛细血管增生,尤其是心脏、脑和骨骼肌的毛细血管增生明显。毛细血管密度增加可缩短氧向组织细胞弥散的距离,增加组织的供氧量,具有代偿意义。

（二）损伤性变化

1. 缺氧性肺动脉高压　与急性缺氧引起肺血管收缩的代偿反应不同,长期缺氧引起肺血管结构重塑(remodeling),形成稳定的肺动脉高压。其主要发病机制为:①缺氧抑制静息状况下肺血管平滑肌细胞 K^+ 通道(Kv),使 K^+ 外流减少,细胞膜去极化时,电压依赖性 Ca^{2+} 通道开放,Ca^{2+} 内流增多引起血管收缩;②缺氧时肺血管内皮细胞、肺泡巨噬细胞、肥大细胞等合成和释放多种缩血管物质,如血栓素 A2、内皮素、血管紧张素 Ⅱ、5-羟色胺等缩血管物质产生增多,而其舒血管物质合成和释放减少,如 NO、前列环素、心房钠尿肽等舒血管物质产生减少,最终导致肺血管收缩;③缺氧时引起交感神经兴奋,肺血管通过 α-肾上腺素受体的作用,引起肺血管的强烈收缩;④缺氧时血管平滑肌细胞活性氧产生增多,ROS 可抑制 K^+ 通道的开放,使 Ca^{2+} 内流增多。同时 ROS 还可激活肌质网受体,促进肌质网释放大量 Ca^{2+},使细胞内游离 Ca^{2+} 增多,肺血管收缩。细胞内 ROS 增多,可激活 RhoA/Rho 激酶(Ras homolog gene family,member A/Rho associated kinase)信号通路,进而提高肌球蛋白轻链的磷酸化水平(MLC-P),引起平滑肌持续收缩;⑤缺氧时 RhoA 蛋白可通过 HIF-1 介导,上调 VEGF、Rho 相关卷曲螺旋形成蛋白激酶(Rho associated coiled-coil forming protein kinase,ROCK)等多种增殖相关的基因表达,引起肺血管细胞增殖,管腔狭窄而导致肺动脉压持续升高;⑥肺血管的持续收缩,可通过细胞骨架应力变化等途径促进细胞增生,肺血管壁增厚、管腔变窄,又促进肺动脉高压的发生(图 6-6)。持久的肺动脉高压,可增加右心室后负荷而导致右心室肥大以至衰竭,因而是高原心脏病和肺源性心脏病的主要发病环节。

2. 缺血性心脏病　严重缺氧可损伤心肌的收缩和舒张功能,因同时存在肺动脉高压,患者往往先表现为右侧心力衰竭,严重时出现全心衰竭。

（1）心肌舒缩功能障碍:是缺血性心脏病发生的主要原因,其机制是:①缺氧使 ATP 生成减少,能量供应不足;②ATP 不足引起心肌细胞膜和肌质网 Ca^{2+} 转运功能障碍,导致心肌 Ca^{2+} 转运和分布异常;③极严重的缺氧可引起心肌收缩蛋白破坏,心肌细胞变性、坏死,心肌舒缩功能障碍。

（2）心律失常:严重缺氧可引起窦性心动过缓、传导阻滞、期前收缩,甚至心室纤颤。

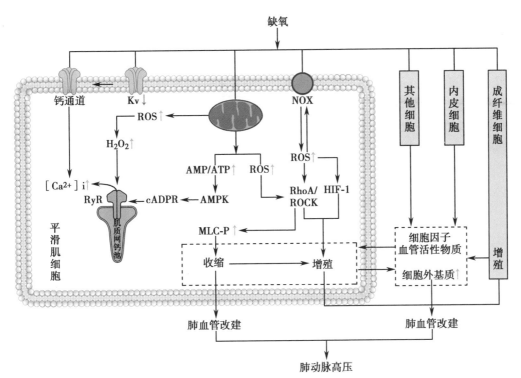

图 6-6 缺氧性肺动脉高压发生机制示意图

NOX:NADPH 氧化酶;AMPK:AMP 活化蛋白激酶;cADPR:环腺苷二磷酸核糖

(3)回心血量减少:严重、持久的缺氧,体内产生大量乳酸、腺苷等代谢产物,可直接使外周血管扩张,微血管床扩大,引起血液淤滞和回心血量减少。慢性缺氧时,红细胞代偿性增多,血液黏滞度增高,血液回流阻力增大。严重脑缺氧导致呼吸中枢抑制和胸廓运动减弱,回心血量减少。回心血量减少又进一步降低心输出量,使组织的供血供氧量减少。

三、血液系统的变化

(一) 代偿性反应

缺氧使红细胞增多和氧合血红蛋白解离曲线右移,使氧的运输和向组织释放氧的能力增强。

1. 红细胞和血红蛋白增多 急性缺氧时,交感神经兴奋,脾、肝等储血器官收缩,将储存的血液释放入体循环,可使循环血中的红细胞数目增多。慢性缺氧时红细胞增多主要是由骨髓造血功能增强所致。当低氧血流经肾小球旁器时,刺激肾小管旁间质细胞生成并释放促红细胞生成素(erythropoietin,EPO)增多,EPO 促进骨髓干细胞分化为原红细胞,并促进其分化、增殖、成熟和释放,加速血红蛋白合成。慢性缺氧时骨髓还能释放更多网织红细胞进入血液。红细胞增多可增加血氧容量和血氧含量,提高血液携带氧的能力,使组织缺氧有一定程度的改善。

2. 2,3-DPG 含量增多,红细胞释放氧能力增强 2,3-DPG 是在红细胞内糖酵解过程的中间产物,二磷酸甘油酸变位酶(diphosphoglycerate mutase,DPGM)催化它的合成,二磷酸甘油磷酸酶(diphosphoglycerate phosphatase,DPGP)促进它的分解(图 6-7)。2,3-DPG 是负电性很高的分子,可结合于血红蛋白分子的中央空穴内,调节血红蛋白与氧的亲和力。缺氧时,2,3-DPG 含量增高的主要机制是:①合成增加:低张性缺氧时氧合血红蛋白减少,脱氧血红蛋白增多。氧合血红蛋白的中央孔穴小不能结合 2,3-DPG,而 HHb 的中央空穴大,可结合 2,3-DPG(图 6-8)。脱氧血红蛋白增多,对 2,3-DPG 的结合增加,红细胞内游离的 2,3-DPG 减少,使 2,3-DPG 对磷酸果糖激酶和 DPGM 的抑制作用减弱,从而使糖酵解增强,2,3-DPG 合成增加。缺氧出现的代偿性过度通气所致呼吸性碱中毒,加之脱氧血红蛋白偏碱性,pH 增高,进而激活磷酸果糖激酶使糖酵解增强;②分解减少:pH 增高可抑制 DPGP 的活性,使2,3-DPG 分解减少。缺氧时,红细胞内2,3-DPG 增多,氧解离曲线右移对机体的影响取决于吸入气、肺泡气及动脉血氧分压的变化程度。若动脉血氧分压在 60mmHg 以上时,氧解离曲线处于平坦段,此时的曲线右移,有利于血液内的氧向组织释放;若动脉血氧分压低于 60mmHg,处于氧解离曲线陡直部分,氧解离曲线右移则会影响肺泡毛细血管中血红蛋白与氧的结合,使动脉血氧饱和度下降,因而失去代偿意义。

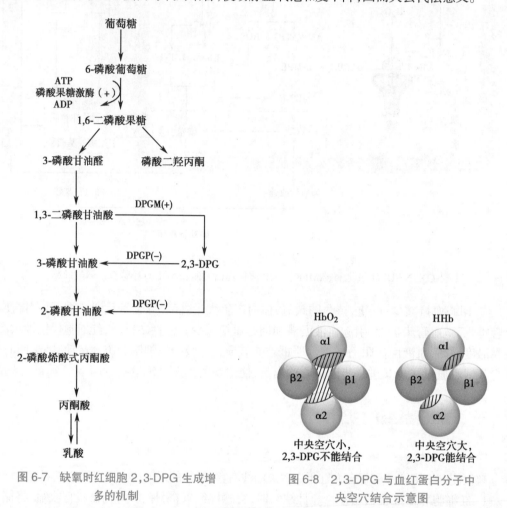

图 6-7　缺氧时红细胞 2,3-DPG 生成增多的机制

图 6-8　2,3-DPG 与血红蛋白分子中央空穴结合示意图

（二）损伤性变化

红细胞过度增多,可使血液黏滞度和血流阻力明显增加,心脏的后负荷增加,是缺氧时发生心力衰竭的重要原因之一。严重缺氧时,红细胞内 2,3-DPG 增多引起的氧解离曲线右移将减少血红蛋白在肺中的氧合,使动脉血氧饱和度降低,组织供氧明显不足。一部分长期居住高原的人,因红细胞过度增多,而引起高原红细胞增多症（high altitude polycythemia,HAPC）。

四、中枢神经系统的变化

缺氧可出现一系列中枢神经系统功能紊乱的症状。急性缺氧患者可出现头痛,情绪烦躁,思维力、记忆力、判断力降低或丧失及运动不协调等症状,严重者可惊厥和昏迷。慢性缺氧时症状比较缓和,表现有注意力不集中、易疲劳、嗜睡及精神抑郁等症状。

缺氧致中枢神经系统功能障碍与脑水肿和脑细胞损伤有关。脑水肿的发生机制是:①缺氧直接扩张脑血管,增加脑血流量和毛细血管内压,组织液生成增多;②缺氧所致代谢性酸中毒可增加毛细血管壁通透性,形成间质脑水肿;③ATP 生成减少,细胞膜钠泵功能障碍,细胞内钠水潴留,形成脑细胞水肿;④脑充血和脑水肿使颅内压升高,压迫脑血管加重脑缺血和脑缺氧,形成恶性循环。

五、组织、细胞的变化

(一)代偿性反应

1. 细胞利用氧的能力增强 慢性缺氧时,细胞内线粒体的数目增多和膜表面积增大,同时呼吸链中的酶如琥珀酸脱氢酶、细胞色素氧化酶含量增多,酶活性增高,使细胞利用氧的能力增强。

2. 无氧酵解增强 严重缺氧时,ATP 生成减少,ATP 与二磷酸腺苷(ADP)比值下降,以致磷酸果糖激酶(控制糖酵解过程最主要的限速酶)活性增强,促使糖酵解过程加强,在一定程度上可补偿能量的不足。

3. 肌红蛋白增加 慢性缺氧可使肌肉中肌红蛋白(myoglobin,Mb)含量增多,有增加机体氧储存量的作用。肌红蛋白和氧的亲和力较大(图 6-9)。当氧分压为 10mmHg 时,血红蛋白的氧饱和度约为 10%,而肌红蛋白的氧饱和度可达 70%,当氧分压进一步降低时,肌红蛋白可释出大量的氧供细胞利用。

4. 氧感知通路与缺氧相关基因表达 缺氧时细胞水平发生的代偿适应性反应与氧感知通路激活及其所介导的缺氧相关基因表达密切相关。1994 年,Gregg L Semenza 等在研究缺氧刺激肾脏分泌促红细胞生成素基因表达时发现了缺氧诱导因子(hypoxia inducible factor,HIF)。2019 年,William G Kaelin、Peter J Ratcliffe 和 Gregg L Semenza 因在 HIF 介导

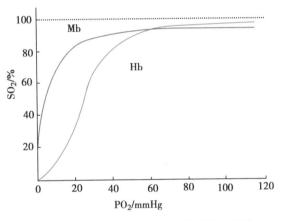

图 6-9 血红蛋白与肌红蛋白在标准状况下的氧解离曲线

细胞氧感知通路研究中作出突出贡献而共同获得诺贝尔生理学或医学奖。HIF 家族由成员 HIF-1、HIF-2、HIF-3 组成,其中 HIF-1 主要参与了缺氧的调节,由 α 和 β 两个亚基构成。HIF-1 由常氧状态下,脯氨酸羟化酶(PHD)可将 HIF-1α 第 402 和 564 位的脯氨酸羟化,进而通过泛素化途径被降解,因而胞质中 HIF-1α 保持较低水平。缺氧状态下,脯氨酸羟化酶活性下降,HIF-1α 降解减少而进入细胞核与 HIF-1β 结合形成二聚体,进而激活缺氧相关基因的表达,如介导促红细胞生成素、血管内皮生长因子基因表达等,所编码蛋白质的功能涉及红细胞生成、血管增生、糖酵解增强、细胞的增殖及分化等,在介导缺氧反应中发挥着重要的作用(图 6-10)。

5. 细胞缺氧预适应、缺氧诱导干细胞增殖与分化 近年来,关于缺氧时组织细胞的抗损伤方面的研究主要集中在缺氧预适应、低氧对干细胞的增殖和分化的影响等几方面:

(1)缺氧预适应(hypoxic preconditioning,HPC):HPC 是指组织细胞受到一次或多次短暂性适度缺血或缺氧刺激后,触发机体的内源性保护机制,可使机体对接下来发生的严重的或致死性缺血或缺氧损伤产生高度的耐受和保护作用。具体的机制为:通过重复缺血或缺氧刺激后,激活颈动脉体、主动脉体以及其他器官组织的特异性氧感受器和信号转导通路,HIF-1 的含量升高(低氧时,体内蛋白酶系统水解 HIF-1α 过程减弱),通过级联反应使 HIF-1 相关靶基因上调(HIF-1α 入核,与 HIF-1β 二聚体化,结合于缺氧反应基因的 HIF-1 结合位点,促进所介导的基因转录),HIF-1 调节的基因涉及细胞能量代谢、离子代谢、血管的发生等多方面,从而发挥一系列的抗缺氧反应和细胞保护作用(图 6-11)。

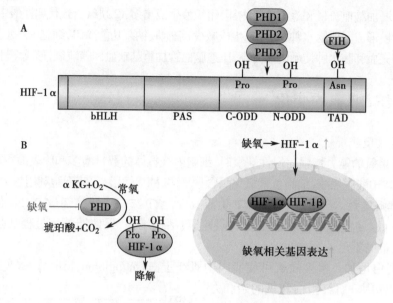

图 6-10　缺氧时 HIF 表达调控机制

注:A. HIF-1α 蛋白结构域;B. HIF-1α 的调控和转录活性

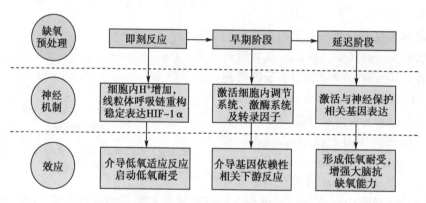

图 6-11　缺氧预适应示意图

　　(2)缺氧对干细胞增殖和分化的影响:生理性体内低氧(氧含量为 1%~5%)对干细胞增殖和分化有重要作用,其机制主要涉及低氧诱导因子。HIF-1 是细胞感受氧气浓度的关键效应分子,又是低氧效应相关基因表达的最核心转录调节因子。HIF-1α 是调节细胞缺氧适应过程中重要的转录激活因子,在常氧下其在细胞和组织中含量很低,且在胞质内处于失活状态;但是在缺氧条件下其含量则升高,可被激活并转移到细胞核并与 HIF-1β 形成 HIF-1 分子,识别并结合包含有低氧反应元件的 DNA 序列。大量的研究表明,低氧条件上调细胞中 HIF-1 的表达,HIF-1 通过调节 EPO、VEGF 以及基质细胞衍生因子 -1(stromal cell-derived factor-1,SDF-1)、碱性成纤维细胞生长因子(basic fibroblast growth factor,bFGF)等的编码基因,来调控血管生成和组织增殖分化,还通过 Wnt/β-catenin(Wnt 蛋白 /β- 连环蛋白)信号通路调控干细胞的增殖,尤其在低氧促进神经干细胞增殖过程中也起着重要作用。因此,低氧诱导干细胞的增殖和分化在血管重塑和修复、神经功能修复等方面发挥着重要的作用(图 6-12)。

　　(二) 损伤性变化

　　1. 细胞膜损伤　一般而言,细胞膜是细胞缺氧最早发生损伤的部位。在细胞内 ATP 下降之前,细胞膜电位已经开始下降,主要因为细胞膜离子泵功能障碍、膜通透性增加、膜流动性下降和受体功能障碍。

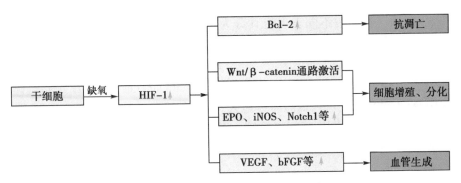

图 6-12 缺氧与干细胞增殖、分化示意图

(1) Na^+ 内流：Na^+ 内流使细胞内 Na^+ 浓度增加并激活钠泵,在泵出 Na^+ 时需要消耗ATP,这又进一步增强线粒体氧化磷酸化过程和加重缺氧。严重缺氧时,ATP 生成减少,钠泵功能降低,导致细胞内钠水潴留。细胞水肿、线粒体肿胀和溶酶体肿胀,是细胞损伤和破坏的基础。

(2) K^+ 外流：细胞膜通透性增高导致 K^+ 外流增加,钠泵功能障碍使细胞外 K^+ 不能泵入细胞。K^+ 是蛋白质包括酶等合成代谢所必需的离子,细胞内缺 K^+ 将导致合成代谢障碍,酶的生成减少,进一步影响 ATP 的生成和离子泵的功能。

(3) Ca^{2+} 内流：严重缺氧使细胞膜对 Ca^{2+} 的通透性增高,导致 Ca^{2+} 内流增加。ATP 生成减少,影响细胞膜和肌质网钙泵功能,使 Ca^{2+} 外流和肌质网摄取 Ca^{2+} 减少,导致细胞内钙超载。Ca^{2+} 进入线粒体增多,使线粒体功能障碍,加重 ATP 生成不足;Ca^{2+} 可激活磷脂酶使膜磷脂分解,进一步引起溶酶体损伤和水解酶释放;细胞内 Ca^{2+} 增多可增加 Ca^{2+} 依赖性蛋白激酶的活性,促进自由基形成而加重细胞的损伤。

2. **线粒体变化** 轻度缺氧使线粒体功能加强,严重缺氧使线粒体受损,损伤的后果是使细胞赖以生存的能量减少。严重缺氧引起线粒体损伤的机制是：①氧化应激：缺氧可使线粒体产生大量氧自由基诱发膜脂质过氧化反应,破坏线粒体膜的结构和功能。②钙稳态紊乱：缺氧时,胞内 Ca^{2+} 超载抑制氧化磷酸化作用,激活多种钙依赖型降解酶,影响线粒体的结构和功能。缺氧时线粒体结构损伤主要表现为肿胀、嵴断裂崩解、钙盐沉积、外膜破裂和基质外溢等。

3. **溶酶体的变化** 缺氧时因乳酸和酮体生成增多,导致酸中毒。pH 降低时磷脂酶活性增高,细胞的膜性成分包括溶酶体膜的磷脂被分解,使膜通透性增高致溶酶体肿胀、破裂和释出大量溶酶体酶,可引起细胞及其周围组织的溶解、坏死。

第四节 缺氧与疾病

缺氧是临床上极为常见的病理过程,是造成许多疾病的主要原因之一。在某些情况下缺氧还可以直接引起疾病,其中最为典型的就是高原病。

高原病(high altitude disease,HAD)是指在高原低压低氧环境下发生的一类高原特发性疾病,根据发病急缓分为急性高原病和慢性高原病两种类型。

一、急性高原病

急性高原病(acute high altitude disease,AHAD)一般指由平原进入高原或由高原进入更高海拔地区时,人体在数小时至数天内对低气压低氧不适应,引起代偿功能失调后,所表现出的一类高原疾病。我国按不同表现将其分为急性轻型高原病（acute mild altitude disease，AMAD）、高原肺水肿（HAPE）和高原脑水肿（HACE）三种类型。

（一）急性轻型高原病

急性轻型高原病也称为急性高原反应（acute mountain sickness，AMD），是指机体由平原进入到高原地区或久居高原进入到更高海拔地区，在数小时至1~3d内出现头痛、头晕、恶心、呕吐、心悸、胸闷、气短、乏力、纳差、睡眠障碍等一系列临床综合征。一般急速进入高原者发病率高，症状较重，而缓慢进入高原者反应相对较轻。经过高原短期适应或对症治疗，相关症状及体征可显著减轻或消失。

1. **发病机制**　目前研究认为急性轻型高原病与以下因素相关：

（1）低氧血症：急性轻型高原病患者对高原低压低氧环境反应迟钝，肺通气和流速显著降低，残气量显著增加，弥散功能减弱，摄氧减少。同时，急性缺氧时肺泡表面活性物质合成减少，导致肺泡氧合效率降低，引起动脉血氧分压和血氧饱和度显著降低（图6-13）。

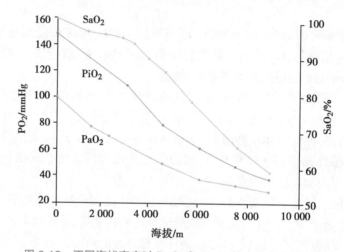

图6-13　不同海拔高度时 PaO_2 和 SaO_2 的变化曲线示意图

（2）体液重分配：机体暴露于高原环境可导致体液重分配，既可引起脱水，也可引起体液潴留。一般发生急性轻型高原病患者多伴有抗利尿反应，发生体液潴留，而高原适应良好者则出现轻度利尿反应，发生脱水。其机制与体内 ADH，RAAS 系统及 ANP 的改变相关。

（3）颅内压增高：急性轻型高原病患者出现的头痛、头晕、恶心、呕吐等症状与颅内压增高相关。

2. **主要的临床表现**　头痛、头昏、气促、心慌、食欲减退、倦怠、乏力、恶心、呕吐、腹胀、腹泻、胸闷、失眠、眼花、嗜睡、眩晕、鼻出血等症状。其中头痛、头昏是最早出现的症状，多呈持续性。

（二）高原肺水肿

高原肺水肿（high altitude pulmonary edema，HAPE）是指人体进入高原或由高原进入更高海拔地区时，由于高原缺氧导致肺动脉压突然升高、肺血容量增加、毛细血管内液体渗出至肺间质及肺泡而引起的以肺间质或肺泡水肿为特征的一种高原特发病，是一种非心源性肺水肿。本病发病急、进展快，救治不及时可导致死亡。

1. **发病机制**

（1）肺动脉压增高：①高原缺氧引起肺动脉不均一收缩，血液转移至收缩弱的部位，导致该部位毛细血管内压增高；②高原缺氧引起血管内皮细胞损伤，内皮细胞分泌的扩血管物质 NO、PGI_2 减少，缩血管物质 ET、TXA_2 增多导致肺动脉压增高；③血管内皮细胞损伤引起局部血栓形成，导致血液转移至未被栓塞部位，造成该部位毛细血管内压增高。

（2）肺毛细血管通透性增高：①肺动脉压增高对血管造成机械性损伤；②缺氧时炎症细胞

聚集、分泌炎症因子、活性氧等物质引起血管内皮细胞通透性增加,液体渗出增多。

(3)肺血容量增加:高原缺氧环境下,部分人会出现水、电解质代谢紊乱,导致钠水潴留引起肺血容量增加。

2. 主要的临床表现 早期患者出现疲乏、全身无力、头痛、头昏、胸闷、心悸、气促、精神萎靡、神志恍惚等症状,继之出现咳嗽,咳出白色或黄色泡沫痰,重者咳出粉红色或血性泡沫痰。剧烈咳嗽、咯粉红色泡沫痰是其典型特征。查体时突出体征是肺部有湿啰音,患者颜面、口唇、甲床明显发绀,重者面色灰暗。

(三)高原脑水肿

高原脑水肿(high altitude cerebral edema,HACE)是指人体急速进入高原或从高原迅速进入更高海拔地区,由于高原低压缺氧引起严重脑功能障碍,出现严重的神经精神症状、共济失调甚至昏迷的一种高原特发病。其特点是起病急骤,进展迅速,常合并高原肺水肿,多器官功能衰竭等,病死率高。

1. 发病机制

(1)脑细胞能量代谢障碍:高原低氧使脑细胞代谢发生障碍,能量生成不足,细胞膜钠泵功能障碍,细胞内 Na^+ 增加导致细胞内渗透压增高,水分进入细胞内形成细胞内水肿。

(2)脑微血管通透性增高:低氧使脑微血管内皮细胞受损,微血管通透性增高,液体渗出形成间质性脑水肿。

(3)脑微循环流体静压增高:低氧导致脑血管扩张和脑血流量增加,同时高原低氧引起的机体水电解质平衡紊乱,导致钠水潴留,进一步增加脑血流量,使得脑循环内流体静压升高,引起液体外渗。

2. 临床表现 高原脑水肿的突出临床表现是意识丧失。患者在意识丧失前出现剧烈头痛、恶心呕吐,烦躁不安、躁动、谵妄等症状。可出现发绀、呼吸困难、视觉模糊、颈项强直或抵抗,对光反射迟钝、瞳孔散大、视盘水肿等体征。

二、慢性高原病

慢性高原病(chronic mountain sickness,CMS)指长期居住在海拔 2 500m 以上的人群,因对高原环境习服不良或丧失适应而发生的临床综合征,以红细胞增多、肺动脉高压和低氧血症为特征,高原缺氧是主要发病原因。高原移居者和世居者均可发病。

(一)高原红细胞增多症

高原红细胞增多症(high altitude polycythemia,HAPC)是指长期居住在海拔 2 500m 以上的居民,对高原低氧环境失去习服而导致的临床综合征,其特征是红细胞过度增多(女性 Hb ≥ 190g/L,男性 Hb ≥ 210g/L)和低氧血症,是最常见的一种慢性高原病,男性多于女性。患者移居到低海拔地区后,其临床症状逐渐消失,如果重返高原则病情复发,高原缺氧是其发病的主要原因。青藏高原是世界上 HAPC 发生率最高的地区。其发病机制为:

1. 促红细胞生成素分泌增加 高原缺氧环境下,肾小管间质纤维细胞分泌 EPO 增加,促使有核红细胞分裂,加速红细胞成熟,血液中红细胞数增多。

2. 血红蛋白 - 氧亲和力下降 高原环境下机体 2,3-DPG 含量明显升高,血红蛋白与氧亲和力下降,氧离曲线右移,组织摄氧增多。但当 2,3-DPG 含量异常增多则可造成肺部血红蛋白与氧亲和力显著降低,使血液从肺泡摄氧过程发生困难,血液中氧分压下降,促使 2,3-DPG 的合成进一步增加,导致 SaO_2 降低,形成恶性循环,最终发展为更严重的红细胞增多。

3. 低氧通气反应降低 高原世居者和久居者由于对高原环境的习服(适应),导致 HVR 降低,肺泡氧分压下降,出现低氧血症和高碳酸血症,从而促发高原红细胞增多症。

（二）高原性心脏病

高原性心脏病（high altitude heart disease，HAHD）是由于高原慢性缺氧，引起肺动脉高压，使右心室扩张、肥大，右心室功能不全，最终导致心力衰竭的一种慢性高原病。本病多发生于平原移居高原或由高海拔到更高海拔的居民，发病率随海拔增高及高原居住时间延长而逐渐增高，但移居者发病率显著高于世居者，儿童发病率高于成人。长期缺氧肺小动脉通过多个途径持续收缩，引起肺小动脉肌层肥厚，管腔狭窄而导致肺动脉压持续升高，形成的缺氧性肺动脉高压是 HAHD 发病的主要机制。

（三）高原血压异常

高原血压异常（high altitude abnormal blood pressure，HAABP）指平原人移居高原后部分人的体循环血压改变可以表现为血压增高或降低，返回平原后血压恢复至原来水平，且可排除其他原因导致的血压增高或降低的状态。高原高血压症发病机制主要是低氧刺激引起的交感神经兴奋、缩血管因子产生增多以及血液黏稠度增高等因素有关；高原低血压症发病机制主要是低氧刺激引起少数人自主神经功能紊乱，迷走神经兴奋占优势，心肌收缩力减弱，心输出量降低，以及血管扩张，毛细血管开放增多，外周血管阻力下降等因素有关。

（四）高原衰退症

高原衰退症（high altitude deterioration，HADT）指长期居住在海拔 3 000m 以上地区的人群中，有部分人发生疼痛、头昏、失眠、记忆力减退、注意力不集中、体力下降、容易疲乏、工作能力降低、性功能减退等一系列脑力和体力衰退的症状。发生的主要机制为：①神经、内分泌功能紊乱，主要于高原低氧引起的神经递质和激素的合成、分泌减少有关；②免疫功能降低，表现为细胞免疫和体液免疫功能均下降；③血液流变学改变。由于红细胞增多、血液黏稠度增加、血小板聚集性增高、血流缓慢，引起微循环功能障碍。

第五节　缺氧治疗的病理生理学基础

缺氧治疗的主要原则为消除病因和纠正缺氧。

一、病因治疗

消除缺氧的原因是缺氧治疗的前提和关键。对慢性阻塞性肺疾病、支气管哮喘、急性呼吸窘迫综合征等患者应积极治疗原发病，改善肺的通气和换气功能；对急性高原病患者，应尽快脱离高原缺氧环境；对先天性心脏病患者，应及时进行手术治疗；对严重创伤、大出血引起的循环功能障碍，应及时补充血容量；对中毒引起急性组织缺氧患者，应及时解毒。

二、氧疗

通过吸入氧分压较高的空气或纯氧治疗各种缺氧性疾病的方法为氧疗（oxygen therapy），一般采用常压氧疗和高压氧疗两种方法。氧疗对各种类型的缺氧均有一定的疗效，可提高肺泡气 PO_2，从而提高 PaO_2 和 SaO_2，增加动脉血氧含量，但因缺氧的类型不同，氧疗的效果有所不同。

氧疗对高原、高空缺氧以及外呼吸功能障碍等引起的低张性缺氧的效果最好。高原肺水肿患者吸入纯氧具有特殊的疗效，吸氧数小时至数日，肺水肿症状可显著缓解。

血液性缺氧、循环性缺氧和组织性缺氧患者动脉血氧分压正常，氧饱和度可正常或降低，此时吸氧大多数情况下虽然对提高 SaO_2 的作用有限（CO 中毒、亚硝酸盐中毒除外），但可明

显提高 PaO_2、增加血液中溶解的氧量,改善组织氧供。一氧化碳中毒时,迅速将患者转移到通风良好的地方,同时立即吸氧,有条件时吸入纯氧特别是高压氧可使血氧分压增高,氧与一氧化碳竞争地与血红蛋白结合,促使碳氧血红蛋白解离,因而对一氧化碳中毒性缺氧氧疗效果较好;亚硝酸盐中毒时,使用亚甲蓝(美蓝)还原剂解毒,呼吸困难者给予吸氧。

三、防止氧中毒

氧疗虽然对治疗缺氧十分重要,但如果长时间吸入氧分压过高的气体,可引起组织细胞损害、器官功能障碍,称为氧中毒(oxygen intoxication)。一般来说,0.5 个大气压以上的氧对组织细胞有毒性作用。一般认为氧中毒时组织细胞损伤的机制与活性氧的毒性作用有关。当供氧过多时,活性氧产生增多,超过机体抗氧化系统的清除能力,导致组织细胞损伤。氧中毒的发生主要取决于吸入气氧分压而不是氧浓度。在临床上应正确氧疗,严格控制吸入的氧分压、氧浓度和时间,防止氧中毒。

(刘永年)

重要考点

1. 缺氧的概念。
2. 常用血氧指标。
3. 缺氧的类型、原因和血氧变化特点及机制。
4. 缺氧对呼吸系统、血液系统、循环系统的影响。

思考题

1. 简述血氧饱和度的概念及氧合 Hb 解离曲线的影响因素,分析低张性缺氧和血液性缺氧时血氧饱和度的变化。
2. 缺氧患者是否都有发绀?
3. 为什么氧疗对低张性缺氧效果最好?

参 考 文 献

［1］王建枝,钱睿哲.病理生理学.9 版.北京:人民卫生出版社,2018.
［2］吴立玲,刘志跃.病理生理学.4 版.北京:北京大学医学出版社,2019.
［3］格日力.高原医学.北京:北京大学医学出版社,2014.
［4］崔建华.高原医学基础与临床.北京:人民军医出版社,2012.
［5］祁生贵,吴天一.慢性高原病诊断标准及相关研究.高原医学杂志,2015,25(4):1-11.
［6］马四清,吴天一.张雪峰.急性重症高原病与多器官功能障碍综合征.北京:人民卫生出版社,2014.
［7］DEYNOUX M, SUNTER N, HÉRAULT O, et al. Hypoxia and Hypoxia-Inducible Factors in Leukemias. Front Oncol, 2016, 6: 41.
［8］CHOI JR, YONG KW, WAN SW. Effect of hypoxia on human adipose-derived mesenchymal stem cells and its potential clinical applications. Cell Mol Life Sci, 2017, 74 (14) : 2587-2600.
［9］PIMTON P, LECHT S, STABLER CT, et al. Hypoxia enhances differentiation of mouse embryonic stem cells into definitive endoderm and distal lung cells. Stem Cells Dev, 2015, 24 (5) : 663-676.

第七章 发 热

> **学习目标**
>
> 1. **掌握** 体温升高、发热和过热的概念以及三者的区别；发热激活物与内生致热原的概念、种类；发热时体温升高的机制及发热基本环节。
> 2. **熟悉** 发热时物质代谢和生理功能的改变；发热的时相及各期热代谢特点；发热的处理原则。
> 3. **了解** 发热的生物学意义。

在体温中枢的调节下，人类和绝大多数哺乳动物的体温能维持相对恒定，恒定的体温对机体内环境稳态的维持和正常生命活动至关重要。疾病条件下引起的发热是一种常见的临床症状和体征，本章讲述发热的原因、发病机制、对机体代谢与功能的影响以及治疗的病理生理学基础。

第一节 概 述

正常成人体温维持在 37℃ 左右，并具周期性波动，一昼夜波动范围不超过 1℃，通常 2~6 点时体温较低，而 13~18 点时体温相对较高。即使处在严寒或酷热的极端环境下，体温变化也很少超过 0.6℃。

体温调节的高级中枢位于视前区下丘脑前部（preoptic anterior hypothalamus，POAH），延髓、脊髓等部位也对体温有一定的整合功能，被认为是体温调节的次级中枢所在。另外，大脑皮质也参与行为性的体温调节。体温的中枢调节主要以"调定点（set point，SP）"学说来解释，调定点理论认为体温调节类似于恒温器的调节，在体温调节中枢内有一个调定点，体温调节系统围绕调定点来调控体温，当体温偏离调定点时，可由反馈系统（温度感受器）将偏差信息输送到控制系统，后者进行综合分析，通过对效应器（产热和散热）的调控把中心温度维持在与调定点相适应的水平。根据此理论，发热（fever）是指由于致热原的作用使体温调定点上移且超过正常体温 0.5℃ 以上而引起调节性体温升高。

发热不是体温调节障碍，只是由于调定点上移，将体温调节到较高水平。临床上见到的体温升高，可分为调节性体温升高和非调节性体温升高，调节性体温升高即发热；非调节性体温升高时，调定点并未发生移动，而是由于体温调节障碍（如体温调节中枢损伤），或散热障碍（皮肤鱼鳞病和环境高温所致的中暑等）及产热器官功能异常（甲状腺功能亢进）等，这种由于体温调节中枢不能将体温控制在与调定点相适应的水平上，是被动性体温升高，称为过热（hyperthermia）。

除上述体温升高外，某些生理情况也会出现体温升高，如剧烈运动、月经前期、心理性应激等。人在赛跑时体温可升高3℃,这主要是由于肌肉产热过多所致。它们属于生理性反应,故称之为生理性体温升高(图7-1),但也有学者将其称为非病理性发热。

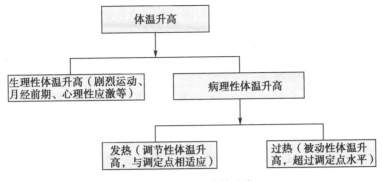

图 7-1　体温升高的分类

发热不是独立的疾病,但在整个病程中体温变化往往可反映病情的进程。所以,了解发热的特点对判断病情、评价疗效和估计预后,均有重要参考意义。

第二节　病因和发病机制

一、发热激活物

发热激活物是指作用于机体后,能激活产内生致热原细胞使之产生并释放内生致热原(endogenous pyrogen,EP)的物质。发热激活物又称 EP 诱导物,包括外致热原(exogenous pyrogen)和某些体内产物(图7-2)。

（一）外致热原

来自体外的致热物质称为外致热原。

1. 细菌

(1)革兰氏阳性细菌:此类细菌感染是常见的发热原因。主要有葡萄球菌、链球菌、肺炎球菌、白喉杆菌和枯草杆菌等。这类细菌全菌体、菌体碎片及释放的外毒素均是重要的致热物质,如葡萄球菌释放的可溶性外毒素、A 族链球菌产生的致热外毒素以及白喉杆菌释放的白喉毒素等。此外,葡萄球菌和链球菌的细胞壁中的肽聚糖(peptidoglycan)也具有致热性。实验证明这些细菌引起发热的同时,血中的 EP 水平增高。

(2)革兰氏阴性细菌:典型菌群有大肠埃希菌、伤寒杆菌、淋病奈瑟菌、脑膜炎球菌、志贺菌等。这类菌的致热性除菌体和胞壁中所含的肽聚糖外,其胞壁中所含

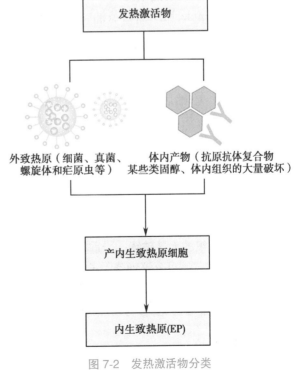

图 7-2　发热激活物分类

的内毒素(endotoxin,ET)是主要的致热成分。ET 的主要成分为脂多糖(lipopolysaccharide,

LPS),具有高度水溶性,是效应很强的致热原。它位于细胞壁的最外层,附着于肽聚糖。LPS 分子包含 3 个基本亚单位:①O- 多糖(O- 特侧链);②R- 核心(核心多糖);③脂质 A(lipid A)。脂质 A 是引起发热的主要成分。

ET 是最常见的外致热原,耐热性高(一般需干热 160℃ 2h 才能灭活),是血液制品和输液过程中的主要污染物。ET 无论是体内注射还是体外与产 EP 细胞一起培养,都可刺激 EP 的产生和释放,这可能是其主要致热方式。ET 反复注射可致动物产生耐受性,即连续数日注射相同剂量的 ET,发热反应逐渐减弱。

(3)分枝杆菌:典型菌群为结核分枝杆菌。其全菌体及细胞壁中所含的肽聚糖、多糖和蛋白质都具有致热效应。结核病是伴有发热的典型临床疾病。结核分枝杆菌活动性感染者多数有明显发热和盗汗。

2. 病毒　病毒感染是人体常见的传染病。常见的有流感病毒、SARS 病毒、麻疹病毒、柯萨奇病毒等。其中流感和 SARS 等病毒感染的最主要的症状就是发热。给动物静脉内注射病毒引起发热,循环血中出现 EP;将白细胞与病毒在体外一起培育也可产生 EP。病毒是以其全病毒体和其所含的血细胞凝集素致热。病毒反复注射也可导致动物产生耐受性。

3. 真菌　许多真菌感染引起的疾病常伴有发热。如白色念珠菌感染所致的鹅口疮、肺炎、脑膜炎;组织胞浆菌、球孢子菌和副球孢子菌引起的深部感染;新型隐球菌所致的慢性脑膜炎等。真菌的致热因素是全菌体及菌体内所含的荚膜多糖和蛋白质。

4. 螺旋体　螺旋体感染也是引起发热的原因之一。常见的有钩端螺旋体、回归热螺旋体和梅毒螺旋体。钩端螺旋体感染后,主要表现是发热、头痛、乏力,主要是因为钩体内含有溶血素和细胞毒因子等;回归热螺旋体感染致回归热,表现为周期性高热,其代谢裂解产物入血后引起高热;梅毒螺旋体感染后可伴有低热,可能是螺旋体内所含的外毒素所致。

5. 疟原虫　疟原虫感染人体后,其潜隐子进入红细胞并发育成裂殖子,当红细胞破裂时,大量裂殖子和代谢产物(疟色素等)释放入血,引起高热。

6. 非微生物类发热激活物　某些非微生物类外源物质也可激活发热,如佐剂胞壁酰二肽(muramyl dipeptide,MDP)、松节油、植物血凝素、多核苷酸及某些药物如两性霉素 B 和博来霉素等亦可引起发热。

(二)体内产物

1. 抗原 - 抗体复合物　抗原 - 抗体复合物对产 EP 细胞有激活作用。实验表明用牛血清白蛋白致敏家兔,然后将其血清转移给正常家兔,再用牛血清白蛋白攻击受血清的家兔,可引起后者明显的发热反应。但牛血清白蛋白对正常家兔无致热作用。这表明抗原 - 抗体复合物是发热的激活物。

2. 类固醇　体内某些类固醇(steroid)产物有致热作用,睾酮的中间代谢产物——本胆烷醇酮(etiocholanolone)是其典型代表。某些周期性发热的患者,血浆中的本胆烷醇酮的浓度有所增高,与发热的发生有关。人体白细胞与本胆烷醇酮一起培育,经几小时激活也能产生和释放 EP。石胆酸也有类似作用。

3. 体内组织的大量破坏　严重的心脏病急性发作、大手术、X 线或辐射,某些肿瘤细胞如肾癌、白血病和淋巴瘤可分泌细胞因子,组织坏死崩解产物等均可引起发热,严重者可持续数天。

4. 其他　尿酸盐结晶沉积亦可激活产致热原细胞释放致热原;补体系统可被抗原 - 抗体复合物及凝集素等活化,参与发热过程。

二、内生致热原

在发热激活物的作用下,机体内某些细胞产生和释放的能引起体温升高的物质,称之为内生致热原。

（一）内生致热原的种类

1948 年，Beeson 发现了白细胞致热原（leukocyte pyrogen，LP），随后的研究证实，由产 EP 细胞在发热激活物的作用下所释放的产物，统称之为 EP，现分述如下：

1. **白细胞介素 -1（interleukin-1，IL-1）** 是由单核细胞、巨噬细胞、内皮细胞、星状细胞、角质细胞及肿瘤细胞等多种细胞在发热激活物的作用下所产生的多肽类物质，目前已发现其有两种亚型：IL-1α 和 IL-1β。IL-1α 是酸性蛋白，IL-1β 是中性蛋白质，其基因编码的多肽前体分子的分子量均是 31kD，成熟型分子量分别为 17kD 和 17.5kD。IL-1α 和 IL-1β 两者虽然仅有 26% 的氨基酸序列相同，但作用于相同的受体，有相同的生物学活性。IL-1 受体广泛分布于脑内，密度最大的区域位于最靠近体温调节中枢的下丘脑外侧。将提纯的 IL-1 在脑室或静脉注射后，均可引起发热体温升高 0.5℃以上，大剂量可引起双相热。这些反应可被水杨酸钠（解热药）阻断。在 ET 引起发热的动物，循环血内也有大量 IL-1 出现。IL-1 不耐热，70℃ 30min 即丧失活性。

2. **肿瘤坏死因子（tumor necrosis factor，TNF）** 也是重要的 EP 之一。多种外致热原，如葡萄球菌、链球菌、内毒素等都可诱导巨噬细胞、淋巴细胞等产生和释放 TNF。TNF 也有两种亚型：TNF-α 和 TNF-β，TNF-α 由 157 个氨基酸组成，分子量为 17kD；TNF-β 由 171 个氨基酸组成，分子量为 25kD，两者有相似的致热活性。TNF 也不耐热，70℃ 30min 失活。将提纯的 TNF 经静脉注射或导入脑室，均可引起体温升高，大剂量可引起双相热。这些反应可被环加氧酶抑制剂布洛芬阻断。另外，TNF-α 在体内和体外都能刺激 IL-1β 的产生，IL-1β 也可诱导 TNF-α 的产生。

3. **干扰素（interferon，IFN）** 是一种具有抗病毒、抗肿瘤作用的蛋白质，主要由单核细胞和淋巴细胞所产生，有 IFN-α、IFN-β 和 IFN-γ 三种类型，均与发热有关。IFN-α 与 IFN-β 有明显的氨基酸同源性，但 IFN-β 对人体的致热性低于 IFN-α。INF-γ 不同于 IFN-α，只有大约 17% 的同源性，对人体有致热性，但作用方式可能不同。提纯或人工重组的 IFN 在人和动物都具有一定的致热效应，同时还可以引起脑内或组织切片中 PGE 含量升高，IFN 反复注射可产生耐受性。IFN 不耐热，60℃ 40min 可灭活。

4. **白细胞介素 -6（interleukin-6，IL-6）** IL-6 是一种由 184 个氨基酸组成的蛋白质，分子量为 21kD，是由单核细胞、纤维细胞和内皮细胞等分泌的细胞因子，ET、病毒、IL-1、TNF、血小板生长因子等都可诱导其产生和释放。

由于 IL-6 能引起各种动物的发热反应，也被认为是 EP 之一，但作用弱于 IL-1 和 TNF。其主要证据：给大鼠腹腔注射致热剂量的 LPS，可引起血浆和脑脊液中 IL-6 浓度明显增高；静脉或脑室内注射 IL-6，可致体温明显升高，布洛芬或吲哚美辛可阻断其作用；TNF-α 和 IL-1β 都能诱导 IL-6 的产生，而 IL-6 则下调 TNF-α 和 IL-1β 的表达。

5. **巨噬细胞炎症蛋白 -1（macrophage inflammatory protein-1，MIP-1）** 是内毒素作用于巨噬细胞所诱生的肝素 - 结合蛋白质。它包括两种类型，即 MIP-1α 和 MIP-1β，两者同源性很高。已证明用纯化 MIP-1 给家兔注射引起剂量依赖性单相热。

白细胞介素 -2（interleukin-2，IL-2）也可诱导发热，但发热反应出现较晚，推测 IL-2 可能是一个激活物，通过其他 EP 间接引起发热。此外，睫状神经营养因子（ciliary neurotrophic factor，CNTF）、白细胞介素 -8（interleukin-8，IL-8）以及内皮素（endothelin，ET）等也被认为与发热有一定的关系，但这些因子是否都属于 EP 尚有待进一步证实。

（二）内生致热原的产生和释放

内生致热原的产生和释放是一个复杂的细胞信息传递和基因表达调控过程。这一过程包括产 EP 细胞的激活、EP 的产生和释放。

所有能够产生和释放 EP 的细胞都称为产 EP 细胞,包括单核细胞、巨噬细胞、内皮细胞、淋巴细胞、星状细胞以及肿瘤细胞等。当这些细胞与发热激活物如 LPS 结合后,即被激活,从而启动 EP 的合成。经典的产内生致热原细胞活化方式主要包括以下两种:

1. **Toll 样受体(Toll-like receptors,TLR)介导的细胞活化** 首先 LPS 与血清 LPS 结合蛋白(lipopolysaccharide binding protein,LBP)结合,形成复合物。LBP 将 LPS 转移给可溶性 CD14(sCD14),形成 LPS-sCD14 复合物再作用于上皮细胞和内皮细胞上的受体,使细胞活化。此复合物与单核巨噬细胞表面的高亲和力受体 CD14(mCD14)结合,再作用于 TLR 将信号通过类似 IL-1 受体活化的信号转导途径,激活核转录因子(NF-κB),启动 IL-1、TNF、IL-6 等细胞因子的基因表达、合成内生致热原。EP 在细胞内合成后即可释放人血。较大剂量的 LPS 可不通过 CD14 途径直接激活单核巨噬细胞产生 EP。

2. **T 细胞受体(T cell receptor,TCR)介导的 T 淋巴细胞活化途径** 主要为革兰氏阳性细菌的外毒素如葡萄球菌肠毒素(staphylococcal enterotoxin,SE)和中毒性休克毒素(toxic shock syndrome toxin,TSST-1)以超抗原(superantigen,SAg)形式活化细胞,此种方式亦可激活淋巴细胞及单核巨噬细胞。SAg 与淋巴细胞的 T 细胞受体结合后导致多种蛋白酪氨酸激酶(protein tyrosine kinase,PTK)的活化,胞内多种酶类及转录因子参与这一过程。在 T 淋巴细胞活化过程中,磷脂酶 C 和鸟苷酸结合蛋白 P21ras(Ras)途径具有重要作用。PLC 途径:PTKs 活化使细胞内 PLC 磷酸化后,分解细胞膜上的磷脂酰肌醇二磷酸(phosyhatidylinositol-4,5-bisphophate,PIP2)生成三磷酸肌醇(inositol 1,4,5-triphosphate,IP_3)和甘油二酯(diacylglycerol,DAG);IP_3 可促使胞外 Ca^{2+} 内流及肌质网 Ca^{2+} 释放进而活化核因子(nuclear factor of activated T cells,NFAT);DAG 可激活蛋白激酶 C(PKC)进而促使多种核转录因子如 NF-κB 等活化。Ras 途径:活化的 PTK 使 Ras 转化为活性形式后,可经 raf-1 激活丝裂原激活的蛋白激酶(mitogen-activated protein kinase,MAPK),使 Fos 和 Jun 家族转录因子活化。以上这些核转录因子活化入核后即可启动 T 淋巴细胞活化与增殖,并大量合成和分泌 TNF、IL-1 和 IFN 等。

三、发热时的体温调节机制

(一)体温调节中枢

体温调节中枢位于视前区下丘脑前部,该区含有温度敏感神经元,对来自外周和深部温度信息起整合作用。损伤该区可导致体温调节障碍。另外一些部位,如中杏仁核(medial amygdaloid nucleus,MAN)、腹中隔(ventral septal area,VSA)和弓状核则对发热时的体温产生负向影响。刺激这些部位可对抗体温升高,使体温的上升难以逾越一定极限。因此目前倾向于认为,发热时的体温调节涉及中枢神经系统的多个部位。在此基础上,发热体温正负调节学说被提出,认为发热体温调节中枢可能由两部分组成,一个是正调节中枢,主要包括 POAH 等;另一个是负调节中枢,主要包括 VSA、MAN 等。当外周致热信号通过这些途径传入中枢后,启动体温正负调节机制,一方面通过正调节介质使体温上升,另一方面通过负调节介质限制体温升高。正负调节相互作用的结果决定调定点上移的水平及发热的幅度和时程。因此,发热体温调节中枢是由正、负调节中枢构成的复杂的功能系统。

(二)致热信号传入中枢的途径

血液循环中的 EP 进入脑内到达体温调节中枢引起发热的途径,目前认为可能存在几种:

1. **EP 通过血脑屏障转运入脑** 这是一种较直接的信号传递方式。在病理情况下,当血脑屏障受损时,EP 可直接透过血脑屏障入脑。但在研究中也观察到,在血脑屏障的毛细血管床部位分别存在有 IL-1、IL-6、TNF 的可饱和转运机制,推测其可将相应的 EP 特异性地转运入脑。另外,作为细胞因子的 EP 也可能从脉络丛部位渗入或者易化扩散入脑,通过脑脊液循环分布到 POAH。但这些推测还缺乏有力证据,有待进一步证实。

2. EP 通过终板血管器作用于体温调节中枢 终板血管器(organum vasculosum of lamina terminalis,OVLT)位于视上隐窝上方,紧靠 POAH,是血脑屏障的薄弱部位。该处存在有孔毛细血管,对大分子物质有较高的通透性,EP 可能由此入脑。但也有人认为,EP 并不直接进入脑内,而是被分布在此处的相关细胞(巨噬细胞、神经胶质细胞等)膜受体识别结合,产生新的信息介质,将致热信息传入 POAH。

3. 通过迷走神经 最近的研究发现,细胞因子可刺激肝巨噬细胞周围的迷走神经将信息传入中枢,切除膈下迷走神经(切断迷走神经肝支)后腹腔注射小剂量 IL-1 或 LPS 不再引起发热。因为肝迷走神经节旁神经节上有 IL-1 受体,肝巨噬细胞又是产生这类因子的主要细胞。

(三)发热中枢调节介质

EP 无论以何种方式入脑内,都不是引起调定点上升的最终物质,EP 可能首先作用于体温调节中枢,引起发热中枢调节介质的释放,从而使调定点改变。发热中枢介质可分为两类:正调节介质和负调节介质。

1. 正调节介质

(1)前列腺素 E(prostaglandin E,PGE):在各种体液因子中,PGE 可能是发热反应中最重要的中枢介质。①EP 诱导发热的同时脑脊液内 PGE 含量明显增加。这是因为 EP 作用于下丘脑的体温调节中枢,使其合成和释放 PGE 增加而使调定点上移,引起体温升高。②以 PGE 直接注射第三脑室、侧脑室或下丘脑前部,可以很快引起发热,且呈剂量依赖关系。③下丘脑组织分别与 IL-1、IFN 或 TNF 进行体外培养,培养液中会产生高浓度的 PGE。④在静脉内注射 EP 或脑室内注射 IFN 引起发热时,脑脊液中 PGE 明显增高。⑤阻断 PGE 合成的药物,如水杨酸钠、吲哚美辛、布洛芬对 IL-1、IFN 或 TNF 性发热都有解热作用。

但有学者认为 PGE 的前体——花生四烯酸也是发热介质,其致热作用不受 PGE 拮抗剂和水杨酸类药物的影响。多种动物脑室内给予花生四烯酸可以引起明显发热。

(2)环磷酸腺苷(cAMP):目前已有越来越多的事实支持 cAMP 作为重要的发热介质:①将外源性 cAMP 注入猫、兔、鼠等动物脑室内迅速引起发热,潜伏期明显短于 EP 性发热。②在 ET、葡萄球菌、病毒、EP 以及 PGE 诱导的发热期间,动物脑脊液(CSF)中 cAMP 均明显增高,且与发热效应呈正相关。但高温引起的过热期间(无调定点的改变),CSF 中 cAMP 不发生明显的改变。

鉴于上述研究,许多学者认为 cAMP 可能更接近终末环节的发热介质。

(3)Na^+/Ca^{2+} 比值:早在 20 世纪 20 年代,学者们就已注意到某些无机离子注入脑内能影响动物体温。20 世纪 70 年代以来,研究主要集中在 Na^+ 和 Ca^{2+} 两种离子。动物脑室内灌注 Na^+ 使体温很快升高,灌注 Ca^{2+} 则使体温很快下降;降钙剂[例如乙二醇双(2-氨基乙醚)四乙酸(EGTA)]脑室内灌注也引起体温升高。因此,Na^+/Ca^{2+} 比值改变在发热机制中可能担负着重要中介作用。

用 EGTA 灌注家兔侧脑室引起发热时,CSF 中 cAMP 含量明显升高,预先灌注 $CaCl_2$ 可阻止 EGTA 的致热作用,同时也抑制 CSF 中 cAMP 的增高,而且 CSF 含量升高被抑制的程度与体温上升被抑制的程度呈明显正相关。因此指出:EP→下丘脑 Na^+/Ca^{2+}↑→cAMP↑→调定点上移,可能是很多种致热原发热的重要途径。

(4)促肾上腺皮质激素释放激素(corticotrophin-releasing hormone,CRH):是一种 41 肽的神经激素,主要分布于室旁核和杏仁核。在应激时它刺激垂体合成释放促肾上腺皮质激素(adrenocorticotropic hormone,ACTH)、β-内啡肽及黑素细胞刺激素等。同时,中枢 CRH 也具有垂体外生理功能,它是发热时体温中枢正调节介质。主要证据:IL-1、IL-6 等均能刺激离体和在体下丘脑释放 CRH,中枢注入 CRH 可引起动物脑温和结肠温度明显升高;CRH 单克隆抗体或 CRH 受体拮抗剂阻断 CRH 的作用,可完全抑制 IL-1β、IL-6 等 EP 的致热性。

　　但也有实验证实,TNF-α 和 IL-1α 诱导的发热并不依赖于 CRH。在发热动物的脑室内注射 CRH 使已升高的体温下降。因此,目前倾向于认为,CRH 是一种双向调节介质。

　　(5)一氧化氮(nitric oxide,NO):是一种新型的神经递质,在大脑皮质、小脑、海马、下丘脑视上核、室旁核、OVLT 和 POAH 等部位均含有一氧化氮合酶(nitric oxide synthase,NOS)。NO 与发热有关,其机制为:NO 作用于 POAH、OVLT 等部位,介导发热时的体温上升;增加棕色脂肪组织的代谢活动导致产热增加;抑制发热时负调节介质的合成与释放。

　　2. 负调节介质　由于各种感染性疾病引起的发热很少超过 41℃。因此,发热时体温上升的幅度被限制在特定范围内的现象称为热限(febrile ceiling)。这就意味着体内必然存在自我限制发热的因素。这是机体的自我保护功能和自稳调节机制,它具有极其重要的生物学意义。

　　体内存在对抗体温升高的物质,主要包括精氨酸加压素、黑素细胞刺激素及其他一些发现于尿中的发热抑制物。

　　(1)精氨酸加压素:20 世纪 70 年代,Cooper 等人发现在妊娠后期妇女的血液中有一种发热抑制物质,后证明为精氨酸加压素(arginine vasopressin,AVP),即抗利尿激素。AVP 是由下丘脑神经元合成的神经垂体类激素,也是一种与多种中枢神经系统功能(如心血管中枢和学习记忆功能)有关的神经递质,其解热作用主要依据为:多种动物实验证实 AVP 脑内微量注射后,可降低 LPS、EP、PGE 等诱导的发热反应;应用 AVP 拮抗剂或其受体阻断剂能阻断 AVP 的解热作用或加强致热原的发热效应。不同的环境温度中,AVP 的解热作用对体温调节的效应器产生不同的影响:在 25℃ 中,AVP 的解热效应主要表现在加强散热;而在 4℃ 中,则主要表现为减少产热。这说明 AVP 是通过中枢机制来影响体温的。

　　(2)黑素细胞刺激素(α-melanocyte-stimulating hormone,α-MSH):是由腺垂体分泌的多肽激素,由 13 个氨基酸组成,其解热或降温的依据为:在 EP 诱导发热期间,脑室中隔区 α-MSH 含量升高,而且将 α-MSH 注射于此区可使发热减弱,说明其作用位点可能在这里;其解热作用与增强散热有关:在使用 α-MSH 解热时,兔耳皮肤温度增高,说明散热加强(兔主要依靠调整耳壳皮肤血流量来控制散热);内源性 α-MSH 能够限制发热的高度和持续时间,将 α-MSH 抗血清预先给家兔注射(以阻断内源性 α-MSH 的作用),再给予 IL-1 致热,其发热高度明显增加,持续时间显著延长。

　　(3)膜联蛋白 A1(annexin A1):又称脂皮质蛋白 -1(lipocortin-1),是 20 世纪 80 年代发现的一种钙依赖性磷脂结合蛋白。它在体内分布十分广泛,但主要存在于脑、肺等器官之中。目前的研究发现,糖皮质激素发挥解热作用依赖于脑内膜联蛋白 A1 的释放。研究中观察到,向大鼠中枢内注射膜联蛋白 A1 可明显抑制 IL-1β、IL-6、IL-8 及 CRH 诱导的发热反应。这些资料表明,膜联蛋白 A1 有可能是一种发热体温调节中枢的负调节介质。

　　(4)白细胞介素 -10(interleukin-10,IL-10):其分子量 35~40kD,主要是由 T 淋巴细胞产生,也可由单核细胞、角质细胞和活化的 B 细胞产生。IL-10 能够抑制活化的 T 细胞产生细胞因子,因此曾被称为细胞因子合成抑制因子。IL-10 能抑制 LPS 诱导的各种动物的发热反应。也被认为是发热的外周负调节物质。其主要证据:给动物脑室或静脉内注射 IL-10,可明显抑制 LPS 引起的发热所产生的 IL-1β、TNF 和 IL-6 的增高。这些资料表明 IL-10 有可能是一种发热体温调节的负调节介质。

　　(四)发热时体温调节的方式及发热的时相

　　调定点的正常设定值在 37℃ 左右。发热时,来自体内外的发热激活物作用于产 EP 细胞,引起 EP 的产生和释放,EP 再经血液循环到达颅内,在 POAH 或 OVLT 附近,引起中枢发热介质的释放,后者相继作用于相应的神经元,使调定点上移。此时由于调定点高于中心温度,体温调节中枢对产热和散热进行调整,从而把体温升高到与调定点相适应的水平。在体温上升的同时,负调节中枢也被激活,产生负调节介质,进而限制调定点的上移和体温的上升。正负调节相互作用的结果,决定体温上升的水平(图 7-3)。发热持续一定时间后,随着激活物被控制或消失,EP 及增多的介质被清除或降解,调定点迅速或逐渐恢复到正常水平,体温也相应被调控下降至正常。这个过程大致分为三个时相。

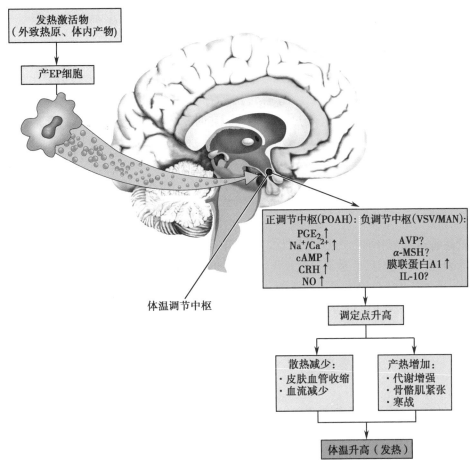

图 7-3　发热发病学示意图

1. **体温上升期**　在发热的开始阶段,由于正调节占优势,调定点上移,此时原来的正常体温变成了"冷刺激",中枢对"冷"信息起反应,发出指令经交感神经到达散热中枢,引起皮肤血管收缩和血流减少,导致皮肤温度降低和散热减少,同时指令到达产热器官,引起寒战和物质代谢加强,产热随之增加。

寒战是骨骼肌不随意的节律性收缩,由于是屈肌和伸肌同时收缩,所以不表现外功,肢体不发生伸屈运动,但产热率可比正常增加 4~5 倍。寒战是由寒战中枢的兴奋引起的,此中枢位于下丘脑后部,靠近第三脑室壁,正常时它被来自于 POAH 的热敏神经元的神经冲动所抑制,当 POAH 受冷刺激时,这种抑制被解除,随即发生寒战。皮肤温度的下降也可刺激冷感受器通过传入途径兴奋寒战中枢。中枢发出的冲动沿两侧传导通路到达红核,再由此经脑干下降至脊髓侧索,经红核脊髓束和网状脊髓束传导到脊髓前角运动神经元,由此发出冲动到运动终板,进而引起肌肉节律性收缩。此外,由于交感神经兴奋,各种物质代谢加快,特别是棕色脂肪细胞内脂质分解和氧化增强,产热增加。

热代谢特点:机体一方面散热减少,另一方面产热增加,结果使产热大于散热,体温因而升高。

临床表现:畏寒、皮肤苍白,严重者出现寒战和"鸡皮疙瘩"。由于皮肤血管收缩、血流减少,表现为皮色苍白。因皮肤血流减少,皮温下降刺激冷感受器,信息传入中枢使患者有畏寒感觉。另外,因立毛肌收缩,皮肤可出现"鸡皮疙瘩"。

2. **高温持续期(高峰期)**　当体温升高到调定点的新水平时,便不再继续上升,而是在这个与新调定点相适应的高水平上波动,所以称高温持续期,也称高峰期或稽留期(fastigium)。由于此期中心体温已与调定点相适应,所以寒战停止并开始出现散热反应。

热代谢特点:产热与散热在高水平保持相对平衡。

临床表现:此期患者自觉酷热,皮肤发红、干燥。患者的中心体温已达到或略高于体温调定点新水平,故下丘脑不再发出引起"冷反应"的冲动。皮肤血管由收缩转为舒张,浅层血管舒张使皮肤血流增多,因而,皮肤发红,散热增加。由于温度较高的血液灌注使皮温增高,热感受器将信息传入中枢而使患者有酷热感产生。高热时水分经皮肤蒸发较多,因而皮肤和口唇干燥。此期持续时间因病因不同而异,从几小时(如疟疾)、几天(如大叶性肺炎)到1周以上(如伤寒)。

3. **体温下降期(退热期)**　经历了高温持续期后,由于激活物、EP及发热介质的消除,体温调节中枢的调定点返回到正常水平。这时由于血温高于调定点,POAH的热敏神经元放电频率增加,通过调节作用使交感神经的紧张性活动下降,皮肤血管进一步扩张。

热代谢特点:散热增强,产热减少,体温开始下降,逐渐恢复到正常调定点相适应的水平。

临床表现:大量出汗,严重者可致脱水,此期由于高血温及皮肤温度感受器传来的热信息对发汗中枢的刺激,汗腺分泌增加。出汗是一种速效的散热反应,但大量出汗可造成脱水,甚至循环衰竭,尤其心肌劳损患者更应注意。退热期持续几小时或一昼夜(骤退),甚至几天(渐退)。

第三节　代谢与功能的改变

除了各原发病所引起的各种改变以外,发热时的体温升高、EP以及体温调节效应可引起机体一系列代谢和功能变化。

一、物质代谢的改变

体温升高时物质代谢加快,体温每升高1℃,基础代谢率提高13%,所以发热患者的物质消耗明显增多。如果持久发热,营养物质没有得到相应的补充,患者就会消耗自身的物质,导致消瘦和体重下降。

1. **糖代谢**　发热时由于产热的需要,能量消耗大大增加,因而对糖的需求增多,糖的分解代谢加强,糖原贮备减少。尤其在寒战期糖的消耗更大,乳酸的产量也大增。在正常情况下,肌肉主要依靠糖和脂肪的有氧氧化供给能量。寒战时肌肉活动量加大,对氧的需求大幅度增加,超过机体的供氧能力,以致产生氧债(oxygen debt),此时肌肉活动所需的能量大部分依赖无氧代谢供给,因而产生大量乳酸。当寒战停止后,由于氧债的偿还,乳酸又被逐渐清除。

2. **脂肪代谢**　发热时因能量消耗的需要,脂肪分解也明显加强。由于糖原贮备不足,加上发热患者食欲较差,营养摄入不足,机体动员脂肪贮备。另外,交感 - 肾上腺髓质系统兴奋性增高,脂解激素分泌增加,也促进脂肪加速分解。

棕色脂肪组织(brown adipose tissue,BAT)参与非寒战性产热的作用早已被认识,但它在发热时的反应,近年来才引起重视。多数哺乳类动物含有BAT,其含量一般小于体重的2%,但血管丰富,受交感神经支配和去甲肾上腺素调控,后者作用于肾上腺素受体而引起BAT产热。人体也含有 BAT,尤其是在婴儿期,但随年龄增长其功能逐渐减退。恶性疾病或死于严重烧伤伴有高代谢和发热的儿童,其肾周围的 BAT 代谢比对照者高 100%~300%。

3. 蛋白质代谢　正常成人每日约需摄入 30~45g 蛋白质才能维持总氮平衡。发热时由于高体温和 EP 的作用(EP → PGE ↑→骨骼肌蛋白分解),患者体内蛋白质分解加强,尿氮比正常人增加约 2~3 倍。此时如果未能及时补充足够的蛋白质,将产生负氮平衡,蛋白质分解加强可为肝脏提供大量游离氨基酸,用于急性期反应蛋白的合成和组织修复。

4. 水、盐及维生素代谢　在发热的体温上升期,由于肾血流量的减少,尿量也明显减少,Na^+ 和 Cl^- 的排泄也减少。但到退热期因尿量的恢复和大量出汗,Na^+ 和 Cl^- 的排出增加。高温持续期皮肤和呼吸道水分蒸发增加及退热期大量出汗可导致水分大量丢失,严重者可引起脱水。因此,高热患者退热期应及时补充水分和适量的电解质。

发热尤其是长期发热患者,由于糖、脂肪和蛋白质分解代谢加强,各种维生素的消耗也增多,应注意及时补充。

二、生理功能改变

1. 中枢神经系统功能改变　发热使神经系统兴奋性增高,特别是高热(40~41℃)时,患者可能出现烦躁、谵妄、幻觉。有些患者出现头痛(机制不明)。在小儿,高热比较容易引起抽搐(热惊厥),这可能与小儿中枢神经系统尚未发育成熟有关。有些高热患者神经系统可处于抑制状态,出现淡漠、嗜睡等,可能与 IL-1 的作用有关。已有实验证明,注射 IL-1 能够诱导睡眠。

2. 循环系统功能改变　发热时心率加快,体温每上升 1℃,心率约增加 18 次/min,儿童可增加得更快。心率加快主要是由于热血对窦房结的刺激所致。LPS 导致的发热引起血浆中 IL-1 和 TNF 升高,它们可直接增加外周交感神经的兴奋引起心率加快。此外,下丘脑的 PGE 水平增加诱导 CRH 的分泌,CRH 可引起内侧视前区(medial preoptic area,MPOA)的交感神经兴奋性增加从而导致心率加快。另外,代谢加强、耗 O_2 量和 CO_2 生成量增加也是影响因素之一。在一定限度内(150 次/min)心率增加可增加心输出量,但如果超过此限度,心输出量反而下降。在寒战期间,心率加快和外周血管的收缩,可使血压轻度升高;高温持续期和退热期因外周血管舒张,血压可轻度下降。少数患者可因大汗而致虚脱,甚至循环衰竭,应及时预防。

3. 呼吸功能改变　发热时血温升高可刺激呼吸中枢并提高呼吸中枢对 CO_2 的敏感性,再加上代谢加强、CO_2 生成增多,共同促使呼吸加快加强,从而有更多的热量从呼吸道散发。

4. 消化功能改变　发热时消化液分必减少,各种消化酶活性降低,因而产生食欲减退、口腔黏膜干燥、腹胀、便秘等临床征象。这些可能与交感神经兴奋、副交感神经抑制以及水分蒸发较多有关。也有实验证明 IL-1 和 IFN 能引起食欲减退。

三、防御功能改变

发热对机体防御功能的影响,既有有利的一面,也有不利的一面。

1. 抗感染能力的改变　有些致病微生物对热比较敏感,一定高温可将其灭活,如淋病奈瑟菌和梅毒螺旋体,就可被人工发热所杀灭。高温也可抑制肺炎球菌。许多微生物生长繁殖需要铁,EP 可使循环内铁的水平降低,因而使微生物的生长繁殖受到抑制。有实验证明,EP 能降低大鼠血清铁并增加其抗感染能力。还有实验证明,将用天然病原感染的蜥蜴分别放置于不同的环境温度(35~42℃)中,结果在 40℃ 或 42℃ 环境中的动物都存活,而在较低的温度中的动物大部分都死亡。说明发热能提高动物的抗感染能力。

发热时,某些免疫细胞功能加强。人淋巴细胞孵育在 39℃ 中比在 37℃ 中有更加强的代谢能力,能摄取更多的胸腺核苷。人和豚鼠的白细胞最大吞噬活性分别在38~40℃和39~41℃的范围内。发热还可促进白细胞向感染局部游走和包裹病灶。中性粒细胞功能在40℃时加强;巨噬细胞的氧化代谢在40℃时明显增加。

然而,持续发热也可降低免疫细胞功能和机体抗感染能力,例如,发热可抑制自然杀伤细胞(NK细胞)的活性;降低感染了沙门菌的大鼠的生存率;提高内毒素中毒动物的死亡率等。

2. 对肿瘤细胞的影响 肿瘤性发热(简称瘤热)是指肿瘤本身引起的发热。瘤热发生机制可能与下列因素有关:肿瘤迅速生长,肿瘤组织相对缺血缺氧,引起组织坏死或由于治疗引起肿瘤细胞大量破坏,释放肿瘤坏死因子,导致机体发热;肿瘤细胞本身可产生内源性致热原;肿瘤内白细胞浸润,引起炎症反应,由炎性白细胞产生致热原而引起发热;肿瘤细胞释放的抗原物质引起机体免疫反应,通过抗原 - 抗体复合物和IL-1引起发热;肿瘤侵犯或影响体温中枢导致中枢性发热或者压迫体温中枢造成缺血致体温调节中枢功能异常。

发热时产EP细胞所产生的大量EP(IL-1、TNF、IFN等)除了引起发热以外,大多具有一定程度的抑制或杀灭肿瘤细胞的作用。另外,肿瘤细胞长期处于相对缺氧状态,对高温比正常细胞敏感,当体温升高到41℃左右时,正常细胞尚可耐受,肿瘤细胞则难以耐受,其生长受到抑制并可被部分灭活。因此,目前发热疗法已被用于肿瘤的综合治疗,尤其是那些对放疗或化疗产生抵抗的肿瘤,发热疗法仍能发挥一定的作用。

3. 急性期反应 急性期反应(acute phase response)是机体在细菌感染和组织损伤时所出现的一系列急性时相的反应。EP在诱导发热的同时,也引起急性期反应。主要包括急性期蛋白的合成增多、血浆微量元素浓度的改变及白细胞计数的改变。实验证明,家兔静脉注射IL-1和TNF后,在体温升高的同时,伴有血浆铁和锌含量的下降,血浆铜浓度和循环白细胞计数的增高。IL-1通过中枢和外周两种途径引起急性期反应,而TNF可能只通过外周靶器官起作用。IFN静脉注射也引起铁和锌浓度的下降。急性期反应是机体防御反应的一个组成部分。

综上所述,发热对机体防御功能的影响是利弊并存,这可能与发热程度有一定的关系。中等程度的发热可能有利于提高宿主的防御功能,但高热就有可能产生不利的影响。例如多核白细胞和巨噬细胞在40℃条件下其化学趋向性、吞噬功能及耗氧量都增加,但在42℃或43℃则反而降低。因此,发热对防御功能的影响不能一概而论,应全面分析,具体对待。

第四节 防治的病理生理学基础

一、治疗原发病

多数发热与自限性感染有关,最常见的是病毒感染,在这种情况下,发热的原因很容易确定。因此,针对其原发病进行治疗。

二、一般性发热的处理

对于不过高的发热(体温<38.5℃)又不伴有其他严重疾病者,可不急于解热。这除了前文所述的发热能增强机体的某些防御功能以外,发热还是疾病的信号,体温曲线的变化可以反映病情和转归。特别是某些有潜在病灶的病例,除了发热以外,其他临床征象不明显(如结核病早期),若过早予以解热,便会掩盖病情,延误原发病的诊断和治疗。因此,对于一般发热的病例,主要应针对物质代谢的加强和大汗脱水等情况,予以补充足够的营养物质、维生素和水。

三、必须及时解热的病例

对于发热能够加重病情或促进疾病的发生发展或威胁生命的那些病例,应不失时机地及时解热。

1. **高热(>40℃)病例**　高热病例,尤其是达到41℃以上者,中枢神经细胞和心脏可能受到较大的影响。已有实验证明,正常动物在极度高热的情况下,可导致心力衰竭。高热引起昏迷、谵妄等中枢神经系统症状也是常见的。因而,对于高热病例,无论有无明显的原发病,都应尽早解热。尤其是小儿高热容易诱发惊厥,更应及早预防为佳。

目前,肿瘤免疫治疗是引发肿瘤患者发热的另一个主要原因。肿瘤免疫治疗的目的是激发或调动机体的免疫系统,增强肿瘤微环境的抗肿瘤免疫力,从而控制和杀伤肿瘤细胞。免疫治疗包括肿瘤主动免疫(例如肿瘤细胞和肿瘤多肽疫苗)、单克隆抗体治疗如抗细胞毒性 T 淋巴细胞相关抗原 -4(cytotoxic T lymphocyte-associated antigen-4,CTLA-4)单抗和肿瘤过继免疫治疗如细胞因子活化的杀伤细胞(cytokine induced killer cells,CIK)等治疗方法,其最常见的副作用是引起患者的发热反应。多数免疫治疗患者所致发热为低热,持续时间较短不需特殊治疗,发热自行消退;有些患者会出现40℃以上的高热,可能与 CIK 细胞制备及回输过程受到细菌污染有关,或者与 CTLA-4 单抗发生严重免疫反应有关,这时需及时解热。

2. **心脏病患者**　心率过快和心肌收缩力加强(交感神经和肾上腺素的作用)还会增加心脏负担,在心肌劳损或心脏有潜在病灶的人群中容易诱发心力衰竭,应特别注意。因而,对心脏病患者及有潜在的心肌损害者也须及早解热。

3. **妊娠期妇女**　妊娠妇女如有发热也应及时解热,理由如下:①已有临床研究报道,妊娠早期的妇女如发热或人工过热(洗桑拿浴)有致畸胎的危险;②妊娠中、晚期,循环血量增多,心脏负担加重,发热会进一步增加心脏负担,有诱发心力衰竭的可能性。

四、解热措施

1. **药物解热**

(1)化学药物:水杨酸盐类,其解热机制可能是:作用于 POAH 附近使中枢神经元的功能复原;阻断 PGE 合成;可能还以其他方式发挥作用。

(2)类固醇解热药:以糖皮质激素为代表,主要原理可能是:①抑制 EP 的合成和释放;②抑制免疫反应和炎症反应;③中枢效应。

(3)清热解毒中草药:有很好的解热作用,可适当选用。

2. **物量降温**　在高热或病情危急时,可采用物理方法降温。如用冰帽或冰袋冷敷头部、在四肢大血管处用酒精擦浴以促进散热等。也可将患者置于较低的环境温度中,加强空气流通,以增加对流散热。

(陈伟强)

> **重要考点**
>
> 1. 发热的概念、病因、发病机制。
> 2. 发热激活物与内生致热原的概念、种类。
> 3. 发热的时相及各期热代谢特点。
> 4. 发热的处理原则。

思考题

1. 体温升高就是发热吗？为什么？
2. 简述内生致热原的产生和释放的基本过程。
3. 简述发热的基本过程。
4. 简述发热时相和热代谢变化。
5. 简述发热时心率加快的机制。

参 考 文 献

[1] 王建枝，钱睿哲.病理生理学.9版.北京：人民卫生出版社，2018.
[2] 王建枝，钱睿哲.病理生理学.3版.北京：人民卫生出版社，2015.
[3] 步宏.病理学与病理生理学.4版.北京：人民卫生出版社，2017.
[4] 王迪浔，金惠铭.人体病理生理学.3版.北京：人民卫生出版社，2008.
[5] 陈亚娟，冯大莺，龚敏.由发热的病理机制讲解临床合理用药.医学信息，2013，14：306-307.
[6] OGOINA D. Fever, fever patterns and diseases called 'fever'—a review. Journal of Infection & Public Health, 2011, 4 (3) : 108-124.
[7] PRAJITHA N, ATHIRA SS, MOHANAN PV. Pyrogens, a polypeptide produces fever bymetabolic changes in hypothalamus: Mechanisms and detections. Immunol Lett, 2018, 204: 38-46.
[8] FLETCHER TE, BLEEKERr-ROVERS CP, et al. Fever. Medicine, 2017, 45 (3) : 177-183.

第八章 应 激

20 世纪 30 年代,加拿大生理学家 Selye 首次公开描述了有关应激研究的实验结果,并提出了应激的概念。应激(stress)是指机体受到一定强度的各种躯体因素和社会心理因素刺激时,为满足其应对需要,内环境稳态发生的适应性变化与重建。应激对机体产生的效应具有双重性。适度应激有利于机体在变化的环境中维持自身稳态,提高机体应对不利环境的能力;但过强或持续时间过长的应激可导致器官功能障碍和代谢紊乱。应激与消化系统疾病、心血管系统疾病和精神神经疾病等多种疾病的发生发展密切相关。随着城市化、工业化进程加快,社会竞争加剧,社会心理因素在应激和疾病发生发展中的重要作用受到越来越多的关注。

第一节 概 述

一、应激原的分类

能引起应激反应的各种因素统称为应激原(stressor)。根据其来源不同,可将应激原分为外环境因素、内环境因素和社会心理因素三类。其中来自于外环境和内环境的各种因素又称为躯体性应激原;而来自于社会心理的因素又称为心理性应激原(见表 8-1)。

表 8-1 常见的应激原种类

分类	常见的应激原
外环境因素	物理性因素:冷、热、射线、噪音、强光、电击、创伤等 化学性因素:酸、碱、活性氧、各类毒素、毒气等 生物性因素:细菌、病毒、寄生虫等病原微生物的感染
内环境因素	水电解质代谢或酸碱平衡紊乱、低血糖、休克、心律失常、器官功能障碍、性压抑等
社会心理因素	恐怖的环境、职业的竞争和工作压力、快节奏的生活、复杂的人际关系、孤独、丧失亲人、失恋等

二、应激反应的分类

根据应激原的种类、作用强度、持续时间以及效应不同,可将应激分为以下类型:

(一)躯体性应激和心理性应激

根据应激原的种类不同,应激可分为躯体性应激(physical stress)和心理性应激(psychological stress)。由躯体性应激原引起的应激称为躯体性应激;由心理性应激原引起的应激称为心理性应激。心理性应激是机体在遭遇不良事件或者主观感觉到压力和威胁时,产生的一种伴有生理、行为和情绪改变的心理紧张状态。当然,一些应激原既可导致躯体性应激,也可导致心理性应激。如严重创伤和长期的疾病能使患者产生对残疾、治疗和愈后的焦虑,引发心理改变,导致心理性应激。

(二)急性应激和慢性应激

根据应激持续时间的长短不同,应激可分为急性应激(acute stress)和慢性应激(chronic stress)。由于机体受到突然刺激,如突发的天灾人祸、意外受伤等所致的应激称为急性应激。过强的急性应激可诱发心脏性猝死、急性心肌梗死以及精神障碍等。慢性应激则是由长期处于高负荷的学习和工作状态等应激原长时间作用所致。慢性应激可导致消瘦、影响生长发育,并可引发抑郁和高血压等疾病。

(三)生理性应激和病理性应激

根据应激原对机体影响的程度和导致的结果,可将应激分为生理性应激和病理性应激。生理性应激指适度的、持续时间不长的应激,如体育竞赛、适度的工作压力。因这种应激可促进体内的物质代谢和调动器官的储备功能,增加人的活力,提高机体的认知、判断和应对各种事件的能力,故也称为良性应激(eustress)。病理性应激指由强烈的或作用持续时间过长的应激原(如大面积烧伤或严重的精神创伤)导致的应激。因这种应激可造成代谢紊乱和器官功能障碍,进而导致疾病,故也称为劣性应激(distress)。

机体对应激原的反应除取决于应激原的种类、作用的强度和时间外,还受遗传因素、免疫反应、个性特点、生活方式和经历等个体因素的影响,因此不同个体对同样应激原存在不同的敏感性和耐受性,对强度相同的应激原可出现程度不同的应激反应。

第二节　应激时机体功能代谢变化及机制

应激是一个以神经内分泌反应为基础,涉及整体、器官、细胞和分子等多个层面的全身性复杂反应(图 8-1),包括躯体反应和心理行为反应。

一、应激的神经内分泌反应与全身适应综合征

应激时最重要的神经内分泌反应是蓝斑 - 交感 - 肾上腺髓质系统(locus coeruleus-sympathetic-adrenal medulla system,LSAM)和下丘脑 - 垂体 - 肾上腺皮质系统(hypothalamus-pituitary-adrenal cortex system,HPAC)的强烈兴奋(图 8-2)。此外,还可出现其他多种神经内分泌的变化。这些神经内分泌变化是应激时代谢和器官功能变化的基础。

(一)蓝斑 - 交感 - 肾上腺髓质系统的变化

1. **结构基础**　蓝斑作为蓝斑 - 交感 - 肾上腺髓质系统的主要中枢整合部位,位于脑桥前背部,富含上行和下行的去甲肾上腺素能神经元。其上行纤维主要投射至杏仁体、海马和新皮

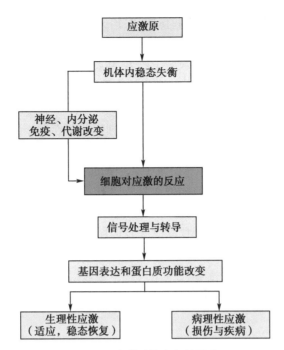

图 8-1 应激时的全身性反应

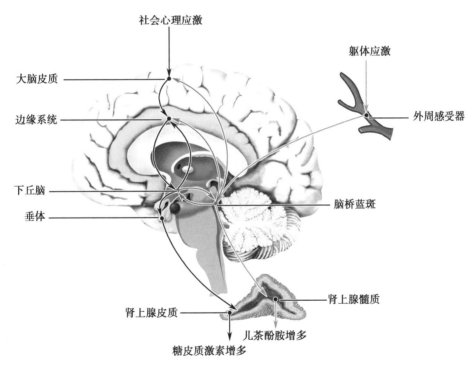

图 8-2 应激时机体的神经内分泌反应

质,是应激时情绪、认知和行为变化的结构基础;下行纤维则主要投射至脊髓侧角,调节交感神经的活性和肾上腺髓质中儿茶酚胺的释放。此外,蓝斑去甲肾上腺素能神经元还与下丘脑室旁核有直接的纤维联系,可能在应激启动下丘脑 - 垂体 - 肾上腺皮质系统中发挥关键作用。

2. **中枢效应** 应激时由于蓝斑 - 交感 - 肾上腺髓质系统激活,使杏仁体、海马、边缘系统和新皮质中的去甲肾上腺素(norepinephrine,NE)水平升高,引起的中枢效应主要表现为兴奋、警觉、专注和紧张等;其过度激活时可引起焦虑、害怕或愤怒等情绪反应。

3. 外周效应 应激时由于蓝斑 - 交感 - 肾上腺髓质系统激活,使交感神经兴奋主要释放去甲肾上腺素,肾上腺髓质兴奋主要释放肾上腺素,由此引起的外周效应主要表现为血浆去甲肾上腺素和肾上腺素等儿茶酚胺浓度迅速升高。去甲肾上腺素和肾上腺素通过对血液循环、呼吸和代谢等多个环节的紧急动员和综合调节,使机体处于一种唤起状态,保障心、脑和骨骼肌等重要器官在应激时的能量需求,对机体产生有利的防御作用。其主要表现及其发生机制如下:

(1)增强心脏功能:交感神经兴奋和血浆中儿茶酚胺浓度升高使心率加快、心肌收缩力增强,从而提高心排出量;同时,因血管收缩使血管外周阻力增加,二者共同导致血压升高。

(2)调节血液灌流:血浆中儿茶酚胺浓度升高使皮肤和肾脏、胃肠道等腹腔内脏器官的血管强烈收缩,血液灌流量减少;而冠状动脉和骨骼肌血管扩张,血液灌流量增多;脑血管口径无明显变化,导致血液重新分布,保证了应激时心脏、脑和骨骼肌等重要器官组织的血液供应。

(3)改善呼吸功能:儿茶酚胺引起支气管扩张,有利于改善肺泡通气,以满足应激时机体耗氧和排出二氧化碳增加的需求。

(4)促进能量代谢:儿茶酚胺通过抑制胰岛素的分泌,促进胰高血糖素的分泌,进而促进糖原分解和葡萄糖异生,导致血糖升高;同时,还促进脂肪的动员和分解,导致血浆游离脂肪酸增加,以满足应激时机体能量代谢增加的需求。

上述作用促使机体紧急动员,有利于应付各种变化了的因素。但是强烈和持续的交感 - 肾上腺髓质系统兴奋也可引起不利的损害作用。其主要表现及其发生机制如下:

(1)局部组织器官缺血:儿茶酚胺增高,使腹腔内脏血管强烈的持续收缩,导致相应器官缺血缺氧。其中,受累较明显的器官是肾脏和胃肠道。肾血管收缩,使肾小球滤过率降低,尿量减少。胃肠道血管收缩,血流量减少,可造成胃肠黏膜缺血性损伤,表现为胃肠黏膜的糜烂、溃疡、出血。

(2)血液黏滞度升高:儿茶酚胺可使血小板数目增加和黏附聚集性增强,导致血液黏滞度升高,促进血栓形成。

(3)心血管应激性损伤:儿茶酚胺在引起心率加快、心肌收缩力增强的同时,使心肌耗氧量增加,从而导致心肌缺氧,引起心肌损伤,严重时可诱发致死性心律失常,出现心脏性猝死。

(二)下丘脑 - 垂体 - 肾上腺皮质系统的变化

1. 结构基础 下丘脑的室旁核(paraventricular nucleus,PVN)是下丘脑 - 垂体 - 肾上腺皮质系统的中枢位点,其上行神经纤维主要投射至杏仁体、海马,下行纤维通过分泌的促肾上腺皮质激素释放激素(corticotropin-releasing hormone,CRH),调控腺垂体释放促肾上腺皮质激素(adrenocorticotropin,ACTH),进而调节肾上腺皮质合成与分泌糖皮质激素(glucocorticoid,GC)。此外,室旁核与蓝斑之间有着丰富的交互联络,蓝斑的去甲肾上腺素能神经元释放的去甲肾上腺素对 CRH 的分泌具有调控作用。CRH 分泌是下丘脑 - 垂体 - 肾上腺皮质系统激活的关键环节。应激时,直接来自躯体的应激传入信号,或是经边缘系统整合的下行应激信号,都可促进 CRH 的分泌。

2. 中枢效应 应激时下丘脑 - 垂体 - 肾上腺皮质系统激活分泌释放的中枢介质主要是CRH,进而由 CRH 引起的中枢效应表现为应激时的情绪行为变化。适量的 CRH 分泌增多可促进有利的适应反应,使机体兴奋或有愉快感;但大量的 CRH 分泌增加,特别是慢性应激时的持续分泌增加,则造成适应机制的障碍,出现焦虑、抑郁、学习与记忆能力下降、食欲和性欲的减退等。

3. **外周效应** 应激时下丘脑 - 垂体 - 肾上腺皮质系统激活的外周效应主要由 GC 分泌增多所致。正常情况下,成人每日分泌 GC 约 25~37mg;应激时,其分泌量迅速增加。如外科手术导致的应激可使每日 GC 的分泌量达到、甚至超过 100mg,手术后如无并发症,血浆 GC 通常于 24h 内恢复至正常水平。但若应激原持续存在,则血浆 GC 浓度会持续升高。如大面积烧伤患者,血浆 GC 浓度升高可持续 2~3 个月。

GC 进入细胞后,与胞质中的糖皮质激素受体(glucocorticoid receptor,GR)结合,激活的糖皮质激素受体进入细胞核,通过调节下游靶基因的转录水平发挥作用。应激时,GC 增高对机体的积极有利作用及其机制如下:

(1)有利于维持血压:GC 本身对心血管没有直接的调节作用,但是儿茶酚胺发挥心血管调节活性需要 GC 的存在,这被称为 GC 的允许作用。当 GC 不足时,心血管系统对儿茶酚胺的反应性明显降低,应激时因毛细血管前括约肌松弛,使微循环淤血,回心血量减少和心肌收缩力减弱,导致心输出量下降,出现低血压,严重时可出现循环衰竭。

(2)有利于保障供能:GC 能促进蛋白质分解、葡萄糖异生,补充肝糖原储备,有利于维持血糖,保障能量供给。GC 还对儿茶酚胺、胰高血糖素和生长激素的脂肪动员具有允许作用,进而促进脂肪分解、供能。

(3)对抗细胞损伤:GC 的诱导产物脂调蛋白对磷脂酶 A_2 的活性具有抑制作用,从而可抑制膜磷脂的降解,增强细胞膜稳定性,减轻溶酶体酶对组织细胞的损害,对细胞具有保护作用。

(4)抑制炎症反应:GC 能抑制中性粒细胞活化和促炎介质产生,促进抗炎介质的产生,从而发挥抑制炎症和免疫反应的作用。

但是,GC 持续分泌增加也可对机体产生一系列不利影响,不利作用及其机制如下:

(1)机体免疫力下降:GC 明显抑制免疫系统,导致机体免疫力下降,易发生感染。

(2)内分泌和代谢紊乱:GC 的持续增加可抑制甲状腺和性腺功能,导致内分泌紊乱和性功能减退、月经不调、哺乳期泌乳减少等。GC 还可产生代谢改变,如出现胰岛素抵抗、血糖升高、血脂升高和负氮平衡等。

(3)伤口愈合延迟:GC 可抑制组织的再生能力,使伤口修复、愈合延迟。

(三)其他神经内分泌变化

1. **胰高血糖素与胰岛素** 应激时,一方面由于交感神经兴奋,可以通过作用于胰岛的 α 细胞使胰高血糖素分泌增多、作用于胰岛的 β 细胞使胰岛素分泌减少;另一方面大量产生的糖皮质激素可抑制骨骼肌对胰岛素的敏感性和对葡萄糖利用,两方面共同作用有助于维持血糖水平,以保证机体尤其是脑等重要器官对葡萄糖的需求。

2. **抗利尿激素与醛固酮** 运动、情绪紧张、疼痛等应激原既可引起抗利尿激素(ADH)分泌增加,也可激活肾素 - 血管紧张素 - 醛固酮系统,使血浆醛固酮水平升高,从而促进肾小管上皮细胞对水和钠的重吸收,导致尿量减少,有利于维持血容量。

3. **β- 内啡肽** β- 内啡肽主要在腺垂体合成,也可在其他组织细胞(如免疫细胞)中产生。β- 内啡肽和 ACTH 都来自阿黑皮素原(pro-opiomelanocortin,POMC)这一共同的前体,在 CRH 的刺激下,释放增加。多种应激原(创伤、休克、感染等)可使其分泌增多。β- 内啡肽有很强的镇痛作用,可减轻创伤患者的疼痛及由此诱发的其他不良应激反应。此外,因 β- 内啡肽还能抑制交感 - 肾上腺髓质系统、抑制 ACTH 和 GC 的分泌,可避免这两个系统在应激中被过度激活,故在应激反应的调控中发挥重要作用。

除上述变化外,应激时还可引起其他多种神经内分泌的变化,其中降低的有 TRH、TSH、GnRH、LH、FSH 以及 T_4、T_3 等,升高的如催乳素等(表 8-2)。

表8-2 应激时其他的内分泌变化

名称	分泌部位	变化
β-内啡肽（β-endorphin）	腺垂体等	升高
抗利尿激素（ADH）	下丘脑室旁核	升高
促性腺激素释放激素（GnRH）	下丘脑	降低
生长激素（growth hormone）	腺垂体	急性应激升高,慢性应激降低
催乳素（PRL）	腺垂体	升高
促甲状腺素释放激素（TRH）	下丘脑	降低
促甲状腺素（TSH）	垂体前叶	降低
甲状腺素（T_4、T_3）	甲状腺	降低
黄体生成素（LH）	垂体前叶	降低
卵泡刺激素（FSH）	垂体前叶	降低

（四）全身适应综合征

Selye 在 20 世纪 30~40 年代和他的同事们进行了一系列动物实验后,提出了全身适应综合征（general adaptation syndrome,GAS）或应激综合征（stress syndrome）的概念。全身适应综合征是指动物经各种不同的强烈刺激,如剧烈运动、寒冷、毒物、高温及严重创伤等有害因素作用后,均可出现一系列相似的非特异性反应。GAS 可以分为下列三个阶段:

1. **警觉期** 警觉期在应激原作用后很快出现,为机体防御机制的快速动员期。以蓝斑-交感-肾上腺髓质系统的兴奋为主,并伴有下丘脑-垂体-肾上腺皮质系统兴奋的表现,在临床上可见到人血浆中去甲肾上腺素和肾上腺素明显升高,心率加快、心肌收缩力加强,血压升高,血和唾液中的皮质醇增高。这些变化使机体处于"应战状态",有利于机体的格斗或逃跑。此期持续时间较短,如果应激原持续作用于机体,此后机体将进入适应阶段。

2. **抵抗期** 进入抵抗期后,以蓝斑-交感-肾上腺髓质系统兴奋为主的表现逐渐消退,而出现肾上腺皮质激素分泌增多为主的适应反应,患者血和唾液中的皮质醇明显增高、代谢率升高、对损害性刺激的耐受力增强;但免疫系统功能开始受到抑制,表现为淋巴细胞数目减少、功能减退、胸腺和淋巴结萎缩。此期持续时间较长,是应激的主要表现过程,当应激原持续强烈刺激时,机体将进入衰竭期。

3. **衰竭期** 机体经历持续强烈的应激原作用后,其能量贮备和防御机制被耗竭,机体在抵抗期所形成的适应机制开始崩溃,虽然肾上腺皮质激素水平仍升高,但糖皮质激素受体的数量下调和亲和力下降,出现糖皮质激素抵抗,机体内环境严重失调,相继出现一个或多个器官功能衰竭、难以控制的感染,甚至死亡。

二、应激时的免疫系统反应

免疫系统反应是应激反应的重要组成部分,与神经内分泌系统有多种形式的相互作用。

（一）神经内分泌对免疫的调控作用

一方面感染、急性损伤等应激原引起的应激可直接导致免疫反应;另一方面由于免疫器官和免疫细胞都受神经内分泌系统的支配,如巨噬细胞、T淋巴细胞和B淋巴细胞等免疫细胞表达肾上腺素受体和糖皮质激素受体等多种神经内分泌激素受体,神经内分泌的改变可通过相应受体正向或负向调节免疫系统的功能。因此,应激时神经内分泌系统可通过神经纤维、神经递质和激素调节免疫系统的功能（表8-3）。

表 8-3 神经内分泌对免疫的调控作用

因子	对免疫的调控作用
糖皮质激素（GC）	抑制抗体和细胞因子生成，抑制 NK 细胞活性
儿茶酚胺（catecholamine）	抑制淋巴细胞增殖
β- 内啡肽（β-endorphin）	增强或抑制抗体生成以及巨噬细胞和 T 细胞的活性
加压素（vasopressin）	促进 T 细胞增殖
促肾上腺皮质激素（ACTH）	增强或抑制抗体和细胞因子的生成以及 NK 和巨噬细胞的活性
生长激素（GH）	促进抗体生成和巨噬细胞激活
雄激素（androgen）	抑制淋巴细胞转化
雌激素（estrogen）	促进淋巴细胞转化
促肾上腺皮质激素释放激素（CRH）	促进细胞因子生成

（二）免疫对神经内分泌的调控作用

免疫系统也可通过产生的多种神经内分泌激素和细胞因子，调节神经内分泌系统的功能（表 8-4）。由于免疫细胞的游走性，它们分泌的激素和因子既可在局部发挥生理或病理作用，亦可进入循环产生相应的内分泌激素样作用。

表 8-4 免疫细胞产生的神经 - 内分泌激素

免疫细胞	免疫细胞产生的神经 - 内分泌激素
T 细胞	ACTH、β- 内啡肽、TSH、GH、催乳素、胰岛素样生长因子 -1
B 细胞	ACTH、β- 内啡肽、GH、胰岛素样生长因子 -1
巨噬细胞	ACTH、β- 内啡肽、GH、胰岛素样生长因子 -1、P 物质
脾细胞	黄体生成素、卵泡刺激素（FSH）、CRH
胸腺细胞	CRH、促性腺激素释放激素（GnRH）、ADH、催产素（oxytocin）

总之，神经内分泌和免疫系统拥有一套共同的信息分子（神经肽、激素、细胞因子等）及其相应的受体，通过合成和释放这些信息分子，实现系统内或系统间的相互作用，并以网络的形式共同调节应激反应（图 8-3）。

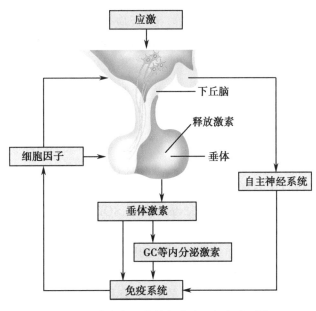

图 8-3 应激激活的神经内分泌与免疫系统

三、急性期反应和急性期蛋白

急性期反应(acute phase response,APR)是感染、烧伤、大手术、创伤等应激原诱发机体产生的一种快速防御反应,表现为体温升高、血糖升高、分解代谢增强、血浆蛋白含量的急剧变化。这些相关的血浆蛋白统称为急性期反应蛋白(acute phase protein,APP)。

(一)急性期反应蛋白的相关特性

APP 属于分泌型蛋白,种类繁多。其主要由肝细胞合成,单核-吞噬细胞、血管内皮细胞和成纤维细胞亦可产生少数 APP。APP 的产生机制主要与活化的单核巨噬细胞释放炎性细胞因子有关,包括 IL-1、IL-6 和 TNF-α 等。IL-1 和 TNF-α 可刺激产生 C-反应蛋白、血清淀粉样蛋白 A 和补体 C3,而 IL-6 可刺激产生 α1-抗胰蛋白酶、纤维蛋白原和铜蓝蛋白。正常血浆中 APP 含量较低且相对稳定。急性期反应时少数 APP 含量降低,如白蛋白、转铁蛋白等;大多数 APP 含量升高,甚至升高达 1 000 倍(表 8-5)。

表 8-5 急性期反应蛋白的相关特性

成分	反应时间 /h	分子量 /kD	正常血浆浓度 / mg·ml^{-1}	急性期反应后变化倍数
C-反应蛋白	6~10	105	<8.0	>1 000 倍
血清淀粉样蛋白	6~10	160	<10	>1 000 倍
α1-酸性糖蛋白	24	40	0.6~1.2	2~3 倍
α1-抗糜蛋白酶	10	68	0.3~0.6	2~3 倍
结合珠蛋白	24	100	0.5~2.0	2~3 倍
纤维蛋白原	24	340	2.0~4.0	2~3 倍
铜蓝蛋白	48~72	151	0.2~0.6	0.5 倍
补体成分 C3	48~72	180	0.75~1.65	0.5 倍

(二)急性期反应蛋白的主要功能

1. 抗感染 有些 APP 可参与激活补体系统,介导先天性免疫应答,从而发挥抗感染作用,如 C-反应蛋白、补体 C3 和纤维连接蛋白等。C-反应蛋白既可与细菌的细胞壁结合,发挥抗体样调理作用;又可激活补体经典途经,增强吞噬细胞功能,从而使得与 C-反应蛋白结合的细菌能被迅速地清除。由于血浆 C-反应蛋白的升高程度常与炎症及急性期反应的程度成正相关,因此临床上常将 C-反应蛋白作为炎症和某些疾病活动性的重要指标。纤维连接蛋白能促进单核巨噬细胞的趋化性、Fc 受体表达水平及吞噬功能,还可上调其补体 C3b 受体的表达,激活补体旁路途径。

2. 抗损伤 在创伤、感染、炎症等引起应激时,体内蛋白水解酶释放增多和氧自由基产生增加,均可引起组织细胞损伤。APP 中有许多种蛋白酶抑制物,如 α1-抗胰蛋白酶、α1-抗糜蛋白酶、α2-抗纤溶酶和 C1 酯酶抑制因子等,这些蛋白酶抑制物能抑制相应蛋白酶活性;而铜蓝蛋白可活化超氧化物歧化酶(superoxide dismutase,SOD),促进氧自由基的清除,从而减轻组织细胞损伤。

3. 调节凝血与纤溶 在组织损伤早期,凝血因子Ⅷ和纤维蛋白原等凝血因子的增加,可促进凝血,纤维蛋白凝块有利于阻止病原体及其毒性产物的扩散。在凝血后期,纤溶酶原的增加,能促进纤溶系统的激活和纤维蛋白凝块的溶解,有利于组织修复。

4. 结合运输功能 结合珠蛋白、铜蓝蛋白、血红素结合蛋白等载体蛋白可与相应的物质结合,调节其体内代谢和功能,避免过多的游离 Cu^{2+}、血红素等对机体造成危害。

四、细胞应激反应

细胞应激反应(cellular stress response)是指在各种有害因素导致生物大分子(如膜脂质、蛋白质和 DNA)损伤、细胞稳态破坏时,细胞通过调节自身的蛋白表达与活性,产生一系列防御性反应,以增强其抗损伤能力,重建细胞稳态。能引起细胞应激反应的应激原很多,包括各种理化因素、生物因素和营养因素等。根据应激原和应激反应的特点不同,细胞应激反应可分为热应激、渗透性应激、低氧应激、氧化应激、代谢性应激、内质网应激和基因毒应激等。有些应激原常可引起两种甚至多种细胞应激反应,如氧自由基可同时攻击膜脂质、蛋白质和核酸,既可导致氧化应激,也能引发基因毒应激;而 DNA 损伤剂除了能引起基因毒应激外,还可损伤蛋白质,并能增加活性氧的产生而导致氧化应激。

细胞应激反应是一系列高度复杂的有序过程,包括细胞对应激原的感知,细胞内信号转导和效应等环节。由于细胞通过监控生物大分子损伤、间接感知各种应激原的刺激,而大多数应激原引起的生物大分子损伤都与活性氧有关,因此,活性氧被认为是启动细胞应激反应的第二信使。细胞感知应激原信号后,通过复杂的生化机制和特定的转录因子,使多种蛋白质的表达水平发生变化,从而发挥抗损伤和稳态重建功能。若细胞的损伤比较严重,则可通过诱导细胞凋亡来清除损伤细胞,以维护内环境的稳定。

尽管导致生物大分子损伤的应激原差异很大,但是由其激发的细胞防御反应常表现出应激原非特异性。同时,一些应激原特异性的应激反应大多与细胞稳态重建有关。在此重点介绍常见的热休克反应和氧化应激。

(一)热休克反应

1. 热休克反应及热休克蛋白的概念 热休克反应(heat shock response,HSR)是指生物体在热刺激或其他应激原作用下所表现出的以热休克蛋白(heat shock protein,HSP)生成增多为特征的细胞反应,是最早发现的细胞应激反应。HSP 是生物体中广泛存在的一组高度保守的细胞内蛋白质。20 世纪 60 年代及后续研究证实,热休克或热应激能诱导细胞表达 HSP,但是HSP 的产生并不仅限于热应激。许多对机体有害的应激原,如低氧、缺血、活性氧、基因毒物质、ATP 缺乏、酸中毒、炎症以及感染等也可快速诱导 HSP 的生成,故 HSP 又称应激蛋白(stress protein),但习惯上仍称 HSP。

2. HSP 的分类 按其生成方式可分为组成性 HSP 和诱导性 HSP。按其分子量分成若干个亚家族,如 HSP90、HSP70 和 HSP27 等。其中,与应激关系最为密切的是 HSP70 亚家族,在应激时表达明显增加。

3. HSP 的表达调控 正常情况下,大多数 HSP 在细胞中有不同程度的基础表达,称为组成性表达,如 HSP27、HSP60、HSP90 等;应激状态下,HSP 表达水平进一步升高,称为诱导性表达。存在于胞质中的热休克因子(heat shock factor,HSF)是一种转录因子,在 HSP 的诱导性表达中发挥重要作用。有些 HSP 在正常状态下表达水平很低,应激状态下急剧升高,如 HSP70。在非应激条件下,HSF 与 HSP70 结合,以单体形式存在于胞质中,不表现转录活性。应激时,应激原导致细胞内蛋白质变性,变性蛋白质与 HSF 竞争结合 HSP70,使 HSF 与HSP70 解离并激活,活化的 HSF 形成三聚体转入细胞核内,与 HSP 基因启动子区的热休克元件(heat shock element,HSE)结合,从而激活 HSP 的基因转录,导致 HSP 的表达水平升高,使HSP 增多(图 8-4)。

4. HSP 的功能 HSP 具有分子伴侣(molecular chaperone)的作用,即参与蛋白质的折叠、转位、复性和降解等生化过程。无论是应激时新合成、尚未正确折叠的蛋白质,还是在应激原作用下变性的蛋白质,其疏水区域可暴露在分子表面,通过疏水基团互相结合,导致蛋白质聚集而失活。同时,蛋白质聚集物还可对细胞造成严重损伤。HSP 能通过其 C 末端的疏水区与新合成的尚未折叠的肽链或变性蛋白暴露的疏水区域结合,并依赖其 N 端的 ATP 酶活性,帮助新合成的蛋白质正确折叠,促进变性蛋白质复性,防止蛋白质聚集;而当蛋白质损伤严重不能复性时,HSP 则协助蛋白酶系统对它们进行降解。故 HSP 可增强细胞应对多种有害应激原的损伤,从而对细胞产生非特异性保护作用。除此之外,HSP 还参与了细胞凋亡、自噬和免疫。

（二）氧化应激

1. **概念**　由于内、外源性刺激使机体自由基产生过多和 / 或清除减少,导致氧化 - 抗氧化稳态失衡,过多自由基引起组织细胞的氧化损伤反应称为氧化应激(oxidative stress)。参与氧化应激的自由基主要是活性氧。

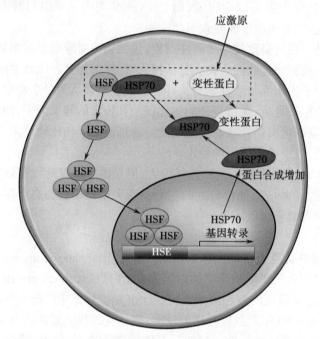

图 8-4　应激诱导热休克蛋白的表达

2. **作用**　氧化应激通过其氧化作用调节许多生理过程和生化反应,同时也可对细胞、亚细胞结构以及膜脂质、蛋白质和核酸等生物大分子造成氧化损伤。因此,氧化应激具有广泛的生理与病理学意义。

氧化应激可激活机体的抗损伤反应。如活性氧能激活细胞的多条信号转导通路及转录因子,如激活蛋白 -1(activator protein-1,AP-1)和 NF-κB,诱导锰超氧化物歧化酶(Mn-SOD)、过氧化氢酶(CAT)和谷胱甘肽过氧化物酶(GSH-Px)等抗氧化系统相关蛋白酶的表达,从而增强对活性氧的清除能力,产生对细胞氧化损伤特异性的保护作用。此外,NF-κB 还能增强多种抗凋亡基因(如 *Bcl-xl*、*c-FLIP*、*cIAPs* 等)的表达,提高细胞在活性氧作用下的抗凋亡能力,促进细胞的存活。若活性氧生成过多,或者细胞抗氧化能力不足,氧化应激也可以激活信号通路,诱导细胞凋亡。

五、应激的心理反应

无论是来自于内、外环境因素的躯体性应激原,还是来自于社会心理因素的心理性应激原,都可以引起心理反应。此类应激原包括激烈的职业竞争、紧张的工作生活节奏、失业、人事纠纷、拥挤的生活环境、重大或突发的生活事件(如亲人亡故、婚姻解体)、社会动荡(战争、突发事件)以及自然灾害(地震、水灾、飓风)等。

（一）应激的心理反应分类

根据对应激原的最终反应效果,应激的心理反应可分为两类:

1. **积极的心理反应**　适度的应激原刺激可导致积极的心理反应,该反应能提高机体的警觉水平和活动能力,有利于集中注意力,动员全部力量,增强对应激原的判断和应对能力(如急中生智)。

2. **消极的心理反应**　该反应能降低机体的活动水平,使人意识狭隘,行为刻板,表现为对应激原的无能为力;但也具有缓解心理反应水平与内心痛苦的作用。过度和长时间刺激所致的严重或慢性心理反应可导致不同程度的精神障碍。

（二）应激的心理反应表现形式

心理反应往往受到个体的主观评价、人格特征和既往经验等诸多因素的影响,存在很大的差异。应激的心理反应可以表现为情绪反应、行为反应和心理自卫等方面,它们往往以综合或交错的形式出现。

1. **情绪反应**　应激的情绪反应主要包括焦虑、抑郁、紧张、孤独、恐惧和愤怒等,这些负面的情绪反应既是对各种应激原的最初反应,也是引起后续反应的信号,进而动员机体全部的应对能力。

2. **行为反应**　应激的行为反应是指机体为缓解应激对个体自身的不利影响、摆脱心身紧张状态而采取的行为应对策略,包括敌对与攻击、逃避与回避、无助与自怜、冷漠、病态固执、物质滥用(如酗酒、暴饮暴食)等。

3. **心理自卫**　应激的心理自卫是指个体处于挫折与冲突的应激情境时,为了解脱烦恼、摆脱困境、缓解痛苦与不安,而发生的一种自觉或不自觉的适应性心理倾向与心理活动,以稳定情绪、恢复心理平衡。常见的表现形式包括否认、转移、合理化、升华、补偿、幻想、推诿和幽默等。

第三节　应激与疾病

应激时可出现一系列全身非特异性适应性反应,引起机体功能和代谢改变,使机体能迅速适应变化的内外环境,产生保护性作用。但是,如果应激反应过强或者反应持续时间过长,无论是躯体的还是心理的,都可引起代谢异常和器官功能紊乱,从而导致疾病(图8-5)。应激不仅是某些疾病的病因,还是多种疾病发生发展的重要参与因素。约75%~90%的人类疾病与应激有关。习惯上,将应激为主要致病因素所引起的疾病称为应激性疾病,其中最典型的应激性疾病是应激性溃疡(stress ulcer,SU);而将由应激诱发或加重的疾病称为应激相关疾病(stress related illnesses),如原发性高血压、冠心病、溃疡性结肠炎、支气管哮喘、代谢性疾病、癌症、抑郁症、创伤后应激障碍等。应激与疾病的关系越来越受到广泛的重视。本节将介绍几类应激性疾病和应激相关疾病。

一、应激与心血管疾病

（一）原发性高血压

流行病学研究表明,心理性应激原(如情绪紧张、过度脑力工作负荷、烦恼、焦虑、抑郁等)长期作用导致高血压的发病率明显升高。应激引起原发性高血压的机制主要在于:①交感 -

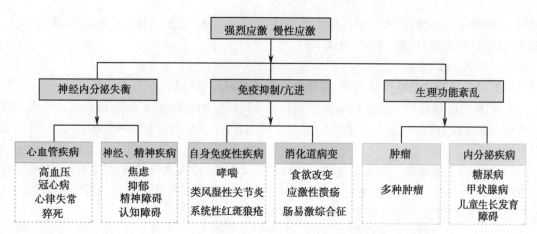

图 8-5　应激与疾病的关系

肾上腺髓质系统和肾素-血管紧张素-醛固酮系统的激活,使血管紧张素和血管升压素分泌增多。②糖皮质激素的持续升高可增加血管平滑肌细胞对儿茶酚胺的敏感性。③持续的交感兴奋还可引起血管壁增生变厚,管壁与口径的比值增大,对交感冲动的反应性增加。上述因素都可导致外周小血管收缩,外周阻力增大。④醛固酮和 ADH 分泌增多,促进机体钠水潴留,血容量增加。这些因素均可促进高血压的发生和发展。

（二）冠状动脉性心脏病

由于冠状动脉的功能性痉挛或粥样硬化,导致其管腔阻塞,心肌缺血、缺氧而引起的心脏病称为冠状动脉性心脏病,简称冠心病。脂代谢紊乱、血流动力学改变和冠状动脉壁的病变是影响冠心病的直接因素。据有关资料显示,有 1/3~1/2 的冠心病患者在发病前有不同程度的应激,以情绪激动、心理紧张及体力劳动引起者最为多见。因此,心理性应激是冠心病发生、加重和复发的重要诱因。其作用机制涉及多个环节,如应激时糖皮质激素的持续升高可影响到胆固醇代谢,使血胆固醇水平升高;交感兴奋引起的急性期反应可使血液黏滞度和凝固性升高,促进血管损伤部位（如粥样损伤部位）的血栓形成,引起急性心肌缺血、心肌梗死。

（三）心脏性猝死

心脏性猝死是指急性症状发作后 1h 内发生的以意识突然丧失为特征的、由心脏原因引起的自然死亡,其主要为强烈的心理性应激（如突然的噩耗、惊吓、激怒等导致的应激）引起的致命性快速型心律失常所致。大量实验和临床证据表明,应激引起的交感-肾上腺髓质的强烈兴奋,可使冠状动脉痉挛,在冠状动脉和心肌已有病理损害的基础上,加重心肌缺血,导致心肌纤维断裂、心肌细胞凋亡和坏死;应激还可引起心肌电活动异常,诱发心律失常,特别是降低心室纤颤的阈值,诱发致死性的心室纤颤,导致心脏性猝死。

二、应激与消化道疾病

（一）功能性胃肠病

功能性胃肠病是指一类具有消化道症状而没有明确的器质性病变或生化指标异常的胃肠道疾病。其发病都与心理因素有直接或间接的关系,发病机制可能与应激抑制胃排空及刺激结肠运动有关。功能性胃肠病的典型代表是肠易激综合征（irritable bowel syndrome,IBS）,这是一种以腹痛或腹部不适伴排便异常为特征的肠功能紊乱性综合征。临床上,该病以 20~50 岁发病者居多,女性多于男性,主要表现为慢性和反复发作的腹痛、腹胀、腹鸣、便秘或腹泻等症状,但胃肠道没有明显的形态和生化方面的异常。肠易激综合征的发生与心理性应激密切相关,常伴有抑郁、焦虑等情绪异常表现。

(二)应激性溃疡

应激性溃疡是指由强烈应激(如严重创伤、大手术、重病等)导致的胃、十二指肠黏膜急性病变。其特点包括:①它是一种急性溃疡,可在应激原作用后数小时内出现。②临床表现为消化道出血(呕血或黑便)。③内镜检查可见胃及十二指肠黏膜的糜烂、多发性浅表性溃疡、弥漫性出血等,严重时可致穿孔和大出血,是应激性溃疡最具特征性的病理变化。重伤重病时应激性溃疡发病率可高达 75% 以上,甚至达 100%。④应激性溃疡若无大出血或穿孔等并发症,在原发病得到控制后,通常于数天内完全愈合,不留瘢痕;但是重症患者若合并应激性溃疡消化道大出血,其死亡率仍在 50% 以上。

应激性溃疡的发生机制与以下因素有关:

1. 胃肠黏膜缺血 由于交感-肾上腺髓质系统的强烈兴奋,儿茶酚胺释放增多,同时糖皮质激素分泌增加,增强了儿茶酚胺对血管的反应性,引起胃肠血管收缩,血流量减少,特别是胃肠黏膜的缺血缺氧,可造成胃肠黏膜的损害。黏膜的缺血以及应激时明显增加的糖皮质激素导致蛋白质合成减少而分解增加,使得胃肠黏膜上皮细胞再生和修复能力降低,这些成为了应激时出现胃黏膜糜烂、溃疡、出血的基本原因。

2. 黏膜屏障功能降低 黏膜缺血使上皮细胞能量不足,不能产生足量的碳酸氢盐和黏液,而糖皮质激素可使盐酸和胃蛋白酶的分泌增加,胃黏液分泌减少,致使黏膜上皮细胞间的紧密连接和覆盖于黏膜表面的碳酸氢盐-黏液层所组成的胃黏膜屏障遭到破坏。黏液减少使黏膜屏障功能降低,胃酸中的 H^+ 反向逆流入黏膜增多,而碳酸氢盐减少,又导致中和胃酸的能力减弱。已知在胃黏膜血流灌注良好的情况下,反向弥散至黏膜内的过量 H^+ 可被血流中的 HCO_3^- 所中和或被血流及时运走,从而防止 H^+ 对细胞的损害。而在应激的状况下,因黏膜血流量的减少不能及时将弥散入黏膜的 H^+ 运走,可使 H^+ 在黏膜内积聚而造成损伤。

3. 其他黏膜损伤性因素增强 如胆汁逆流在胃黏膜缺血的情况下可损害黏膜的屏障功能,使黏膜通透性升高,H^+ 反向逆流入黏膜增多。此外,一些损伤性应激时儿茶酚胺分泌增多,产生大量氧自由基,氧自由基对黏膜上皮的损伤也与应激溃疡的发生有关。

总之,应激性溃疡的发生是机体神经内分泌失调、胃黏膜屏障保护功能削弱及胃黏膜损伤因素作用相对增强等多因素综合作用的结果。

三、应激与精神疾病

(一)应激性精神障碍

根据其临床表现及病程长短,应激相关的精神障碍可分为以下三类:

1. 急性应激障碍 急性应激障碍(acute stress disorder,ASD)是指由于急剧、严重的社会心理应激原的强烈刺激,在 1h 内所引发的功能性精神障碍。其主要表现有以下两点:①伴有情感迟钝的精神运动性抑郁,如表情淡漠、不言不语甚至木僵;②伴有恐惧的精神运动性兴奋,如兴奋、恐惧、紧张、叫喊、无目的地乱跑甚至痉挛发作。应激原消除后,经适当治疗,预后良好,上述精神状态一般在一周内缓解,精神可恢复正常。

2. 创伤后应激障碍 创伤后应激障碍(posttraumatic stress disorder,PTSD)是指经受异乎寻常的威胁性或灾难性心理创伤后,延迟出现并长期持续的精神障碍。其主要表现有以下四点:①经历过"超过常人所能承受的"打击,如残酷战争、自然灾害、空难、海上或地面上的交通事故、被强暴、劫持、凶杀场面等;②残酷的、悲惨的现场场面的反复重现(回忆、恶梦等)并伴有恐怖、紧张或负罪感;③持续性的回避,表现为对周围事物淡漠、和朋友疏远等;④容易激惹,表现为失眠、暴发性狂怒、思想不能集中等。这些表现一般在遭受打击后数周至数月后出现，且与应激事件密切相关，在应激原消除后继续进展和恶化。

3. 适应障碍 适应障碍是指由于长期存在的心理应激或困难处境，加之自身脆弱的心理特点和人格缺陷，产生的以抑郁、焦虑、烦躁等情感障碍为主，伴有社会适应不良和学习工作能力下降的一类精神障碍。通常在应激后一个月内发生，一般持续不超过六个月。

（二）抑郁症

抑郁症是以显著而持久的心境低落为主要临床特征的常见精神疾病，属于情感性精神障碍或心境障碍性疾病，表现为无助和绝望，可有自杀企图或行为，可伴有食欲下降、睡眠不佳、精神疲惫、思维迟钝甚至混乱。抑郁症的发展常常是由社会环境和心理应激所致，因此，应激是抑郁症的重要诱发因素，其机制与应激导致的神经内分泌反应过强，包括糖皮质激素水平过高以及免疫功能紊乱有关。

四、应激与免疫相关疾病

（一）免疫功能抑制

无论是躯体应激或者心理应激，都会导致免疫功能的改变，特别是慢性应激和长时间的心理应激可引起免疫功能低下。如人体在遭受严重精神创伤或过度紧张、疲劳后也可在一段时间内有明显的免疫功能低下，对感染的抵抗力下降，特别易遭受呼吸道感染，并可促进肿瘤的发生和发展。应激时免疫功能低下主要与神经内分泌的变化有关，如应激时明显增加的糖皮质激素和儿茶酚胺对免疫系统产生抑制作用。

（二）自身免疫性疾病

应激也可以诱发自身免疫性疾病，如类风湿性关节炎、系统性红斑狼疮等自身免疫性疾病患者常有精神创伤史，严重的心理应激可诱发这些疾病的急性发作。但应激引发自身免疫性疾病的具体作用机制尚不清楚。

五、应激与内分泌和代谢性疾病

（一）应激时机体的物质代谢变化及相关疾病

应激时，由于糖、蛋白质和脂肪的分解代谢增强，合成代谢降低，导致急性应激可出现应激性高血糖、血中游离脂肪酸和酮体增多以及负氮平衡（图8-6）；如果应激持续时间过长，则患者会出现消瘦、体重下降、贫血、创面愈合迟缓、机体抵抗力降低。其主要机制是应激时儿茶酚胺、糖皮质激素和胰高血糖素等促进分解代谢的激素释放增多，而胰岛素分泌相对不足和胰岛素抵抗等，可出现代谢率增高。因此，长期心理性应激可促进糖尿病的发生发展。

（二）应激时内分泌变化及相关疾病

1. 应激与生长 慢性心理性应激还可导致儿童生长发育迟缓，如长期生活在不幸家庭中受虐待的儿童，可出现生长缓慢、青春期延迟，并常伴有抑郁、异食癖等行为异常，这样的儿童被称为心理社会呆小状态（psychosocial short stature）或心理性侏儒（psychogenic dwarfism）。在应激状态解除后，其血浆垂体生长激素浓度可快速回升，生长发育亦随之加速。其发生机制主要是慢性心理性应激使 CRH 分泌增加，诱导生长抑素增多，进而引起垂体生长激素减少所致。

2. 应激与性腺功能 应激尤其是心理性应激时，可出现哺乳期妇女乳汁明显减少甚至突然断乳；育龄期妇女性欲减退、月经紊乱或停经等。其发生机制主要是下丘脑-垂体-肾上腺轴可在各个环节抑制性腺轴,如下丘脑分泌的促性腺激素释放激素减少或者其分泌规律紊乱,应激还可使性腺对性激素产生抵抗,导致性功能障碍。

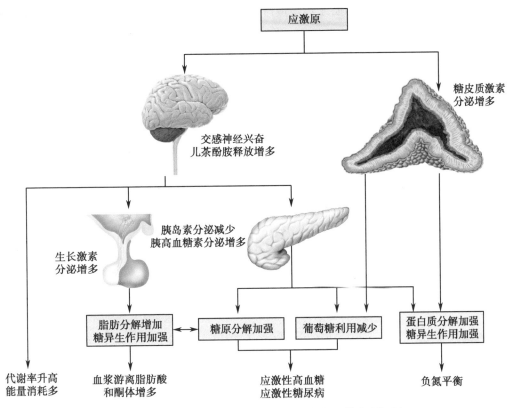

图 8-6 应激时糖、脂肪、蛋白质代谢的变化及其主要机制

第四节 应激相关疾病防治的病理生理学基础

一、及时去除应激原

应尽量明确应激原,并予以去除,避免过强或过于持久的应激原作用于人体。对于躯体性应激原,如严重感染、创伤、烧伤、休克、器官的功能衰竭等疾病或病理过程,应给予及时有效的处理和治疗,以减弱应激原的作用,减轻应激性损伤;同时疾病本身还能使患者产生对残疾、治疗、愈后的焦虑,因此恰当的心理治疗,专业而又通俗易懂的解释常常能及时消除、缓解患者的心理性应激,增强患者的康复信心。对于心理性应激原,如不良情绪和有害的精神刺激、过度而持久的精神紧张和工作压力等,应尽可能地创造宁静、安逸、舒适的工作和生活环境。

二、合理使用糖皮质激素

应激时,检测出血清中皮质醇及尿液中 17- 羟类固醇、17- 酮类固醇偏低者,应及时补充适量糖皮质激素,以提高机体糖皮质激素的反应水平及防御能力。

三、加强营养

合理饮食、注意补充营养物质尤其是蛋白质和糖类,应对应激时的高代谢率和分解代谢亢进,以减轻能量的消耗。

（王　莞）

重要考点

1. 应激、应激原的概念。
2. 全身适应综合征的概念。
3. 应激时机体功能代谢改变及机制:
(1) 神经内分泌反应。
(2) 急性期反应和急性期蛋白。
(3) 细胞应激反应。
4. 应激与疾病:
(1) 应激性溃疡。
(2) 创伤后应激障碍(PTSD)。

思考题

1. 什么是应激? 什么是应激原? 应激反应如何分类?
2. 什么是全身适应综合征? 全身适应综合征分几期?
3. 什么是急性期反应和急性期蛋白?
4. 应激时有哪两个主要的神经内分泌变化? 其各自的变化和意义是什么?
5. 常见的细胞应激反应有哪些?
6. 什么是应激性溃疡? 应激性溃疡是如何发生的?
7. 什么是 PTSD? 其主要表现有哪些?

参 考 文 献

[1] 王建枝,钱睿哲.病理生理学.9版.北京:人民卫生出版社,2018.
[2] 姜志胜,王万铁.病理生理学.3版.北京:人民卫生出版社,2019.
[3] 蒋春雷,王云霞.应激与疾病.上海:第二军医出版社,2015.
[4] MILANI A, BASIRNEJAD M, BOLLHASSANIA. Heat-shock proteins in diagnosis and treatment: an overview of different biochemical and immunological functions. Immunotherapy, 2019, 11 (3): 215–239.

第九章　细胞信号转导异常疾病与细胞增殖和凋亡异常相关疾病

细胞是构成人体的基本单位，人体从组织到器官的结构形成和功能执行取决于细胞的数量和质量。细胞通过增殖增加其数量，通过分化形成具有特定形态、结构和生理功能的子代细胞，通过凋亡清除衰老、突变或受损细胞。细胞增殖和凋亡的共同作用，调节着生物体内细胞种群的数量和质量。细胞增殖、分化或凋亡的调控错综复杂，既受细胞外信号的影响，又依靠细胞内级联反应，是多阶段和多因素参与的有序调控过程，如果在其中任一环节或多环节发生障碍，均可使特定细胞、组织和器官的结构、功能和代谢异常，导致或促进疾病的发生和发展，影响疾病的预后和治疗。

20世纪90年代以来，对细胞信号系统的研究引起了国内外生物学界极为广泛的关注。细胞生物学、分子生物学、生物化学、生理学、免疫学等各个生物学科领域学者都积极投入此领域的研究，并且也引起医学、农学、环境科学等领域专家的高度重视。可以毫不夸张地说：信号转导的概念已逐渐深入到生命科学的各个领域，成为解决许多重要理论及实践问题的基本思路和思想武器，它已经或必将极大地带动生命科学的发展。本章节就细胞信号转导异常疾病、细胞增殖和凋亡与疾病展开讨论。

第一节　细胞信号转导异常的机制

细胞信号转导（cell signal transduction）是指细胞外因子通过与受体（膜受体或核受体）结合，引发细胞内的一系列生物化学反应，影响靶基因或靶蛋白的含量或功能，发生相应生物学效应的过程。这一过程对于维持正常的细胞生物学功能如增殖、分化及凋亡等至关重要，任何环节异常都可能引起细胞功能改变，严重的可导致疾病的发生如肿瘤、糖尿病及多种遗传病等。细胞信号转导与疾病关系的研究不仅有助于阐明疾病的发生发展机制，而且能进一步提供新的治疗靶点和治疗思路。

细胞信号转导系统（cell signal system）由细胞信号、接受信号的受体或类似于受体的物质、细胞内信号转导通路及细胞内的效应器组成。

一、细胞信号转导过程

细胞信号转导过程是将细胞信号通过受体或类似物质将信号转入细胞内并引起细胞内一系列信号转导蛋白的构象、活性或功能变化,从而实现调控细胞结构和功能的作用。细胞信号转导的过程十分复杂,而且存在广泛的细胞通路间的交叉调控,其基本转导过程归结为图9-1。

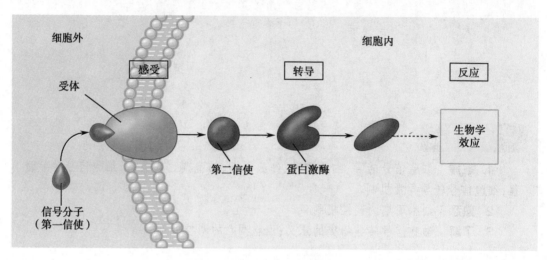

图 9-1　细胞信号转导基本过程

二、细胞信号转导异常的机制

细胞信号转导异常的发生机制总体上包括三方面:信号的异常、受体的异常和受体后信号转导成分的异常。

(一)信号异常

信号的异常一般是信号的产生异常增多或减少、信号的拮抗因素增多或产生了抗信号的自身抗体以及外源性刺激或损伤,均可导致细胞信号异常。

1. 内源性细胞信号异常　生理情况下,体内神经递质、内分泌激素、生长因子等的生成和释放是根据机体的状况而处于一定的变动之中,这种变化有利于维持内环境的稳定。若变化过于剧烈或持续时间过长,则会导致代谢紊乱或器官功能的变化,从而促进疾病的发生发展。如糖代谢信号异常,可以由多种不同的途径引起,如信号分子 - 胰岛素减少、体内产生抗胰岛素抗体和应激时产生的影响或对抗胰岛素作用的激素过多而引起,导致糖代谢障碍,血糖升高。再如嗜铬细胞瘤患者,由于肿瘤细胞大量分泌儿茶酚胺,激动 β 受体,通过 Gs 蛋白激活腺苷酸环化酶(AC),引发 cAMP-PKA 通路,引起多重靶蛋白磷酸化,如膜上的 L 型 Ca^{2+} 通道、受磷蛋白等磷酸化,结果促进细胞外 Ca^{2+} 内流及肌质网释放 Ca^{2+},引起心肌收缩力和心率增加;儿茶酚胺激动血管壁平滑肌细胞膜上的 α1 受体,经 G 蛋白耦联受体(GPCR)通路,激活 PKC 促进基因表达和细胞的增殖,最后造成心肌收缩力加强、外周阻力加大,血压升高。

2. 外源性细胞信号异常

(1)理化损伤性刺激:环境中许多化学物质可引起细胞信号异常而导致信号转导异常。化学致癌物如多环芳烃类化合物,能诱导小鼠小 G 蛋白 K-Ras 基因突变,使 Ras 的 GTP 酶活性降低,引起 Ras 处于与 GTP 结合的持续激活状态,通过激活 Ras-Raf-MEK-ERK 通路,导致细胞异常增殖,从而诱发肿瘤。各种物理刺激同样可以引起细胞信号异常,如心肌的牵拉刺激、血管中流体的切应力对血管的刺激可通过特定的信号转导通路,激活 PKC、ERK 等,促进细胞的增殖,导致心肌肥厚、动脉硬化等病变。

（2）生物损伤性刺激：各种病原体及其相关物如病原微生物的菌体蛋白、脂多糖、核酸等均可作为配体干扰细胞的信号转导过程。1994 年,Nomuria 等发现哺乳动物有一种与果蝇 Toll 蛋白相似的蛋白,至今已发现共有 10 多种 Toll 蛋白的同源物,被命名为 Toll 样受体（Toll like receptor,TLR）。Toll 样受体为 Ⅰ 型膜蛋白,其胞内部分与 IL-1 受体（IL-1R）明显同源,在信号转导方面亦相似,被归于 TLR/IL-IR 家族。TLR 可以在一定程度上识别区分不同类型的病原体,介导生物因素引起的细胞信号转导。

（二）受体异常

受体的异常可由编码受体的基因突变、免疫学因素和继发性改变所致。基因突变分为失活性突变和激活性突变,可引起受体数量改变或功能（如受体与配体结合功能、受体激酶的活性、核受体的转录调节功能等）异常。基因突变发生在生殖细胞可引起遗传性受体病,而发生在体细胞的突变与肿瘤的发生发展有关。

1. 遗传性受体异常　由于受体基因突变使受体数量改变,结构异常或受体相关因子或辅助因子缺陷,导致受体功能缺陷所造成的疾病称为遗传性受体病。迄今人们已从受体水平上揭示了诸如家族性高胆固醇血症、胰岛素抵抗性糖尿病等的发病机制,并已报道了几十种受体病基因水平的改变。

（1）受体数量改变：受体合成数量减少、组装或定位障碍,使受体生成减少或受体降解增加,最终导致受体数量减少或缺失,出现受体功能丧失导致靶细胞对相应配体不敏感。这类疾病的特点是：患者体内的相应激素水平并无明显降低,但由于细胞受体缺失,使患者表现出该激素减少的症状和体征。

（2）受体结构异常：基因突变导致受体结构改变,引起其功能降低或缺失,如受体与配体结合障碍,受体酶活性降低及受体 -G 蛋白耦联障碍、受体与 DNA 结合障碍、受体的调节异常等。

2. 自身免疫性受体异常　机体产生了抗自身受体的抗体,通过抗原抗体反应引起的疾病称为自身免疫性受体病。已证明多种疾病是与体内产生了抗特定受体的抗体有关,如促甲状腺激素受体（thyrotropin receptor,TSHR）抗体所致的突眼性甲状腺肿、抗胰岛素受体抗体所致的 B 型胰岛素抵抗性糖尿病、抗 N 型乙酰胆碱受体抗体所致的重症肌无力等。

3. 继发性受体异常　已知许多因素可以调节或改变受体的数量和亲和力,包括血液中同种或异种激素（配体）的浓度、血液的 pH、离子浓度、细胞内某些成分的浓度等。在病理情况下,这些因素的变化可以继发性的引起受体数量或亲和力的改变。

（三）受体后信号转导成分异常

受体后信号转导通路异常多由基因突变所致的信号转导蛋白失活或异常激活引起,主要见于肿瘤和遗传病。如 Ras 基因突变,突变率较高的是甘氨酸 12、甘氨酸 13 或谷氨酸 61 为其他氨基酸残基所取代,使 Ras 处于与 GTP 结合的持续激活状态而引起细胞增殖。因此,该通路的异常激活与多种肿瘤的发病有关。细胞信号系统是一个网络系统,信号转导通路之间存在交互通话和作用。某种信号蛋白的作用丧失后,可由别的信号蛋白来替代,或者功能相近的信号转导通路间发生了功能上的互补,使细胞的功能代谢不受明显的影响,因此并非所有的信号转导蛋白异常都能导致疾病。

第二节　细胞信号转导异常与疾病

细胞信号转导异常（abnormal cell signal transduction）是指由于受体或受体后信号转导通

路中的成分异常,使信号转导发生障碍(过强或过弱),结果导致靶细胞功能和代谢障碍,并引起疾病。细胞信号转导异常的发生机制总体上包括三个方面:信号异常、受体异常和受体后信号转导成分异常。信号异常可以是信号的产生过多或过少,体内某种信号的拮抗因素过多或产生了拮抗某些蛋白多肽类的信号的自身抗体。如胰岛素生成减少,体内产生抗胰岛素抗体以及应激反应时,体内产生了大量能拮抗胰岛素作用的应激激素,像儿茶酚胺、胰高血糖素、皮质激素、生长激素等,这些均可导致长时间的或暂时性的血糖增高。再如血管紧张素产生过多可致高血压,抗利尿激素(ADH)产生减少可导致尿崩症等。受体异常可由编码受体的基因突变、免疫学因素和继发性改变引起。还有一种情况是受体本身没有异常,但受体功能所需的相关因子或辅助因子缺陷,也可导致受体功能异常。受体后信号转导通路异常多由基因突变所致的信号转导蛋白失活或异常激活引起,主要见于遗传病和肿瘤。

一、遗传性肾性尿崩症

遗传性肾性尿崩症是由于抗利尿激素受体基因突变导致 ADH 受体合成减少或结构异常,使 ADH 对肾小管和集合管上皮细胞的刺激作用减弱或上皮细胞膜对 ADH 的反应性降低,对水的重吸收降低,引起尿崩症(图 9-2)。编码人 ADH 受体的基因位于 X 染色体长臂 q27~28 区段,因此遗传性肾性尿崩症为伴 X 染色体隐性遗传病,多在 1 岁以内发病。女性携带者一般无症状;男性显示症状,具有口渴、多饮、多尿等特征,但血中 ADH 水平在正常水平以上。

二、肢端肥大症和巨人症

生长激素(growth hormone,GH)是腺垂体分泌的多肽激素,其功能是促进机体生长。GH 的过度分泌,可刺激骨骼过度生长,在成人引起肢端肥大症(acromegaly),在儿童引起巨人症(gigantism)。GH 的分泌受下丘脑的生长激素释放激素(GHRH)和生长激素释放抑制激素(GHRIH,生长抑素)的调节,GHRH 经激活的 Gs,导致 AC 活性升高和 cAMP 积聚,cAMP 可促进分泌 GH 的细胞增殖和分泌;生长抑素则通过减少 cAMP 水平抑制 GH 分泌。在分泌 GH 过多的垂体腺瘤中,有 30%~40% 是由于编码 Gs 的基因点突变,其特征是 Gs 的精氨酸 201 为半胱氨酸或组氨酸所取代,或谷氨酰胺 227 为精氨酸或亮氨酸所取代,这些突变抑制了 GTP 酶活性,使 G_s 处于持续激活状态,AC 活性升高,cAMP 含量增加,垂体细胞生长和分泌功能活跃。故在这些垂体腺瘤中,信号转导障碍的关键环节是 Gs 过度激活导致的 GHRH 和生长抑素对 GH 分泌的调节失衡(图 9-3)。

三、恶性肿瘤

正常细胞的增殖、分化及凋亡受到精细的网络调节,细胞癌变最基础的特征是增殖失控、分化障碍及凋亡异常。近年来人们认识到绝大多数的癌基因表达产物都是细胞信号转导系统中的重要分子,调控细胞的生存和死亡,从多个环节干扰细胞信号转导过程,导致细胞过度增殖、异常分化和凋亡减少,从而导致恶性肿瘤发生(图 9-4)。

研究和设计以细胞信号转导通路为靶点的药物和疾病治疗方法,已经成为临床医学和药物产业的新领域。近年来得到很大的发展,其中有的比较成熟,针对性强,疗效也比较肯定;有的药物已经成为产品,在临床上广为使用;有的虽然很不成熟,但表现出很大的应用潜力和广阔的应用前景。细胞信号转导通路和疾病关系的研究是当前生命科学研究的一个热点,随着研究的不断深入,不仅阐明了多种遗传疾病的发生机制,而且证实了许多疾病,如炎症、感染、

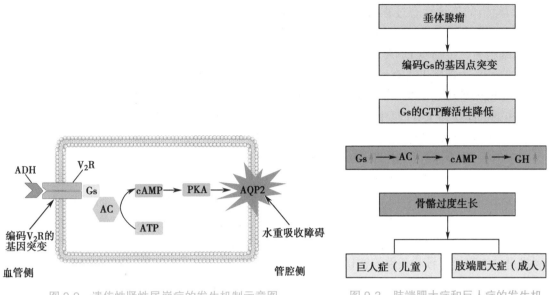

图 9-2　遗传性肾性尿崩症的发生机制示意图

图 9-3　肢端肥大症和巨人症的发生机制示意图

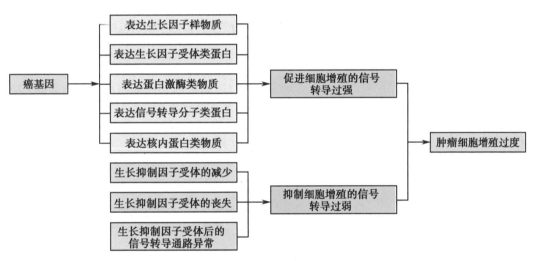

图 9-4　恶性肿瘤细胞增殖过度的发生机制示意图

心脑血管疾病、糖尿病、恶性肿瘤等的发病与信号转导异常有着密切的关系。显然,深入研究细胞信号转导通路对于探讨疾病发生、发展与和防治具有重要的实际意义。

第三节　细胞增殖异常与疾病

细胞增殖(cell proliferation)是指细胞分裂及再生的过程,细胞以分裂的方式进行增殖,以维持个体的生长、损伤和修复,或用来补充衰老、死亡的细胞。细胞增殖是生物体生长、发育、繁殖以及遗传的基础。细胞增殖是通过细胞周期实现的,是多阶段和多因素参与的有序调节过程,以使各类细胞可依机体需要进行增殖或处于静止状态,否则可导致和促进疾病。

一、细胞周期的概述

细胞周期(cell cycle)是指正常连续分裂的细胞从前一次有丝分裂结束到下一次有丝分裂

完成所经历的连续动态过程,是多阶段、多因子参与的精确而有序的调控过程,可分为 4 期:G1 期(DNA 合成前期)、S 期(DNA 合成期)、G2 期(DNA 合成后期)、M 期(有丝分裂期)。G1 期时,细胞为遗传物质 DNA 的合成作准备,而 DNA 的合成是在 S 期完成。G2 期主要完成蛋白质的合成,为细胞进入有丝分裂期作准备。有丝分裂期(M 期)又分为前期、中期、后期和末期,以完成染色体的凝集,中心粒移至细胞核对立的两极,核仁解体,核膜消失(前期);纺锤体形成和染色体排列于其间(中期);姐妹染色单体分开并移向两极(后期);子核形成和胞质分裂(末期)。另外,当细胞暂时脱离细胞周期,不进行增殖,但在接受适当刺激时可重新进入细胞周期的细胞,称为休眠细胞,即 G0 期细胞。

细胞周期的特点:①单向性:即细胞增殖过程只能沿 G1 → S → G2 → M 方向前进,不能逆行;②阶段性:各期细胞形态和代谢特点有明显差异,若受不利因素影响细胞可在某时相发生停滞,待生长条件适合后又可重新活跃进入下一时相;③检查点:各时相交叉处存在着相应的检查点(checkpoint),对细胞的下一步增殖趋势起定向作用;④细胞微环境:细胞周期是否顺利推进与细胞外信号和条件等密切相关。

二、细胞周期的调控

细胞周期的运转由多种机制控制,以确保细胞分裂的有序进行。包括细胞周期的自身调控及细胞外信号对细胞周期的调控。

(一) 细胞周期的自身调控

细胞周期的自身调控主要靠细胞周期驱动力量(周期蛋白和周期蛋白依赖性激酶)、抑制力量和检查点等协同作用而实现(图 9-5)。

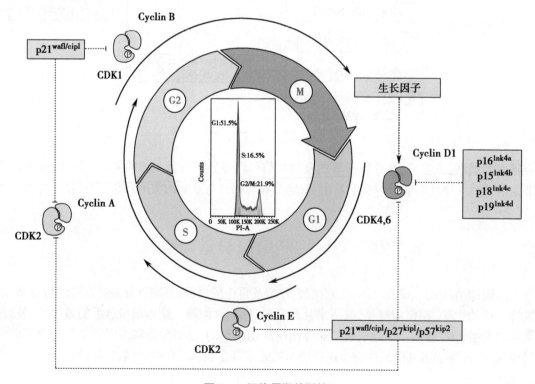

图 9-5 细胞周期的调控

1. **周期蛋白(cyclin)** 随着近年来研究的进展,细胞 cyclin 的种类越来越多。在哺乳动物细胞,cyclin 有 8 类,连同亚类共 11 种,共 16 个成员。cyclin 含量随细胞周期而变化,不同的 cyclin 在其相应周期达到含量和活性的峰值,与在整个细胞周期中表达相对恒定的、相应的周期蛋白依赖性激酶(cyclin-dependent kinase,CDK)结合后,形成复合物,激活 CDK 的活性,对细胞内底物进行磷酸化,随后迅速降解失活(图 9-6)。在 G1 期表达的周期蛋白有 cyclin A、C、D、E,其中 cyclin C、D、E 的表达仅限于 G1 期,进入 S 期即开始降解,且只在 G1 向 S 期转化过程起调节作用,因此被称为 G1 期蛋白。

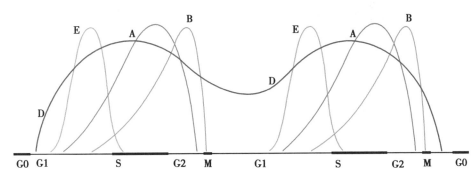

图 9-6　细胞周期不同时相 cyclin 的表达和浓度的变化

2. **周期蛋白依赖性激酶**　CDK 是一组调节细胞周期运行及速率的丝氨酸/苏氨酸蛋白激酶家族,为细胞周期运转的驱动力量之一。目前已经发现至少 9 位家族成员,即 CDK1~9(表 9-1)。当 CDK 与周期素结合后,并经磷酸化/脱磷酸化修饰后具有活性。CDK 参与调节细胞凋亡是通过影响细胞周期运行的速率而进行的。

表 9-1　Cyclin 与 CDK 的结合关系及主要作用

周期蛋白	结合的 CDK	主要作用时相	主要作用
A	CDK1	G2	促进 G2 期向 M 期转换
	CDK2	S	启动 S 期的 DNA 复制,阻止已复制的 DNA 复制
B(B1,B2)	CDK1	G2、M	促进 G2 期向 M 期转换
D(D1~3)	CDK4,6	G1 中晚期	使 G1 期细胞跨越限制点向 S 期转换
E	CDK2	G1 晚期	使 G1 期细胞跨越限制点向 S 期转换
H	CDK7	G1,S,G2,M	激活 CDK,磷酸化 RNA 聚合酶Ⅱ羧基端结构域,调节基因转录

CDK 的灭活,除泛素(ubiquitin)化降解外,CDK 抑制因子(cyclin-dependent kinase inhibitor,CKI)可特异抑制 CDK 活性(图 9-7)。

3. **CDK 抑制因子**　CKI 按其蛋白质分子量排序命名。根据它们的同源序列和底物分为两类:第一类称为 Cip/Kip(cdk-interacting protein 1/kinase inhibitory protein)家族,抑制 G1 期和 S 期的各种 cyclin-CDK;第二类为 Ink4(inhibitors of kinase 4)家族,专门对 cyclin D-CDK4/6 类复合物起抑制作用。

4. **细胞周期检查点**　在真核细胞生物体内存在细胞周期检查点,是保证 DNA 复制和染色体分配质量的检查机制,使细胞周期能有条不紊地依次进行。细胞周期检查点是一类负反馈调节机制,负责质量、传递信号、中断细胞周期并启动修复机制等功能。有丝分裂过程中,细胞经历了 G1/S,intra-S,G2/M 和 M 等细胞周期检查点。根据细胞周期检查点的调

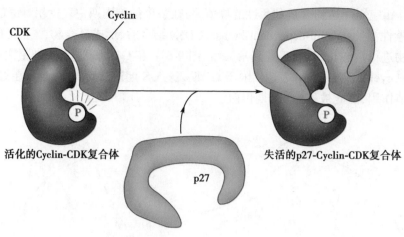

图 9-7　CDK 的灭活

控内容,将其分为 DNA 损伤检查点、DNA 复制检查点、纺锤体组装检查点和染色体分离检查点(表 9-2)。

表 9-2　细胞周期检查点及其主要作用

检查点	作用时相	主要作用
DNA 损伤检查点	G1/S	检查 DNA 有无损伤,监控 DNA 损伤的修复,以保证 DNA 的质,决定细胞周期是否继续进行
DNA 复制检查点	S/G2	监控 DNA 的复制进度,决定细胞是否进入 M 期
纺锤体组装检查点	G2/M	监控纺锤体组装,管理染色体的正确分配,决定细胞是否进入 M 后期
染色体分离检查点	M	监控 M 后期末子代染色体在细胞中的位置,决定细胞是否进入 M 末期及发生胞质分离

（二）细胞外信号对细胞周期的调控

细胞外信号分为增殖信号和抑制信号。增殖信号包括生长因子、丝裂原、分化诱导剂等。如表皮生长因子(epidermal growth factor,EGF)可与细胞膜 EGF 受体结合,启动胞内的信号转导,促进 cyclin D 合成,并抑制 CKI 合成,cyclin D 与相应 CDK 结合,使 Rb 蛋白磷酸化而与转录因子 E2F 分离,游离的 E2F 激活 DNA 合成基因,促使 G0 进入 G1 期。抑制信号如转化生长因子 β(TGF-β)可与细胞膜 TGF-β 受体结合,启动胞内信号通路调控 cyclin 和 CDK 等的表达,在 G1 期表现为抑制 CDK4 表达。诱导 p21[kip1]、p27[kip1] 和 p15[Ink4b] 等 CKI 产生,从而使细胞阻滞于 G1 期。

三、细胞周期调控异常与疾病

细胞周期调控是细胞对不同信号进行整合后依靠细胞内级联反应完成的,包括细胞周期的驱动力量(cyclin 和 CDK)、抑制力量和检查点等,其任一环节发生异常均可使细胞增殖过度或缺陷,导致或促进疾病。

（一）细胞增殖过度

细胞增殖过度可导致疾病,如肿瘤、肝肺肾纤维化、前列腺肥大、原发性血小板增多症、家族性红细胞增多症、银屑病、类风湿关节炎、肾小管间质性病变和动脉粥样硬化等。恶性肿瘤是典型的细胞周期异常性疾病,下面以其为例阐述细胞周期调控异常与癌细胞恶性增殖的关系。

1. 细胞周期自身调控异常

(1) cyclin 过表达:肿瘤发生与细胞周期驱动力量 cyclin(主要是 cyclin D、E)过表达有关。研究表明,人乳腺癌细胞或组织中 cyclin E 呈高表达;在 B 细胞淋巴瘤、乳腺癌、胃肠癌、甲状旁腺癌和食管癌细胞或组织中 cyclin D1 呈过表达。cyclin 过表达与基因扩增、染色体倒位和染色体易位有关。cyclin D1 对正常和癌细胞 G1 期至关重要,如过表达 cyclin D1 使细胞易被转化;cyclin D1 与癌基因 *c-myc* 协同作用能诱导转基因小鼠发生 B 细胞淋巴瘤等。

(2) CDK 增多:多种癌细胞或组织 CDK 常呈过表达,且与肿瘤发生、发展、转移和浸润等相关。如在小细胞肺癌、鳞癌和不同分化胃癌组织中 CDK1 呈过表达,并与胃癌发生中早期分子事件相关;在 G1/S 期过表达的 CDK4 可使 Rb 蛋白磷酸化,并与转录因子 E2F 分离而解除 Rb 蛋白对细胞生长的负调控,导致宫颈癌等。采用 TGF-β 处理人角化细胞可通过降低 CDK4 mRNA 表达,抑制人角化细胞的增殖。

(3) CKI 表达不足和突变:CKI 通过直接特异抑制 CDK 活性,影响细胞周期运转。在多种肿瘤细胞或组织中呈现 CKI 表达不足或突变,包括 InK4 和 Kip 失活和/或含量减少:① InK4 失活和/或含量减少:InK4 家族包括 $p16^{Ink4a}$、$p15^{Ink4b}$、$p18^{Ink4c}$ 和 $p19^{Ink4d}$ 等,InK4 可直接与 cyclin D1 竞争 G1 期激酶 CDK4/6,抑制其对 Rb 蛋白的磷酸化作用,抑制 E2F-1 基因的转录;也可间接地抑制 DNA 合成的多种生化反应,导致细胞周期调控紊乱,诱发多种肿瘤。如 $p16^{Ink4a}$ 常因纯合性缺失、CpG 岛高度甲基化或染色体异位使基因失活,致 $p16^{Ink4a}$ 低表达,后者与多种恶性肿瘤(如黑色素瘤、急性白血病、胰腺癌、非小细胞肺癌、胶质瘤、食管癌、乳腺癌和直肠癌)发生发展及预后相关。② Kip 失活和/或含量减少:Kip 家族包括 $p21^{kip1}$、$p27^{kip1}$ 和 $p57^{kip2}$ 等,可广谱抑制 CDK(包括 CDK2/3/4/6 等)活性,在肿瘤发生等方面起着重要作用。如 $p21^{kip1}$ 低表达或缺失可使细胞从正常增生转为过度增生,甚至导致肝癌、骨肉瘤和黑色素瘤等的发生。$P27^{kip1}$ 的低表达常与肿瘤发生、分化、分级和预后等相关,在人类多种癌细胞中 $p27^{kip1}$ 常表达降低,如乳腺癌、大肠癌、肺癌、前列腺癌、胃癌和卵巢癌等;并发现 $p27^{kip1}$ 表达越低,肿瘤分化越差、分级越高,预后越差。

(4) 检查点功能障碍:细胞周期主要的检查点是 DNA 损伤和复制检查点,分别位于 G1/S 和 G2/M 交界处,当其探测到 DNA 损伤或 DNA 复制量异常时,即可终止细胞周期进程,可见在检查点的正确调控下细胞周期得以精确和有序地进行。检查点主要靠蛋白分子发挥调控作用,如 p53 为 DNA 损伤检查点的主要分子。当 DNA 损伤时,p53 可使细胞停滞在 G1 期进行修复,减少携带损伤 DNA 细胞的增殖:如修复失败,p53 则过度表达,直接激活 *bax* 凋亡基因或下调 *bcl-2* 抗调亡基因表达而诱导细胞凋亡,以消除癌前病变细胞不恰当地进入 S 期,避免癌症发生和发展。*p53* 基因是人类恶性肿瘤突变率最高的基因,如 Li-Fraumeni 癌症综合征患者因为遗传一个突变的 *p53* 基因,极易在 30 岁前患各种癌症;若 p53 缺失可使细胞易于产生药物诱导的基因扩增和细胞分裂,并降低染色体准确度;缺失 p53 时一个细胞周期中可产生多个中心粒,使有丝分裂时染色体分离异常,导致染色体数目和 DNA 倍数改变,最终演变成癌细胞,亦可促进肿瘤侵袭及转移或增加化疗抵抗。

2. 细胞外信号对细胞周期的调控异常　除细胞周期的自身调控因素之外,癌基因家族及抑癌基因家族在细胞周期调控中也发挥重要作用,它们的产物可通过与生长因子受体结合或其他作用方式,促进或抑制细胞增殖。癌基因家族产物种类较多,包括生长因子类蛋白及生长因子受体类蛋白。例如,*sis* 基因编码的生长因子类蛋白可与相应的受体结合,模拟生长因子的作用,以自分泌的方式对细胞周期进行调控,刺激细胞进行分裂增殖,促进肿瘤发生发展。

（二）细胞增殖缺陷

细胞增殖缺陷可导致许多疾病,如再生障碍性贫血、糖尿病肾病等。再生障碍性贫血是由多种原因引起的骨髓造血功能衰竭,以骨髓造血细胞增殖缺陷和外周血全血细胞减少为特征的血液系统疾病。正常情况下,骨髓造血干细胞具有很强的增殖能力,各种原因可导致造血干细胞增殖缺陷使得其数量不足,加之造血微环境异常、免疫功能紊乱等因素,都可影响造血干细胞的增殖和分化,导致骨髓造血功能衰竭。糖尿病肾病时,肾小球滤过膜的毛细血管内皮细胞和足细胞以及肾小管上皮细胞出现细胞损伤及细胞增殖缺陷;而肾小球系膜细胞则可出现肥大和增殖,细胞外基质分泌增多,最终导致肾小球硬化、肾小管萎缩及肾脏纤维化,肾脏功能明显减退。

四、细胞周期调控与疾病的防治

细胞周期是一个复杂的调控过程,各个正性调控因素和负性调控因素相互制约,形成多个反馈性调节机制,从而实现对细胞周期的精细调节。若细胞自动程序、检查机制或信息传递通路等任一环节出现故障,都可使细胞周期失控,导致各种异常。其中最常见的为肿瘤,我们将以癌症为例探讨细胞周期调控与疾病的防治。细胞周期调控机制的异常导致了基因的不稳定性,使突变基因数量增加。而这些突变的基因往往是癌基因和抑癌基因,同时大部分癌基因和抑癌基因又是细胞周期调控机制的组成部分,如 *p53*、*pRb*、*p21*、*p16* 和周期素等。因此,在肿瘤发展过程中,基因的突变使细胞周期调控机制异常,细胞进入失控性生长状态,出现癌变性生长。很多肾脏疾病的病理特征之一是细胞增生。

细胞周期信号途径的调控异常存在于多种疾病细胞中,确定这些信号途径中的关键蛋白,可以用来研究药物与蛋白在分子水平的相互作用,进一步发现新的药物为我们提供新的疾病治疗方法。

第四节　细胞凋亡异常与疾病

一、细胞凋亡的概述

凋亡(apoptosis)一词源于希腊文,原意为"花瓣或树叶的枯落"。现认为细胞凋亡(cell apoptosis)是指由体内外因素触发细胞内预存的死亡程序而导致的细胞死亡过程,为程序性细胞死亡(programmed cell death,PCD)的形式之一。与细胞坏死比较,细胞凋亡在许多方面存在显著差异(图 9-8)。有机体的细胞有 3 种选择,即细胞生长和分裂、存活不生长,以及通过凋亡排除自己。研究指出细胞的增殖和生存需要获得信号,如果没有这些信号,即使在正常情况下细胞也将通过凋亡自杀。在胚胎发生或发育成熟的特定时期,或细胞周期的不同时相,某些细胞会按自身程序主动死亡,即程序性细胞死亡或称凋亡。换言之,凋亡是细胞内在自杀程序被活化的结果,是在组织重建、老化、病原性感染或应答其他不可恢复损害时有机体中正常发生的细胞自杀。细胞凋亡与细胞坏死存在显著差异。凋亡异常可能是一些疾病如免疫缺陷、自身免疫紊乱、缺血性血管病、脱发、白血病、淋巴肿瘤,以及其他肿瘤的病因。

近来的研究表明,细胞对凋亡的敏感性可被调控,有些原癌基因与凋亡基因同源。所以对细胞周期调控和细胞凋亡机制的研究,将对揭示细胞恶变、老化和退变性疾病的发病机制及其治疗产生重要影响。

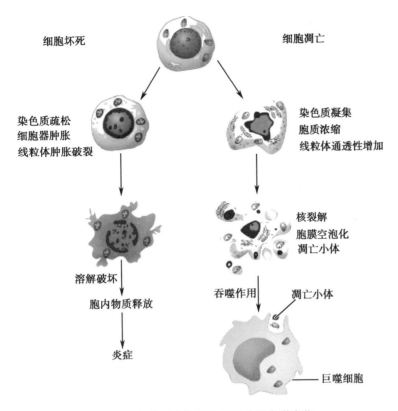

图 9-8　细胞凋亡和细胞坏死的形态学变化

二、细胞凋亡的调控

来自细胞内外的各种信号可诱导不同的细胞发生凋亡,但凋亡的不同类型细胞却呈现一致的特征性形态和生化改变,这些改变由半胱天冬酶家族(caspase)蛋白降解所造成。其中 6 种 caspase 与细胞凋亡有关,根据这些 caspase 的作用不同分为两类:一类是效应 caspase(pro-caspase-3、7、6),参与重要底物的剪切,引起凋亡细胞呈现一致的形态并发生生化改变,其通常由上游 caspase 所激活;另一类是始动 caspase(pro-caspase-8、9、10),当其原结构域与衔接蛋白(adaptor protein,AP)相互作用时,酶原通过自我剪切而活化,获得裂解激活效应 caspase 前体的能力。至少 2 种途径参与 caspase 的激活:一种由细胞死亡受体(death receptor,DR)介导,称作非固有途径(extrinsic pathway);另一种由线粒体介导,称为固有途径(intrinsic pathway)。

（一）死亡受体介导的凋亡通路

细胞外许多信号分子可以与细胞表面的死亡受体结合,激活细胞凋亡信号通路。当配体与受体结合后,死亡结构域(death domain,DD)吸引 AP 形成死亡信号复合体(death-inducing signaling complex,DISC),招募 caspase-8 前体(pro-caspase-8),产生有活性的始动 caspase-8/10。DR 介导凋亡通路直接受假受体和可溶性配体的干扰,同时死亡受体和配体的表达受 p53 等在转录水平调节(图 9-9)。相关死亡结构域(蛋白)样白介素 -1、B 转化酶样蛋白酶抑制蛋白与 pro-caspase-8 结构同源,其两个突变体在人类细胞中已被确定,但缺乏催化位点,通常是通过结合 DISC 抑制 caspase-8 激活。

（二）线粒体介导的凋亡通路

线粒体是各种死亡刺激的感受器。促凋亡信号如 DNA 损伤、生长因子去除以及大部分化疗药物通常可诱导线粒体释放细胞色素 C(cytochrome C,Cyto-C)和其他促凋亡多肽,释放

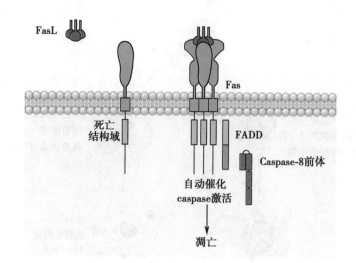

图 9-9 死亡受体介导的凋亡通路

到细胞质的 Cyto-C 与凋亡蛋白酶激活因子 1（apoptosis protease activating factor-1，Apaf1）相结合后可促使 Apaf1 形成寡聚体。在 ATP/dATP 存在下，Apaf1 招募 caspase-9 前体聚集形成凋亡小体（apoptosome）的复合体，caspase-9 前体通过自我活化产生具有活性的 caspase-9。Bcl-2 家族成员分为抗凋亡蛋白和促凋亡蛋白，主要是通过影响线粒体通透性抑制 Cyto-C 释放而发挥作用（图 9-10）。研究表明，Bax/Bak 样蛋白和单 BH3 结构域蛋白是执行细胞凋亡功能必不可少的，但它们如何调节线粒体释放 Cyto-C 等促凋亡因子的生化机制仍不清楚。单 BH3 结构域蛋白作为死亡感受器，在这条通路的上游起作用。接受凋亡刺激后，不同的单 BH3 结构域蛋白通过转录诱导、翻译后磷酸化、蛋白裂解和细胞骨架扣押（sequestration）等机制激活，与线粒体膜外的 Bcl-2 样蛋白相互作用，导致 Bax/Bak 样蛋白移位、构象改变和多聚化，插入线粒体膜形成蛋白通道，释放 Cyto-C 和其他促凋亡多肽。

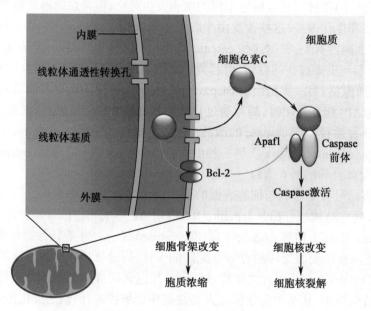

图 9-10 线粒体介导的凋亡通路

总之，细胞凋亡的信号通路既可单独启动，又可联合作用，不同通路之间存在交互作用（cross talk），其中线粒体介导的凋亡通路及死亡受体介导的凋亡通路最受关注，凋亡诱导因子可通过激活一条或多条凋亡通路影响凋亡速率而参与疾病发生发展。

（三）细胞凋亡调控相关的基因

1. Bcl-2 家族 Bcl-2 家族蛋白在细胞凋亡过程中起着重要作用,目前已经发现并鉴定出 20 余种成员,根据它们在细胞凋亡中的作用可分为两类:一类是抗凋亡成员(如 Bcl-2 和 Bcl-XL),另一类是促凋亡成员(如 Bax 和 Bak),包括 BH3-only 蛋白,它们相互作用决定了细胞死亡的阈值。

2. p53 野生型 p53 蛋白具有诱导细胞凋亡及抑制细胞增殖的作用。野生型 p53 蛋白是一种负调控因子,主要在 G1/S 期交界处发挥检查点的功能,当其检查发现染色体 DNA 损伤时,通过刺激 CKI 表达引起 G1 期阻滞,并启动 DNA 修复。突变型 *p53* 基因丧失促进细胞凋亡作用,甚至有报道 *p53* 基因突变可驱动细胞周期。

3. 其他 癌基因 *c-myc* 编码的蛋白具有双向调节作用。作为重要的转录调节因子,*c-myc* 既可激活介导细胞增殖的基因诱导细胞增殖,也可激活介导细胞凋亡的基因而诱导凋亡,细胞在其影响下增殖或凋亡主要取决于细胞接受何种信号以及细胞所处的生长环境,如在 *c-myc* 基因表达后,细胞若无足够的生长因子对其持续作用则会发生凋亡;反之细胞就处于增殖状态。

（四）细胞凋亡调控相关的酶

1. 半胱天冬酶 半胱天冬酶是一组对底物天冬氨酸部位有特异水解作用的蛋白酶,其活性中心富含半胱氨酸。半胱天冬酶家族的主要成员至少包括 14 种,包括细胞凋亡启动型半胱天冬酶(initiator caspase)和效应型半胱天冬酶(effector caspase)两类,前者包括 caspase-8、9 和 10,后者包括 caspase-3、6 和 7。

2. 内源性核酸内切酶 正常情况下多种内源性核酸内切酶是以无活性的酶原形式存在于胞核内,因而不出现 DNA 断裂。内源性核酸内切酶多数为 Ca^{2+}/Mg^{2+} 依赖的,但 Zn^{2+} 可抑制其活性。凋亡诱导因素可通过启动信号转导,调控胞内某些成分(如 Ca^{2+})激活内源性核酸内切酶,活化的内源性核酸内切酶可作用于核小体连接区,使 DNA 断裂成核小体倍数大小即 180~200bp 或其整倍数长度的片段,这些片段在琼脂糖凝胶电泳中可呈特征性的"梯状"条带 (DNA ladder),这是判断凋亡发生的特征性生化指标。

3. 组织型转谷氨酰胺酶(tissue-type transglutaminase) 组织型转谷氨酰胺酶亦与凋亡小体的形成有关。它通过催化 γ 谷氨酰与 ε 赖氨基交联形成稳定的构架,使内容物保留在凋亡小体内。

4. 钙蛋白酶 胞质 Ca^{2+} 增加时,亦能活化定位于胞质的钙蛋白酶(calpains),活化后的 calpains 可通过剪切凋亡相关分子蛋白如 Bcl-2、Bax、Bid 和 p53 等,以及直接剪切活化多种 caspase 等方式,参与调控细胞凋亡的过程。

三、细胞凋亡调控异常与疾病

在动物体内,细胞数量需要被精确控制。如果细胞增殖过度,凋亡不足则造成肿瘤、自身免疫疾病和病毒感染性疾病等;如果细胞凋亡过度,则可引起免疫缺陷病、心血管疾病和神经元退行性疾病等。

（一）细胞凋亡调控异常与肿瘤

高水平的 Bcl-2 蛋白可抑制细胞死亡延长细胞寿命,是目前公认的抗凋亡蛋白,Bcl-2 的存在有利于保持正常细胞的增殖能力,Bcl-2 的异常表达在重度异型增生区及癌变区明显增加,使已经发生癌变的及有明显癌变倾向的细胞寿命延长、堆积,从而形成癌性瘤块。野生型 p53 蛋白通过其分子中部的序列特异性 DNA 结合基团在 G1 晚期与 DNA 的特别序列结合,使细胞周期减慢,出现 G1 停顿。在一些促生长类生长因子存在时,*c-myc* 的高表达促使细胞增殖;而缺乏促生长类生长因子时,*c-myc* 高表达促使细胞进入凋亡。*c-myc* 和 Bcl-2 协同作用可封闭 p53 蛋白进入核中,从而阻断 p53 诱导的凋亡和生长停止。

伴随细胞生物学和分子生物学的发展,越来越多的凋亡相关因子相继被发现,通过对这些因子及其相互关系的研究,发现了多条完整的凋亡信号通路。这些通路的作用形式各有特点并且相互交叉,形成了复杂的信息网络。从这些凋亡发生通路中找到更多、更有效的治疗肿瘤的切入点,进而开展以特异性蛋白分子为靶标的药物设计。有效拮抗凋亡抑制因子的作用,最大限度地选择性地诱导肿瘤细胞凋亡,增强肿瘤细胞对化疗、放疗、生物治疗等的敏感性是未来肿瘤研究的热点。

(二) 细胞凋亡调控异常与 AIDS

人免疫缺陷病毒(human immunodeficiency virus,HIV)感染逐渐耗竭在免疫调节中起重要作用的 CD4$^+$T 淋巴细胞,最后引发获得性免疫缺陷综合征(acquired immune deficiency syndrome,AIDS)。HIV 感染者一个显著的特征是 CD4$^+$T 淋巴细胞数量进行性下降,同时伴随细胞功能的下降。研究表明,体内外 HIV 感染后引起的细胞过度凋亡可能是 CD4$^+$T 淋巴细胞进行性减少的一个重要原因,其相关的机制可能有:① HIV 编码的蛋白,如 gp120/gp160、Tat 蛋白等以抗原和超抗原的形式反复刺激免疫细胞,引起慢性免疫活化状态,并通过活化诱导细胞死亡和活化 T 细胞自主死亡机制,加速 CD4$^+$T 细胞的减少;②促凋亡蛋白通过肿瘤坏死因子受体细胞凋亡信号途径和线粒体细胞凋亡信号途径,导致 T 淋巴细胞凋亡,最终导致 CD4$^+$T 淋巴细胞大幅减少;③ HIV 不仅引起被感染 CD4$^+$T 细胞的凋亡,而且还引起未受感染的旁观者 T 淋巴细胞凋亡数急剧增多。凋亡作为机体的自我保护措施,在清除感染细胞的同时,并没有抑制 HIV 在单核巨噬细胞内复制,反而造成大量未感染细胞的死亡,导致 HIV 复制的失控,发展成为严重的免疫缺陷,引起 AIDS 相关的机会性感染。当全血中 CD4$^+$T 淋巴细胞水平从降到 200 个 /μl 以下时就极易导致机会感染,成为 HIV 感染者的最大威胁。

细胞凋亡是体内外因素触发细胞内预存的死亡程序,启动凋亡相关通路而导致的细胞死亡过程,其任一环节发生障碍均可促进和导致疾病。目前调控细胞凋亡防治疾病的方法和措施包括:①合理利用细胞凋亡的相关信号;②干预细胞凋亡相关的信号转导通路;③调节细胞凋亡相关的基因;④控制细胞凋亡相关的酶。

第五节　细胞信号转导异常相关疾病防治的病理生理学基础

近 30 年来,细胞信号转导系统的研究取得了很多激动人心的进展,这些进展不仅阐明了细胞增殖、分化、凋亡以及功能和代谢的调控机制,揭示了信号转导异常与疾病的关联,还为新疗法和新一代药物的设计提供了新思路和作用的新靶点。以纠正信号转导异常为目的的生物疗法和药物设计已成为近年来一个新的研究热点。

迄今为止,在临床上已试用了"信号转导疗法"治疗细胞信号转导异常引发的一系列疾病。例如,多种受体的激动剂和拮抗剂、离子通道的阻滞剂、蛋白激酶如 PTK、PKC、PKA、p38MAPK 的抑制剂等,他们中有些在临床应用时已取得了明确的疗效,有些也已显示出一定的应用前景。如帕金森患者的脑中多巴胺浓度降低,可通过补充其前体物质,调整细胞外信息分子水平进行治疗。而针对一些受体的过度激活或抑制引起的疾病,可分别采用受体拮抗剂或受体激动剂达到治疗目的。此外,调节细胞内信使分子或信号转导蛋白水平也是临床上使用较多的方法,如调节胞内钙浓度的钙通道阻滞剂、维持细胞 cAMP 浓度的 β 受体阻断剂等均在疾病的治疗中广泛应用。由于 85% 与肿瘤相关的原癌基因和癌基因产物是 PTK,且肿瘤时 PTK 活性常常升高,故肿瘤治疗中常以 PTK 为治疗靶点阻断细胞增殖。在一些全身性炎症反应中,早期应用抑制 NF-κB 活化的药物,则从调节核转录因子的水平出发,控制炎症反应过程中炎症介质的失控性释放,可阻滞炎症性疾病的发生、发展。

(赵 娟)

重要考点

1. 细胞信号转导、细胞增殖、细胞凋亡的概念。

2. 细胞信号转导异常的机制:

(1)信号异常。

(2)受体异常。

(3)受体后信号转导成分异常。

3. 细胞凋亡调控异常与疾病:

(1)细胞凋亡不足与疾病。

(2)细胞凋亡过度与疾病。

思考题

1. 简述细胞信号转导的基本过程。

2. 试述细胞周期调控机制。

3. 简述调控细胞凋亡防治疾病的方法和措施。

参 考 文 献

［1］王建枝,钱睿哲.病理生理学.9版.北京:人民卫生出版社,2018.

［2］刘景生.细胞信息与调控.2版.北京:中国协和医科大学出版社,2004.

［3］卢建,余应年,徐仁宝.受体信号转导系统与疾病.济南:山东科学技术出版社,1999.

［4］高燕,林莉萍,丁健.细胞周期调控的研究进展.生命科学,2005,17(4):318-322.

［5］张玉霞,喻伦银,刘铭球.细胞周期调控研究进展.国外医学(遗传学分册),2001,24(5):262-266.

［6］彭黎明,王曾礼.细胞凋亡的基础与临床.北京:人民卫生出版社,2000.

第十章 缺血 - 再灌注损伤

学习目标

1. **掌握** 缺血 - 再灌注损伤及相关概念；缺血 - 再灌注损伤的发生机制；缺血 - 再灌注损伤时心、脑功能及代谢变化。
2. **熟悉** 缺血 - 再灌注损伤时其他器官的功能及代谢变化。
3. **了解** 缺血 - 再灌注损伤防治的病理生理学基础。

良好的血液循环是维持组织细胞功能及结构完整的重要因素,是机体获得充足的氧和营养物质的基本保障。由于各种原因引起组织血液灌流减少,导致缺血性损伤(ischemic injury)。临床上,采用多种治疗方法(溶栓疗法、导管技术、动脉搭桥术、冠脉血管成形术、心肺复苏、体外循环、断肢再植等技术)恢复血流,挽救患者的生命。使缺血器官和组织重新获得血液供应,这是减轻缺血性损伤的根本措施。但是,随之而来的后果是再灌注后缺血器官和组织表现出损伤减轻或加重的双重特征。多数情况下,恢复血液再灌注能够减轻组织细胞的缺血性损伤,但是有时再灌注,不仅不能使组织、器官功能恢复,反而加重甚至发生不可逆性损伤的现象称为缺血 - 再灌注损伤(ischemia-reperfusion injury,IRI)。

缺血 - 再灌注损伤现象在临床上十分常见。心脏外科在进行体外循环心内直视手术时,为了保证手术顺利进行,需要暂时阻断冠状动脉血液循环,从而造成心肌缺血缺氧及恢复血流时的再灌注损伤。为减轻和预防心肌缺血 - 再灌注损伤,临床上采用主动脉灌注冷停搏液并辅助降低全身或局部温度。缺血 - 再灌注损伤是器官移植过程中不可避免的,且再灌注损伤的程度对移植器官的长期存活有重要影响。临床上器官移植手术时,将供体器官进行低温保存,再灌注之前通过连续短暂的缺血 - 再灌注以及实施药物后适应来减轻再灌注损伤的程度,提高移植器官的长期存活率。此外,冠状动脉搭桥术、溶栓疗法及心脏支架植入手术等都涉及相应器官的缺血 - 再灌注损伤,如何在提高临床治疗效果的同时减轻器官的再灌注损伤,是重要的医学课题。因此,阐明缺血 - 再灌注损伤的病因和机制对于预防和减轻缺血 - 再灌注损伤至关重要。

第一节 原因及影响因素

凡是缺血基础上的血液再灌注都可能成为缺血 - 再灌注损伤的原因。但不是所有的再灌注过程都会发生再灌注损伤,许多因素影响其发生发展。

一、常见原因

1. **组织器官缺血后恢复血液供应**　如休克时微循环的疏通,断肢再植,器官移植等。
2. **某些医疗技术的应用**　如经皮冠状动脉腔内成形术、支架植入术、溶栓疗法等。
3. **其他原因**　如体外循环条件下的心脏手术、肺血栓切除手术,心、肺、脑复苏等。

二、影响因素

1. **缺血时间**　再灌注损伤与缺血时间具有明显的相关性。缺血时间短,血供恢复后可无明显的再灌注损伤。缺血时间长,再灌注时损伤进一步加重,发生再灌注损伤。如果缺血时间过长,组织器官已经发生了不可逆性损伤,甚至坏死,而观察不到再灌注损伤。

2. **需氧程度**　对氧需求程度高的器官容易发生缺血 - 再灌注损伤,如心、脑等。

3. **侧支循环的建立**　侧支循环能缩短缺血时间和减轻缺血程度,因此,容易形成侧支循环的组织不易发生再灌注损伤。

4. **再灌注条件**　再灌注时,灌注液的压力、温度、pH 和电解质是影响再灌注损伤的重要因素。降低灌注液的速度、压力、温度、pH 及 Ca^{2+}、Na^+ 的含量,增加 K^+、Mg^{2+} 含量,利于减轻再灌注损伤。

第二节　发 生 机 制

缺血 - 再灌注损伤的发生机制复杂,尚未完全阐明。研究中发现,自由基的作用、细胞内钙超载、炎症反应激活及微循环障碍与缺血 - 再灌注损伤的发生有关。

一、自由基增多

(一) 自由基的概念与种类

1. **概念**　自由基(free radical)是外层电子轨道上含有的单个不配对电子的原子、原子团和分子的总称。由于其结构不稳定,因此,化学性质非常活泼。

2. **种类**　自由基种类包括:

(1)氧自由基(oxygen free radical,OFR):由氧诱发的自由基,如超氧阴离子(O_2^-,单电子还原)和羟自由基(OH·,三电子还原)。

体内具有的一些含氧分子,虽不属于自由基,但氧化作用很强如单线态氧($^1O_2$)、过氧化氢(H_2O_2)等,其与氧自由基共同被称为活性氧(reactive oxygen species,ROS)。

(2)脂性自由基:氧自由基与多价不饱和脂肪酸作用后生成的中间代谢产物,如烷自由基(L·)、烷氧自由基(LO·)、烷过氧自由基(LOO·)等。

(3)其他:如氯自由基(Cl·)、甲基自由基(CH_3·)等。

(二) 自由基的代谢

生理情况下自由基的产生和清除维持动态平衡。

1. **产生**

(1)线粒体途径:生理情况下,线粒体是 O_2^- 生成的主要场所,在机体的生物氧化过程中,氧通过细胞色素氧化酶系统接受 4 个电子还原成 H_2O,同时产生能量。其中有 1%~2% 的氧接受 1 个电子生成 O_2^-,接受 2 个电子生成 H_2O_2,接受 3 个电子生成 $OH\cdot$(图 10-1)。

(2)其他途径:体内许多酶促反应和非酶促反应可通过单电子转移产生自由基。

1)酶促反应:黄嘌呤氧化酶、醛氧化酶、NADH、铁硫蛋白、泛醌与细胞色素酶、前列腺素合成酶等通过酶促反应产生自由基。

2)非酶促反应:电离辐射、氧合血红蛋白氧化分解、中性粒细胞及巨噬细胞吞噬细菌的过程、光敏反应、某些抗癌药在体内可产生自由基。

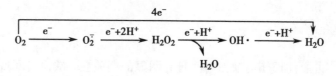

图 10-1 自由基生成过程

2. 清除 生理情况下,人体内存在两大抗氧化系统,可以及时清除机体产生的少量自由基,使自由基的产生与清除维持一种动态平衡。

(1)酶性抗氧化剂:主要包括超氧化物歧化酶(superoxide dismutase,SOD)、谷胱甘肽过氧化物酶(glutathione peroxidase,GSH-Px)和过氧化氢酶(catalase,CAT)等抗氧化酶类,可以及时清除自由基。

(2)非酶性抗氧化剂:维生素 E、维生素 C、维生素 A 和辅酶 Q 等,这些物质能提供电子使自由基还原而清除。

在病理条件下,自由基产生过多或清除减少,则可引发自由基损伤作用。

(三)缺血 - 再灌注时自由基增多的机制

1. 黄嘌呤氧化酶增多 黄嘌呤氧化酶(xanthine oxidase,XO)的前身是黄嘌呤脱氢酶(xanthine dehydrogenase,XD),这两种酶主要存在于毛细血管内皮细胞。正常情况下,以 XD 为主。黄嘌呤氧化过程的关键酶是 XO。当组织缺血时,一方面由于 ATP 减少,钙泵运转障碍,Ca^{2+} 进入细胞激活 Ca^{2+} 依赖性蛋白水解酶使 XD 大量转变为 XO;另一方面因缺血缺氧,ATP 代谢依次降解为 ADP、AMP 和次黄嘌呤,以致缺血组织内次黄嘌呤堆积。再灌注时,大量分子氧随血液进入缺血组织,XO 催化次黄嘌呤生成黄嘌呤,继而又将黄嘌呤转化为尿酸,这两个过程都会释放出大量电子,被氧分子接受后产生大量的 O_2^- 和 H_2O_2,超出机体清除的能力,从而发生损伤作用(图 10-2)。

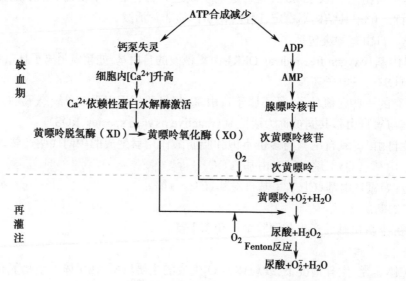

图 10-2 黄嘌呤氧化酶在自由基生成增多中的作用

2. 线粒体损伤 线粒体是氧化磷酸化的场所。缺氧时细胞内氧分压降低及 ATP 生成减少,Ca^{2+} 进入线粒体增多,氧化磷酸化功能障碍,细胞色素氧化酶系统功能失调,电子传递链受损,进入细胞内的氧经单电子还原而形成的氧自由基增多,而经 4 价还原形成的水减少。此外,Ca^{2+} 进入线粒体内可使 Mn-SOD 减少,过氧化物酶、过氧化氢酶活性下降,对自由基的清除能力降低,自由基水平升高。

3. 中性粒细胞呼吸爆发 中性粒细胞在吞噬活动时耗氧量显著增加,摄取的氧绝大部分经细胞内 NADPH 氧化酶和 NADH 氧化酶的催化,接受电子形成氧自由基,用以杀灭病原微生物(图 10-3)。

组织缺血产生的自由基作用于细胞膜生成白三烯以及补体系统激活产生的 C_3 片段具有很强的趋化性,可吸引大量中性粒细胞聚集并激活。再灌注时组织重新获得氧,激活的中性粒细胞耗氧量显著增加,产生大量氧自由基,即呼吸爆发(respiratory burst)或氧爆发(oxygen burst),进一步造成组织细胞的损伤。

$$NADPH + 2O_2 \xrightarrow{\text{NADPH氧化酶}} 2O_2^{\overline{}} + NADP^+ + H^+$$

$$NADH + 2O_2 \xrightarrow{\text{NADH氧化酶}} 2O_2^{\overline{}} + NAD^+ + H^+$$

图 10-3　中性粒细胞中自由基的产生

4. 儿茶酚胺自氧化增加 缺血 - 再灌注是一种应激状态,此时交感 - 肾上腺髓质系统兴奋,儿茶酚胺分泌增多,具有重要的代偿作用。但过多的儿茶酚胺可通过自身氧化产生大量氧自由基。

（四）自由基增多引起缺血 - 再灌注损伤的机制

自由基的化学性质极为活泼,可与各种细胞成分,如膜磷脂、蛋白质、核酸等发生反应,改变细胞结构,导致细胞的功能代谢障碍(图 10-4)。

1. 膜脂质过氧化增强 膜脂质微环境的稳定是保证生物膜结构完整和功能正常的基本条件,膜损伤是自由基损伤细胞的早期表现。膜磷脂富含有较多的不饱和脂肪酸,极易与 ROS 发生脂质过氧化(lipid peroxidation)反应。

(1)膜结构破坏:脂质过氧化使膜不饱和脂肪酸减少,导致不饱和脂肪酸 / 蛋白质比例失调;细胞膜及细胞器膜如线粒体、溶酶体等的液态性、流动性降低及通透性升高,可使细胞外 Na^+ 与 Ca^{2+} 内流增加,引起细胞水肿及钙超载。

(2)生物活性物质生成增多:膜脂质过氧化可激活磷脂酶 C、磷脂酶 D,加速膜磷脂分解,催化花生四烯酸分解形成多种生物活性物质,如 PG、TXA_2、LT 等,促进再灌注损伤。

(3)ATP 生成减少:线粒体膜破坏,ATP 生成减少,能量代谢障碍加重。

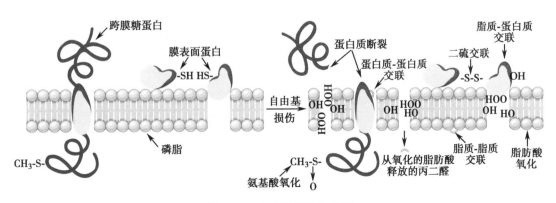

图 10-4　自由基损伤生物膜

2. 蛋白质功能抑制

(1)直接抑制作用:自由基可使结构蛋白和酶蛋白的巯基氧化形成二硫键,也可使氨基酸残基氧化,直接破坏蛋白质的结构和功能。如膜离子通道蛋白抑制与膜磷脂微环境的改变可共同导致跨膜离子梯度异常等。

(2)间接抑制作用:脂质过氧化可使膜脂质发生交联、聚合,间接抑制钙泵、钠泵及 Na^+/Ca^{2+} 交换蛋白的功能,导致 Ca^{2+} 超载和细胞肿胀等。此外,脂质过氧化可抑制膜受体、G 蛋白与效应器的耦联,导致细胞信号转导异常。

3. 核酸和染色体破坏 自由基可使碱基羟化或 DNA 断裂,从而引起染色体畸变或细胞死亡。

二、钙超载

钙超载(calcium overload)是指各种原因引起的细胞内 Ca^{2+} 转运机制异常、细胞内 Ca^{2+} 含量异常增多,导致细胞结构损伤和功能代谢障碍。

(一)细胞内钙离子稳态调节

正常时细胞外 Ca^{2+} 浓度明显高于细胞内,是细胞内钙浓度的万倍,这种浓度梯度的维持依赖于生物膜对钙的低通透性和转运系统的调节。

1. Ca^{2+} 进入细胞液的途径 Ca^{2+} 进入细胞液是顺浓度梯度的被动过程。

(1)细胞膜钙通道:包括电压依赖性钙通道和受体操纵性钙通道两类。

(2)细胞内钙库释放通道:属于受体操纵性钙通道,包括三磷酸肌醇操纵的钙通道和雷诺丁(ryanodine)敏感的钙通道。

2. Ca^{2+} 离开细胞液的途径 Ca^{2+} 离开细胞液是逆浓度梯度的主动过程。

(1)钙泵:钙泵存在于细胞膜、线粒体、内质网膜上,当细胞内[Ca^{2+}]升高到一定程度,激活钙泵,将 Ca^{2+} 泵出细胞或泵入到线粒体及肌质网,降低细胞内钙浓度。

(2) Na^+-Ca^{2+} 交换蛋白:又称钠钙交换体,是一种跨膜蛋白,以双向转运方式调节细胞内钙离子浓度(图 10-5)。

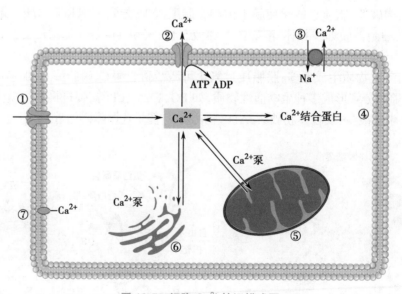

图 10-5 细胞 Ca^{2+} 转运模式图
①电压依赖性钙通道;②细胞膜钙泵;③ Na^+-Ca^{2+} 交换;
④胞质结合钙;⑤线粒体;⑥内质网;⑦细胞膜结合钙

（二）缺血 - 再灌注时钙超载的发生机制

再灌注时钙超载的发生机制目前尚未完全清楚,可能与下列因素有关。

1. **Na^+-Ca^{2+} 交换异常**　Na^+-Ca^{2+} 交换蛋白是心肌细胞膜钙转运蛋白之一,在跨膜 Na^+、Ca^{2+} 梯度和膜电位驱动下对细胞内外 Na^+、Ca^{2+} 进行双相转运,交换比例为 3 Na^+:1 Ca^{2+}。正向转运是指将细胞外 Na^+ 移入细胞内,细胞内 Ca^{2+} 转运至细胞外;反向转运则指将细胞内 Na^+ 排出,细胞外 Ca^{2+} 转运进入细胞。生理条件下,Na^+-Ca^{2+} 交换蛋白以正向转运为主,与肌质网和细胞膜钙泵共同维持静息状态时的细胞内低钙浓度。病理条件下,转运方向逆转,反向运转增强是导致缺血 - 再灌注时 Ca^{2+} 超载的主要途径。

（1）直接激活:缺血时 ATP 生成减少,钠泵活性降低,细胞内 Na^+ 含量升高。再灌注时细胞重新获得氧及营养物质供应,细胞内高 Na^+ 除激活钠泵外,还迅速激活 Na^+-Ca^{2+} 交换蛋白,将大量 Ca^{2+} 转入胞质,导致钙超载。

（2）间接激活:缺血时,由于无氧酵解增强使 H^+ 生成增多,导致组织间液和细胞内酸中毒。再灌注时,细胞外 H^+ 浓度迅速下降,细胞内外形成显著的 pH 梯度差,激活细胞膜的 H^+-Na^+ 交换蛋白,促进细胞内 H^+ 排出,细胞外 Na^+ 内流。如果内流的 Na^+ 不能被钠泵充分排出,则可继发性激活 Na^+-Ca^{2+} 交换蛋白反向转运,促进 Ca^{2+} 内流,加重细胞内钙超载。

2. **儿茶酚胺增多**　缺血 - 再灌注时,内源性儿茶酚胺释放增加,一方面作用于 α_1 肾上腺素能受体,激活 G 蛋白 - 磷脂酶 C（G-PLC）介导的细胞信号转导通路,促进磷脂酰肌醇（PIP_2）分解,生成 IP_3 和 DAG。其中 IP_3 促进肌质网钙释放通道开放,使肌质网内的 Ca^{2+} 释放入胞质;DAG 经激活蛋白激酶 C（PKC）促进 H^+-Na^+ 交换,进而激活 Na^+-Ca^{2+} 交换蛋白反向转运,使胞质内 Ca^{2+} 浓度进一步升高（图 10-6）。另一方面儿茶酚胺作用于 β 肾上腺素能受体,通过激活腺苷酸环化酶增加 L 型钙通道的开放,促进胞外 Ca^{2+} 内流,加重钙超载。

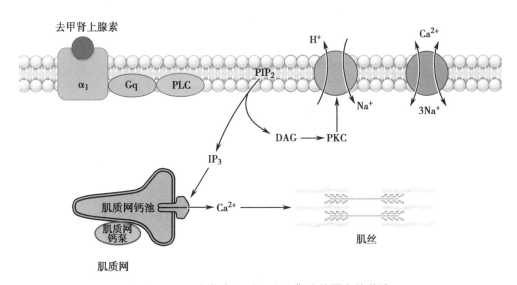

图 10-6　蛋白激酶 C 对 Na^+-Ca^{2+} 交换蛋白的激活

3. **生物膜损伤**　细胞膜和细胞器膜性结构是维持细胞内、外以及细胞内各区室离子平衡的重要结构。细胞膜对 Ca^{2+} 低通透性的重要基础是膜的结构完整。生物膜损伤可使其通透性增强,细胞外、线粒体及肌质网 Ca^{2+} 顺浓度差进入细胞,促进钙超载。

（1）细胞膜损伤:①细胞膜外板与外层的糖被由 Ca^{2+} 联结在一起,缺血造成两者分离,使细胞膜对 Ca^{2+} 的通透性增加;②再灌注时,细胞内 Ca^{2+} 增加激活磷脂酶,促使膜磷脂降解,进一步增加细胞膜对 Ca^{2+} 的通透性,促进钙超载;③再灌注时生成的自由基,使细胞膜脂质过氧化,加重膜结构破坏,促使细胞内 Ca^{2+} 升高。

(2)线粒体膜损伤:正常时线粒体内 Ca^{2+} 含量为胞质的 500 倍,因此称之为细胞的"钙库"。再灌注时线粒体膜损伤的机制是:①由于细胞膜损伤,功能障碍,Ca^{2+} 内流增多,大量钙盐沉积于线粒体,造成氧化磷酸化障碍;②再灌注使线粒体通透性转换孔(mitochondrial permeability transition pore,MPTP)开放,既可抑制线粒体呼吸功能,又可启动细胞凋亡途径;③自由基的损伤及膜磷脂的降解可使线粒体膜受损,抑制氧化磷酸化,使 ATP 生成进一步减少,加重膜损伤。

(3)内质网膜损伤:内质网钙摄取是依赖 ATP 的主动转运过程。自由基的作用及膜磷脂的降解可造成内质网膜损伤,使钙泵功能障碍,摄 Ca^{2+} 减少,引起胞质 Ca^{2+} 浓度升高。

(三)钙超载引起缺血 - 再灌注损伤的机制

细胞内钙超载导致缺血 - 再灌注损伤的机制尚未完全阐明,可能与以下因素有关(图 10-7)。

1. **细胞膜损伤** 细胞内 Ca^{2+} 增多可激活磷脂酶类,促使膜磷脂降解,造成细胞膜受损。

2. **线粒体功能障碍** 聚集在细胞内的钙被线粒体摄取过程中消耗大量 ATP,同时进入线粒体的钙与含磷酸根的化合物结合,形成不溶性磷酸钙,干扰线粒体的氧化磷酸化,ATP 生成减少,加重细胞能量代谢。

3. **加重酸中毒** 细胞内钙浓度升高可激活某些 ATP 酶,导致细胞高能磷酸盐水解,释放出大量 H^+,加重细胞内酸中毒。

4. **蛋白酶激活** 细胞内钙增多可增强钙依赖性蛋白水解酶活性,促使 XD 转变为 XO,使氧自由基生成增多;激活蛋白酶,促进细胞膜和结构蛋白的分解;激活核酶,引起染色体的损伤。

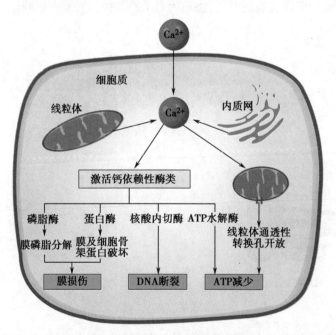

图 10-7 钙超载引起再灌注损伤

三、炎症反应过度激活与微循环障碍

研究证明,白细胞聚集、激活及其介导的微循环障碍在缺血 - 再灌注损伤的发生中起重要作用。

(一)缺血-再灌注导致炎症反应过度激活的机制

1. **黏附分子表达增加** 黏附分子(adhesion molecule)是指由细胞合成的、可促进细胞与细胞之间、细胞与细胞外基质之间黏附的一类大分子物质的总称,又称细胞黏附分子。如整合素、选择素、细胞间黏附分子、血管细胞黏附分子等。在维持细胞结构完整和细胞信号转导中起重要作用(图10-8)。

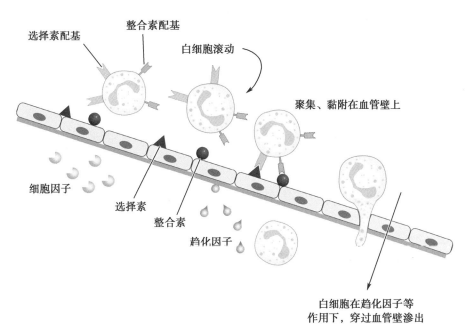

图10-8 中性粒细胞聚集、黏附及渗出

缺血-再灌注时,血管内皮细胞和中性粒细胞的黏附分子表达增多,导致再灌注损伤局部中性粒细胞增多聚集,促使中性粒细胞与血管内皮细胞黏附、滚动并穿过血管壁游走到细胞间隙。

2. **趋化因子产生增多** 趋化因子(chemokines)是指具有吸引白细胞定向移动的化学刺激物。组织损伤时,细胞膜磷脂降解,花生四烯酸代谢产物如白三烯(LT)、血小板活化因子(PAF)、补体及激肽等增多,具有很强的趋化作用,能吸引大量的白细胞进入损伤组织或黏附于血管内皮。同时,激活的白细胞自身也能释放具有趋化作用的致炎物质,如白三烯B_4(LTB_4)等,使损伤局部白细胞进一步增加。

(二)炎症反应过度激活引起组织损伤及微循环障碍的机制

激活的白细胞黏附、聚集在缺血-再灌注区,加重局部微循环障碍并释放细胞毒性因子,导致组织细胞损伤。

1. **微血管损伤** 中性粒细胞激活及其致炎因子释放是引起微血管床及血液流变学改变进而产生无复流现象(no-reflow phenomenon)的病理生理学基础。无复流现象是指恢复血液灌注后,缺血区依然得不到充分的血液灌注的现象。其机制为:①再灌注时,损伤的血管内皮细胞肿胀,造成管腔狭窄,阻碍血液灌流;②缺血损伤血管内皮细胞,使其间隙增大,同时激肽等致炎因子可增加微血管壁的通透性,引发组织液外渗,导致血液浓缩,有助于形成无复流现象;③激活的中性粒细胞和血管内皮细胞释放大量的缩血管物质(如内皮素、TXA_2等),而扩血管物质(如NO、PGI_2等)减少,微血管收缩,血流减少,促进血栓堵塞,有助于无复流现象的形成;④缺血-再灌注过程中,增多、激活的白细胞在黏附分子的参与下,黏附在血管内皮细胞上,且不易分离,极易嵌顿、堵塞微循环血管。此外,在细胞因子与P选择素的作用下,大量血小板在缺血组织中聚集、黏附、形成血栓等,加重了无复流现象。

2. 细胞损伤 激活的中性粒细胞释放大量的自由基、各种蛋白酶及细胞因子,可导致周围组织细胞损伤。

目前认为,缺血 - 再灌注损伤发生机制主要是自由基损伤、钙超载、炎症反应过度激活及微循环障碍的共同作用。自由基是各种损伤机制学说中重要的启动因素;而钙超载是细胞不可逆性损伤的共同通路;炎症反应激活与微循环障碍是缺血 - 再灌注损伤引起各脏器功能障碍的关键原因。

第三节 机体功能及代谢变化

缺血 - 再灌注损伤表现为再灌注组织器官的代谢紊乱、功能障碍及结构损伤。临床上出现缺血 - 再灌注过程的器官均可发生再灌注损伤,如心、脑、肾、肝、肺、胃肠、肢体等,其中心肌缺血 - 再灌注损伤最为常见。

一、心肌缺血 - 再灌注损伤

(一) 心功能变化

1. 心肌舒缩功能降低 主要表现为心肌顿抑(myocardial stunning),缺血心肌在恢复血液灌注后一段时间内出现可逆性收缩舒张功能降低的现象,称之为心肌顿抑。心肌顿抑是缺血 - 再灌注损伤的表现形式之一,自由基爆发、钙超载及炎症反应过度激活是心肌顿抑的主要发病机制。

2. 再灌注性心律失常 再灌注性心律失常(reperfusion arrhythmia)是指缺血心肌再灌注过程中出现的心律失常,以室性心律失常多见,是导致患者死亡的主要原因。

再灌注性心律失常的发生机制尚未阐明,可能机制为:①再灌注时不同区域心肌之间动作电位时程的不均一性增强了心肌兴奋折返,是再灌注性心律失常的主要原因;②再灌注时,Na^+/Ca^{2+} 交换蛋白反向运转,形成一过性内向电子流,产生心肌细胞动作电位延迟后除极,是诱发心律失常的原因之一;③再灌注时大量的儿茶酚胺提高心肌细胞的自律性;④自由基和活性氧改变细胞膜的流动性及离子的通透性,导致离子通道发生改变,诱发心律失常。

(二) 心肌能量代谢变化

短时间的缺血 - 再灌注,心肌获得氧和代谢底物供应后,高能磷酸化合物含量较快恢复正常。长时间的缺血使心肌细胞 ATP、CP 含量降低,再灌注时自由基、钙超载等损伤作用使 ATP 合成障碍,能量供应进一步降低,加重心肌功能障碍。

(三) 心肌结构破坏

再灌注损伤心肌结构的变化与单纯缺血心肌的变化基本相同,但可进一步加重。再灌注损伤使心肌细胞的基底膜部分缺损,质膜破坏,肌原纤维出现严重收缩带、肌丝断裂、溶解,线粒体肿胀、嵴断裂、溶解,严重的结构损伤最终导致细胞死亡。

二、脑缺血 - 再灌注损伤

脑是对缺氧最敏感的器官,容易发生缺血 - 再灌注损伤。脑缺血 - 再灌注损伤可发生于脑卒中、头部创伤、动脉瘤修补及低温循环终止后。其能量代谢变化:ATP、CP、葡萄糖、糖原等减少,乳酸增加,cAMP 增加,cGMP 减少。脑组织形态学最明显的改变是脑水肿和脑细胞坏死。临床表现为感觉、运动或意识等脑功能障碍,严重时甚至死亡。缺血 - 再灌注引起脑损伤的机制：

1. 钙超载　钙超载激活多种蛋白酶降解细胞骨架；激活磷脂酶产生氧自由基，激活一氧化氮合酶促进一氧化氮产生，造成细胞膜和线粒体损伤，最终导致细胞破坏。

2. 自由基与炎症介质增多　再灌注时中枢神经系统产生自由基和活性氧，引起细胞膜脂质过氧化，同时生成花生四烯酸，又可产生更多的氧自由基和炎症介质，使细胞进一步损伤，加重脑水肿和颅内压升高。

3. 兴奋性氨基酸毒性作用　兴奋性氨基酸是中枢神经系统中兴奋性突触的主要神经递质，包括谷氨酸和天门冬氨酸，脑缺血 - 再灌注可引起兴奋性氨基酸过度激活，引起代谢障碍、钙超载及神经元急性肿胀等，对中枢神经系统造成兴奋毒性作用。

三、其他器官缺血 - 再灌注损伤

1. 肺缺血 - 再灌注损伤　临床上，肺切除、肺栓塞、休克、心肺复苏、体外循环以及肺移植等可引起肺缺血 - 再灌注损伤。研究显示，在肺移植中近 25% 患者发生肺缺血 - 再灌注损伤，也是决定移植肺存活的关键因素之一。

肺含有大量微血管，是血液的滤过网。肺缺血 - 再灌注损伤主要表现是微循环障碍。其发生机制是在再灌注过程中增多的活性氧、激活的白细胞、细胞内钙超载共同引起微循环血管内皮细胞损伤，导致微血管结构和功能障碍。

光镜下可见：肺不张伴不同程度肺气肿，肺间质增宽、水肿，炎症细胞浸润，肺泡内较多红细胞渗出。电镜下观察到：肺内毛细血管内皮细胞肿胀，核染色质聚集并靠核膜周边分布，胞核固缩倾向；Ⅰ型肺泡上皮细胞内吞饮小泡较少；Ⅱ型肺泡上皮细胞表面微绒毛减少，线粒体肿胀，板层小体稀少，出现较多空泡；肺泡间质水肿，肺泡隔及毛细血管内炎症细胞附壁，以中性粒细胞为主。

2. 肝缺血 - 再灌注损伤　肝移植和阻断血管的肝脏切除术等，可发生肝缺血 - 再灌注损伤。此时，血清谷丙转氨酶、谷草转氨酶及乳酸脱氢酶活性明显增高，肝功能受损。再灌注时肝组织损伤较单纯缺血明显加重，表现为：光镜下，肝细胞肿胀、脂肪变性、空泡变性及点状坏死。电镜下，线粒体高度肿胀、变形、嵴减少、排列紊乱，甚至崩解、空泡形成等；内质网明显扩张；毛细胆管内微绒毛稀少等。

3. 肾缺血 - 再灌注损伤　肾缺血 - 再灌注时，血清肌酐浓度明显增高，肾功能严重受损。再灌注时肾组织损伤较单纯缺血时加重，表现为线粒体高度肿胀、变形、嵴减少、排列紊乱，甚至崩解，空泡形成等，再灌注 TNF 和其他致炎因子表达增多，形成炎症级联反应。由于 TNF 能诱导肾细胞凋亡，引起肾小球纤维蛋白沉积、细胞浸润和血管收缩，导致肾小球滤过率降低。

4. 肠缺血 - 再灌注损伤　肠套叠、血管外科手术和失液性休克等，可伴有胃肠道缺血 - 再灌注损伤，其特征为黏膜损伤和屏障功能障碍，表现为广泛上皮与绒毛分离，上皮坏死，大量中性粒细胞浸润，固有层破损，出血及溃疡形成。小肠缺血时，液体通过毛细血管滤出形成间质水肿；再灌注时，肠壁毛细血管通透性更加升高，肠黏膜损伤加重，并出现广泛上皮和绒毛分离，上皮坏死，肠壁出血及溃疡形成。

第四节　防治的病理生理学基础

缺血 - 再灌注损伤的发生机制尚不十分清楚，故再灌注损伤的防治尚处于实验研究和临床观察阶段。目前认为，缺血 - 再灌注损伤的防治应从以下几个方面着手。

一、尽早恢复血流与控制再灌注条件

在临床上,针对不同缺血原因,采取有效措施,尽可能在再灌注损伤发生的缺血时限内恢复血流,减轻损伤。低压、低流灌注可避免缺血组织中氧和液体量急剧增高而产生大量自由基及组织水肿;适当低温灌注有助于降低缺血组织代谢率,减少耗氧量和代谢产物的堆积;低 pH 液灌注可减轻细胞内液碱化,抑制磷脂酶和蛋白酶对细胞的分解,降低 Na^+-Ca^{2+} 交换的过度激活;低钙液灌注可减轻因钙超载所致的细胞损伤;低钠液灌注有利于细胞肿胀的减轻。

二、清除自由基与减轻钙超载

自由基清除剂包括:①抗氧化物质:辅酶 Q、维生素 E、β- 胡萝卜素、维生素 C、谷胱甘肽等,这些物质能提供电子使自由基还原而清除自由基;②抗氧化酶:SOD 可歧化 O_2^- 生成 H_2O_2,过氧化氢酶可清除 H_2O_2,GSH-Px 可清除 OH·。同时减少自由基生成:转铁蛋白、铜蓝蛋白等可结合游离 Fe^{2+}、Cu^{2+} 而减少自由基的生成。

Ca^{2+} 通道拮抗剂、线粒体 Ca^{2+} 转运体以及 Na^+-H^+ 交换体可减轻钙超载,从而保护缺血 - 再注损伤细胞及组织。

三、细胞保护剂与抑制剂的应用

临床观察发现一些药物,不是通过改变器官组织的血流量,而是直接增强组织、细胞对内环境紊乱的耐受力而起到细胞保护的作用。许多内、外源性细胞保护剂的应用收到了良好的效果:如补充糖酵解底物磷酸己糖有保护缺血组织的作用;环孢素 A 可抑制线粒体通透性转换孔开放,减轻再灌注损伤。一些抑制剂,如阿昔单抗 - 糖蛋白 Ⅱb/ Ⅲa 抑制剂通过阻滞血小板 - 白细胞聚集而减轻再灌注损伤。

四、缺血预适应与后适应

缺血预适应是缺血前反复、多次的短期缺血使机体组织器官对随后更长时间缺血 - 再灌注损伤产生保护作用的一种适应性反应。尽管缺血是不可预知的事件,限制了预适应在临床实践中的应用,但是在择期心脏手术等领域有应用的可能性。

缺血后适应是在长时间缺血后,实施多次短暂缺血与再灌注的循环可减轻损伤。缺血预适应与缺血后适应加以比较则不难发现,两者的区别主要在于施加额外缺血的时机不同,缺血预适应不易为临床所接受,而后适应已在临床广泛应用。

远程缺血预适应是指对心脏和脑以外的非重要器官进行重复缺血或缺氧,从而改善血管功能状态,提高远隔重要器官对严重缺血或缺氧的耐受能力,如双上肢进行加压与压力解除的缺血与再灌注的循环,对心、脑缺血 - 再灌注损伤均有保护作用。

缺血预适应和缺血后适应对组织器官再灌注损伤的保护作用相类似:腺苷、NO、激肽等是触发因子,PKC/PTK/p38MAPK 通路是其主要的信号转导途径,线粒体通透性转换孔、活性氧、线粒体 ATP 敏感性钾通道等参与其保护作用。

(李光伟)

重要考点

1. 缺血 - 再灌注损伤的概念。
2. 缺血 - 再灌注损伤的发生机制。
(1) 自由基的作用。
(2) 钙超载的作用。
(3) 炎症反应过度激活与微循环障碍。

思考题

1. 什么是缺血 - 再灌注损伤?
2. 什么是呼吸爆发或氧爆发?
3. 试述自由基增多引起缺血 - 再灌注损伤的机制。
4. 试述钙超载引起缺血 - 再灌注损伤的机制。
5. 心脏缺血 - 再灌注损伤最易发生哪种心律失常? 试述其发生机制。

参 考 文 献

[1] 李桂源 . 病理生理学 . 2 版 . 北京 : 人民卫生出版社 , 2010.
[2] 王建枝 , 殷莲华 . 病理生理学 . 8 版 . 北京 : 人民卫生出版社 , 2013.
[3] 王建枝 , 钱睿哲 . 病理生理学 . 9 版 . 北京 : 人民卫生出版社 , 2018.
[4] 吴立玲 , 刘志跃 . 病理生理学 . 4 版 . 北京 : 北京大学医学出版社 , 2019.
[5] MURPHY E, STEENBERGEN C. Mechanisms underlying acute protection from cardiac ischemia-reperfusion injury. Physiol Rev, 2008, 88 (2) : 581-609.
[6] GOURDIN MJ, BREE B, DE KOCK M. The impact of ischaemia-reperfusion on the blood vessel. Eur J Anaesthesiol, 2009, 26 (7) : 537-547.

第十一章 休 克

🔅学习目标

1. **掌握** 休克的概念、病因、始动环节及分类;休克各期微循环的改变及其发生机制,各期临床表现;休克时肾、肺、心、脑功能的变化。

2. **熟悉** 休克时细胞代谢障碍;休克时消化道功能及肝功能的变化;几种常见休克的特点。

3. **了解** 休克时细胞损伤变化及其机制;休克防治的病理生理学基础。

休克(shock)是指机体在严重失血失液、感染、创伤等强烈致病因子的作用下,有效循环血量急剧减少,组织血液灌流量严重不足,引起细胞缺血、缺氧,以致各重要生命器官的功能、代谢障碍或结构损害的全身性危重病理过程。休克不仅是战争时期战伤的主要死亡原因,也是和平年代临床内、外、妇、儿科的常见危重急症,因此一直受到医学界的广泛关注。

第一节 病因与分类

一、病因

许多强烈的致病因素作用于机体可引起休克,常见的有:

(一)失血和失液

1. **失血** 大量失血可引起休克,称为失血性休克(hemorrhagic shock)。常见于创伤大失血、胃溃疡大出血、食管胃底静脉曲张导致血管破裂出血、宫外孕、产后大出血和弥散性血管内凝血(DIC)等。

2. **失液** 剧烈呕吐或腹泻、肠梗阻、大量出汗以及糖尿病时的多尿等均可导致大量的体液丢失,使有效循环血量锐减而引起休克。

(二)烧伤

严重的大面积烧伤常伴有血浆的大量渗出而丢失,可造成有效循环血量减少,使组织灌流量不足引起烧伤性休克(burn shock)。其早期与低血容量和疼痛有关,晚期则常因继发感染而发展为脓毒性休克。

(三)创伤

严重的创伤可因剧烈的疼痛、大量失血和失液、组织坏死而引起休克,称为创伤性休克(traumatic shock)。

（四）感染

细菌、病毒、真菌、立克次体等病原微生物的严重感染可引起休克,属于脓毒性休克(septic shock)。感染是指微生物侵入正常组织,并在体内定植和产生炎性病灶的病理过程。临床上,与感染有关的名词术语较多,如循环血液中存在活体细菌,且血培养呈阳性时称为菌血症(bacteremia);宿主对感染的反应失调,产生危及生命的器官功能障碍,称为脓毒症(sepsis)。脓毒性休克为脓毒症的一个特殊亚型,指伴有严重的循环、细胞功能代谢异常的脓毒症,表现为在充分容量复苏的情况下仍需要血管活性药物才能维持平均动脉压在 65mmHg 以上,以及血清乳酸水平高于 2mmol/L(18mg/dl)。

（五）过敏

过敏性体质可因注射某些药物(如青霉素)、血清制剂或疫苗,甚至是进食某些食物或接触某些物品(如花粉)后,引起严重Ⅰ型超敏反应而导致的休克,称为过敏性休克(anaphylactic shock)。

（六）心脏功能障碍

大面积急性心肌梗死、急性心肌炎、心室壁瘤破裂、严重的心律失常(房颤、室颤)等心脏病变和心脏压塞、肺栓塞、张力性气胸等影响血液回流和心脏射血功能的心外阻塞性病变,均可导致心排血量急剧减少、有效循环血量严重不足而引起休克,称为心源性休克(cardiogenic shock)。

（七）强烈的神经刺激

剧烈疼痛、脊髓损伤或高位脊髓麻醉、中枢镇静药过量可抑制交感缩血管功能,使阻力血管扩张,血管床容积增大,有效循环血量相对不足而引起休克,称为神经源性休克(neurogenic shock)。这种休克的微循环灌流正常并且预后较好,常不需治疗而自愈。有人称这种状况为低血压状态(hypotensive state),并非休克。

二、分类

引起休克的病因多而复杂,分类方法也有多种。临床上常用的分类方法有:

（一）按病因分类

可按上述病因将休克分为失血性休克、烧伤性休克、创伤性休克、脓毒性休克、过敏性休克、心源性休克、神经源性休克等(图 11-1),这种分类方法有利于及时认识并清除病因,是目前临床上常用的分类方法。

（二）按始动环节分类

尽管引起休克的病因各异,但大多数休克的发生都存在有效循环血量减少的共同发病学环节。而机体有效循环血量的维持是由三个因素决定的:足够的血容量、正常的血管舒缩功能和正常的心泵功能,各种病因均可通过这三个因素中的一个或几个,影响有效循环血量,使微循环功能障碍导致组织灌流量减少而引起休克。因此,将血容量减少、血管床容量增加、心泵功能障碍这三个因素称为休克的三个始动环节。按此方法一般可将休克分为三类(图 11-1):

1. **低血容量性休克(hypovolemic shock)**　低血容量性休克是指机体血容量减少所引起的休克。常见病因为失血、失液、烧伤、创伤等。大量体液丢失或血管通透性增加可导致血容量急剧减少,静脉回流不足,心排血量减少和血压下降。这类休克主要包括失血失液性休克、烧伤性休克和创伤性休克。低血容量性休克的典型临床表现为三低一高:即中心静脉压、心排血量及动脉血压降低,而外周阻力增高。

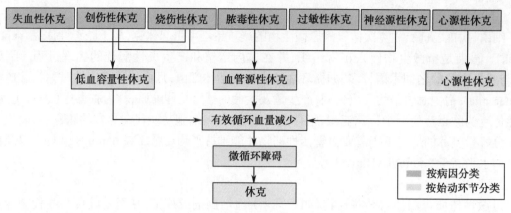

图 11-1 按病因与始动环节对休克分类

2. **血管源性休克**（vasogenic shock） 血管源性休克是指由于外周血管扩张,血管床容量增加,大量血液淤滞在扩张的小血管内,使有效循环血量减少且血流分布异常,导致组织灌流量减少而引起的休克,故又称低阻力性休克（low-resistance shock）或分布性休克（distributive shock）。机体的血管床总量很大,血管全部舒张开放时的容量远远大于血液量。正常时机体毛细血管仅有 20% 开放,80% 呈闭合状态,并不会因血管床容量大于血液量而出现有效循环血量不足的现象;体内微血管的这种开放闭合交替进行,不会导致组织细胞缺血缺氧。脓毒性休克或过敏性休克时,内源性或外源性血管活性物质可使小血管特别是腹腔内脏小血管扩张,血管床容量明显增加,大量血液淤滞在扩张的小血管内,有效循环血量减少而导致微循环障碍。神经源性休克时,严重脑部、脊髓损伤或麻醉以及创伤患者的剧痛等,可抑制交感缩血管功能,使动静脉血管张力难以维持,引起一过性血管扩张,使静脉血管容量明显增加,有效循环血量明显减少,血压下降。

3. **心源性休克** 心源性休克是指由于心脏泵血功能障碍,心排血量急剧减少,使有效循环血量和微循环灌流量显著下降所引起的休克。其病因可分为心肌源性和非心肌源性两类。心肌源性病因包括大面积心肌梗死、心肌病、严重的心律失常,瓣膜性心脏病及其他严重心脏病的晚期。非心肌源性病因包括压力性或阻塞性的病因,如急性心脏压塞、心脏肿瘤和张力性气胸,或心脏射血受阻如肺血管栓塞、肺动脉高压等。这些原因最终导致血液回流受阻,心舒张期充盈减少,心排血量急剧下降,致使有效循环血量严重不足,组织血液灌注不能维持。这种由非心肌源性原因引起的心源性休克又被称为阻塞性休克（obstructive shock）。

将病因与始动环节结合起来进行分类,将更有利于临床对休克的诊断和治疗。

第二节 发生机制

休克的发生机制尚未完全阐明。目前,微循环机制和细胞分子机制受到大多数学者的重视。

一、微循环机制

虽然休克的病因和始动环节不同,但微循环障碍是大多数休克发生的共同基础。20 世纪 60 年代,Richard C.Lillehei 等对休克的微循环变化进行了深入研究,认为各种类型休克的基本发病环节是微循环血液灌流障碍,提出了休克的微循环学说,并以失血性休克为例,将休克病程分为三期:微循环缺血期、微循环淤血期、微循环衰竭期(图 11-2)。

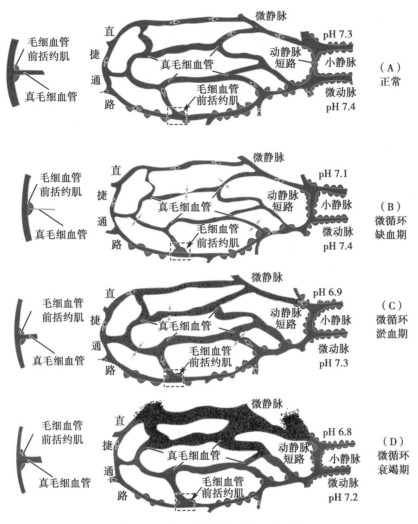

图 11-2 休克各期微循环变化示意图

(一) 微循环缺血期

1. 微循环变化特点 微循环缺血期为休克早期,在临床上属于休克代偿期(compensatory stage of shock)。

此期微循环血液灌流减少,组织缺血缺氧,故又称缺血性缺氧期(ischemic anoxia phase)。这是因为全身小血管,包括小动脉、微动脉、后微动脉、毛细血管前括约肌和微静脉、小静脉都发生收缩痉挛,口径明显变小,尤其是毛细血管前阻力血管收缩更明显,前阻力增加,大量真毛细血管网关闭,微循环内血液流速减慢,轴流消失,血细胞出现齿轮状运动。因开放的毛细血管数减少,血流主要通过直捷通路或动 - 静脉短路回流,组织灌流明显减少。所以,此期微循环灌流特点是:少灌少流,灌少于流,组织呈缺血缺氧状态(图 11-2B)。

2. 微循环变化机制 此期微循环变化的主要机制是有效循环血量减少使微循环血液灌流减少,以及交感 - 肾上腺髓质系统强烈兴奋和缩血管物质增多进一步加重微循环的缺血缺氧。

(1)交感神经兴奋:当血容量急剧减少、疼痛、内毒素等各种致休克病因作用于机体时,机体最早最快的反应是交感 - 肾上腺髓质系统兴奋,使儿茶酚胺(catecholamine)大量释放入血。

如脓毒性休克时的内毒素刺激、创伤性休克和烧伤性休克时的疼痛刺激等可直接引起交感神经兴奋;低血容量性休克和心源性休克时,心排出量减少,动脉血压下降,使减压反射受抑而引起交感神经兴奋。

儿茶酚胺主要发挥以下作用:①α受体效应:皮肤、腹腔脏器和肾脏的小血管收缩,外周阻力升高,组织器官血液灌流不足,微循环缺血缺氧,但对心脑血管影响不大;②β受体效应:微循环动-静脉短路开放,血液绕过真毛细血管网直接进入微静脉,使组织灌流量减少,组织缺血缺氧,肺微循环的动-静脉短路大量开放,则可影响静脉血的氧合,使 PaO_2 降低,加重组织缺氧。

(2)其他缩血管体液因子释放:①血管紧张素Ⅱ(Ang Ⅱ):交感-肾上腺髓质系统兴奋和血容量减少,可激活肾素-血管紧张素系统,产生大量血管紧张素,其中 Ang Ⅱ的缩血管作用最强,比去甲肾上腺素强约10倍;②血管升压素(vasopressin,VP):又称抗利尿激素(ADH),在血容量减少及疼痛刺激时,都能分泌增加,对内脏小血管有收缩作用;③血栓素 A_2(thromboxane A_2,TXA_2):是细胞膜磷脂的分解代谢产物,具有强烈的缩血管作用;④内皮素(endothelin,ET):由血管内皮细胞产生,具有强烈而持久的收缩小血管和微血管的作用;⑤白三烯类(LTs)物质:为细胞膜磷脂分解时由花生四烯酸在脂加氧酶作用下生成,具有收缩腹腔内脏小血管的作用。

3. 微循环变化的代偿意义   休克早期交感神经强烈兴奋及缩血管物质的大量释放,既可引起皮肤、腹腔内脏及肾脏等许多器官缺血缺氧,也具有重要的代偿意义。

(1)有助于动脉血压的维持:动脉血压的维持主要通过以下三方面机制来实现。

1)回心血量增加:静脉血管属容量血管,可容纳总血量的60%~70%。上述缩血管反应,形成了休克时增加回心血量的两道防线:①肌性微静脉、小静脉和肝脾等储血器官的收缩,可减少血管床容量,迅速而短暂地增加回心血量;这种代偿变化起到了"自身输血"的作用,有利于动脉血压的维持,是休克时增加回心血量和循环血量的"第一道防线";②由于毛细血管前阻力血管比微静脉收缩强度更大,致使毛细血管中流体静压下降,组织液进入血管;这种代偿变化起到了"自身输液"的作用,是休克时增加回心血量的"第二道防线"。

2)心排出量增加:休克早期,心脏尚有足够的血液供应,在回心血量增加的基础上,交感神经兴奋和儿茶酚胺的增多可使心率加快,心收缩力加强,心排血量增加,有助于血压的维持。

3)外周阻力增高:在回心血量和心排血量增加的基础上,全身小动脉痉挛收缩,可使外周阻力增高,血压回升。

(2)有助于心脑血液供应:不同器官血管对交感神经兴奋和儿茶酚胺增多的反应性是不一致的。皮肤、骨骼肌以及内脏血管的α受体分布密度高,对儿茶酚胺的敏感性较高,收缩明显。而冠状动脉则以β受体为主,激活时引起冠状动脉舒张;脑动脉则主要受局部扩血管物质影响,只要血压不低于60mmHg,脑血管可通过自身调节维持脑血流量的相对正常。因此,在微循环缺血性缺氧期,心、脑微血管灌流量能稳定在一定水平。这种不同器官微循环反应的差异,导致了血液的重新分布,保证了心、脑重要生命器官的血液供应。

4. 临床表现   此期患者表现为脸色苍白,四肢湿冷,出冷汗,脉搏加快,脉压减小,尿量减少,烦躁不安。由于血液的重新分配,心、脑灌流量此时仍可维持正常。因此,患者在休克代偿期间神志一般是清楚的,但常显得烦躁不安(图11-3)。该期患者血压可骤降(如大失血),也可略降,甚至因代偿作用可正常或轻度升高,但是脉压会明显缩小,患者脏器有效灌流量明显减少。所以,不能以血压下降与否作为判断早期休克的指标。根据上述症状,结合脉压变小及强烈的致休克病因,即使血压不下降,甚至轻微升高,也可考虑为早期休克。微循环缺血期是机体的代偿期,应尽早去除休克病因,及时补充血容量,恢复有效循环血量,防止休克向失代偿的微循环淤血期发展。

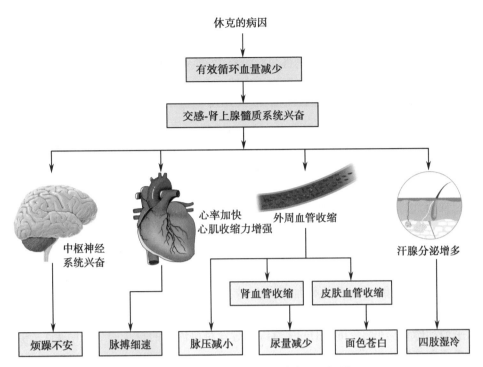

图 11-3　微循环缺血期的临床表现及机制

(二)微循环淤血期

如果休克的原始病因不能及时消除,组织缺血缺氧持续存在,休克将继续发展进入微循环淤血期。

1. **微循环变化特点**　微循环淤血期为可逆性休克失代偿期(decompensatory stage of shock)或称休克进展期(progressive stage of shock)。此期微循环血液流速显著减慢,红细胞和血小板聚集,白细胞滚动、贴壁、嵌塞、血黏度增大,血液"泥化"(sludge)淤滞,微循环淤血,组织灌流量进一步减少,缺氧更为严重,故又称淤血性缺氧期(stagnant anoxia phase)。这是因为微动脉、后微动脉和毛细血管前括约肌收缩性减弱甚至扩张,大量血液涌入真毛细血管网。微静脉虽也表现为扩张,但因血流缓慢,细胞嵌塞,使微循环流出道阻力增加,毛细血管后阻力大于前阻力而导致血液淤滞于微循环中。此期微循环灌流特点是:灌而少流,灌大于流,组织呈淤血性缺氧状态(图 11-2C)。

2. **微循环变化机制**　此期微循环改变的主要机制是组织细胞长时间缺氧,导致酸中毒、扩血管物质生成增多和白细胞黏附的改变。

(1)微血管扩张机制:进入微循环淤血期后,尽管交感 - 肾上腺髓质系统持续兴奋,血浆儿茶酚胺浓度进一步增高,但微血管却表现为扩张,与下面两个因素有关:①酸中毒使血管平滑肌对儿茶酚胺的反应性降低:微循环缺血期长时间的缺血缺氧引起二氧化碳和乳酸堆积,血液中[H+]增高,致使微血管对儿茶酚胺反应性下降,收缩性减弱。②扩血管物质生成增多:长期缺血缺氧、酸中毒可刺激肥大细胞释放组胺增多;ATP 分解增强,其代谢产物腺苷在局部堆积;细胞分解破坏后大量释出 K+;激肽系统激活,使缓激肽生成增多;当发生脓毒性休克或其他休克引起肠源性内毒素或细菌转位入血时,诱导型一氧化氮合酶(iNOS)表达明显增加,产生大量一氧化氮和其他细胞因子(如 TNF-α 等)。

酸中毒与上述扩血管物质联合作用,使微血管扩张,血压进行性下降,心脑血液供应不能维持,休克早期的代偿机制逐渐丧失,全身各脏器缺血缺氧的程度加重。

(2)血液淤滞机制:①白细胞黏附于微静脉:在缺氧、酸中毒、感染等因素的刺激下,炎症细胞活化,TNF-α、IL-1、LTB$_4$、血小板活化因子(platelet-activating factor,PAF)等炎症因子和细胞表面黏附分子(cell adhesion molecule,CAM)大量表达,白细胞滚动、黏附于内皮细胞;白细胞黏附于微静脉,增加了微循环流出通路的血流阻力,导致毛细血管中血流淤滞;②血液浓缩:组胺、激肽、降钙素基因相关肽(CGRP)等物质生成增多,可导致毛细血管通透性增高,血浆外渗,血液浓缩,血细胞比容增高,血液黏度增加,红细胞和血小板聚集,进一步减慢微循环血流速度,加重血液泥化淤滞。

3. 失代偿及恶性循环的产生 本期因微血管反应性下降,血液大量淤滞在微循环内,导致整个循环系统功能恶化,形成恶性循环。

(1)回心血量急剧减少:小动脉、微动脉扩张,真毛细血管网大量开放,血液被分隔并淤滞在内脏器官内,以及细胞嵌塞、静脉回流受阻等,均可使回心血量急剧减少,有效循环血量进一步下降。

(2)自身输液停止:由于毛细血管后阻力大于前阻力,血管内流体静压升高,使组织液进入毛细血管的缓慢"自身输液"停止,甚至有血浆渗出到组织间隙。血浆外渗导致血液浓缩,血黏度增加,红细胞聚集,微循环淤滞加重,使有效循环血量进一步减少,形成恶性循环。

(3)心脑血液灌流量减少:由于回心血量及有效循环血量进一步减少,动脉血压进行性下降。当平均动脉血压低于50mmHg时,心、脑血管对血流量的自身调节作用丧失,导致冠状动脉和脑血管血液灌流量严重减少。

4. 临床表现 此期患者的临床表现与其微循环变化特点密切相关,主要表现为:①血压和脉压进行性下降,血压常明显下降,脉搏细速,静脉萎陷;②大脑血液灌流明显减少导致中枢神经系统功能障碍,患者神志淡漠,甚至昏迷;③肾血流量严重不足,出现少尿甚至无尿;④微循环淤血,使脱氧血红蛋白增多,皮肤黏膜发绀或出现花斑(图11-4)。

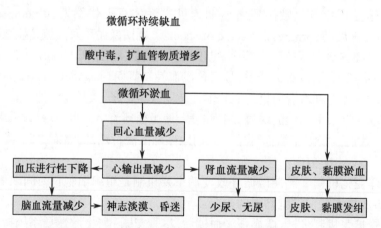

图 11-4 微循环淤血期的临床表现及机制

微循环缺血期发展至微循环淤血期后,休克即由代偿期进入了失代偿期。此时如果治疗方案正确,休克仍是可逆的。否则,休克将进入难治期。

(三)微循环衰竭期

微循环衰竭期(microcirculatory failure stage)又称休克难治期(shock refractory stage)、DIC期。有学者认为休克进入此期便不可逆,故又称不可逆期(irreversible stage)。尽管采取输血补液及多种抗休克措施,仍难以纠正休克状态。此期微循环淤滞更加严重,但不像休克由微循环缺血期进入微循环淤血期那样具有明显的微循环变化特征。因此,如何从微循环和临床角度去判断休克不可逆期的出现,一直存在争议。有人把该期包括在休克失代偿期内,认为休克的不可逆期是休克失代偿期患者临终前的表现。

1. **微循环变化特点** 此期微血管发生麻痹性扩张,毛细血管大量开放,微循环中可有微血栓形成,血流停止,出现不灌不流状态,组织几乎完全不能进行物质交换,得不到氧气和营养物质供应,甚至可出现毛细血管无复流现象(no-reflow phenomenon),即指在输血补液治疗后,血压虽可一度回升,但微循环灌流量仍无明显改善,毛细血管中淤滞停止的血流也不能恢复流动的现象(图 11-2D)。

2. **微循环变化机制** 严重的酸中毒、大量一氧化氮和局部代谢产物的释放以及血管内皮细胞和血管平滑肌的损伤等,均可使微循环衰竭,导致微血管麻痹性扩张或 DIC 的形成。

(1)微血管麻痹性扩张:其机制目前尚不完全清楚,可能既与酸中毒有关,也与一氧化氮和氧自由基等炎症介质生成增多有关。

(2)DIC 形成:微循环衰竭期易发生 DIC,其机制涉及以下三个方面:①血液流变学的改变:血液浓缩、血细胞聚集使血黏度增高,血液处于高凝状态;②凝血系统激活:严重缺氧、酸中毒或脂多糖(LPS)等损伤血管内皮细胞,使组织因子大量释放,启动外源性凝血系统;内皮细胞损伤还可暴露胶原纤维,激活因子XII,启动内源性凝血系统;同时,在严重创伤、烧伤等引起的休克,组织大量破坏可导致组织因子的大量表达释放;各种休克时红细胞破坏释放的 ADP 等可启动血小板的释放反应,促进凝血过程;③ TXA_2-PGI_2 平衡失调:休克时内皮细胞的损伤,既可使 PGI_2 生成释放减少,也可因胶原纤维暴露,使血小板激活、黏附、聚集,生成和释放 TXA_2 增多;因为 PGI_2 具有抑制血小板聚集和扩张小血管的作用,而 TXA_2 则具有促进血小板聚集和收缩小血管的作用,上述 TXA_2-PGI_2 的平衡失调,可促进 DIC 的发生。

3. **微循环变化的严重后果** 微循环的无复流现象及微血栓形成,导致全身器官的持续低灌流,内环境受到严重破坏,特别是溶酶体酶的释放以及细胞因子、活性氧等的大量产生,造成组织器官和细胞功能的损伤,严重时可导致多器官功能障碍或衰竭甚至死亡。

4. **临床表现** 本期病情危重,患者濒临死亡,其临床表现主要体现在三个方面:

(1)循环衰竭:患者出现进行性顽固性低血压,甚至测不到,采用升压药难以恢复;心音低弱,脉搏细弱而频速,甚至摸不到,中心静脉压下降;浅表静脉塌陷,静脉输液十分困难。

(2)并发 DIC:本期常可并发 DIC,出现出血、贫血、皮下瘀斑等典型临床表现。一旦发生 DIC,则会使休克进一步恶化。因此休克和 DIC 可互为因果,形成恶性循环。由于休克的原始病因和机体自身反应性的差异,并非所有休克患者都会发生 DIC。

(3)重要器官功能障碍:持续严重低血压及 DIC 引起血液灌流停止,加重细胞损伤,使心、脑、肺、肝、肾等重要器官功能代谢障碍加重,可出现呼吸困难、少尿或无尿、意识模糊甚至昏迷等多器官功能障碍或多器官功能衰竭的临床表现。

由于引起休克的病因和始动环节不同,休克各期的出现并不完全遵循循序渐进的发展规律。上述典型的三期微循环变化(表 11-1),常见于失血、失液性休克。而其他休克虽有微循环功能障碍,但不一定遵循以上典型的三期变化。如严重过敏性休克的微循环障碍可能从淤血性缺氧期开始;严重感染或烧伤引起的休克,可能直接进入微循环衰竭期,很快发生 DIC 或多器官功能障碍。

表 11-1 休克各期的微循环变化及临床表现

	微循环缺血期	微循环淤血期	微循环衰竭期
微循环变化	血管痉挛, 前阻力 > 后阻力	血管收缩性减弱, 前阻力 < 后阻力	血管麻痹扩张,形成微血栓, 前阻力、后阻力消失
组织灌流	灌 < 流	灌 > 流	不灌不流

续表

	微循环缺血期	微循环淤血期	微循环衰竭期
主要机制	①交感 - 肾上腺髓质系统兴奋 ②其他缩血管物质产生	①酸中毒 ②内毒素 ③其他扩血管物质产生 ④血液流变学改变	①微血管麻痹扩张 ② DIC 形成
对机体影响	代偿:①血液重新分布;②维持动脉血压	失代偿:①心、脑血流量减少;②动脉血压进行性下降	难治
临床表现	面色苍白,四肢湿冷,脉搏增速,脉压减小,尿量减少,烦躁不安	血压进行性下降,神志淡漠,甚至昏迷,皮肤发绀或出现花斑	循环衰竭,静脉塌陷,重要器官功能障碍或衰竭

二、细胞分子机制

20 世纪 60 年代以来的研究发现,微循环学说并不能完全解释休克的有关问题,如:①休克时某些细胞分子水平的变化,发生在血压降低和微循环紊乱之前;②器官微循环灌流恢复后,器官功能却未能恢复;③细胞功能恢复促进了微循环的改善;④促进细胞功能恢复的药物,具有明显的抗休克疗效。上述研究表明,休克时的细胞和器官功能障碍,既可继发于微循环紊乱之后,也可由休克的原始病因直接引起或通过释放多种有害因子引起。因此,休克的发生发展还与许多细胞分子机制有关,其机制十分复杂,现仅从细胞损伤和炎症介质表达增多两个方面进行阐述。

(一)细胞损伤

细胞损伤是休克时各器官功能障碍的共同基础。其损伤首先发生在生物膜(包括细胞膜、线粒体膜、溶酶体膜等),继而细胞器发生功能障碍或结构破坏,直至细胞凋亡或坏死。

1. **细胞膜的变化** 细胞膜是休克时细胞最早发生损伤的部位。缺氧、ATP 减少、酸中毒、高血钾、溶酶体酶、氧自由基以及其他炎症介质等都可损伤细胞膜,引起膜离子泵功能障碍或通透性增高,使 K^+ 外流而 Na^+、Ca^{2+} 内流,细胞水肿。如内皮细胞肿胀可使微血管管腔狭窄,组织细胞肿胀可压迫微血管,加重微循环障碍。

2. **线粒体的变化** 休克时最先发生变化的细胞器是线粒体,表现为肿胀、致密结构和嵴消失,钙盐沉着,甚至膜破裂。由于线粒体是细胞氧化磷酸化的部位,其损伤可使 ATP 合成减少,细胞能量生成严重不足,进一步影响细胞功能。

3. **溶酶体的变化** 休克时缺血缺氧和酸中毒等,可致溶酶体肿胀、空泡形成并释放溶酶体酶。

溶酶体酶包括酸性蛋白酶(组织蛋白酶)和中性蛋白酶(胶原酶和弹性蛋白酶)以及 β 葡萄糖醛酸酶等,其主要危害是水解蛋白质引起细胞自溶。溶酶体酶进入血液循环后,可损伤血管内皮细胞、消化基底膜,扩大内皮窗,增加微血管通透性;可激活激肽系统、纤溶系统,并促进组胺等炎症介质的释放。因此,溶酶体酶的大量释放加重了休克时微循环障碍,导致组织细胞损伤和多器官功能障碍,在休克发生发展和病情恶化中起着重要作用(图 11-5)。

4. **细胞死亡** 休克时的细胞死亡是细胞损伤的最终结果,包括凋亡和坏死两种形式。休克原发致病因素的直接损伤,或休克发展过程中所出现的缺血缺氧、酸中毒、代谢障碍、能量生

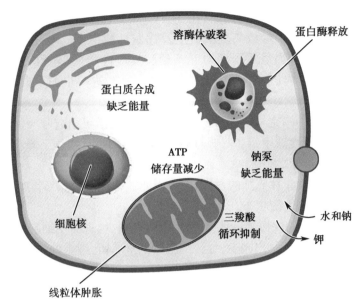

图 11-5 休克时细胞损伤示意图

成减少、溶酶体酶释放、炎症介质产生等,均可导致细胞凋亡或坏死。细胞凋亡和坏死是休克时器官功能障碍或衰竭的病理基础。

（二）炎症细胞活化及炎症介质表达增多

休克的原发致病因素或休克发展过程中所出现的内环境和血流动力学的改变等,都可刺激炎症细胞活化,使其产生大量炎症介质,引起全身炎症反应综合征(systemic inflammatory response syndrome,SIRS)而加速休克的发生发展。各种休克都可引起全身炎症反应,但以感染、创伤性休克更为明显(详见第十八章)。

第三节　机体代谢与功能变化

休克时,由于微循环灌流障碍,能量生成减少,神经内分泌功能紊乱和炎症介质的泛滥等,可使机体发生多方面的代谢与功能紊乱。

一、物质代谢紊乱

休克时物质代谢变化一般表现为氧耗减少,糖酵解加强,糖原、脂肪和蛋白分解代谢增强,合成代谢减弱。休克早期由于休克病因引起的应激反应,可出现一过性高血糖和糖尿,这与血浆中胰高血糖素、皮质醇及儿茶酚胺浓度升高有关。上述激素促进脂肪分解及蛋白质分解,导致血中游离脂肪酸、甘油三酯、极低密度脂蛋白和酮体增多,血中氨基酸特别是丙氨酸水平升高,尿氮排出增多,出现负氮平衡。特别在脓毒性休克、烧伤性休克时,骨骼肌蛋白分解增强,氨基酸从骨骼肌中溢出向肝脏转移,促进急性期蛋白合成。

二、电解质与酸碱平衡紊乱

1. **代谢性酸中毒**　休克时的微循环障碍及组织缺氧,使线粒体氧化磷酸化受抑,葡萄糖无氧酵解增强及乳酸生成增多。同时,由于肝功能受损不能将乳酸转化为葡萄糖,肾功能受损不能将乳酸排出,结果导致高乳酸血症及代谢性酸中毒。增高的 H^+ 对 Ca^{2+} 具竞争作用,使心肌收缩力下降和血管平滑肌对儿茶酚胺反应性降低,导致心排血量减少和血压下降。酸中毒可损伤血管内皮,激活溶酶体酶,诱发 DIC,进一步加重微循环紊乱和器官功能障碍。

2. **呼吸性碱中毒**　在休克早期,创伤、出血、感染等刺激可引起呼吸加深加快,通气量增加,$PaCO_2$ 下降,导致呼吸性碱中毒。呼吸性碱中毒一般发生在血压下降和血乳酸增高之前,可作为早期休克的诊断指标之一。

但应注意,休克后期由于休克肺的发生,患者因通气、换气功能障碍,又可出现呼吸性酸中毒,使机体处于混合型酸碱失衡状态。

3. **高钾血症**　休克时的缺血缺氧使 ATP 生成明显减少,进而使细胞膜上的钠泵(Na^+-K^+-ATP 酶)运转失灵,细胞内 Na^+ 泵出减少,导致细胞内钠水潴留,细胞外 K^+ 增多,引起高钾血症。酸中毒时,细胞内外 H^+-K^+ 交换增多而加重高钾血症。

三、器官功能障碍

休克时的微循环障碍和炎症介质泛滥共同使得组织血液灌流量减少,细胞严重受损,继而影响器官功能,因此休克时机体各重要器官如肺、肾、肝、胃肠、心、脑等常发生功能障碍,甚至导致多器官功能障碍综合征(multiple organ dysfunction syndrome,MODS)或多器官衰竭。而器官功能障碍又会进一步加重内环境紊乱、血流动力学改变及炎症介质释放,因此休克不断恶化。

1. **肾功能障碍**　休克时肾脏是最易受损的器官之一。休克患者常发生急性肾损伤,称为休克肾(shock kidney)。临床表现为少尿或无尿、氮质血症、高钾血症和代谢性酸中毒。

在休克早期,肾小管上皮细胞没有发生缺血性坏死,表现为功能性肾损伤(functional kidney injury)。其发生机制是:①有效循环血量减少引起交感神经兴奋,儿茶酚胺增多,使肾小动脉收缩,导致肾缺血;②肾缺血激活肾素 - 血管紧张素 - 醛固酮系统,血管紧张素 Ⅱ 使肾小动脉收缩,肾血流量更加减少,导致尿量减少;③醛固酮和抗利尿激素分泌增多,使肾小管对钠水的重吸收增多,尿量进一步减少。如果能够及时恢复肾血液灌流量,肾功能就可能恢复,尿量增加。如果休克时间过长,则持续性肾缺血及肾毒素的作用,将会导致肾小管坏死,引起器质性肾损伤(parenchymal kidney injury),即使再恢复肾血液灌流量,肾功能在短时间内也难以恢复正常。

2. **肺功能障碍**　在休克早期,创伤、出血和感染等刺激呼吸中枢,使呼吸加快,通气过度,可表现为呼吸性碱中毒。随着休克的进展,可出现以动脉血氧分压进行性下降为特征的急性呼吸衰竭。一般在脉搏、血压和尿量都趋于平稳之后突然发生,尸检时可发现肺重量增加,呈褐红色,镜下可见严重的间质性肺水肿、肺泡水肿、充血、出血、局部性肺不张、微血栓形成和肺泡透明膜形成,称为急性呼吸窘迫综合征(acute respiratory distress syndrome,ARDS)或休克肺(shock lung)。休克肺的发生机制主要与致休克因子和泛滥的炎症介质直接或间接损伤肺泡 - 毛细血管膜有关。

3. **心功能障碍**　在心源性休克,心功能障碍是原发性改变。在其他类型休克早期,由于机体的代偿,能够维持冠状动脉血流量,心泵功能一般不会受明显影响。但如果血压进行性下降,也会并发心泵功能障碍,使心排出量降低,甚至出现急性心力衰竭,其机制与下列因素有关:①休克时交感神经兴奋,心肌收缩力增强。心肌耗氧量增加,氧债增大而加重心肌缺氧,最终导致心肌收缩力下降;交感神经兴奋也会使心率加快,心室舒张期缩短而减少冠状动脉灌流时间,使冠脉血流量减少而导致心肌供血不足。②休克时常出现代谢性酸中毒和高钾血症,增多的 H^+ 通过影响心肌兴奋 - 收缩耦联而使心肌收缩力减弱;高钾血症时易出现严重的心律失常,使心排出量下降。③休克时炎症介质增多,TNF 等可损伤心肌细胞。④细菌感染或出现肠源性内毒素血症时,内毒素也可直接或间接损伤心肌细胞,抑制心功能。⑤休克并发 DIC 时,心脏微循环中有微血栓形成,可能导致局灶性坏死和出血,加重心功能障碍。

4. 脑功能障碍 休克早期,由于血液重新分配和脑血流的自身调节,保证了脑的血液供应,除因应激引起的烦躁不安外,无明显的脑功能障碍。随着休克的发展,动脉血压严重降低及脑内 DIC 形成使脑血液循环障碍,导致脑供血不足,脑组织缺血缺氧,发生一系列神经功能损害,患者出现神志淡漠,甚至昏迷。缺血缺氧还可使微血管壁的通透性增高,引起脑水肿和颅内压增高,严重者形成脑疝,压迫延髓生命中枢,可导致患者死亡。

5. 胃肠道功能障碍 胃肠道因缺血、淤血、DIC 形成,导致黏膜变性、坏死,黏膜糜烂,形成应激性溃疡。临床上表现为腹痛、消化不良、呕血和黑便等。肠道功能紊乱时肠道细菌大量繁殖,肠黏膜的损害使肠道屏障功能严重削弱,可导致大量内毒素入血,加重休克的发展。

6. 肝功能障碍 休克时由于肝缺血、淤血和 DIC 等原因,引起肝脏损害,导致肝功能障碍。肝功能障碍时,一方面使由肠道入血的内毒素不能充分解毒,促进肠源性内毒素血症的发生;另一方面乳酸不能被肝脏充分利用与清除,加重了酸中毒。肝脏的这些改变都可促进休克恶化。

7. 多器官功能障碍综合征 休克还可导致多器官功能障碍综合征(MODS)。MODS 是指机体在遭受严重创伤、休克、感染及外科大手术等严重损伤或危重疾病后,两个或两个以上的器官短时间内同时或序贯发生功能障碍的临床综合征(详见第十八章)。

第四节 几种常见休克的特点

一、失血性休克

失血后是否引起休克,取决于失血量和失血速度:一般 15~20min 内失血少于全身总血量的 10%~15% 时,机体可通过代偿使血压和组织灌流量基本保持在正常范围内;若在 15min 内快速大量失血超过总血量的 20%(约 1 000ml),则超出了机体的代偿能力,即可引起心排血量和平均动脉压(mean arterial pressure,MAP)下降而发生失血性休克。如果失血量超过总血量的 45%~50%,会很快导致死亡。

失血性休克分期较明显,临床症状典型,是休克研究的基础模型。其发展过程基本上遵循缺血性缺氧期、淤血性缺氧期、微循环衰竭期逐渐发展的特点,具有"休克综合征"的典型临床表现(图 11-6)。失血性休克易并发急性肾衰和肠源性内毒素血症。大量失血后,血容量迅速减少。为保证心脑血液供应,血液发生重新分配,故休克早期就出现肾血流灌注不足,导致急性肾损伤,即休克肾;同时,肠血流灌注减少而使肠屏障功能降低,引起肠源性内毒素移位及细菌移位,导致肠源性内毒素血症或脓毒性休克。这是失血性休克向休克难治期发展的重要原因之一。

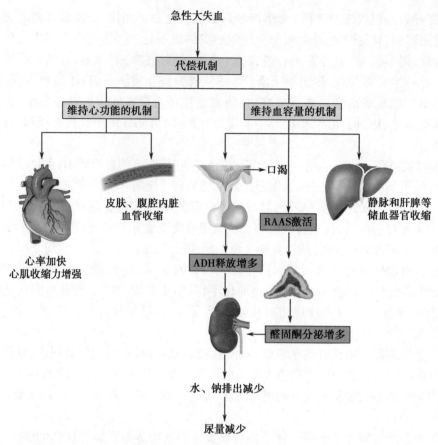

图 11-6 失血性休克的代偿机制

二、脓毒性休克

脓毒性休克是指病原微生物(如细菌、病毒、真菌、立克次体等)感染所引起的休克,是临床上常见的休克类型之一,可见于流行性脑脊髓膜炎、细菌性痢疾、大叶性肺炎和腹膜炎等严重感染性疾病。G⁻菌感染引起的脓毒性休克在临床最为常见,细菌所释放的内毒素即脂多糖(LPS)是其重要的致病因子。如给动物直接注射 LPS,可引起脓毒性休克类似的表现,称为内毒素性休克(endotoxic shock)。

脓毒性休克的发生机制十分复杂,尚有待进一步研究阐明(图 11-7)。目前已知,脓毒性休克的发生与休克的三个始动环节均有关。感染灶中的病原微生物及其释放的各种毒素均可刺激单核巨噬细胞、中性粒细胞、肥大细胞、内皮细胞等,表达释放大量的炎症介质,引起 SIRS,促进休克的发生发展。其中某些细胞因子和血管活性物质可增加毛细血管通透性,使大量血浆外渗,导致血容量减少;或引起血管扩张,使血管床容量增加,导致有效循环血量的相对不足。此外,细菌毒素及炎症介质可直接损伤心肌细胞,造成心泵功能障碍。

三、过敏性休克

过敏性休克又称变应性休克,属 I 型变态反应即速发型变态反应,常伴有荨麻疹以及呼吸道和消化道的过敏症状,发病急骤,如不紧急使用缩血管药,可导致死亡。其发生主要与休克的两个始动环节有关(图11-8):①过敏反应使血管广泛扩张,血管床容量增大;②毛细血管通透性增高使血浆外渗,血容量减少。当过敏原(如青霉素或异种蛋白等)进入机体后,可刺激机体产生抗体IgE。IgE的Fc段能持久地吸附在微血管周围的肥大细胞以及血液中嗜碱性粒细胞和血小板等靶细胞表面,使机体处于致敏状态;当同一过敏原再次进入机体时,可与上述吸附在细胞表面的IgE结合形成抗原-抗体复合物,引起靶细胞脱颗粒反应,释放大量组胺、5-羟色胺(5-HT)、激肽、补体C3a/C5a、慢反应物质、PAF、前列腺素类等血管活性物质。这些活性物质可导致后微动脉、毛细血管前括约肌舒张和血管通透性增加,外周阻力明显降低,真毛细血管大量开放,血容量和回心血量急剧减少,动脉血压迅速而显著地下降。

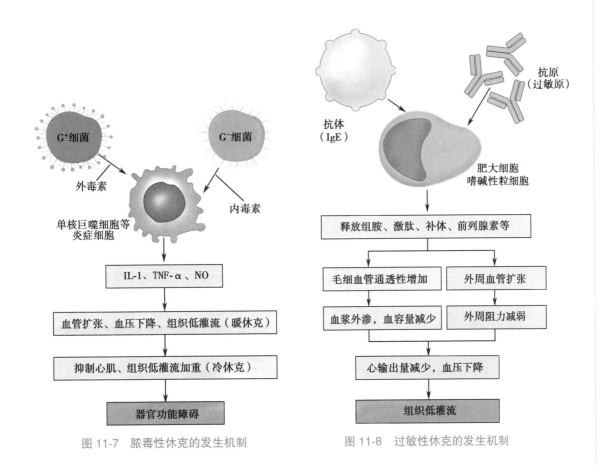

图11-7　脓毒性休克的发生机制　　　　图11-8　过敏性休克的发生机制

四、心源性休克

心源性休克的始动环节是心泵功能障碍导致的心输出量迅速减少。此型休克特点表现为血压在休克早期就显著下降,其微循环变化发展过程基本与低血容量性休克相同,死亡率高达80%。根据血流动力学的变化,心源性休克亦可分为两型:①低排高阻型:大多数患者表现为外周阻力增高,与血压下降,减压反射受抑而引起交感-肾上腺髓质系统兴奋和外周小动脉收缩有关;②低排低阻型:少数患者表现为外周阻力降低,这可能是由于心肌梗死或心室舒张末期容积增大和压力增高,刺激了心室壁的牵张感受器,反射性抑制了交感中枢,导致外周阻力降低所致(图11-9)。

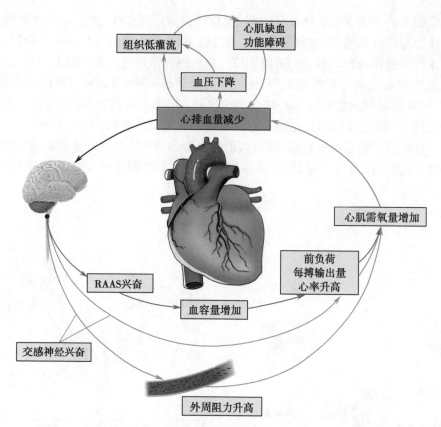

图 11-9 心源性休克的发生机制

第五节 防治的病理生理学基础

休克的防治应针对病因和发病学环节,以恢复重要器官的微循环灌流和减轻器官功能障碍为目的,采取综合措施。

一、病因学防治

积极处理造成休克的原始病因,如止血、止痛、补液和输血、修复创伤、控制感染、抗过敏、强心等。还应保证呼吸道通畅,早期予以鼻管或面罩吸氧。

二、发病学防治

有效循环血量相对或绝对减少、微血管的收缩或扩张、酸中毒以及组织缺氧,是休克发病过程中最主要的问题。因此,改善微循环,提高组织灌流量是发病学治疗的中心环节。

（一）改善微循环

1. **扩充血容量** 微循环灌流量减少是各种休克发病的共同基础。除心源性休克之外,补充血容量是提高心排出量、增加有效循环血量和微循环灌流量的根本措施。在微循环缺血期要尽早和尽快补液,以降低交感 - 肾上腺髓质系统兴奋性,减少儿茶酚胺释放量,缓解微循环前阻力血管收缩程度,提高微循环灌流量,防止休克加重。在微循环淤血期输液的原则是"需多少,补多少"。因为微循环淤血,血浆外渗,补液量应大于失液量;脓毒性休克和过敏性休克时,虽然无明显的失液,但由于血管床容量增加,有效循环血量明显减少,也应根据实际需要来补充血容量。补充血容量应适度,过量输液会导致肺水肿。因此,正确估计需要补液的总量至关重要,必须动态观察静脉充盈程度、尿量、血压和脉搏等指标,作为监护输液量是否足够的参考依据。此外,在补充血容量时,还应根据血细胞比容决定输血和输液的比例,正确选择全血、胶体或晶体溶液,使血细胞比容控制在 35%~40% 的范围内。

2. **纠正酸中毒**　休克常因缺血缺氧引起的乳酸堆积或肾衰竭而发生代谢性酸中毒。酸中毒是加重微循环障碍、抑制心肌收缩、降低血管对儿茶酚胺的反应性、促进 DIC 形成和高钾血症的重要原因,对机体危害很大。同时,由于酸中毒降低血管对儿茶酚胺的反应性,影响血管活性药物的治疗效果。因此,在微循环淤血期,应根据酸中毒的程度及时补碱纠酸。

3. **合理使用血管活性药物**　使用缩血管或扩血管药物的目的是提高微循环灌流量。对休克各期或低排高阻型休克患者,应在充分扩容的基础上,使用低剂量多巴胺以扩张血管,提高组织的血液灌流量。对过敏性休克、神经源性休克和血压过低的患者,应使用缩血管药物如去甲肾上腺素以升高血压,保证心脑重要器官的血液灌流。

（二）抑制过度炎症反应

阻断炎症细胞信号通路的活化、拮抗炎症介质的作用或采用血液净化疗法去除患者体内过多的毒素和炎症介质,均能减轻 SIRS 和 MODS,提高患者生存率。

（三）细胞保护

休克时细胞损伤可原发,亦可继发于微循环障碍之后。去除休克病因,改善微循环是防止细胞损伤的根本措施。此外,还可采用葡萄糖、胰岛素、钾（GIK）液、ATP-MgCl$_2$ 等改善细胞能量代谢,稳定溶酶体膜;采用自由基清除剂、钙拮抗剂等减轻细胞损伤。

三、器官支持疗法

应密切监控各器官功能的变化,及时采取相应支持疗法。如发生休克肾时,应尽早利尿和透析;发生休克肺时,应保持呼吸道通畅,并正压给氧;发生急性心力衰竭时,应减少或停止输液,并强心利尿,适当降低前后负荷等;有肝功能损伤时,应使用保肝药物。

四、营养与代谢支持

保持正氮平衡是对严重创伤、感染等患者进行代谢支持的基本原则。在摄入的营养物中,应提高蛋白质和氨基酸的量,尤其是提高支链氨基酸的比例。如条件许可,应鼓励经口摄食,尽可能缩短禁食时间,以促进胃肠蠕动,维持肠黏膜屏障功能。临床实践表明,经胃肠适当补充谷氨酰胺,可提高机体对创伤和休克的耐受力。

（邓峰美）

📋 **重要考点**

1. 休克的概念、病因、始动环节及分类。
2. 休克各期微循环的改变及其发生机制,各期临床表现。
3. 几种常见休克的特点。
4. 休克防治的病理生理学基础。

思考题

1. 根据休克发生的始动环节，可将其分为哪几类？各类休克的常见病因有哪些？
2. 为什么休克早期被称为休克代偿期？
3. 休克患者是否血压一定下降？为什么？
4. 休克代偿期的微循环变化特点及其机制是什么？
5. 可逆性休克失代偿期的微循环变化特点及其机制是什么？
6. 为什么微循环淤血期会失代偿？
7. 休克难治期的微循环变化特点及其机制是什么？
8. 简述休克防治的病理生理学基础。

参 考 文 献

[1] 王建枝, 钱睿哲. 病理生理学. 9 版. 北京：人民卫生出版社, 2018.
[2] 肖献忠. 病理生理学. 3 版. 北京：高等教育出版社, 2013.
[3] HUETHER SE, MCCANCE KL. Understanding Pathophysiology. 6th ed. Missouri: Elsevier, 2017.
[4] PORTH C, GASPARD K. Essentials of pathophysiology: Concepts of altered health states. 4th ed. Philadelphia: Wolters Kluwer Health, 2015.

第十二章　凝血与抗凝血平衡紊乱

学习目标

1. **掌握**　与出血或血栓形成倾向有关的凝血、抗凝与纤溶功能异常;血管内皮细胞的抗凝作用、血管和血细胞异常引起的凝血与抗凝血平衡紊乱;DIC 的概念、病因、发病机制和临床表现的病理生理学基础。

2. **熟悉**　影响 DIC 发生发展的因素及分期与分型;凝血、抗凝、纤溶系统及其功能。

3. **了解**　DIC 的临床诊断及防治的病理生理学基础。

由于凝血、抗凝和纤维蛋白溶解系统之间的动态平衡,从而保证正常机体的止血和血流通畅。当各种病因引起凝血因子、抗凝血因子和纤溶因子的数量变化或功能障碍,血管结构或功能异常,以及血细胞的数量或状态异常,均可导致凝血与抗凝血功能平衡发生紊乱,就会发生出血和血栓形成性疾病。

第一节　凝血系统功能异常

一、凝血系统的激活

凝血因子的激活有内源性激活途径和外源性激活途径。目前认为,以组织因子(tissue factor,TF)为始动的外源性凝血系统的激活在启动凝血过程中起主要作用。正常时血管外层的平滑肌细胞、成纤维细胞、周细胞、星形细胞、足状突细胞等可恒定表达 TF。当血管壁损伤,TF 通过 Ca^{2+} 形成 TF-Ⅶ复合物,激活凝血因子Ⅹ,并与Ⅴa、$PL-Ca^{2+}$ 形成凝血酶原复合物,使凝血酶原转变为凝血酶。另外 TF-Ⅶ复合物还可以激活 FⅨ,与Ⅷa、$PL-Ca^{2+}$ 形成Ⅹ因子复合物,从而产生更多的凝血酶,起放大效应。由于血液中存在 FⅦa 抑制物,即组织因子途径抑制物(tissue factor pathway inhibitor,TFPI),因此局部组织损伤后 TF 启动的凝血过程是不能扩大的。凝血过程启动后,维持凝血过程则需要高浓度凝血酶,产生高浓度凝血酶的途径是:①少量凝血酶可激活 FⅪ、FⅧ、FⅤ,通过内源性途径产生大量凝血酶;②少量凝血酶导致血小板的活化,可促进凝血酶诱导的 FⅪ的活化,从而进一步促进凝血酶的产生;③凝血过程中产生纤维蛋白,纤维蛋白可包裹、结合凝血酶,防止凝血酶被血液中的抗凝血酶-Ⅲ抑制。由此可见,内、外源性凝血系统的互相密切联系,对启动并维持凝血过程具有重要作用(图 12-1)。

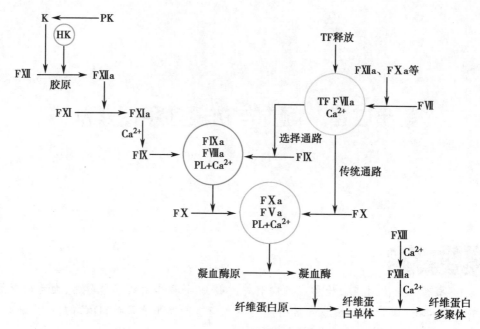

图 12-1 血液凝固机制

TF:组织因子;PK:激肽释放酶原;K:激肽释放酶;PL:细胞膜磷脂;HK:高分子激肽原;O:分子复合物

二、凝血因子的异常

(一) 与出血倾向有关的凝血因子异常

1. 遗传性血浆凝血因子缺乏 血友病 A、B、C 分别缺乏 F Ⅷ、F Ⅸ、F Ⅺ,凝血酶原激活物形成障碍,导致凝血功能异常,产生出血倾向。血管性假血友病因子(von Willebrand factor, vWF)缺乏,可引起血管性假血友病。

2. 获得性血浆凝血因子减少

(1)生成障碍:①维生素 K 缺乏,F Ⅱ、F Ⅶ、F Ⅸ、F Ⅹ 的生成需要维生素 K 参与,维生素 K 缺乏会引起出血倾向;②肝功能严重障碍,使凝血因子合成减少,并影响抗凝、纤溶等功能,引起出血倾向。

(2)消耗过多:DIC 时广泛微血栓形成消耗了大量凝血因子(见本章第四节)(表 12-1)。

表 12-1 与出血倾向有关的凝血因子异常的分类

缺陷类型	举例	表现
原发性凝血缺陷	血小板减少 或血管性假血友病	通常在皮肤或黏膜上有小出血,皮肤出血通常为瘀点(<3mm)或紫癜(>3mm),还包括鼻出血、胃肠出血或月经过多等
获得性凝血缺陷	凝血因子的生成减少 或消耗过多	软组织、肌肉或关节腔内出血,可能发生颅内出血

(二) 与血栓形成倾向有关的凝血因子的异常

与基因改变、代谢异常等多因素有关。例如:F Ⅶ多态性基因 *R353Q* 是缺血性心脏病的危险因素;凝血因子 Ⅴ Leiden 突变后,突变的因子 Ⅴ基因(R506Q、R306T)编码的 F Ⅴa 蛋白可产生活化蛋白 C 抵抗,促进血栓的形成;肥胖、糖尿病、高血压、高脂血症和吸烟等可引起血浆纤维蛋白原(fibrinogen,Fbg)浓度增加,这与心肌梗死、缺血性心脏病等有密切关系;恶性肿瘤、吸烟、酗酒、口服避孕药等可增高 F Ⅶ浓度。

第二节　抗凝系统和纤溶系统功能异常

当凝血系统被激活,抗凝和纤溶系统也被相继激活,这是保证血液正常流动性的平衡机制。若机体抗凝血或纤溶系统功能异常,可发生凝血与抗凝血平衡紊乱,出现出血或血栓形成倾向。

一、抗凝系统功能异常

抗凝系统功能异常临床主要表现血栓形成倾向。

(一) 血浆中抗凝因子的异常

抗凝血酶 Ⅲ(antithrombin-Ⅲ,AT-Ⅲ)主要由肝脏、血管内皮细胞产生,能灭活 F Ⅶa、F Ⅸa、F Ⅹa、F Ⅺa 等,尤其与肝素或血管内皮细胞表达的硫酸乙酰肝素结合后,其灭活速度增加约 1 000 倍。当各种原因致 AT-Ⅲ 合成减少或丢失增多时,AT-Ⅲ 的量不足和 / 或功能异常可引起抗凝作用降低而致血栓形成倾向。

1. 遗传性缺乏　AT-Ⅲ 基因变异可导致 AT-Ⅲ 缺乏,引起反复性、家族性深部静脉血栓症。

2. 获得性缺乏

(1)合成减少:肠消化吸收蛋白障碍、肝功能严重障碍、口服避孕药时的雌激素增加,可使 AT-Ⅲ 合成减少。

(2)丢失和消耗增多:见于肾病综合征、大面积烧伤、DIC 时,出血量大时血浆 AT-Ⅲ 丢失或消耗。

(二) 蛋白 C 和蛋白 S 缺乏

蛋白 C(protein C,PC)以酶原形式存在于血液中,由肝脏合成,凝血酶可将其活化为活化蛋白 C(activated protein C,APC)。APC 可水解灭活 F Ⅴa、F Ⅷa,阻碍由 F Ⅷa 和 F Ⅸa 组成的 F Ⅹ 激活物的形成,也阻碍了由 F Ⅴa、F Ⅹa 组成的凝血酶原激活物的形成。另外,APC 还可限制 F Ⅹa 与血小板结合,灭活纤溶酶原激活物抑制物,促进纤溶酶原激活物的释放。蛋白 S(protein S,PS)作为 APC 的辅因子,可促进 APC 清除凝血酶原激活物中的 F Ⅹa。

血栓调节蛋白(thrombomodulin,TM)是血管内皮细胞膜上的凝血酶受体之一,与凝血酶结合后降低其凝血活性,但可显著增强凝血酶激活蛋白 C 的作用。因此,TM 是使凝血酶由促凝转向抗凝的重要血管内凝血抑制因子。

1. 获得性缺乏　蛋白 C 和蛋白 S 均依赖维生素 K。所以维生素 K 缺乏或应用维生素 K 拮抗剂可致蛋白 C 和蛋白 S 合成障碍。另外,严重肝病、口服避孕药、妊娠等都是其缺乏的原因。

2. 遗传性缺乏和 APC 抵抗

(1)蛋白 C、蛋白 S 缺乏或异常症:由基因突变引起,包括数量缺乏和结构的异常。

(2)活化蛋白 C 抵抗:正常情况下,血浆中加入活化蛋白 C,可以使部分凝血酶原时间延长。抗 PC 抗体、PS 缺乏和抗磷脂抗体以及 F Ⅴ、F Ⅷ 基因突变等可产生 APC 抵抗。

二、纤溶系统功能异常

纤溶系统主要包括纤溶酶原激活物(plasminogen activator,PA)、纤溶酶原、纤溶酶、纤溶抑制物等成分。纤维蛋白溶解功能(简称纤溶功能)是人体重要的抗凝血功能,它清除血管和腺体排泌管道内形成和沉积的纤维蛋白(fibrin,Fbn),对防止血栓形成起到重要的作用,也参与组织的修复和血管的再生等。

纤溶酶原主要在肝脏、骨髓、嗜酸性粒细胞和肾脏合成,可被纤溶酶原激活物水解为纤溶酶。纤溶酶可降解纤维蛋白(原),还能水解凝血酶、F V、F Ⅷ、F Ⅻ等,参与抗凝作用。纤溶抑制物主要有纤溶酶原激活物抑制物-1(plasminogen activator inhibitor type-1,PAI-1)、补体 C1 抑制物、α_2-抗纤溶酶、α_2-巨球蛋白和凝血酶激活的纤溶抑制物等。

（一）纤溶亢进引起的出血倾向

1. 遗传性纤溶亢进　遗传性纤溶亢进少见,已发现 α_2-抗纤溶酶缺乏症和 PAI-1 缺乏症可引起出血倾向。

2. 获得性纤溶亢进　可见于:富含纤溶酶原激活物的器官受损而释放、某些恶性肿瘤释放大量组织型纤溶酶原激活物入血、肝脏严重的功能障碍、DIC 后的继发性纤溶亢进、溶栓药物引起的纤溶亢进。

（二）纤溶功能降低与血栓形成倾向

PAI-1 基因多态性、纤溶酶原基因突变等遗传性因素与血栓形成倾向有关;获得性因素如动、静脉血栓形成、高脂血症、口服避孕药等,可出现组织型纤溶酶原激活物降低和 PAI-1 增高等纤溶功能降低的变化,可能与血栓形成密切相关。

第三节　血管、血细胞的异常

一、血管的异常

（一）血管内皮细胞损伤

血管内皮细胞在凝血、抗凝及纤溶过程中的作用具体表现在:①正常时不表达 TF,所以不会激活外源性凝血系统;②生成 PGI_2、NO 及 ADP 酶,扩张血管,抑制血小板活化、聚集等;③产生或促进 t-PA、u-PA 等,调节纤溶系统功能;④产生 TFPI 抑制外源性凝血系统的启动;⑤血管内皮细胞表面表达血栓调节蛋白(TM),通过 TM-PC 系统产生抗凝作用;⑥表达肝素样物质,并与 AT-Ⅲ结合产生抗凝作用;⑦能产生 α_2-巨球蛋白等其他抗凝物质(图 12-2)。

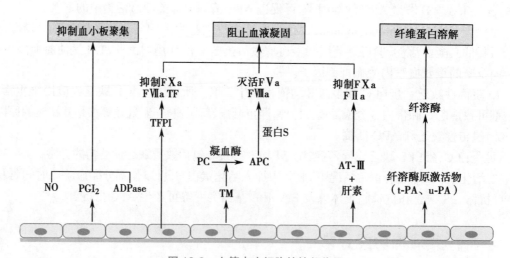

图 12-2　血管内皮细胞的抗凝作用

当血流动力学变化、内毒素、抗原-抗体复合物、细胞因子、糖化蛋白等因素刺激血管内皮细胞,可引起血管内皮细胞的损伤,从而出现凝血、抗凝和纤溶功能平衡紊乱,导致明显的血栓形成倾向。

（二）血管壁结构损伤

遗传性出血性毛细血管扩张症是遗传性血管壁结构异常所致的出血性疾病，是一种常染色体显性遗传病。患者部分毛细血管、小血管壁变薄，仅由一层内皮细胞组成，周围缺乏结缔组织支持，以致局部血管扩张、扭曲，易产生自发性或轻微外伤后的反复出血。

此外，免疫因素、维生素 C 缺乏等所致获得性血管损伤。例如，I 型超敏反应时肥大细胞、嗜碱性粒细胞等释放的组胺、5-羟色胺、白三烯和激肽等物质可致血管壁损伤；Ⅲ型超敏反应时抗原-抗体复合物沉积于血管壁，可通过激活补体等作用损伤血管壁。

二、血细胞的异常

（一）血小板异常

血小板直接参与凝血过程，当各种原因导致血管内皮细胞损伤，暴露出基底膜胶原后，血小板膜上的糖蛋白 GP I b/ IX通过 vWF 与胶原结合，使血小板黏附并被激活，此外，凝血酶、ADP、肾上腺素、血栓素 A_2、血小板活化因子（platelet-activating factor，PAF）等也可与血小板表面的相应受体结合，使血小板活化并释放内源性 ADP 和血栓素 A_2，进而促使血小板发生不可逆的聚集，形成血小板血栓。活化的血小板表面出现带负电荷的磷脂，凝血因子Ⅶ、Ⅸ、Ⅹ、凝血酶原等通过带正电荷的 Ca^{2+} 与磷脂结合，这些聚集、局限在血小板表面的凝血因子被激活，产生大量凝血酶，进而形成纤维蛋白网，网罗其他血细胞形成凝血块。同时，血小板的突起伸入纤维蛋白网内，随着血小板微丝（肌动蛋白）和肌球蛋白的收缩，使血凝块收缩，血栓变得更坚实，能更有效地起止血作用。

1. 血小板减少　常见原因：①再生障碍性贫血、急性白血病等引起的血小板生成障碍；②特发性血小板减少性紫癜、系统性红斑狼疮、血栓性血小板减少性紫癜及 DIC 等引起的破坏增多或消耗增多；③脾功能亢进等引起的分布异常。

2. 血小板增多　常见原因：①骨髓增生性疾病（慢性粒细胞白血病、真性红细胞增多症等）引起的原发性增多；②急性感染、溶血等引起的继发性增多。

3. 血小板功能异常　遗传性因素如巨大血小板综合征，以及获得性因素如尿毒症、肝硬化、急性白血病等时功能降低，而血小板功能增强常见于血栓前状态、血栓性疾病、糖尿病、高脂血症、妊娠高血压综合征等。

（二）白细胞异常

各种原因引起白细胞增多后，可造成毛细血管血流受阻，可引起微血栓（见第四节）。另外，激活的白细胞可释放溶酶体酶，导致血管、组织损伤；产生、分泌许多炎性细胞因子，诱导单核细胞、内皮细胞等释放细胞因子，启动凝血系统；释放的一些炎症介质使血管通透性增加、液体外渗及血液浓缩，从而促进血栓形成。

（三）红细胞异常

红细胞增多可引起血液黏稠度增高、释放 ADP 增多，促进血小板聚集和血栓形成。红细胞大量破坏时（如异型输血引起溶血）也可发生弥散性血管内凝血。

第四节　弥散性血管内凝血

弥散性血管内凝血（disseminated intravascular coagulation，DIC）是指在某些致病因子的作用下，大量促凝物质入血，凝血因子和血小板被激活，使凝血酶增多，全身广泛微血栓形成，继而因凝血因子和血小板大量消耗，继发性纤维蛋白溶解功能增强，机体出现以止、凝血功能障碍为特征的病理过程。临床上主要表现为出血、休克、器官功能障碍和微血管病性溶血性贫血等。

一、病因

临床上许多疾病都可成为 DIC 的发病原因(表 12-2),尤其是能够激活凝血级联的疾病。脓毒症是与 DIC 相关的最常见病症,革兰氏阴性菌以及一些革兰氏阳性菌、真菌、疟原虫和病毒(流感、疱疹病毒),能够通过对血管内皮造成损伤而引起 DIC。内毒素是内皮损伤的主要原因,在革兰氏阴性菌败血症患者中,DIC 的发生率高达 50%。在患有转移性癌症或急性白血病的患者中,DIC 的发生率约为 10%~20%。最常与 DIC 相关的腺癌包括肺癌、胰腺癌、结肠癌和胃癌等。组织损伤如大面积创伤、广泛手术、严重烧伤也会导致组织因子(TF)释放。创伤伴有全身性炎症反应的患者,约有 2/3 会并发 DIC。妊娠并发症如流产、妊娠中毒症、先兆子痫、胎盘早剥等均可并发 DIC,胎盘早剥的患者 DIC 发生率高达 50%,严重先兆子痫患者DIC 发生率不到 10%。其他原因如异型输血等。

表 12-2　DIC 的常见病因

类型	主要疾病
感染性疾病	革兰氏阴性菌或阳性菌感染、败血症、病毒性肝炎、流行性出血热、病毒性心肌炎等
肿瘤性疾病	肺癌、胰腺癌、结肠癌、胃癌、白血病、宫颈癌、恶性葡萄胎等
妇产科疾病	流产、妊娠中毒症、子痫、先兆子痫、胎盘早剥、羊水栓塞、宫内死胎、子宫破裂、剖宫产手术等
创伤、烧伤、手术等	严重软组织损伤、挤压伤综合征、大面积烧伤、大手术、器官移植等

二、发病机制

DIC 涉及全身广泛的凝血和出血,因为同时有凝血系统激活、纤溶系统激活、血小板和凝血因子的消耗,其发生、发展的机制十分复杂(图 12-3)。

(一)凝血系统的激活

1. 组织严重损伤　临床上严重创伤和烧伤、外科手术、产科意外、病变器官组织的大量坏死、癌组织坏死或广泛血性转移等病因,都可促使 TF 大量释放入血,导致 DIC 发生。当组织、血管受到损伤时,TF 从损伤的细胞中释放入血,TF 含有带负电荷的 γ- 羧基谷氨酸能与 Ca^{2+} 结合。因子Ⅶ通过 Ca^{2+} 与 TF 结合形成复合物(Ⅶa-TF),Ⅶa-TF 使大量因子 X 激活,从而形成因子Ⅹa- Ⅴa-Ca^{2+}-PL 复合物;也可通过因子Ⅸ激活形成因子Ⅸa- Ⅷa-Ca^{2+}-PL 复合物。两者继而产生凝血酶原激活物,导致凝血酶生成。凝血酶又可以反馈激活 FⅨ、F X、F Ⅺ、F Ⅻ等,扩大凝血反应,促进 DIC 发生。

2. 血管内皮细胞损伤　细菌、病毒、内毒素、抗原 - 抗体复合物、持续性缺氧、酸中毒、颗粒或胶体物质进入体内时,都可以损伤血管内皮细胞(vascular endothelial cell,VEC),尤其是微血管的 VEC。VEC 损伤的后果:①损伤的 VEC 表达、释放大量 TF 并激活凝血系统,导致 DIC 的发生;②损伤暴露的内皮下胶原等组织可以直接激活因子Ⅻ或因子Ⅺ启动内源性凝血系统,并可激活激肽和补体系统,促进 DIC 的发生;③触发血小板活化,产生黏附、聚集和释放反应,加剧微血栓形成;④血管内皮细胞的抗凝作用和纤溶活性降低。另外,各种炎性细胞释放 TNF、IL-1、IFN、血小板活化因子、补体成分 C3a、C5a 和氧自由基等体液因子又加剧 VEC 损伤和刺激 TF 表达,进一步促进和加速凝血反应过程。

3. 血细胞大量破坏,血小板被激活　异型输血、恶性疟疾、输入过量库存血等因素造成红细胞大量被破坏时,可以释放出大量 ADP 等促凝物质,促进血小板聚集、黏附,导致凝血;红细胞膜磷脂可浓缩并局限 F Ⅶ、F Ⅸ、F X 及凝血酶原等,生成大量凝血酶,促进 DIC 发生。

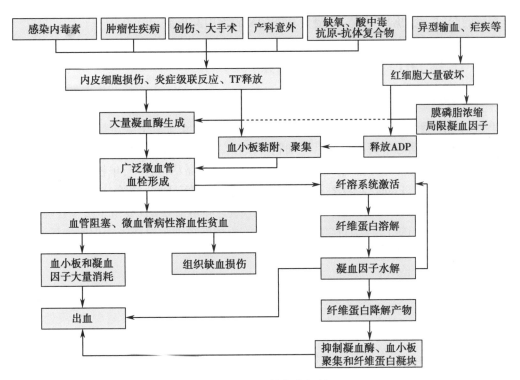

图 12-3 DIC 的发生机制

白细胞大量破坏时,可释放出组织因子样物质,激活外源性凝血系统,启动凝血。内毒素、IL-1、TNF-α 等可诱导血液中的单核细胞和中性粒细胞表达组织因子,启动凝血。激活的中性粒细胞释放各种细胞因子导致 VEC 和血管壁损伤;释放的胰蛋白酶能降解和灭活因子 V、因子Ⅷ、AT- Ⅲ、TFPI 和 PAI 等,引起凝血 - 抗凝血平衡紊乱,造成 DIC 发生。

在 DIC 发生、发展中,凝血酶和纤维蛋白降解产物(fibrinogen degradation products,FDPs)对血小板都有很高的亲和力,并可引起血小板活化和聚集,从而在早期阶段促进微血栓形成。然而,血小板消耗超过生产,导致血小板减少,增加出血。凝血系统的激活也会导致其他炎症通路的激活,包括激肽和补体系统。激活的补体成分也会导致血小板损伤,增强其黏附、聚集。

4. 其他激活凝血系统的途径 急性出血性胰腺炎时胰蛋白酶大量入血,直接激活凝血酶原,促进凝血酶生成,导致大量微血栓形成。蜂毒、蛇毒是一种外源性促凝血物质,它们能直接激活 F X、凝血酶原。某些肿瘤细胞能分泌特有的促凝血蛋白(CP),可直接激活 F X,羊水中含有组织因子样物质。此外,内毒素可损伤血管内皮细胞并刺激血管内皮细胞表达组织因子,导致 DIC 发生。

(二)纤维蛋白溶解功能失调

1. 纤溶功能降低 受损的 VEC 产生纤溶酶原活化物抑制物(PAI-1)增加和分泌组织型纤溶酶原活化物(t-PA)减少,使纤溶功能降低,有利于纤维蛋白在局部沉积和微血栓形成。另外,微血管部位的纤溶活性可能无明显降低,但由于微血管内凝血亢进和大量 Fbn 形成,超过了纤溶酶及时清除的能力,使得 Fbn 沉淀并形成微血栓。

2. 继发性纤溶功能增强 继发性纤溶(继发性纤维蛋白溶解)是指在凝血系统活化之后相继引起的纤维蛋白溶解系统激活,并发挥溶解纤维蛋白(原)作用的过程。继发性纤溶是DIC 的一个非常重要的病理过程,也是急性 DIC 的重要病理特征之一。继发性纤溶功能增强的机制是:①凝血系统被激活时,产生大量的凝血酶、F XIa、激肽释放酶(KK)和由凝血酶激活的XⅡa,这些活化的因子都能促使纤溶酶原转变为纤溶酶;②缺血、缺氧、变性坏死的组织器官可释放纤溶酶原激活物;③缺氧、肾上腺素增多等可致血管内皮细胞合成、释放纤溶酶原激活物,从而激活纤溶系统,导致大量纤溶酶生成。因此,继发性纤溶功能亢进在促使微血管中微血栓溶解的同时,也加剧了机体止、凝血功能的障碍而引起出血。

三、影响 DIC 发生发展的因素

(一)单核巨噬细胞系统功能受损

单核巨噬细胞系统具有吞噬和清除功能,可以吞噬清除血液中一定量的促凝物质使凝血与抗凝血之间保持动态平衡。单核巨噬细胞可以吞噬清除细菌内毒素、组织细胞碎片、免疫复合物、细胞因子和 ADP 等促凝物质。另外,在凝血系统被激活过程中,单核巨噬细胞也能对凝血酶、纤维蛋白(原)、FDP、纤溶酶、补体等形成的复合物进行吞噬、清除。因此,当单核巨噬细胞系统功能严重障碍(如长期大量应用糖皮质激素、严重肝脏疾病)或由于过量吞噬(如细菌、内毒素、脂质、坏死组织)导致细胞功能受封闭时,单核巨噬细胞对血液中促凝物质清除减少,大量促凝物质堆积,容易诱发 DIC。

(二)严重肝功能障碍

当肝功能严重障碍时,引起:①肝脏合成抗凝物质减少:抗凝血物质 PC、AT-Ⅲ 和纤溶酶原是由肝脏合成的,所以当肝功能严重障碍时,肝脏合成抗凝物质减少,血液处于高凝状态,易诱发 DIC;②肝脏灭活已活化的凝血因子减少:在凝血系统激活过程中,活化的凝血 FⅨa、FⅪa、FⅩa 等均在肝脏内被清除和灭活,在急性重症肝炎、肝硬化时灭活活化凝血因子减少;③肝功能障碍的某些病因(如病毒、某些药物)既可损伤肝细胞,又可激活凝血因子。

(三)血液的高凝状态

血液的高凝状态是指在某些生理或病理条件下,血液凝血酶增加或活性增强,而抗凝和纤溶系统受损,更易于形成血栓的一种状态。

1. 原发性高凝状态 原发性高凝状态见于遗传性 AT-Ⅲ,PC、PS 缺乏症和因子Ⅴ结构异常引起的 PC 抵抗症。

2. 继发性高凝状态 继发性高凝状态见于各种血液和非血液疾病,如肾病综合征、恶性肿瘤、白血病、妊娠中毒等。妊娠期可有生理性高凝状态,从妊娠三周开始孕妇血液中血小板及凝血因子(Ⅰ、Ⅱ、Ⅴ、Ⅶ、Ⅸ、Ⅹ、Ⅻ等)逐渐增加,而 AT-Ⅲ、t-PA、u-PA 降低;胎盘产生的 PAI 增多,使血液渐趋高凝状态,到妊娠末期最明显。血液中凝血因子有随年龄增加而逐渐增多的趋势,高龄者可出现生理性高凝状态。酸中毒可诱发 DIC 的发生,其发生机制为:①酸中毒导致 VEC 的损伤,启动凝血系统,诱发 DIC 的发生;②血液 pH 降低使凝血因子的酶活性升高,肝素的抗凝活性减弱;③促使血小板聚集性增强,聚集后血小板可释放一系列促凝因子,使血液处于高凝状态。

(四)微循环障碍

休克等原因导致的严重微循环障碍,微循环内血流缓慢,出现血液涡流或淤滞,血细胞聚集,促使 DIC 形成。

(五)纤溶系统功能受抑制

临床上不恰当地应用纤溶系统功能的抑制剂如 6-氨基己酸或对羧基苄胺等,过度抑制了机体纤溶功能的情况下,导致血液黏度增高,若一旦发生感染、创伤等基础疾病,容易引起 DIC。

四、分期和分型

(一)DIC 的分期

根据 DIC 的发病机制和临床特点,典型的 DIC 病程可分为以下三期。

1. 高凝期 各种病因导致凝血系统激活,凝血酶产生增多,血液凝固性异常增高,机体微循环中广泛微血栓形成。

2. 消耗性低凝期　由于大量凝血酶的产生和广泛微血栓形成,因而大量消耗了凝血因子和血小板,同时,继发性激活纤溶系统,使血液处于消耗性低凝状态。

3. 继发性纤溶亢进期　DIC 时产生的大量凝血酶及 F Ⅻa 等激活纤溶系统,产生大量纤溶酶,引起纤溶亢进和 FDPs 的形成。

（二）DIC 分型

1. 按 DIC 发生速度分型

(1)急性型:其特点是在数小时或 1~2d 内发病。临床表现以休克和出血为主,病情迅速恶化,分期不明显。常见于严重感染和休克、严重创伤、羊水栓塞、血型不合的输血、急性移植排斥反应等。急性 DIC 患者可出现实验室检查明显异常:血小板计数减少、FDPs 升高、凝血酶原时间(PT)和凝血酶时间(TT)延长以及 Fbg 浓度下降等。

(2)亚急性型:其特点是数天内逐渐形成 DIC。常见于恶性肿瘤转移、宫内死胎等患者。其临床表现介于急性与慢性之间。

(3)慢性型:其特点是发病缓慢、病程较长,机体可以通过肝脏合成凝血因子增加进行代偿。临床表现轻,不明显,常常表现为器官功能不全。常见于恶性肿瘤、结缔组织病、慢性溶血性贫血等。实验检测中,只有少数指标出现异常,如血小板计数降低,但纤维蛋白原可以正常。因此,如果患者出现凝血酶明显升高,应在结合临床表现基础上,诊断为慢性 DIC。慢性 DIC在一定条件下,可转为急性型。

2. 按 DIC 的代偿情况分型　在 DIC 发生、发展过程中,根据凝血物质消耗和代偿情况,可将 DIC 分为三型。

(1)失代偿型:此型特点是凝血因子和血小板的消耗超过生成,机体来不及代偿,主要见于急性型 DIC。实验室检查:可见血小板和 Fbg 等凝血因子明显减少。患者常有明显的出血和休克等。

(2)代偿型:其特点是凝血因子和血小板的消耗与其代偿基本上保持平衡,主要见于轻度DIC。实验室检查常无明显异常,患者临床表现不明显或只有轻度出血和血栓形成症状,易被忽视,也称为非显性 DIC,可转为失代偿型 DIC。

(3)过度代偿型:其特点是患者机体的代偿功能较好,经代偿凝血因子(Fbg、F V、F Ⅶ、F Ⅷ、F X)和血小板生成增加,甚至超过消耗。实验室检查 Fbg 等凝血因子有暂时性增高;血小板计数减少但有时并不明显,患者临床出血及血栓症状不明显。主要见于慢性 DIC 或恢复期 DIC。

局部型 DIC 是指微血栓形成主要发生于病变局部,是全身性 DIC 的局部表现。常见于器官移植后的排斥反应、血管瘤和心脏室壁瘤等。

五、DIC 的功能代谢变化

DIC 是一个全身性的病理过程,其临床体征和症状表现具有广泛性,严重程度取决于引起DIC 的基础疾病以及 DIC 是急性还是慢性。DIC 对机体影响主要表现出血、器官功能障碍、休克和贫血。

（一）出血

出血常为 DIC 患者最早的异常表现,可出现多部位、程度不等的出血,如静脉穿刺部位、外科伤口出血(渗血)、瘀斑(紫癜、瘀斑)和血肿的形成。其他出血部位包括眼(巩膜、结膜)、鼻黏膜和牙龈。大多数 DIC 患者在三个或三个以上不相关部位出现出血。DIC 导致出血的机制如下:

1. 凝血物质被大量消耗　在 DIC 发生、发展过程中,由于大量凝血因子和血小板被消耗,若消耗超过代偿性增加,使血液中纤维蛋白原、F V、F Ⅷ、F Ⅸ、F X 和血小板急剧减少,使凝血过程发生障碍,导致出血,故 DIC 又称为消耗性凝血病(consumption coagulopathy)。

2. 继发性纤溶系统激活　在 DIC 过程中,凝血系统被激活的同时,激肽系统也被激活,产生激肽释放酶,使纤溶酶原转变为纤溶酶,继发性激活纤溶系统;受损的组织器官(包括血管内皮细胞)可释放纤溶酶原激活物,导致纤溶系统功能增强,产生大量纤溶酶。纤溶酶是一种活性较强的蛋白酶,除能降解 Fbg/Fbn 外,还能水解各种凝血因子,使血液中凝血物质急剧减少,加剧凝血功能障碍,引起出血。

3. 纤维蛋白(原)降解产物的形成 纤溶系统激活后,纤溶酶水解纤维蛋白(原),裂解出纤维肽 A(FPA)和纤维肽 B(FPB),其余为 X 片段,继续被分解为 D 片段和 Y 片段,Y 片段可继续分解为 D 片段和 E 片段。如果纤维蛋白原经凝血酶作用为纤维蛋白,纤溶酶再分解纤维蛋白,则可使其分解为 X′、Y′、D、E′ 及各种二聚体、多聚体等片段。这些片段统称为纤维蛋白(原)降解产物(FgDP/FDP),它们具有明显的抗凝作用,如:① X、Y、D 片段可妨碍纤维蛋白单体聚合;②片段 Y、E 有抗凝血酶作用;③多数片段可与血小板膜结合,抑制血小板的黏附和聚集、释放等功能。因此,FgDP/FDP 的形成是造成血液的止、凝血功能障碍和引起 DIC 出血的重要机制之一。

临床上,在 DIC 的诊断中常用 D- 二聚体检查。D- 二聚体(D-dimer,DD)是纤溶酶分解纤维蛋白多聚体的产物。在继发性纤溶亢进时,D- 二聚体出现并增高,而原发性纤溶亢进时,由于血液中没有纤维蛋白多聚体的形成,因而 D- 二聚体并不增高。所以,D- 二聚体是反应继发性纤溶亢进的重要指标。

4. 微血管损伤 DIC 发生、发展过程中,多种因素如缺氧、内毒素、酸中毒、各种细胞因子和自由基产生增多等可导致微血管壁损伤,导致微血管壁通透性增高,也是 DIC 出血的机制之一。

（二）休克

急性 DIC 常伴有休克发生,DIC 与休克之间是互为因果,可以形成恶性循环。DIC 导致休克的机制有:①广泛微血栓形成,使回心血量减少;②出血可致机体血容量减少;③F Ⅻ 的激活可致激肽系统和补体系统激活,产生大量激肽、组胺等,增强微血管通透性和扩血管作用;④FDP 小片段成分 A、B 等可增强组胺、激肽的作用,促进微血管的扩张或增强微血管通透性;⑤心肌缺血缺氧损伤使心功能降低。由于以上因素使有效循环血量减少、血管扩张、回心血量减少和心输出量降低等,导致全身微循环功能障碍,促进休克的发生、发展。

（三）器官功能障碍

DIC 时的器官功能障碍主要是由于微血管内广泛的微血栓形成,阻塞微血管,引起不同脏器不同的部位组织细胞缺血缺氧,从而发生代谢、功能障碍或缺血坏死,严重者可导致脏器功能不全甚至衰竭。

例如肺内广泛微血栓形成,可引起肺泡 - 毛细血管膜损伤,发生急性呼吸窘迫综合征(ARDS);如肾内广泛微血栓形成,可引起两侧肾皮质坏死和急性肾功能衰竭,临床表现为少尿、血尿和蛋白尿等;消化系统出现 DIC 可引起恶心、呕吐、腹泻、消化道出血;肝内微血栓形成可引起门静脉高压和肝功能障碍,出现消化道淤血、水肿、黄疸和其他相关症状;如累及心脏导致心肌收缩力减弱,心输出量降低,心脏指数减低,肌酸磷酸激酶和乳酸脱氢酶明显增高;累及肾上腺时可引起皮质出血性坏死和急性肾上腺皮质功能衰竭,具有明显休克症状和皮肤大片瘀斑等体征,称为沃 - 佛综合征(Waterhouse-Friderichsen syndrome);垂体发生坏死,可引起希恩综合征(Sheehan syndrome);神经系统病变则出现神志不清、嗜睡、昏迷、惊厥等非特异性症状,可能与微血管阻塞、蛛网膜下腔出血、脑皮质和脑干出血等有关(表 12-3)。

表 12-3 DIC 时器官系统的临床表现

器官系统	表现
皮肤	广泛出血和血管病变;从穿刺部位、切口、黏膜渗出;发绀(花斑),肢体坏疽
中枢神经系统	蛛网膜下腔出血;意识模糊、昏迷

续表

器官系统	表现
消化系统	隐性出血、严重者消化道大出血,腹胀不适,消化不良
肺	肺梗死、ARDS
肾	蛋白尿、血尿,少尿,肾功能衰竭

临床患者脏器功能障碍的范围与程度是多样的,轻者仅表现出个别脏器部分功能异常,但重者常会同时或相继出现两种或两种以上脏器功能障碍,发生多器官功能障碍综合征(MODS)。MODS 是 DIC 致死的重要原因之一。

（四）微血管病性溶血性贫血

DIC 患者可出现一种特殊类型的贫血,即微血管病性溶血性贫血(microangiopathic hemolytic anemia)。其特征是:患者外周血涂片中可见一些特殊的形态各异的红细胞,外形呈新月形、盔甲形、星形等形态各异的红细胞碎片(图 12-4),称为裂体细胞(schistocyte)。由于裂体细胞脆性高,容易发生溶血。

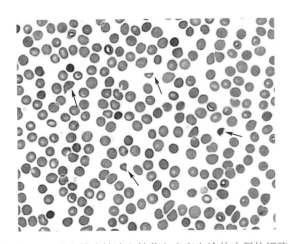

图 12-4　微血管病性溶血性贫血患者血涂片中裂体细胞

DIC 时产生裂体细胞的机制是:在凝血反应的早期,纤维蛋白丝在微血管内形成细网,当循环的红细胞(RBC)流过细网孔时,可以黏着、滞留或挂在纤维蛋白丝上,在血流不断冲击下,使 RBC 破裂,形成裂体细胞;缺氧、酸中毒使 RBC 变形能力降低,此种 RBC 强行通过纤维蛋白网更易受到损伤(图 12-5);裂体细胞和继发性球形红细胞增多症因细胞面积、体积比变小及不易变形,脆性明显提高,很易破裂发生溶血。DIC 早期溶血较轻,不易察觉,后期在外周血中易发现有特殊的裂体细胞。外周血破碎红细胞数大于 2%,对 DIC 有辅助诊断意义。慢性 DIC 和有些亚急性 DIC 往往可以出现溶血性贫血症状。这种 RBC 碎片并不是仅见于 DIC,也可见于恶性高血压、血栓性血小板减少性紫癜等。

六、防治的病理生理学基础

1. **防治原发病**　预防和积极去除引起 DIC 的病因是防治 DIC 的根本措施。如控制感染,去除死胎或滞留胎盘等。某些轻度 DIC,只要及时去除病因,病情即可迅速恢复。

2. **改善微循环障碍**　采用扩充血容量、解除血管痉挛等措施及早疏通阻塞的微循环,增加其灌流量。

3. **建立新的凝血与纤溶之间的动态平衡**　在高凝期可应用抗凝药物如肝素、低分子右旋

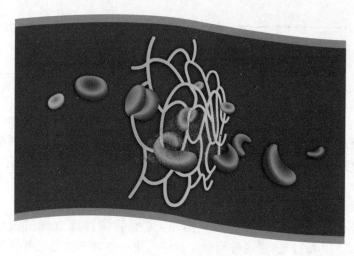

图 12-5　红细胞碎片的形成机制

糖酐、阿司匹林等阻止凝血过程的发生、发展,预防新血栓的形成。出血倾向十分严重的患者,可输血或补充血小板等凝血物质;也可使用抗纤溶药物,但仅限于通过血液成分替代疗法而未得到控制的危及生命的出血。

（邹　平）

重要考点

1. DIC、APC 抵抗、微血管病性溶血性贫血和裂体细胞的概念。
2. 与出血倾向有关的凝血因子异常。
3. DIC 的发病原因和机制。
4. DIC 患者出血的临床特点和发生机制。
5. DIC 导致休克的发生机制。

思考题

1. DIC 时血液凝固性失常的特点及其发生机制是什么?
2. 为何革兰氏阴性细菌感染易导致 DIC 的发生?
3. 试述休克与 DIC 的相互关系。

参 考 文 献

[1] 王建枝,钱睿哲 . 病理生理学 . 9 版 . 北京 : 人民卫生出版社 , 2018.

[2] HUETHER SE, MCCANCE KL. Understanding Pathophysiology. 6th ed. Missouri: Elsevier, 2017.

[3] 徐哲龙,肖献忠,田野 . 病理生理学 . 北京 : 清华大学出版社 , 2018.

[4] AGRAWAL K, AGRAWL N, MILES L. Disseminated Intravascular Coagulation as an Initial Manifestation of Metastatic Prostate Cancer Emergently Treated with Docetaxel-Based Chemotherapy. Case reports in oncological medicine, 2019, 2019: 6092156.

[5] GANDO S, SHIRAISHI A, YAMAKAWA K, et al. Role of disseminated intravascular coagulation in severe sepsis. Thromb Res, 2019, 178: 182-188.

第十三章　心功能不全

1. **掌握**　心功能不全的概念、常见病因、诱因和分类;心功能不全时机体代偿调节的方式;收缩性心功能不全和舒张性心功能不全的发病机制;心力衰竭的主要临床表现和病理生理学基础。

2. **了解**　心功能不全防治的病理生理学基础。

心脏最主要的功能是通过舒张和收缩活动完成泵血过程,为机体血液循环提供动力,满足组织和细胞的代谢和功能需要。心脏功能可通过测量心排血量(cardiac output,CO)进行评估。心排血量是每搏输出量(stroke volume,SV)与心率的乘积。影响每搏输出量的主要因素包括心室前负荷(preload)、心室后负荷(afterload)和心肌收缩性(myocardial contractility)(图 13-1)。

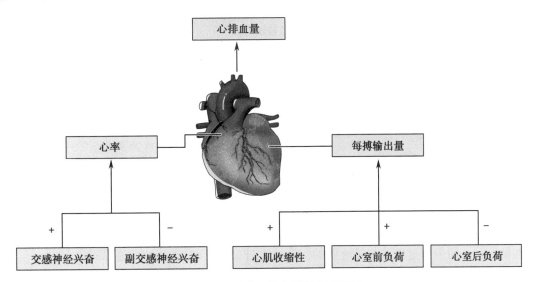

图 13-1　影响心排血量的主要因素

注:+:促进因素;-:抑制因素

生理条件下,心排血量变化是满足机体代谢需要的重要调节方式。当各种原因引起心脏结构和功能的改变,使心室泵血量和/或充盈功能低下,以至不能满足组织器官代谢需要,出现心排血量降低和静脉淤血等临床表现,上述过程即心功能不全(cardiac insufficiency),又称为心力衰竭(heart failure,HF)。部分患者由于钠水潴留和血容量增加,出现心腔扩大、静脉淤血及组织水肿的表现,称为充血性心力衰竭(congestive heart failure,CHF)。

随着高血压和冠心病等心血管疾病发病率的上升以及人口老龄化,心功能不全的患病率正在逐年增加。据统计,全世界每年因心血管病死亡人数达 1 790 万,占疾病死因的 31%。根据《中国心血管病报告》数据,2016 年中国农村和城市心血管病死亡占全部死因的比率分别为45.5% 和 43.16%。心功能不全的防治已成为关系人口健康的重要公共卫生问题。

第一节　病因与诱因

一、病因

心功能不全是多种循环系统及非循环系统疾病发展到终末阶段的共同结果,主要病因可以归纳为心肌收缩性降低、心室负荷过重和心室舒张及充盈受限(表 13-1)。

(一) 心肌收缩性降低

心肌收缩性是反映心肌收缩力变化的心肌自身特性,不依赖于心脏负荷的变化。其主要受神经 - 体液因素的调节,如交感神经、儿茶酚胺和心肌细胞内的钙浓度的变化等。心肌的结构或代谢性损伤均可引起心肌的收缩性降低,这是引起心功能不全特别是收缩性心功能不全的最主要原因。例如,心肌梗死、心肌炎和心肌病时,心肌细胞发生变性、坏死及心肌纤维化等结构性损伤。而心肌缺血缺氧和某些药物损伤既引起心肌能量代谢障碍,又合并有结构异常。

表 13-1　心功能不全的常见病因

心肌收缩性降低	心室负荷过重	心室舒张及充盈受限
结构损伤:	**前负荷过重:**	左心室肥厚
心肌缺血或梗死	瓣膜关闭不全	限制性心肌病
心肌炎	房室间隔缺损	心室纤维化
扩张型心肌病	**后负荷过重:**	
药物毒性	高血压	
代谢异常:	主动脉缩窄	
心肌缺血或梗死	主动脉瓣狭窄	
药物毒性	肺动脉高压	
维生素 B_1 缺乏	肺源性心脏病	

(二) 心室负荷过重

当心室负荷过重时,心肌会根据工作负荷的增加而发生适应性改变,以维持相对正常的心排血量。但长期负荷过重或超过心肌的代偿能力时,心肌会发生舒缩功能障碍。

1. **前负荷过重**　心室的前负荷是指心脏收缩前所承受的负荷或心室舒张末期室壁张力,主要受舒张末期容量的影响,因此又称为容量负荷(volume load)。根据 Frank-Starling 定律,在生理范围内,心室扩张及血液充盈越明显,心排血量越大。左心室前负荷过重常见原因包括二尖瓣或主动脉瓣关闭不全;右心室前负荷过重常见原因包括房室间隔缺损所出现的左向右分流,以及三尖瓣或肺动脉瓣关闭不全。另外,严重贫血、甲状腺功能亢进、维生素 B_1 严重缺乏(常引起脚气性心脏病)引起外周血管阻力降低,动静脉瘘引起血液经异常通路回流,可使左、右心室容量负荷都有所增加。

2. **后负荷过重**　后负荷是指心室射血时所要克服的阻力或室壁张力,又称压力负荷

(pressure load)。影响后负荷的主要因素有室壁张力、主动脉压和总外周阻力。左心室后负荷过重主要见于高血压、主动脉缩窄和主动脉瓣狭窄等;而肺动脉高压和肺动脉瓣狭窄则加重右心室后负荷,例如慢性阻塞性肺疾病(chronic obstructive pulmonary disease,COPD)引起的肺源性心脏病主要是由于肺循环阻力增加而引起右心后负荷过重。

（三）心室舒张及充盈受限

心室舒张及充盈受限是指在静脉回心血量无明显减少的情况下,因心脏本身的病变引起的心脏舒张和充盈障碍。例如,心肌缺血可引起能量依赖性舒张功能异常。左心室肥厚、纤维化和限制性心肌病使心肌的顺应性下降,心室舒张期充盈障碍。二尖瓣狭窄导致左心室充盈量减少,肺循环淤血和压力升高;三尖瓣狭窄导致右心室充盈量减少,体循环淤血。心包炎时,虽然心肌本身的损伤不明显,但急性心包炎时可因心包腔内大量炎性渗出而限制心室充盈;慢性缩窄性心包炎时由于大量的瘢痕粘连和钙化使心包伸缩性降低,心室充盈量减少,均造成心排血量降低。

二、诱因

凡是能增加心脏负荷,使心肌耗氧量增加和/或供血供氧减少的因素皆可能成为心功能不全的诱因。据统计,在因心功能不全而入院的患者中,50%~90% 患者由于诱因促进了病情加重。表 13-2 列举了引起心功能不全的常见诱因。认识和防止这些诱因可以减缓或阻止心功能的恶化。

表 13-2　心功能不全的常见诱因

常见诱因	主要机制
感染	①常见于呼吸道感染,致病微生物及其产物可以直接损伤心肌 ②感染引起的发热可导致交感神经兴奋,增加心率和心肌耗氧量 ③合并呼吸道病变,如支气管痉挛、黏膜充血和水肿等,还可使肺循环阻力增加,加重右心室负荷
心律失常	①快速型心律失常(如室上性心动过速、伴有快速心室律的心房颤动和心房扑动):心率增快,心肌耗氧量增加;舒张期缩短,使冠脉供血减少和心室充盈不足;房室收缩不协调 ②缓慢型心律失常(如高度房室传导阻滞):当每搏输出量的增加代偿不足时引起心排血量降低
妊娠	①血容量增加引起稀释性贫血和心脏负荷加重 ②妊娠特别是分娩时疼痛、精神紧张,使交感 - 肾上腺髓质系统兴奋,除增加心率外,还引起外周小血管收缩,加重心脏后负荷
治疗不当	①钙通道拮抗剂和抗心律失常药可抑制心肌收缩力 ②洋地黄中毒引起心律失常 ③非甾体抗炎药可促进钠水潴留;过量或过快输液可加重心脏前负荷
电解质代谢紊乱	①钾离子可通过干扰心肌兴奋性、传导性和自律性引起心律失常 ②酸中毒主要通过干扰心肌 Ca^{2+} 转运而抑制心肌的收缩性
甲状腺疾病	①甲亢:高动力循环状态引起心肌代谢异常和心脏负荷增加;快速型心律失常致心排血量降低 ②亚临床甲减:左室舒张功能减低
其他	劳累、气温剧烈变化、情绪波动、外伤与手术等均可增加心肌耗氧量,加重心脏负荷

第二节　分　　类

按照心肌受损的部位、发生速度、病变程度和舒缩特性,心功能不全有多种分类方法。

一、按发生部位分类

1. **左侧心力衰竭**（left-sided heart failure）　左侧心力衰竭是在成年患者中最为常见的心力衰竭类型,可见于冠心病、高血压病、主动脉狭窄、主动脉瓣狭窄及关闭不全等。由于左心室舒张期充盈和收缩期射血功能障碍,临床上以心排血量减少和肺循环淤血、呼吸困难和肺水肿为主要特征。

2. **右侧心力衰竭**（right-sided heart failure）　常见于肺部疾患引起肺微循环阻力增加,如缺氧引起肺小血管收缩和慢性阻塞性肺病;也可见于肺大血管阻力增加,如肺动脉狭窄、肺动脉高压及某些先天性心脏病(如法洛四联症和房室间隔缺损)。由于右心室负荷过重,不能将体循环回流的血液充分输送至肺循环,临床上以体循环淤血、静脉压升高、下肢甚至全身水肿为特征。

3. **全心衰竭**　左右心室同时或先后发生衰竭,称为全心衰竭。可见于病变同时侵犯左、右心室,如心肌炎、心肌病等。常见于严重左侧心力衰竭导致肺循环灌注压升高,久之合并右侧心力衰竭。

二、按左心室射血分数分类

左心室射血分数（left ventricular ejection fraction,LVEF）是每搏输出量占左心室舒张末期容积（left ventricular end diastolic volume,LVEDV）的百分比,在静息状态下为 55%~70%,是评价左心室射血效率的常用指标,能较好地反映心肌收缩功能的变化。

1. **射血分数降低的心力衰竭**（heart failure with reduced ejection fraction,HFrEF）　HFrEF是指 LVEF<40% 及心排血量不能满足重要组织灌注的心力衰竭。常见于冠心病和心肌病等引起的心肌收缩力降低,又称为收缩性心力衰竭（systolic heart failure,SHF）。其特点是 LVEDV 增加,引起心脏扩张和心脏负荷增加。

2. **射血分数中间范围的心力衰竭**（heart failure with mid-range ejection fraction,HFmrEF）　欧洲心脏病学会（ESC）将 LVEF 在 40%~49% 的心力衰竭命名为 HFmrEF,患者有轻度的左心室收缩功能异常,伴有不同程度的舒张功能异常。

3. **射血分数保留的心力衰竭**（heart failure with preserved ejection fraction,HFpEF）　HFpEF是指 LVEF ≥ 50% 及心肌收缩功能变化相对不明显时,因心肌舒张功能异常和 / 或室壁僵硬度增加而造成心室充盈量减少而引起肺循环淤血,又称为舒张性心力衰竭（diastolic heart failure,DHF）。HFpEF 常见于高血压引起的左心室肥厚和心肌缺血引起的心室重塑等,由于钙调节能力下降引起心肌舒张障碍。

值得注意的是,在心功能不全的早期,患者的心脏受损可能以单纯的收缩或舒张功能减退为主(图 13-2)。当心脏损伤发展到一定阶段,心肌收缩和舒张功能障碍常同时并存。例如,高血压性心脏病早期可以只有心室充盈量减少,但随着心肌的代谢、功能和结构改变,最终会发展成收缩和舒张功能障碍。

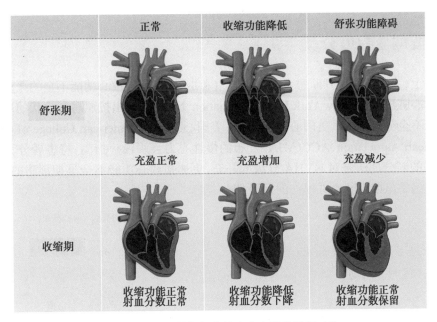

图 13-2　收缩性与舒张性心力衰竭的特征对比

三、按心排血量分类

1. **低输出量性心力衰竭**（low-output heart failure）　患者的心排血量低于正常群体的平均水平，常见于冠心病、高血压、心脏瓣膜性疾病及心肌炎等引起的心功能不全。由于外周血管阻力增加，患者可有血管收缩、四肢发冷、苍白、脉压减小和动静脉血氧差增大的表现。

2. **高输出量性心力衰竭**（high-output heart failure）　患者的心排血量比代偿阶段有所下降，但仍高于正常群体的平均水平，同时心肌收缩力正常或代偿性增大，仍然无法满足机体异常增高的代谢需求。主要见于严重贫血、败血症、甲状腺功能亢进、动静脉瘘及维生素 B_1 缺乏症等。上述疾病时因组织缺氧激活交感系统促进儿茶酚胺的大量分泌，导致心率加快、心排血量增加，机体处于高动力循环状态（图 13-3）。

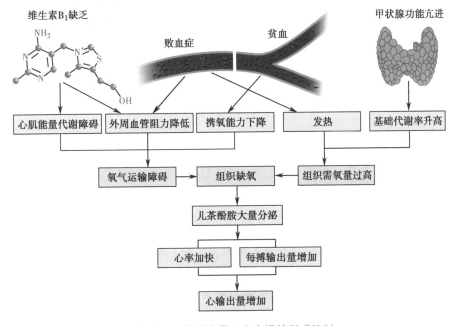

图 13-3　高输出量心力衰竭的形成机制

四、按病变程度分类

在临床上,为了更好地判断患者的病情轻重和指导治疗,常按心功能不全的严重程度进行分类。纽约心脏病协会(New York Heart Association,NYHA)提出按照患者症状的严重程度将慢性心功能不全分为四级。美国心脏病学会 / 美国心脏协会(American College of Cardiology/American Heart Association,ACC/AHA)发布的慢性心力衰竭诊疗指南,将患者分为四期。这种心力衰竭的新分期法是对 NYHA 分级的补充,更加强调心功能不全早期预防的重要性,有利于在心脏病易患期阻断心脏损伤的发展(图 13-4)。

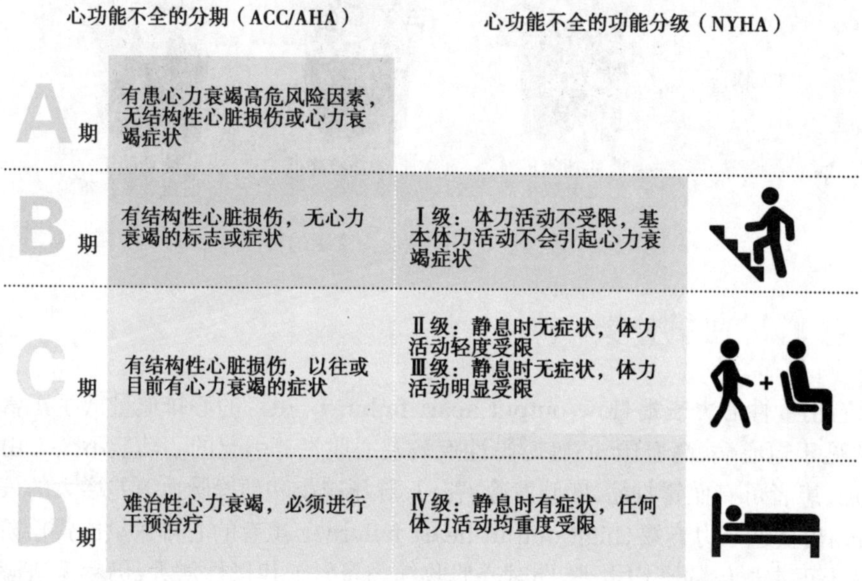

心功能不全的分期（ACC/AHA）		心功能不全的功能分级（NYHA）	
A 期	有患心力衰竭高危风险因素,无结构性心脏损伤或心力衰竭症状		
B 期	有结构性心脏损伤,无心力衰竭的标志或症状	Ⅰ级:体力活动不受限,基本体力活动不会引起心力衰竭症状	
C 期	有结构性心脏损伤,以往或目前有心力衰竭的症状	Ⅱ级:静息时无症状,体力活动轻度受限 Ⅲ级:静息时无症状,体力活动明显受限	
D 期	难治性心力衰竭,必须进行干预治疗	Ⅳ级:静息时有症状,任何体力活动均重度受限	

图 13-4　心功能不全的分期与分级对比

此外,按心力衰竭的发生速度可分为急性心力衰竭和慢性心力衰竭。急性心力衰竭是指因急性心肌损害或突然加重的心脏负荷,使心排血量迅速下降或慢性心衰急剧恶化。慢性心力衰竭有一个缓慢的发展过程,一般有代偿性心脏扩大或者肥厚等表现。

第三节　机体的代偿反应

一、神经 - 体液调节机制激活

在神经 - 体液调节机制中,最为重要的是交感 - 肾上腺髓质系统(sympathetic-adrenal medullary system)和肾素 - 血管紧张素 - 醛固酮系统(renin-angiotensin-aldosterone system,RAAS)的激活。

（一）交感 - 肾上腺髓质系统激活

心功能不全时,心排血量减少激活交感 - 肾上腺髓质系统,引起血浆儿茶酚胺浓度升高。在短期内,交感神经兴奋不但可激活 β 肾上腺素受体使心肌收缩性增强、心率增快,而且通过激活 α 肾上腺素受体增加腹腔内脏等器官外周血管阻力而提高回心血量和维持动脉血压,有助于提高心排血量(图 13-5)。但长期过度地激活交感 - 肾上腺髓质系统具有很多不利影响:儿茶酚胺对心肌的直接毒性作用引起心肌细胞凋亡;舒张期缩短,影响冠脉充盈;外周阻力持续增加可加重后负荷。

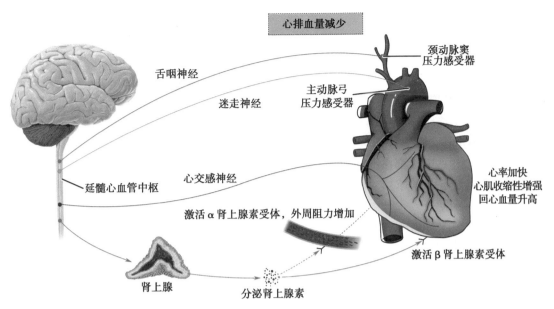

图 13-5　交感 - 肾上腺髓质系统激活与心功能不全的代偿

（二）肾素 - 血管紧张素 - 醛固酮系统激活

肾脏低灌流、交感神经系统兴奋和低钠血症等都可以激活肾素 - 血管紧张素 - 醛固酮系统。血管紧张素 II（Ang II）过量会加重心脏的前后负荷。Ang II 还可直接促进心肌和非心肌细胞肥大或增殖，促进心室重塑，造成心肌细胞死亡、细胞外基质的丧失及间质纤维化。醛固酮增加可引起钠水潴留，通过维持循环血量保持心排血量正常（图 13-6）。但是，醛固酮还可作用于心脏成纤维细胞，促进胶原合成和心室纤维化。总体来说，肾素 - 血管紧张素 - 醛固酮系统激活在心功能不全的代偿及失代偿调节中的作用是弊大于利。

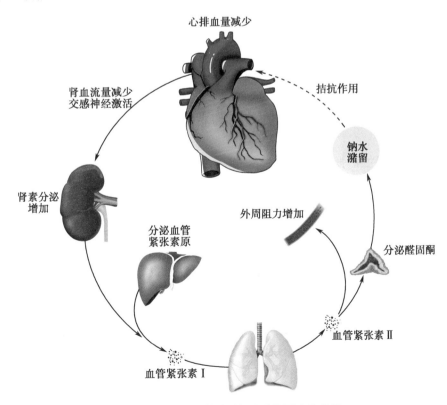

图 13-6　RAAS 激活引起心功能不全失代偿

189

（三）钠尿肽系统激活

心房钠尿肽（ANP）主要由心房肌细胞合成和分泌，而脑钠肽又称 B 型钠尿肽（B-type natriuretic peptide，BNP）主要由心室肌细胞合成和分泌。钠尿肽类激素具有利钠排尿、扩张血管和抑制肾素及醛固酮的作用。生理状态下，循环血中可检测到少量 BNP。心功能不全时，随着心脏容量负荷增加或心腔扩大，血浆 ANP 和 BNP 含量升高，并与心功能分级呈显著正相关，但其代偿能力有限，不足以抑制心力衰竭的发生。

心功能不全还会促进肿瘤坏死因子等炎性介质的释放；引起内皮素和一氧化氮等血管活性物质的改变，这些因素都在不同程度上参与了心功能不全的代偿以及失代偿过程。在神经 - 体液机制的调控下，机体对心功能降低的代偿反应可以分为心脏本身的代偿和心外代偿两部分。

二、心脏本身的代偿

心脏本身的代偿形式包括：①功能性调整：心率增快、心脏紧张源性扩张、心肌收缩性增强；②结构性代偿：心室重塑（ventricular remodeling）。

（一）心率加快

当心功能不全时，由于损伤的心脏每搏输出量难以增加，心率加快成为决定心排血量的主要因素。心率主要受交感和副交感神经系统的调控。一定程度的心率加快可提高心排血量，并可提高舒张压，有利于冠脉的血液灌流，对维持动脉血压、保证重要器官的血液供应有积极意义。心功能不全时，心率加快的机制主要是：①压力感受器的调控：由于心排血量减少，主动脉弓和颈动脉窦压力感受器的刺激减弱，经窦神经传到中枢的抑制性冲动减少，交感神经兴奋，引起心率加快；②容量感受器的调控：心脏泵血减少使心腔内剩余血量增加，心腔舒张末期容积和压力升高，可刺激位于心房和心室的容量感受器，经迷走神经传入纤维至中枢，使迷走神经抑制、交感神经兴奋；③化学感受器的调控：如果合并缺氧，可以刺激主动脉体和颈动脉体化学感受器，反射性引起心率加快。此外，焦虑、恐惧、应激、创伤和发热等刺激也可激活交感神经。心率加快是一种易被快速动员起来的代偿反应，往往贯穿于心功能不全发生和发展的全过程。但是，心率加快的代偿作用也有一定的局限性，其原因是：①心率加快增加心肌耗氧量；②心率过快（成人 >180 次 /min）明显缩短心脏舒张期，不但减少冠脉灌流量，使心肌缺血、缺氧加重，而且缩短心室充盈时间，减少充盈量，心排血量反而降低。

（二）心脏紧张源性扩张

心功能不全时，由于每搏输出量降低，使心室舒张末期容积增加，容量负荷增加导致心肌纤维初长度增大。根据 Frank-Starling 定律，肌节长度在 1.7~2.2μm 的范围内，心肌收缩力随着心脏容量负荷增加（即心肌纤维初长度增加）而增大，此时心肌收缩力增强，代偿性增加每搏输出量，这种伴有心肌收缩力增强的心腔扩大称为心脏紧张源性扩张（图 13-7）。

紧张源性扩张是急性心力衰竭时的一种重要代偿方式。慢性心力衰竭时，在一定限度内的心室扩张可增加心肌收缩力。但是，心脏紧张源性扩张的代偿能力也是有限的，当心室扩张使肌节初长度超过 2.2μm，有效横桥数目反而减少，心肌收缩力降低，每搏输出量减少。当肌节初长度达到 3.6μm 时，粗、细肌丝不能重叠而丧失收缩能力。这种心肌过度拉长并伴有心肌收缩力减弱的心腔扩大称为肌源性扩张。例如，长期前负荷过重引起的心力衰竭以及扩张性心肌病，主要引起肌源性扩张，不但心肌收缩力降低，过度的心室扩张还会增加心肌耗氧量，加重心肌损伤。

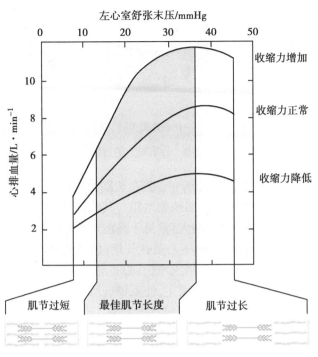

图 13-7　Frank-Starling 定律

(三)心肌收缩性增强

心肌收缩性主要取决于心脏扩张程度、能量供应和对正性肌力作用的敏感性。心功能不全急性期,由于交感-肾上腺髓质系统兴奋,儿茶酚胺增加,通过激活 β 肾上腺素受体,增加胞质 cAMP 浓度,激活蛋白激酶 A,促进心肌细胞膜 Ca^{2+} 通道开放及肌质网 Ca^{2+} 释放,通过增强兴奋-收缩耦联而增加心肌收缩力,进而维持心排血量和血流动力学稳态。然而,慢性心功能不全时,虽然血浆中存在大量儿茶酚胺,但由于心肌 β 肾上腺素受体减敏而导致心肌收缩力降低。

(四)心室重塑

心室重塑是心肌损伤或负荷增加时,通过改变心室的结构、代谢和功能而发生的慢性综合性代偿适应性反应。心脏由心肌细胞、非心肌细胞(包括成纤维细胞、血管平滑肌细胞、内皮细胞等)及细胞外基质(extracellular matrix)组成。心肌细胞的结构性适应不仅有重量的变化,即心肌肥大(myocardial hypertrophy),还伴随着质量的变化,即细胞表型(phenotype)改变。同时,非心肌细胞及细胞外基质也会发生明显改变。

1. 心肌细胞重塑　心肌细胞重塑包括心肌肥大和心肌细胞表型改变。

(1)心肌肥大:心肌肥大是指心肌细胞体积增大,在细胞水平上表现为细胞直径增宽或长度增加;在器官水平表现为心室重量增加,心室壁增厚。临床上可用超声心动图等无创性方法检测心室壁厚度,因此心肌肥大又称为心室肥大(ventricular hypertrophy)。一般认为,哺乳类动物于出生后不久,心肌细胞即失去增殖能力而成为终末分化细胞。然而,心肌肥大达到一定程度(成人心脏重量超过 500g)时,心肌细胞可能有数量的增多。近年来,通过不同种类干细胞定向分化成心肌细胞或使用转录因子调控心肌细胞增殖已经成为治疗心功能不全的重要研究方向。

心肌肥大可由多种原因引起。当部分心肌细胞丧失时,残余心肌可以发生反应性心肌肥大(reactive hypertrophy);长期负荷过重可引起超负荷性心肌肥大(overloading hypertrophy),按照超负荷原因和心肌反应形式的不同又可将超负荷性心肌肥大分为两种类型(图 13-8)。

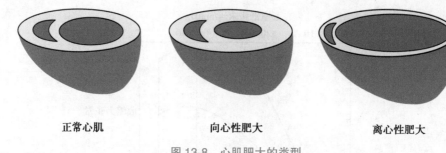

正常心肌   向心性肥大   离心性肥大

图 13-8　心肌肥大的类型

1)向心性肥大(concentric hypertrophy):心脏在长期过度的后负荷作用下,收缩期室壁张力持续增加,心肌肌节呈并联性增生,心肌细胞增粗。其特征是心室壁显著增厚而心腔容积正常或减小,使室壁厚度与心腔半径之比增大,常见于高血压性心脏病及主动脉瓣狭窄。

2)离心性肥大(eccentric hypertrophy):心脏在长期过度的前负荷作用下,舒张期室壁张力持续增加,心肌肌节呈串联性增生,心肌细胞增长,心腔舒张末期容积增大;而心腔增大又使收缩期室壁应力增大,进而刺激肌节并联性增生,使室壁有所增厚。离心性肥大的特征是心腔容积显著增大与室壁轻度增厚并存,室壁厚度与心腔半径之比基本保持正常,常见于二尖瓣或主动脉瓣关闭不全。

无论是向心性肥大还是离心性肥大都是对室壁应力增加产生的适应性变化,是慢性心功能不全时极为重要的代偿方式(表 13-3)。其生理意义:①心肌肥大时,室壁增厚可通过降低心室壁张力而减少心肌的耗氧量,有助于减轻心脏负担;②虽然心肌肥大时单位重量心肌的收缩性是降低的,但由于整个心脏的重量增加,所以心脏总收缩力是增加的,在较长一段时间内维持心排血量,减缓心功能不全的发生。但是,过度肥大的心肌可发生不同程度的缺血、缺氧、能量代谢障碍和心肌舒缩能力减弱等,使心功能由代偿转变为失代偿。

表 13-3　不同类型心肌肥大的特征比较

	离心性肥大	向心性肥大
代偿原因	前负荷增加	后负荷增加
肌节复制方式	串联复制,肌节变长	并联复制,肌节变粗
心脏形态变化	心腔扩大	心室壁增厚,心腔缩小
室壁厚度/心腔半径比值	基本正常或略减小	显著增大
代偿意义	增大舒张末期容积 减轻前负荷	增强心肌收缩力 克服后负荷

(2)心肌细胞表型改变:指由于心肌所合成的蛋白质的种类变化所引起的心肌细胞"质"的改变。在引起心肌肥大的机械信号和化学信号刺激下,可使在成年心肌细胞中处于静止状态的胎儿期基因被激活,或是某些功能基因的表达受到抑制,发生同工型蛋白之间的转换。例如,ANP、BNP 和 β- 肌球蛋白重链(β-myosin heavy chain,β-MHC)等基因激活,使胎儿型蛋白质合成增加,引起细胞表型改变,表型转变的心肌细胞代谢与功能发生改变,引起收缩能力降低。

2. 非心肌细胞及细胞外基质的变化 成纤维细胞占人心脏细胞总数的 60%~70%,是细胞外基质的主要来源。其中Ⅰ和Ⅲ型胶原是心脏内的主要细胞外基质。Ⅰ型胶原是与心肌束平行排列的粗大胶原纤维的主要成分,Ⅲ型胶原则形成了较细的纤维网状结构。

许多促使心肌肥大的因素如 Ang Ⅱ、去甲肾上腺素和醛固酮等都可促进非心肌细胞活化或增殖。这些非心肌细胞会分泌大量细胞外基质并合成降解胶原的基质金属蛋白酶（matrix metalloproteinase）。一般而言，重塑早期Ⅲ型胶原增多较明显，这有利于肥大心肌肌束组合的重新排列及心室的结构性扩张；重塑后期以Ⅰ型胶原增加为主，它的增加可提高心肌的抗张强度，防止在室壁应力过高的情况下心肌细胞侧向滑动造成室壁变薄和心腔扩大。但是，不适当的非心肌细胞增殖及基质重塑（如Ⅰ型与Ⅲ型胶原的比值增大）也产生明显的不良作用：一方面会降低室壁的顺应性而使僵硬度相应增加，影响心脏舒张功能；另一方面冠状动脉周围的纤维增生和管壁增厚，使冠状循环的储备能力和供血量降低。同时心肌间质的增生与重塑还会影响心肌细胞之间的信息传递和舒缩的协调性，影响心肌细胞的血氧供应，促进心肌细胞的凋亡和心肌纤维化。

心脏本身的代偿性反应可在一定程度上提高心排血量以满足机体的需要（图13-9）。然而，过度或者长期慢性代偿会导致心功能由代偿转为失代偿而促进心力衰竭的发生。

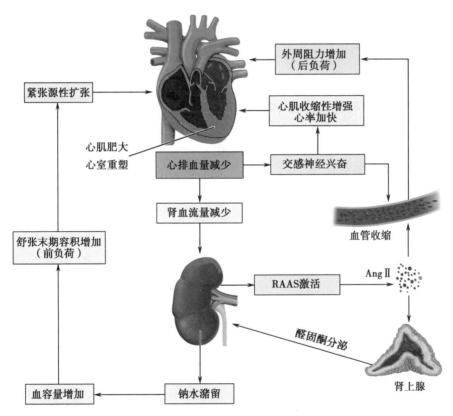

图 13-9 心功能不全时心脏本身的代偿性反应

三、心脏以外的代偿

心功能减退时，除心脏本身发生功能和结构的代偿外，机体还会启动心外的多种代偿机制，以适应心排血量的降低。

（一）增加血容量

慢性心功能不全时的主要代偿方式之一是增加血容量，进而使静脉回流及心排血量增加。血容量增加的机制有：①交感神经兴奋：心功能不全时，心排血量和有效循环血量减少，引起交感神经兴奋，肾血管收缩，肾血流量下降，近曲小管重吸收钠水增多，血容量增加；②肾素-血管紧张素-醛固酮系统激活：促进远曲小管和集合管对水、钠的重吸收；③抗利尿激素（ADH）

释放增多:随着钠的重吸收增加以及 Ang Ⅱ 的刺激,ADH 的合成与释放增加;加上淤血的肝脏对 ADH 的灭活减少,使血浆 ADH 水平增高,促进远曲小管和集合管对水的重吸收;④抑制钠、水重吸收的激素减少:心力衰竭晚期时,抑制钠、水重吸收的 PGE_2 和 ANP 的合成和分泌减少,促进钠水潴留。一定范围内的血容量增加可提高心排血量和重要组织的灌流量,但长期过度的血容量增加可加重心脏负荷、使心排血量下降而加重心功能不全。

（二）血流重新分布

心功能不全时,交感 - 肾上腺髓质系统兴奋,使外周血管选择性收缩,引起全身血流重新分布。主要表现为皮肤、骨骼肌与内脏器官的血流量减少,其中以肾血流量减少最明显,而心、脑血流量不变或略增加。这样既能防止血压下降,又能保证重要器官的血流量。但是,若外周器官长期供血不足,亦可导致其功能减退。外周血管长期收缩,也会导致心脏后负荷增大而使心排血量减少。

（三）红细胞增多

心功能不全时,体循环淤血和血流速度减慢可引起循环性缺氧,肺淤血和肺水肿又可引起乏氧性缺氧。对慢性缺氧的代偿可促进骨髓造血功能,使红细胞和血红蛋白生成增多,以提高血液携氧的能力。

（四）细胞利用氧的能力增强

细胞的代偿表现为线粒体数量增多,细胞色素氧化酶活性增强,增强细胞利用氧的能力。磷酸果糖激酶活性增强可以使细胞从糖酵解中获得一定的能量补充。随心功能恶化,长时间和不断加重的缺氧会引起细胞的代谢和功能损伤。

综上所述,心功能不全时,在神经 - 体液机制的调节下,机体可以动员心脏本身和心脏以外的多种代偿机制进行代偿,以维持心排血量和重要器官的血流灌注。但是,长期过度的代偿最终会促进心力衰竭的发生。

第四节　发生机制

心功能不全的发生机制复杂,迄今尚未完全阐明。目前认为,心功能不全的发生发展是多种机制共同作用的结果。其中,神经 - 体液调节失衡是关键途径,而心室重塑是分子基础,心肌舒缩功能障碍是最终结局。

一、正常心肌舒缩的分子基础

心肌组织由许多心肌细胞相互联结而成。心肌细胞内有成束的肌原纤维,沿心肌细胞纵轴平行排列。肌原纤维由多个肌节连接而成,心肌收缩与舒张的实质是肌节的缩短与伸长。

（一）收缩蛋白

肌节是心肌舒缩的基本单位,主要由粗、细肌丝组成。粗、细肌丝的主要成分分别是肌球蛋白（myosin）和肌动蛋白（actin）,是心肌舒缩的物质基础,称为收缩蛋白（图 13-10）。肌球蛋白头部具有 ATP 酶活性,可水解 ATP 提供肌丝滑动所需的能量。肌球蛋白头部与肌动蛋白结合位点之间形成的横桥（cross-bridge）,在粗细肌丝之间的滑行中起重要作用。

（二）调节蛋白

调节蛋白主要由细肌丝上的向肌球蛋白（tropomyosin）和肌钙蛋白（troponin）组成。向肌球蛋白呈杆状,含有两条多肽链,头尾串联并形成螺旋状细长纤维嵌在肌动蛋白双螺旋的沟槽内。肌钙蛋白由向肌球蛋白亚单位（TnT）、钙结合亚单位（TnC）和抑制亚单位（TnI）构成一个复合体。调节蛋白本身没有收缩作用,主要通过肌钙蛋白与 Ca^{2+} 的可逆性结合改变向肌球蛋白的位置,调节横桥的形成及粗、细肌丝的结合与分离。

(三)心肌的兴奋 - 收缩耦联

当心肌细胞兴奋时,细胞膜电位降低(即去极化)激活细胞膜上的 L 型钙通道引起细胞外 Ca^{2+} 内流,进一步激活肌质网内储存的 Ca^{2+} 释放,使胞质内 Ca^{2+} 浓度迅速升高(即钙瞬变)。Ca^{2+} 和肌钙蛋白结合,改变向肌球蛋白的位置,从而暴露肌动蛋白上肌球蛋白的作用点,使肌球蛋白头部与肌动蛋白结合形成横桥。同时,胞质 Ca^{2+} 浓度的升高可激活肌球蛋白头部的 Ca^{2+}-Mg^{2+}-ATP 酶,水解 ATP 释放能量,引发心肌收缩,完成一次兴奋 - 收缩耦联。在此过程中,Ca^{2+} 为兴奋 - 收缩耦联活动中的重要调节物质,ATP 则为粗、细肌丝的滑动提供能量。

(四)心肌的舒张

当心肌细胞复极化时,胞质内大部分 Ca^{2+} 由肌质网 Ca^{2+} 泵摄取并储存在肌质网,小部分由细胞膜钠钙交换体和细胞膜 Ca^{2+} 泵转运至细胞外,使胞质 Ca^{2+} 浓度迅速降低,Ca^{2+} 与肌钙蛋白解离,肌动蛋白的横桥结合位点被掩盖,心肌舒张(图 13-10)。

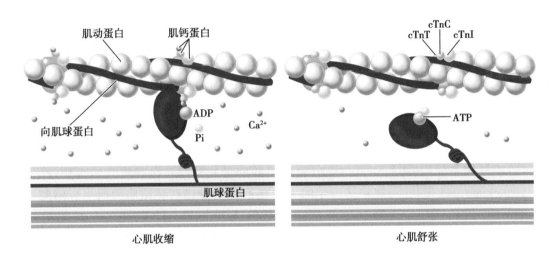

图 13-10 心肌舒缩的分子基础

二、发生机制

(一)心肌收缩功能降低

心肌收缩能力降低是造成心脏泵血功能减退的主要原因,可以由心肌收缩相关的蛋白改变、心肌能量代谢障碍和心肌兴奋 - 收缩耦联障碍分别或共同引起。

1. 心肌收缩相关的蛋白改变

(1)心肌细胞数量减少:多种心肌损害(如心肌梗死、心肌炎及心肌病等)可导致心肌细胞变性、萎缩,严重者因心肌细胞死亡而使有效收缩的心肌细胞数量减少,造成原发性心肌收缩力降低。心肌细胞死亡可分为坏死(necrosis)与凋亡两种形式。

1)心肌细胞坏死:严重的缺血、缺氧、致病微生物(细菌和病毒)感染、锑中毒及阿霉素毒性等损伤性因素作用下,心肌细胞因溶酶体破裂而发生坏死,导致心肌收缩性严重受损。在临床上,急性心肌梗死是引起心肌细胞坏死最常见的原因。一般而言,当左心室梗死区域达 23% 时便可发生急性心力衰竭。

2)心肌细胞凋亡:细胞凋亡是引起心肌收缩力降低的重要原因,特别是造成老年心脏心肌细胞数量减少的主要原因。心肌细胞凋亡除可以直接引起收缩能力降低外,还会引起心肌应力改变而促进心室重塑。心肌细胞凋亡在代偿性心肌肥大向心力衰竭转变中发挥重要作用。因此,干预心肌凋亡是防治心功能不全的重要手段之一。

(2)心肌结构改变:①器官水平:衰竭时的心室表现为心腔扩大而室壁变薄,心脏由正常的椭圆形变成球状,心室泵血功能降低;此外,重构心脏不同部位的心肌细胞肥大与死亡共存、非心肌细胞的增殖与死亡共存,造成心脏结构与功能改变出现不均一性,这是造成心脏收缩能力降低及心律失常的结构基础;②细胞水平:心肌肥大的初期,心肌肌原纤维和线粒体数目同步增加;但心肌过度肥大时,肌丝与线粒体呈不成比例的增加,肌节不规则叠加,加上显著增大的细胞核对邻近肌节的挤压,导致肌原纤维排列紊乱,心肌收缩力降低;③分子水平:肥大心肌的表型改变,胎儿期基因过表达;肌质网钙泵和细胞膜 L 型钙通道等蛋白合成减少。

2. 心肌能量代谢障碍 心肌的能量代谢包括能量产生、储存和利用三个环节。其中任何一个环节发生障碍,都可导致心肌收缩性减弱。

(1)能量生成障碍:心肌能量生成障碍的主要原因是有氧氧化障碍和氧供不足。心脏是一个高耗氧的器官。生理状态下,维持心脏活动所需的能量中约2/3来源于脂肪酸的 β- 氧化,β- 氧化在线粒体内进行,是绝对需氧的过程。冠心病、休克、严重贫血等不仅导致心肌的供血供氧减少,而且由于心肌细胞损伤和线粒体结构与功能变化引起有氧氧化障碍,是心肌能量生成障碍的常见原因。维生素 B_1 缺乏时,由于硫胺素焦磷酸生成不足,引起的丙酮酸氧化脱羧障碍,导致 ATP 生成减少。心肌过度肥大时,心肌内线粒体含量相对不足及氧化磷酸化水平降低,加上毛细血管的数量增加相对不足,导致能量生成不足。另外,有氧氧化障碍会加速细胞糖酵解,不仅造成心肌能量生成减少,而且局部生成的乳酸还会进一步损伤心肌。

(2)能量储备障碍:心肌能量主要以磷酸肌酸的形式储存。在磷酸肌酸激酶(creatine phosphate kinase)的催化下,线粒体产生的 ATP 将高能磷酸键转移给肌酸而生成磷酸肌酸(creatine phosphate,CP)。CP 将高能磷酸键转移给 ADP 形成 ATP 以满足心肌能量需求(图 13-11)。肥大或损伤的心肌能量减少而耗能增加,并且磷酸肌酸激酶由于发生同工型转换而导致其活性降低,使储能形式的磷酸肌酸含量减少。当心肌细胞坏死时,磷酸肌酸激酶释放入血,使血清磷酸肌酸激酶活性升高,可用于评价心肌细胞的损伤程度。

(3)能量利用障碍:心肌对能量的利用是指心肌将化学能转化为机械能的过程。心肌细胞内,肌球蛋白头部的 ATP 酶通过水解 ATP 为横桥的形成与肌丝滑动提供能量,同时 ATP 水解会增强肌球蛋白与肌动蛋白的亲和力。因此,ATP 酶活性是决定心肌细胞 ATP 利用及心肌收缩能力的重要因素。在人类衰竭的心肌中,肌球蛋白轻链 -1(myosin light chain,MLC-1)由心室型向心房型转变,肌钙蛋白 T 亚单位(TnT)

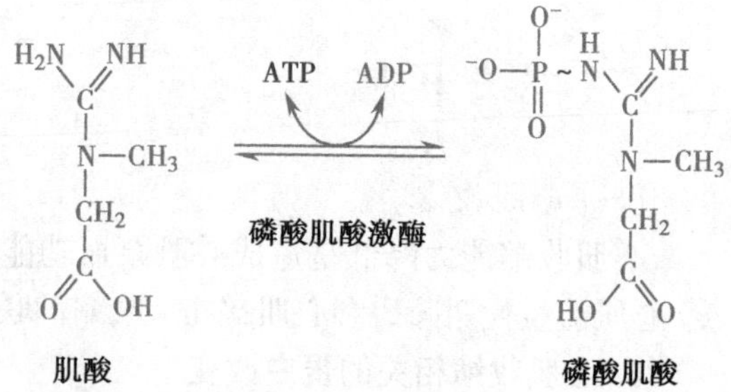

图 13-11 心肌细胞的能量储存形式

由成年型向胎儿型转变,使肌球蛋白头部的 ATP 酶活性降低,机械能产生减少,心肌收缩性降低。此外,TnT 是心肌细胞特有抗原,血清 TnT 浓度升高可用于心肌梗死早期诊断。

3. 心肌兴奋 - 收缩耦联障碍 心肌兴奋 - 收缩耦联是心肌兴奋的电信号转化为收缩或舒张的机械活动的过程,Ca^{2+} 在过程中发挥了极为重要的中介作用。Ca^{2+} 可通过 Ca^{2+} 内流、肌质网 Ca^{2+} 转运和 Ca^{2+} 与肌钙蛋白结合三个主要环节影响心肌的兴奋 - 收缩耦联,进而调控心肌的收缩与舒张(图 13-12)。任何影响心肌对 Ca^{2+} 转运和分布的因素都会影响钙稳态,导致心肌兴奋 - 收缩耦联障碍。

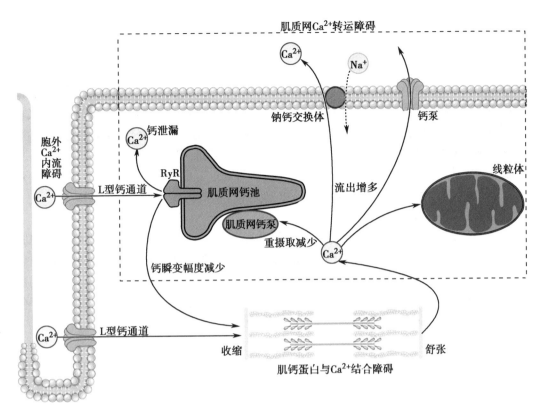

图 13-12　心肌兴奋 - 收缩耦联障碍的发生机制

胞质 Ca^{2+} 浓度快速上升, Ca^{2+} 与肌钙蛋白 C 结合,引起心肌收缩。当心肌开始舒张时,肌质网钙泵(又称肌质网 Ca^{2+}-ATP 酶)消耗 ATP 将 Ca^{2+} 转运至肌质网内储存。此外,还有少量胞质内 Ca^{2+} 经细胞膜上的钠钙交换体与钙泵转运到细胞外。在这一过程中, Ca^{2+} 与肌钙蛋白 C 亚单位的结合是横桥形成的启动环节,而肌质网钙泵是调控心肌舒张的重要靶点。

(1)胞外 Ca^{2+} 内流障碍:心肌细胞兴奋时,膜去极化激活细胞膜 L 型钙通道开放,少量细胞外 Ca^{2+} 迅速进入胞质,触发肌质网大量释放 Ca^{2+}。长期心脏负荷过重或心肌缺血缺氧时,由于 β 肾上腺素受体途径被抑制引起 L 型钙通道磷酸化降低而导致 Ca^{2+} 内流障碍,其具体机制为:①心肌内去甲肾上腺素含量下降;②过度肥大的心肌细胞上 β 肾上腺素受体密度相对减少;③心肌细胞 β 肾上腺素受体敏感性降低。此外,高钾血症时,细胞外液高浓度 K^+ 与 Ca^{2+} 在心肌细胞膜上有竞争作用,阻止 Ca^{2+} 的内流。

(2)肌质网钙转运功能障碍:肌质网通过摄取、储存和释放三个环节维持胞质 Ca^{2+} 的动态变化,从而调节心肌的舒缩功能。正常情况下,肌质网释放的 Ca^{2+} 约占心肌收缩总钙变化量的 75%。心功能不全时,肌质网 Ca^{2+} 摄取和释放能力明显降低,导致心肌兴奋 - 收缩耦联障碍。其机制是:①过度肥大或衰竭的心肌细胞内肌质网钙泵含量减少或活性被抑制,使肌质网摄取 Ca^{2+} 减少;②由于肌质网钙泵摄取钙减少及细胞膜钠钙交换体活性增强引起代偿性 Ca^{2+} 外流增加,造成肌质网贮存的 Ca^{2+} 量减少;③肌质网钙释放蛋白(RyR)的含量或活性降低,以及舒张期 Ca^{2+} 泄漏,导致收缩期 Ca^{2+} 释放量减少。

(3)肌钙蛋白与 Ca^{2+} 结合障碍:心肌兴奋 - 收缩耦联的关键是 Ca^{2+} 与肌钙蛋白 C 亚单位的结合,它不但要求胞质的 Ca^{2+} 浓度达到收缩阈值(10^{-5}mol/L),同时还要求肌钙蛋白与 Ca^{2+} 结合能力正常。各种原因引起心肌细胞酸中毒时,由于 H^+ 与肌钙蛋白的亲和力比 Ca^{2+} 大, H^+ 占据了肌钙蛋白上的 Ca^{2+} 结合位点,此时即使胞质 Ca^{2+} 浓度已上升到收缩阈值,也无法与肌钙蛋白相结合,导致心肌兴奋 - 收缩耦联被阻断。酸中毒还可引起高钾血症,抑制 Ca^{2+} 内流;

H^+浓度升高还使肌质网中钙结合蛋白与Ca^{2+}亲和力增大,使肌质网在心肌收缩时不能释放足量的Ca^{2+}。

(二)心肌舒张功能障碍

心肌舒张障碍的特点是在左室收缩功能正常时,左室充盈压升高。任何使心室充盈量减少、弹性回缩力降低和心室僵硬度(ventricular stiffness)增加的疾病都可以引起心室舒张功能降低。例如,高血压性心脏病时可因心室壁增厚,特别是向心性肥厚降低心室充盈量。心肌负荷过重和衰老时都可伴有心肌纤维化,造成心室僵硬度增加,使心脏的被动充盈受损,需加强心房收缩以完成对心室的充盈,使左心腔内充盈压升高。心肌舒张功能障碍的确切机制目前尚不完全清楚,可分为主动性舒张功能减弱和被动性舒张功能减弱。

1. 主动性舒张功能减弱

(1)钙离子复位延缓:心肌正常舒张的首要因素是胞质中Ca^{2+}浓度要迅速从10^{-5}mol/L降至10^{-7}mol/L,Ca^{2+}与肌钙蛋白解离,肌钙蛋白恢复原来的构型。肥大和衰竭心肌细胞由于ATP供应不足,肌质网或心肌细胞膜上的钙泵活性降低,不能迅速将胞质内Ca^{2+}摄取到肌质网或转运到细胞外,使心肌收缩后胞质内Ca^{2+}不能与肌钙蛋白解离,导致心肌舒张功能降低。缺血心肌的舒张功能障碍可以出现在收缩功能障碍之前。

(2)肌球-肌动蛋白复合体解离障碍:肌球-肌动蛋白复合体解离是一个消耗ATP的主动过程。损伤的心肌由于ATP缺乏及Ca^{2+}与肌钙蛋白亲和力增加,使肌球-肌动蛋白复合体解离困难,肌动蛋白难以恢复原有的构型,影响心室的舒张和充盈。

2. 被动性舒张功能减弱

(1)心室顺应性(ventricular compliance)降低:心室顺应性是指心室在单位压力变化下所引起的容积改变(dV/dp),其倒数dp/dV即为心室僵硬度。高血压及肥厚性心肌病时心室壁增厚,心肌炎症、纤维化及间质增生等均可引起心室壁成分改变,导致心室顺应性下降,心室在舒张末期容量减少,导致心排血量减少。心室舒张末期压力-容积(P-V)曲线可反映心室的顺应性和僵硬度。当顺应性下降(僵硬度增大)时,压力-容积曲线左移(图13-13),需提高心室的充盈压以维持心室的充盈量。当左室舒张末期压力过高时,肺静脉压随之上升,从而出现肺淤血、肺水肿等左侧心力衰竭的临床表现。

(2)舒张势能减少:心室收缩末期心室恢复几何结构的组织回弹力是重要的心室舒张势能,任何引起心室收缩功能障碍的因素也会一定程度上降低心室舒张功能而影响心室舒张。心室舒张期冠状动脉的灌流也是影响心室舒张势能的重要因素。当冠状动脉狭窄、形成血栓及室壁张力过大时,由于冠脉充盈不足,导致促进心室舒张的心室形变能力减弱,影响心室舒张。此外,心包积液和缩窄性心包炎限制心室舒张,心率过快造成心室充盈的时间不足都会引起心室舒张功能减弱。图13-14为心肌舒张功能障碍的机制总结。

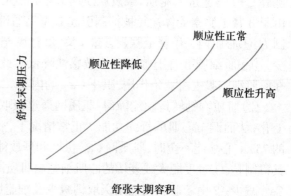

图13-13　心室舒张末期压力容积(P-V)曲线

(三)心脏各部分舒缩活动不协调

为保待心功能的稳定,心脏各部分、左右心之间、房室之间以及心室本身各区域的舒缩活动处于高度协调的工作状态。一旦心脏舒缩活动的协调性被破坏,将会引起心脏泵血功能紊乱而导致心排血量下降。在心肌炎、甲状腺功能亢进、严重贫血、高血压性心脏病、肺心病时,病变呈现区域性分布,病变轻的区域心肌舒缩活动减弱,病变重的心肌完全丧失收缩功能,非病变心肌功能相对正常甚至代偿性增强。由于不同功能状态的心肌同时存在,导致心脏的舒缩活动不协调,心排血量下降。心肌梗死或其他原因引起的心律失常,也会使心脏各部分舒缩活动的协调性遭到破坏,增加心肌能量消耗及影响心肌的舒缩功能,易诱发心力衰竭。

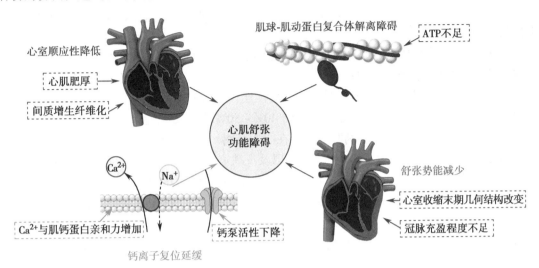

图 13-14　心肌舒张功能障碍的机制

第五节　心功能不全时临床表现的病理生理学基础

心脏泵血功能障碍及神经 - 体液调节机制过度激活,可以引起心功能不全的患者在临床上出现多种表现(图 13-15)。由心肌收缩性降低和心室负荷过重引起的收缩性心功能不全,在临床上表现为心排血量减少的综合征,又称前向衰竭(forward failure)。由于心肌收缩力降低,神经 - 体液调节机制过度激活通过血容量增加和容量血管收缩导致的前负荷增加,造成体循环和肺循环静脉淤血,表现为静脉淤血综合征,也称后向衰竭(backward failure)。

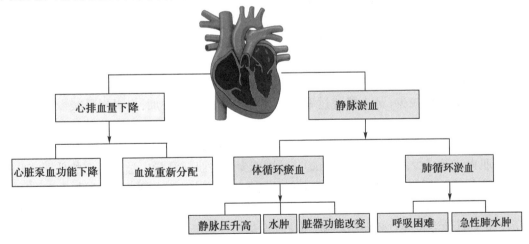

图 13-15　心功能不全的主要临床表现

一、心排血量减少

(一)心脏泵血功能降低

1. 心排血量减少及心脏指数降低　心排血量是评价心脏泵血功能的重要指标之一。心脏指数(cardiac index,CI)是心排血量经单位体表面积标准化后的心脏泵血功能指标,横向可比性较好。心脏泵血功能受损的早期阶段,心力储备逐渐减少。随着心功能不全的发展,心排血量显著降低,常常依赖升高的充盈和 / 或增快的心率才能达到满足组织代谢需求的水平。严重心功能不全患者卧床静息时,其心排血量也会显著降低,多数患者心排血量 <3.5L/min,心脏指数 <2.2L/(min·m^2)。

2. 左室射血分数降低　心功能不全时,每搏输出量降低而左心室舒张末容积增大,射血分数降低。一般认为,当左室射血分数大于 50%~ 55% 时,左心室的收缩功能尚可,40%~55% 表示收缩功能轻度损伤,30%~40% 时表示中度损伤,小于 30% 为收缩功能严重受损。由于舒张性心力衰竭的发生率约占全部心力衰竭的 40%~ 50%,特别是在老年、女性和肥胖患者中发病率较高,故不应单以射血分数判断是否存在心力衰竭。此外,反映心肌收缩性的指标如等容收缩期心室内压上升的最大速率(+dp/dt$_{max}$)以及反映心肌舒张性能的指标如等容舒张期心室内压下降的最大速率(-dp/dt$_{max}$),在心功能不全时也有不同程度的降低。

3. 心室充盈受损　通常以肺毛细血管楔压(pulmonary capillary wedge pressure,PCWP)反映左心房压和左心室舒张末压(left ventricular end diastolic pressure,LVEDP);以中心静脉压(central venous pressure,CVP)反映右心房压和右心室舒张末压(right ventricular end diastolic pressure,RVEDP)。由于射血分数降低、心室射血后剩余血量增多,使心室收缩末期容积(ventricular end systolic volume,VESV)增多,心室容量负荷增大,心室充盈受限。在心功能不全早期阶段即可出现心室舒张末压升高。

4. 心率增快　由于交感神经系统兴奋,患者在心功能不全早期即有明显的心率增快。随每搏输出量的进行性降低,心排血量的维持更加依赖心率增快。因此,心悸常是心功能不全患者最早的和最明显的症状。而过快的心率不但可使心排血量降低,且可造成心肌缺血、缺氧而加重心肌损害。

(二) 器官血流重新分配

心排血量减少引起的神经 - 体液调节系统的激活,表现为血浆儿茶酚胺、Ang Ⅱ 和醛固酮含量增高,各器官血流重新分配。心功能不全时,各组织器官的灌注压降低和阻力血管收缩的程度不一,导致器官血流量重新分配。一般而言,心功能不全较轻时,心、脑血流量可维持在正常水平,而皮肤、骨骼肌、肾脏及内脏的血管床因含 α 肾上腺素受体较多,在交感神经兴奋时收缩较为明显,故血流量显著减少。当心功能不全发展到严重阶段,心、脑血流量亦可减少。

(1)肾血流量减少:心功能不全时,心排血量减少通过对压力感受器和肾球旁装置的刺激使肾血流量明显减少,肾小球滤过率减少和肾小管重吸收增加,患者尿量减少,出现钠水潴留。

(2)骨骼肌血流量减少:轻度心功能不全者在静息状态下无明显不适,而在体力活动时,由于骨骼肌血流量减少而易疲乏(fatigue)。通过减少骨骼肌耗氧量以适应组织的低灌流状态,在早期具有一定的保护意义。然而,心力衰竭患者的血管内皮功能受损,缺血或运动时引起的扩血管反应减弱,难以抗衡神经 - 体液调节机制激活所致的外周血管收缩,骨骼肌的血液灌注不足。长期低灌注可导致骨骼肌萎缩、氧化代谢酶活性降低及线粒体功能下降等,这是心功能不全患者体力活动能力下降的主要机制。

(3)脑血流量减少:随着心排血量的进一步减少,脑血流量也可以减少。脑供血不足可引起头晕、头痛、失眠、记忆力减退和烦躁不安等表现。当心排血量急性减少时,可导致脑缺血发生短暂性意识丧失,称为心源性晕厥(cardiogenic syncope)。

(4)皮肤血流量减少:心功能不全时,皮肤血流量减少,表现为皮肤苍白、皮肤温度降低。如果合并缺氧,可出现发绀。

二、静脉淤血

根据静脉淤血的主要部位分为体循环淤血和肺循环淤血。

（一）体循环淤血

体循环淤血见于右侧心力衰竭及全心衰竭,主要表现为体循环静脉系统的过度充盈、静脉压升高、内脏淤血和水肿等。

1. 静脉淤血和静脉压升高 右侧心力衰竭时因钠水潴留及右室舒张末期压力升高,使上下腔静脉回流受阻,静脉充盈异常,表现最明显的是下肢和内脏的淤血。右心淤血明显时出现颈静脉怒张(engorged neck vein)。按压肝脏后颈静脉异常充盈,称为肝颈静脉反流征(hepatojugular reflux)阳性。

2. 肝肿大及肝功能损害 由于下腔静脉回流受阻,肝静脉压升高,肝小叶中央区淤血,肝窦扩张、出血及周围水肿,导致肝脏肿大,局部有压痛。长期右侧心力衰竭还可造成心源性肝硬化。因肝细胞变性、坏死,患者可出现转氨酶水平增高及黄疸。

3. 胃肠功能改变 慢性心功能不全时,由于胃肠道淤血及动脉血液灌流不足,可出现消化系统功能障碍,表现为消化不良、食欲缺乏、恶心、呕吐、腹泻等。

4. 水肿 由于右侧心力衰竭以及全心衰竭而引起的水肿称为心源性水肿(cardiac edema)。受重力因素的影响,心源性水肿在体位较低的下肢表现最为明显,严重者还可伴发腹水及胸腔积液等。毛细血管血压增高和钠水潴留是导致心源性水肿的主要因素。此外,由于进食减少、肝淤血造成低蛋白血症,也会进一步加重心源性水肿。

（二）肺循环淤血

肺循环淤血主要见于左侧心力衰竭患者。当肺毛细血管楔压升高,首先出现肺循环淤血,严重时可出现肺水肿(pulmonary edema)。肺淤血、肺水肿的共同临床表现是呼吸困难(dyspnea)。呼吸困难是患者气短及呼吸费力的主观感觉,具有一定的限制体力活动的保护意义,也是判断肺淤血程度的指标。根据肺淤血和肺水肿的严重程度,呼吸困难可有不同的表现形式。

1. 劳力性呼吸困难 轻度左侧心力衰竭患者仅在体力活动时出现呼吸困难,休息后消失,称为劳力性呼吸困难(exertional dyspnea),为左侧心力衰竭最早的表现。其机制是:①体力活动时四肢血流量增加而使回心血量增加,加重肺循环淤血;②体力活动时心率加快,舒张期缩短,左心室充盈量减少,肺循环淤血加重;③体力活动时机体需氧量增加,但衰竭的左心室不能相应地提高心排血量,因此机体缺氧进一步加重,刺激呼吸中枢,使呼吸加快加深,出现呼吸困难。

2. 夜间阵发性呼吸困难 夜间阵发性呼吸困难(paroxysmal nocturnal dyspnea)亦是左侧心力衰竭早期的典型表现。患者夜间入睡后(多在入睡 1~2h 后)因突感气闷、气急而惊醒,在坐起咳嗽和喘气后有所缓解。夜间阵发性呼吸困难的发生机制是:①患者入睡后由端坐位改为平卧位,下半身静脉回流增多,水肿液吸收入血液循环也增多,加重肺淤血;②入睡后迷走神经紧张性增高,使小支气管收缩,气道阻力增大;③熟睡后中枢对传入刺激的敏感性降低,只有当肺淤血程度较为严重,动脉血氧分压降低到一定程度时,方能刺激呼吸中枢,使患者感到呼吸困难而惊醒。若患者在气促咳嗽的同时伴有哮鸣音,则称为心源性哮喘(cardiac asthma)。

3. 端坐呼吸 患者在静息时已出现呼吸困难,平卧时加重,故需被迫采取端坐位或半卧位以减轻呼吸困难的程度,称为端坐呼吸(orthopnea)。其发生机制是:①端坐位时下肢血液回流减少,肺淤血减轻;②端坐时膈肌下移,胸腔容积增大,肺活量增加,通气改善;③端坐位可减少下肢水肿液的吸收,使血容量降低,减轻肺淤血。端坐呼吸是左侧心力衰竭造成严重肺淤血的表现。

4. 急性肺水肿　为急性左心衰竭的主要临床表现。肺静脉和肺毛细血管压力急剧升高,毛细血管壁通透性增大,血浆渗出到肺间质与肺泡而引起急性肺水肿。此时,患者可出现发绀、气促、端坐呼吸、咳嗽、咳粉红色(无色)泡沫样痰等症状和体征。

左侧心力衰竭引起长期肺淤血,肺循环阻力增加,使右心室后负荷增加,久之可引起右侧心力衰竭。当病情发展到全心衰竭时,由于部分血液淤滞在体循环,肺淤血可较单纯左侧心力衰竭时有所减轻。

第六节　防治的病理生理学基础

急性心功能不全的治疗关键是迅速稳定和纠正引起心功能不全的病因,例如解除冠脉阻塞与痉挛。慢性心功能不全的治疗模式从过去的短期血流动力学/药理学措施转变为长期的、修复性策略,治疗目标不仅仅是改善症状,更重要的是抑制神经-体液系统的过度激活,防止和延缓心肌重塑的发展,从而降低心功能不全的死亡率和住院率,提高患者的生活质量和延长寿命。

一、调整神经-体液系统失衡及干预心室重塑

神经-体液系统的功能紊乱在心室重塑和心功能不全的发生和发展中起重要作用。血管紧张素转换酶抑制剂(angiotensin converting enzyme inhibitor,ACEI)通过抑制循环和心脏局部的 Ang Ⅱ,抑制血管收缩,延缓心室重塑,并通过抑制醛固酮的产生而减轻钠水潴留。目前,ACEI 已成为治疗慢性心力衰竭的常规药物,可以降低心力衰竭患者的住院率、病残率和病死率。ACEI 最常见的副作用为刺激性咳嗽,对于不能耐受 ACEI 者可用血管紧张素受体阻滞剂(angiotensin receptor blocker,ARB)替代。β 肾上腺素受体阻滞剂可防止交感神经对衰竭心肌的恶性刺激,改善慢性心功能不全患者的左心室重塑,降低患者的死亡率。醛固酮拮抗剂螺内酯也有减轻心室重塑和抑制心肌细胞外基质异常增生的心脏保护作用。

二、减轻心脏的前负荷和后负荷

1. 调整心脏前负荷　对有静脉淤血和体液滞留的心功能不全患者,应适当限制水钠的摄入量并使用利尿剂或血管扩张药物治疗。利尿剂通过抑制肾小管对钠水重吸收而降低血容量,可通过降低前负荷和优化心肌紧张源性扩张而改善心脏泵血功能、减轻水肿及淤血,提高组织灌注而提高运动耐量。对于急性肺水肿患者可静脉注射袢利尿剂如呋塞米,以迅速降低静脉回流减少右心室排血量并降低肺血管阻力。血管扩张剂如硝酸甘油、硝普钠等,通过舒张血管而减轻心脏的前负荷,改善左心功能。

2. 降低心脏后负荷　心功能不全时,由于交感神经兴奋和缩血管物质大量分泌,患者的外周阻力增加,心脏后负荷增大。ACEI 或 ARB 等可以降低外周阻力和心脏后负荷,减少心肌耗氧量,而且可因射血时间延长及射血速度加快,在每搏做功不变的条件下使每搏输出量增加。动脉血管扩张剂如酚妥拉明通过扩张小动脉也能降低心脏后负荷。

三、改善心肌的收缩和舒张性能

1. **应用正性肌力药物**　对于收缩性心力衰竭且心腔扩大明显、心率过快的患者,可选择性应用地高辛类药物(如洋地黄)。地高辛类药物通过抑制细胞膜 Na^+-K^+-ATP 酶,使细胞内 Na^+ 浓度升高,促进 Na^+-Ca^{2+} 交换,提高细胞内 Ca^{2+} 浓度,从而发挥正性肌力作用。地高辛也能降低窦房结活动及减慢房室结的传导,引起心率下降和舒张期增加。但是,应用地高辛虽可改善心功能不全患者的临床表现,但不能降低患者的病死率,应与利尿剂、ACEI 和 β 肾上腺素受体阻滞剂联合应用(图 13-16)。

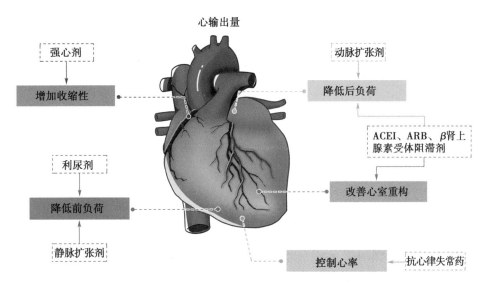

图 13-16　心力衰竭药物治疗的病理生理学基础

2. **改善心肌供氧和能量代谢**　严重心力衰竭特别是左侧心力衰竭时,患者可因血流速度减慢和肺换气障碍引起缺氧。对于有呼吸困难并出现低氧血症的患者,吸氧可提高氧分压和血浆内溶解的氧量,改善组织的供氧。持续正压通气可缓解呼吸困难、呼吸窘迫或肺水肿,同时通过增加胸腔内压,降低静脉回流,减少左心室前负荷,进而改善心脏射血分数并稳定严重心衰患者的血流动力学状态。心肌能量药物如能量合剂、葡萄糖、氯化钾、肌苷等可能具有改善心肌代谢的作用。

四、机械与外科手术治疗

部分心力衰竭患者伴有心室内传导异常,引起心室收缩不同步及收缩效率降低,可进行心脏再同步化治疗(CRT),又称双心室起搏,可改善心室功能,降低死亡率。心力衰竭患者有发生心室颤动或室性心动过速的风险,对于确诊的高风险患者可以通过植入心律转复除颤器(ICD)以防止心源性猝死的发生。对于有严重血流动力学障碍的瓣膜狭窄或反流的患者,可考虑做瓣膜置换或修补术。对难治性的严重心力衰竭患者可考虑采用人工心脏或心脏移植。

(田　振)

重要考点

1. 心功能不全的病因与诱因。

2. 代偿反应：①神经 - 体液调节机制激活；②心脏本身的代偿；③心脏以外的代偿。

3. 发病机制：①心肌收缩功能降低：心肌细胞数量减少与心肌结构改变，心肌能量代谢障碍，心肌兴奋 - 收缩耦联障碍；②心肌舒张功能障碍；③心脏各部分舒缩活动不协调。

4. 功能与代谢改变：①心排血量减少；②静脉淤血。

思考题

1. 呼吸道感染为什么易诱发心功能不全？

2. 心功能不全患者出现心率加快的机制及对心功能的影响？

3. 左侧心力衰竭时呼吸困难的表现形式有哪些？发生机制分别是什么？

4. 右侧心力衰竭患者发生下肢水肿的机制是什么？

参 考 文 献

[1] 王建枝，钱睿哲. 病理生理学. 9 版. 北京：人民卫生出版社，2018.

[2] 李桂源. 病理生理学. 3 版. 北京：人民卫生出版社，2015.

[3] 张开滋，田野，肖传实，等. 临床心力衰竭学. 湖南：湖南科学技术出版社，2014.

[4] 王建枝，殷莲华. 病理生理学. 8 版. 北京：人民卫生出版社，2013.

[5] 吴立玲，刘志跃. 病理生理学. 北京：北京大学医学出版社，2019.

[6] HUETHER SE, MCCANCE KL. Understanding Pathophysiology. 6th ed. Missouri: Elsevier, 2017.

第十四章 肺功能不全

学习目标

1. **掌握** 呼吸衰竭的概念、原因及发病机制；呼吸衰竭时人体主要的代谢功能变化；急性呼吸窘迫综合征、慢性阻塞性肺病引起呼吸衰竭的机制。
2. **了解** 呼吸衰竭防治的病理生理学基础。

第一节 概　述

肺是人体重要的生命器官之一,除了经通气和换气(即肺的外呼吸功能)不断吸入 O_2 和排出 CO_2,以维持血气平衡和内环境恒定外,肺还具有重要的防御、免疫及代谢功能。肺参与多种生物活性物质的代谢,如肺泡 II 型上皮细胞可合成肺泡表面活性物质,调节肺泡的表面张力。肺内的肥大细胞等能合成组胺、缓激肽和肝素等,这些物质在局部血流调节及凝血 - 抗凝血平衡调节中起着重要作用。肺血管内皮细胞能灭活或清除前列腺素(PGE_1、PGE_2)、5- 羟色胺、乙酰胆碱等物质。此外,肺组织还有含量较为丰富的血管紧张素转换酶,血液中的血管紧张素 I 约有 70% 在肺组织转换为血管紧张素 II。肺的防御功能包括反射性防御(如:咳嗽、喷嚏、改变呼吸的频率和方式等)和非反射性防御(如鼻部对气体的加温过滤,呼吸道黏液纤毛运送系统,肺组织所含抗菌肽、乳铁蛋白、蛋白酶抑制剂和超氧化物歧化酶等,吞噬细胞的吞噬作用、B 细胞分泌性 IgA 和 IgM 及 T 细胞免疫反应等)。

虽然肺有上述诸多生理功能,其最重要的功能仍然是其外呼吸功能,本章将着重探讨肺的外呼吸功能障碍。呼吸衰竭(respiratory failure)是指各种原因引起肺通气和 / 或换气功能严重障碍,以致在静息状态下,吸入空气时,出现低氧血症(PaO_2 降低)伴有或不伴有二氧化碳潴留($PaCO_2$ 增高)从而引起一系列病理生理改变和相应临床表现的综合征。除原发疾病、低氧血症及 CO_2 潴留所引起的临床表现外,呼吸衰竭的临床表现缺乏特异性,其诊断主要依靠血气分析。在海平面、静息状态、呼吸空气条件下,PaO_2 低于 60mmHg,伴(不伴)$PaCO_2$ 高于 50mmHg,并排除外呼吸功能外的原因,如心内解剖分流和原发性心排血量降低等因素,即可诊断为呼吸衰竭。

呼吸衰竭按其血气变化特点、发病缓急和发病机制可分为不同的类型。根据动脉血气变化特点可分为:I 型呼吸衰竭,即低氧血症型呼吸衰竭,其血气变化特点是 PaO_2 低于 60mmHg,$PaCO_2$ 降低或正常；II 型呼吸衰竭,即高碳酸血症型呼吸衰竭,其血气变化特点是 $PaO_2<60mmHg$,同时伴有 $PaCO_2>50mmHg$。根据其原发病变部位的不同可分为:中枢性呼吸衰竭和外周性呼吸衰竭。根据发病机制的不同可分为通气性呼吸衰竭和换气性呼吸衰竭；根据发病的缓急程度可分为:急性呼吸衰竭和慢性呼吸衰竭(图 14-1)。

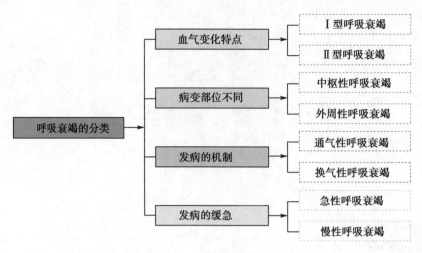

图 14-1 呼吸衰竭的分类

第二节 病因和发病机制

外呼吸包括肺的通气和换气两个基本方面,前者是指肺泡气与外界空气之间的气体交换过程,后者是肺泡气与血液之间的气体交换过程。肺的通气和/或换气功能的严重障碍是呼吸衰竭的基本机制。

一、肺通气功能障碍

正常成年人在静息状态下有效肺泡通气量约为 4L/min,有效肺泡通气量明显不足时即可发生呼吸衰竭。肺泡通气不足又包括阻塞性通气不足和限制性通气不足两种形式。

(一)阻塞性通气不足

阻塞性通气不足(obstructive hypoventilation)是指气道狭窄或阻塞所引起的肺泡通气不足。正常成年人气道阻力的平均值为 0.75~2.25mmHg·s/L,呼气时略高于吸气时。影响气道阻力的主要因素有:气道内径、气道长度、形态、气流速度和形式等,其中最主要的是气道内径(气道阻力的计算公式为:$R = 8L\eta/\pi r^4$,其中 R 为气道阻力,L 为气道长度,η 为气体黏滞系数,π 为圆周率,r 为气道半径)。气道异物、炎性渗出物、管壁肿胀、气道痉挛、纤维化瘢痕形成等,均可使气道内径变窄而增加气流阻力,从而导致阻塞性通气不足。气道阻塞根据其阻塞部位不同又可分为中央性和外周性气道阻塞。

1. **中央性气道阻塞** 气管分叉处以上的气道阻塞称为中央性气道阻塞。若阻塞位于中央气道胸外部位(如声门水肿、气道异物、肿瘤压迫等),吸气时气体流经病灶所引起的压力下降,可使气道内压明显低于大气压,导致气道狭窄加重,而呼气时由于气道内压高于大气压可使阻塞减轻,故患者主要表现为吸气性呼吸困难(inspiratory dyspnea)。若阻塞位于中央气道胸内部分,吸气时由于胸腔内压降低使气道内压大于胸腔内压,可使阻塞减轻,呼气时由于胸腔内压升高而压迫气道,使气道狭窄加重,患者主要表现为呼气性呼吸困难(expiratory dyspnea)(图 14-2)。

2. **外周气道阻塞** 直径小于 2mm 的小支气管,其软骨为不规则的斑片状,细支气管无软骨支撑,主要依靠周围弹性组织的牵拉保持开放状态。吸气时,随着肺泡的扩张,细支气管受周围弹性组织牵拉,其口径变大和管道伸长,气道阻力下降;呼气时,小气道缩短、变窄而气道

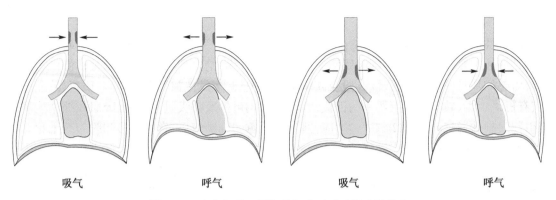

吸气　　　　呼气　　　　吸气　　　　呼气

图 14-2　中央气道不同部位阻塞时呼吸困难的特点

阻力增加。加之呼气时胸腔内压大于气道内压,可使小气道狭窄更加明显,甚至用力呼气时出现小气道闭合,因此,患者主要表现为呼气性呼吸困难。

慢性支气管炎、肺气肿及慢性阻塞性肺病患者出现呼气性呼吸困难的原因亦可用"等压点"移动理论加以解释。所谓等压点是指气道内压与胸腔内压相等的气道部位,在用力呼气时,胸腔内压和气道内压均高于大气压,在呼出气道上,压力由小气道至中央气道逐渐下降,必然有一个部位其气道内压与胸腔内压相等,此位点即等压点。等压点下游(通向鼻腔的一侧)的气道内压低于胸腔内压,气道可能被压缩。正常人体气道的等压点位于有软骨支撑的大气道,即使气道外压力大于气道内压力,也不会使气道出现明显狭窄或闭合。

慢性支气管炎时,小气道管壁炎性充血、水肿、炎性细胞浸润、上皮细胞与成纤维细胞增生以及细胞间质增多,均可引起气道管壁增厚和狭窄,由于小气道的阻塞,患者在用力呼气时,气体通过阻塞部位形成的压差较大,使阻塞部位以后的气道内压显著低于正常,以致等压点由大气道上移至无软骨支撑的小气道,在用力呼气时小气道外的压力明显大于小气道内的压力,引起小气道闭合而出现呼气性呼吸困难。肺气肿时,巨噬细胞等炎症细胞活化,释放过多的蛋白酶,而抗蛋白酶(如 α1- 抗胰蛋白酶等)相对不足,可导致细支气管与肺泡壁中弹性纤维降解,肺泡弹性回缩力降低,用力呼气时出现肺泡内压降低;此外,肺气肿患者肺泡扩大而数目减少,细支气管壁上的肺泡附着点(alveolar attachment)减少,使肺泡壁上的附着点对细支气管的牵拉力变小,可引起细支气管管腔缩小,气道阻力增大;上述因素均可导致肺气肿患者用力呼气时等压点移至无软骨支撑的小气道,引起小气道闭合而出现呼气性呼吸困难(图 14-3)。

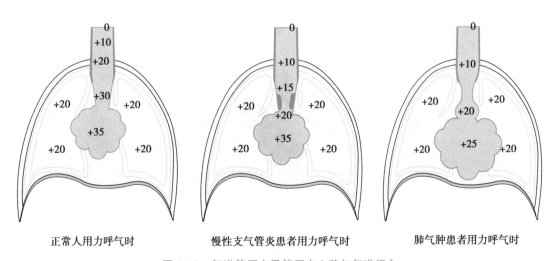

正常人用力呼气时　　　　慢性支气管炎患者用力呼气时　　　　肺气肿患者用力呼气时

图 14-3　气道等压点及等压点上移与气道闭合

（二）限制性通气不足

限制性通气不足（restrictive hypoventilation）指由于吸气时肺泡扩张受限所引起的肺泡通气不足。其主要原因包括：①呼吸肌活动障碍：颅脑外伤、脑血管意外、脑炎以及镇静催眠剂过量所引起的呼吸中枢抑制；脊髓颈段及高位胸段的损伤、多发性神经炎、脊髓灰质炎、重症肌无力、有机磷中毒、破伤风以及严重的钾代谢紊乱等，均可累及呼吸肌，造成呼吸肌收缩功能降低而引起限制性通气不足。②胸廓的顺应性降低：严重的胸廓畸形、脊柱畸形和胸膜纤维化等疾病可使胸廓扩张受限和顺应性降低。③肺的顺应性降低：严重的肺水肿、肺纤维化或肺泡表面活性物质减少等因素均可降低肺的顺应性，使肺泡扩张的阻力增大而导致限制性通气不足。④胸腔积液或气胸：胸腔大量积液或张力性气胸压迫肺，使肺扩张受限。

（三）肺通气不足时的血气变化

总肺泡通气量不足会使肺泡气氧分压（P_AO_2）下降和肺泡气二氧化碳分压（P_ACO_2）升高，使得流经肺泡毛细血管的血液不能被充分动脉化，导致 PaO_2 降低和 $PaCO_2$ 升高，最终引起 II 型呼吸衰竭。此时，$PaCO_2$ 的变化还可以直接反映总肺泡通气量的减少程度，因为在呼吸空气条件下，P_ACO_2（$PaCO_2$）与肺泡通气量（V_A）和体内每分钟产生的二氧化碳量（VCO_2）之间的关系可以用下列公式表示：$PaCO_2=P_ACO_2=0.863 \times VCO_2/V_A$，由公式可以看出，若 VCO_2 是常数，V_A 与 $PaCO_2$（P_ACO_2）呈反比关系。

二、肺换气功能障碍

肺换气功能障碍包括气体弥散障碍、肺泡通气与血流比例失调以及解剖分流增加。

（一）弥散障碍（diffusion impairment）

指 O_2、CO_2 等气体通过肺泡膜进行气体交换的物理弥散过程发生障碍。肺泡 - 毛细血管膜（亦称为呼吸膜）主要由六层结构组成，即含肺泡表面活性物质的极薄的液体层、肺泡上皮细胞、上皮基底膜、肺泡上皮基底膜与毛细血管基膜之间的间隙、毛细血管基膜和毛细血管内皮细胞（图14-4）。气体弥散的速度取决于呼吸膜两侧的气体分压差、气体的分子量和溶解度、呼吸膜的面积和厚度等因素，气体的弥散量还取决于流经肺泡毛细血管的血液与肺泡接触的时间。

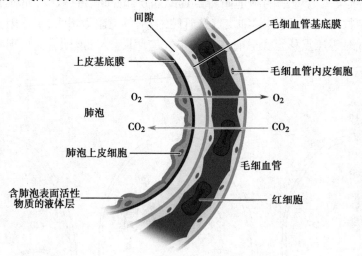

图 14-4 肺泡 - 毛细血管膜结构示意图

1. 弥散障碍的原因

（1）肺泡 - 毛细血管膜面积减少：正常成人呼吸膜的总面积约为 $80m^2$。静息状态下参与换气的面积约为 $35\sim40m^2$，由于储备量较大，只有当肺泡 - 毛细血管膜面积减少一半以上时，才会发生换气功能障碍。呼吸膜面积减少主要见于肺不张、肺实变和肺叶切除等。

（2）肺泡 - 毛细血管膜厚度增加：正常人呼吸膜的平均厚度不超过 $1\mu m$，有的部位甚至只有 $0.2\mu m$，能够确保快速地进行气体交换。然而，如果发生严重的肺水肿、肺纤维化以及肺泡内透明膜形成（主要成分是血浆蛋白和坏死的肺泡上皮细胞碎片）等病变时，可因呼吸膜厚度增加使弥散速度减慢。

（3）弥散时间缩短：正常人处于静息状态时，血液流经肺泡毛细血管的平均时间为 0.75s，而血液氧分压只需 0.25s 就可升至肺泡气氧分压水平，CO_2 只需 0.13s 即可在呼吸膜两侧达到平衡。正常人在体力活动时，即使血流速度加快，血液与肺泡接触的时间轻度缩短，也不容易发生气体弥散障碍。然而，当呼吸膜面积减少或明显增厚时，将会使氧在肺泡 - 毛细血管膜两侧达到平衡的时间延长（图 14-5），此时，若因过度的体力活动或注射肾上腺素等药物，可能导致肺循环血流速度过快，血液与肺泡接触时间过短而引起气体弥散障碍。

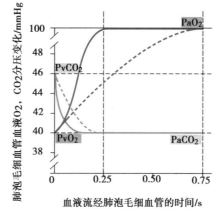

—— 表示正常人的血气变化 ------ 表示肺泡膜病变患者的血气变化

图 14-5 血液通过肺泡毛细血管时的血气变化

2. 弥散障碍时的血气变化 无论是肺泡膜面积减少或厚度增加，还是血液与肺泡接触时间缩短，都只会引起 PaO_2 降低，而不会导致 $PaCO_2$ 增高。因为 CO_2 在水中的溶解度比氧大，其弥散速度比氧快，能较快地从血液弥散入肺泡使 $PaCO_2$ 与 P_ACO_2 很快取得平衡。只要患者肺泡通气量正常，就可保持 $PaCO_2$ 正常。如果存在代偿性通气过度，还可使 $PaCO_2$ 低于正常。

（二）肺泡通气与血流比例失调

静脉血流经肺泡时，能否获得足够的氧气和充分地排出二氧化碳，使血液动脉化，还取决于肺泡通气量与血流量之间的比例。正常人在静息状态下，肺泡每分通气量（V_A）约为 4L，每分钟肺血流量（Q）约为 5L，两者的比率（$\dot{V}_A/\dot{Q}$）约为 0.8。健康人肺各部分通气与血流的分布也是不均匀的，直立体位时，由于重力的作用，胸腔内负压上部比下部大，故肺尖部肺泡扩张的程度较大，肺泡顺应性较低，因而，吸气时流向肺尖部肺泡的气体量较少，使肺泡通气量自上而下递增。肺的血流受重力和肺泡内压的双重影响，肺尖部肺泡毛细血管的血压较低而肺泡内压相对较高，毛细血管受压而血流相对较少，肺底部肺泡毛细血管血压较高而肺泡内压相对较低，毛细血管处于扩张状态而血流相对较多，故使肺部的 $\dot{V}_A/\dot{Q}$ 自上而下递减。正常青年人肺尖部 $\dot{V}_A/\dot{Q}$ 可达 3.0，而肺底部仅有 0.6 左右，且随着年龄的增大，这种差别更大。这种生理性的肺泡通气与血流比例不均衡是造成正常人动脉血氧分压比肺泡气氧分压略低的主要原因（图 14-6）。当肺组织发生病变时，由于病变轻重程度与分布的不均匀，使各部分肺的通气与血流的比例严重失衡，造成肺泡通气与血流比例失调，从而引起换气功能障碍（图 14-7）。

1. 部分肺泡通气不足 慢性支气管炎、阻塞性肺气肿、支气管哮喘等引起的气道阻塞，以及肺水肿、肺纤维化等引起的限制性通气障碍的分布是不均匀的，可导致肺泡通气的严重不均。病变重的肺泡通气量明显减少，但病变肺泡的血流量未相应减少，甚至还可因炎性充血等使血流量增多（如大叶性肺炎早期），使 $\dot{V}_A/\dot{Q}$ 显著降低，以致流经这部分肺泡的静脉血未充分动脉化（与氧结合不充分）便掺入动脉血内，这种情况类似于动静脉短路，故称为功能性分流（functional shunt），又称为静脉血掺杂。正常成人由于肺内通气分布不均匀形成的功能性分流约占肺血流量的 3%，慢性阻塞性肺疾患严重时，功能性分流可增加到肺血流量的 30%~ 35%，从而严重影响肺的换气功能。

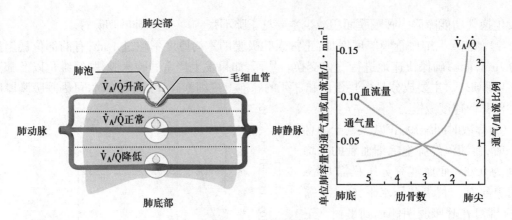

图 14-6 直立体位时肺泡毛细血管血流分布及生理性通气与血流的比例改变

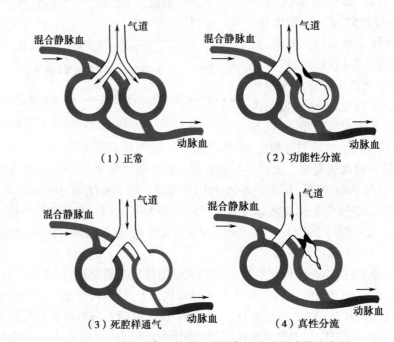

（1）正常 　　　　（2）功能性分流

（3）死腔样通气 　　（4）真性分流

图 14-7 肺泡通气血流关系及通气血流比例失调示意图

出现功能性分流时,动脉血的血气指标改变:由于部分肺泡通气不足,病变区的$\dot{V}_A/\dot{Q}$可低达 0.1 以下,流经此处的静脉血不能充分动脉化,其氧分压与氧含量降低而二氧化碳分压及含量则增高。这种血气变化可引起代偿性呼吸运动增强,使肺总通气量恢复正常或有所增加。主要是使无通气障碍或通气障碍较轻的肺泡通气量增加,以致该部分肺泡的$\dot{V}/\dot{Q}$显著大于 0.8,流经这部分肺泡的血液 PaO_2 显著增高,但氧含量则增加很少(由氧离曲线特性决定),而二氧化碳分压与含量均明显降低(由二氧化碳解离曲线所决定)(图 14-8)。来自$\dot{V}_A/\dot{Q}$降低区与$\dot{V}_A/\dot{Q}$增高区的血液混合而成的动脉血的氧含量和氧分压均降低,二氧化碳分压和含量则可正常。如代偿性通气过度,还可使动脉血二氧化碳分压低于正常。如肺通气障碍的范围较大,加上代偿性通气不足,使总肺泡通气量明显低于正常,则动脉血

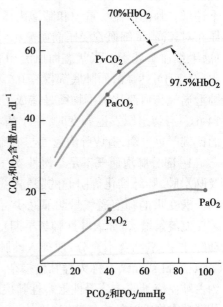

图 14-8 血液氧和二氧化碳解离曲线

210

二氧化碳分压亦可高于正常（表 14-1）。

表 14-1 功能性分流时动脉血的血气变化

	病变的肺区	健康的肺区	全肺		
肺泡通气量／肺泡血流量	<0.8	>0.8	=0.8	>0.8	<0.8
动脉血氧分压	↓↓	↑↑	↓	↓	↓
动脉血氧含量	↓↓	↑	↓	↓	↓
动脉血 CO_2 分压	↑↑	↓↓	N	↓	↑
动脉血 CO_2 含量	↑↑	↓↓	N	↓	↑

注:N 为正常;↑为增高;↓为降低。

2. 部分肺泡血流不足 肺小动脉栓塞、肺血管内 DIC、局部肺血管收缩等,都可使部分肺泡血流量减少,而这部分肺泡的通气量未相应减少,甚至增多,导致$\dot{V}/\dot{Q}$明显增高,使这部分肺泡通气不能被充分利用,类似于增大了生理性死腔通气量,称为死腔样通气(dead space like ventilation)。疾病时,由于死腔样通气显著增多,使血液从肺泡摄取的氧明显减少,从而导致呼吸衰竭。

部分肺泡血流不足时,动脉血气变化:部分肺泡血流不足可导致病变区肺泡$\dot{V}/\dot{Q}$显著增高,流经这部分肺泡的血液 PaO_2 明显增高,但其氧含量却增加很少(由氧离曲线特性决定),而此时,血液更多流向健康的肺区使其$\dot{V}/\dot{Q}$低于正常,导致健康肺区的血液因肺泡通气量相对不足而不能充分动脉化,使其氧分压和氧含量均明显降低,二氧化碳分压和含量则明显升高。最终混合而成的动脉血氧分压降低,$PaCO_2$ 则取决于健肺代偿性呼吸增强的程度,可以正常、增高或降低(表 14-2)。

表 14-2 死腔样通气时动脉血的血气变化

	病变的肺区	健康的肺区	全肺		
肺泡通气量／肺泡血流量	>0.8	<0.8	=0.8	>0.8	<0.8
动脉血氧分压	↑↑	↓↓	↓	↓	↓
动脉血氧含量	↑	↓↓	↓	↓	↓
动脉血 CO_2 分压	↓↓	↑↑	N	↓	↑
动脉血 CO_2 含量	↓↓	↑↑	N	↓	↑

注:N 为正常;↑为增高;↓为降低。

总之,无论是部分肺泡通气不足引起的功能性分流,还是部分肺泡血流不足引起的死腔样通气,均可导致 PaO_2 降低,而 $PaCO_2$ 可正常或因代偿性通气增加而降低;严重的通气血流比例失调(功能性分流和死腔样通气)也可使 $PaCO_2$ 升高,引起高碳酸血症型呼吸衰竭(即Ⅱ型呼吸衰竭)。

（三）解剖分流增加

解剖分流(anatomic shunt)是指一部分静脉血经支气管静脉和肺内极少的动静脉交通支直接流入肺静脉。在正常生理情况下,这些解剖分流的血量约占心输出量的 2%~3%。支气管扩张症可伴有支气管血管扩张和肺内动静脉短路开放,使解剖分流量增加而导致呼吸衰竭。在肺实变和肺不张时,病变肺泡完全失去通气功能,但仍然有血流通过,流经这部分肺泡的血液完全未进行气体交换而掺入动脉血,类似解剖分流。解剖分流的血液完全未经气体交换,故又称真性分流(true shunt)。吸入纯氧可有效地提高功能性分流的 PaO_2,而对提高真性分流 PaO_2 的作用不明显,用这种方法可对两者进行鉴别。

三、常见呼吸系统疾病导致呼吸衰竭的机制

（一）慢性阻塞性肺疾病与呼吸衰竭

慢性阻塞性肺疾病（chronic obstructive pulmonary disease,COPD）简称慢阻肺,是一种以持续性气流受限为特征的疾病,是我国现有慢性疾病中发病率较高的疾病之一。肺功能检查对其诊断具有重要意义,在吸入支气管扩张剂后,第一秒用力呼气容积（FEV_1）占用力肺活量（FVC）之比值（FEV_1/FVC）<70%,表明存在持续气流受限。慢阻肺与慢性支气管炎及肺气肿有密切关系,多数患者由慢性支气管炎和肺气肿发展而来,当慢性支气管炎和肺气肿患者出现持续气流受限时,则可以诊断为慢阻肺,如患者只有慢性支气管炎和/或肺气肿,而无持续性气流受限,则不能诊断为慢阻肺。

慢阻肺共同的病变特征是:①小气道病变,包括小气道炎症、小气道纤维化和小气道黏液栓等;②肺气肿病变,包括肺泡弹性回缩力降低和小气道塌陷等。慢阻肺导致呼吸衰竭的主要机制是:①小气道狭窄或阻塞导致阻塞性通气不足;②肺泡弹性回缩力降低、Ⅱ型肺泡上皮受损致表面活性物质生成减少等可引起肺顺应性降低,导致限制性通气不足;③炎症细胞释放致炎因子、蛋白酶等导致肺泡膜损伤,气体弥散障碍;④局部缩血管体液因子增多导致部分肺泡血流不足,小气道狭窄或阻塞也可导致部分肺泡通气不足,因其通气血流比例失调,出现死腔样通气和功能性分流,从而导致呼吸衰竭（图 14-9）。

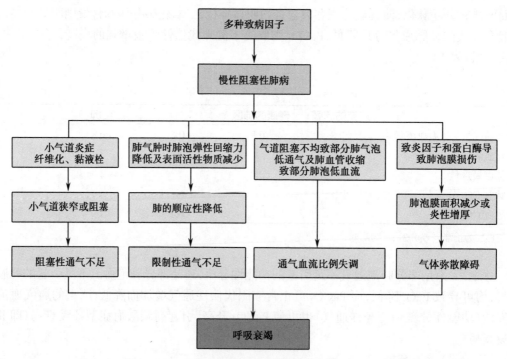

图 14-9 慢性阻塞性肺疾病引起呼吸衰竭的机制

（二）急性呼吸窘迫综合征与呼吸衰竭

急性呼吸窘迫综合征（acute respiratory distress syndrome,ARDS）指各种肺内和肺外致病因素所导致的急性肺损伤以及由此而引起的急性呼吸衰竭。急性肺损伤的病因多种多样,包括某些全身性病理过程（如休克、大面积烧伤、严重创伤、败血症等）、化学性因素（如吸入毒气、胃内容物等）、物理性因素（如放射性损伤、溺水等）、某些治疗措施的并发症（如体外循环、大量输血等）以及某些病毒感染（如冠状病毒）引起的严重急性呼吸综合征（severe acute respiratory syndrome,SARS)及 H5N1 禽流感病毒引起的 ARDS 等。ARDS 患者肺组织的大体形态改变为：肺呈暗红色或暗紫红色的肝样变，可见水肿、出血和重量明显增加。显微镜下可见肺微血管内微血栓形成，肺泡腔及肺间质充满水肿液及广泛的炎性细胞浸润、肺泡内透明膜形成等病变。ARDS 的主要临床表现是呈进行性加重的呼吸困难和顽固的、不易纠正的低氧血症。X 线胸片早期可无异常，或呈轻度间质改变，表现为边缘模糊的肺纹理增多，继之出现片状以至融合成大片状的浸润阴影，两肺广泛的渗出和实变，在胸片上表现为典型的"白肺"。

急性肺损伤的发病机制较为复杂，很多方面尚未完全阐明，目前认为其主要发病机制包括：①某些致病因子直接损伤肺泡上皮细胞、肺毛细血管内皮细胞及肺泡膜，如吸入毒气、氧中毒等；②多种致病因子激活白细胞、巨噬细胞和血小板，间接地引起肺损伤，尤其是大量中性粒细胞在肿瘤坏死因子 α（TNF-α）、白细胞介素 -8（IL-8）、血栓素 A_2（TXA_2）、白三烯 B_4（LTB_4）等细胞因子作用下激活并聚集于肺组织，黏附于肺毛细血管内皮，释放氧自由基、蛋白酶和炎症介质，损伤肺泡上皮细胞和毛细血管内皮细胞；③血管内膜的损伤和中性粒细胞浸润及肺组织释放的促凝物质，导致微血管内凝血，形成微血栓，后者通过阻断血流进一步引起肺损伤，也可通过形成纤维蛋白降解产物、激活激肽和补体系统等引起肺微血管通透性进一步增高。

ARDS 发生呼吸衰竭的主要机制是：①肺水肿、肺不张以及炎症介质引起的支气管平滑肌收缩等均可使部分肺泡通气严重不足，肺内功能性分流增加；②肺泡毛细血管内微血栓形成以及炎症介质引起的肺血管收缩亦可使部分肺泡血流减少，导致死腔样通气增加；③由于肺泡毛细血管膜损伤及炎症介质引起毛细血管内皮通透性增高，引起渗透性肺水肿及肺泡内透明膜形成，导致气体弥散障碍。总之，通气血流比例失调和气体弥散障碍是 ARDS 患者呼吸衰竭的主要发病机制。由于患者 PaO_2 降低对血管化学感受器的刺激和肺充血、水肿对肺泡毛细血管旁 J 感受器的刺激，使呼吸加深加快，导致患者出现呼吸窘迫和二氧化碳排出增多，因而 ARDS 患者早期主要发生低氧血症型呼吸衰竭（即 Ⅰ 型呼吸衰竭）。病变极其严重的患者或晚期患者，由于肺的顺应性降低等因素致肺总通气量减少，亦可引起 $PaCO_2$ 增高，导致 ARDS 患者从 Ⅰ 型呼吸衰竭加重为 Ⅱ 型呼吸衰竭（图 14-10）。

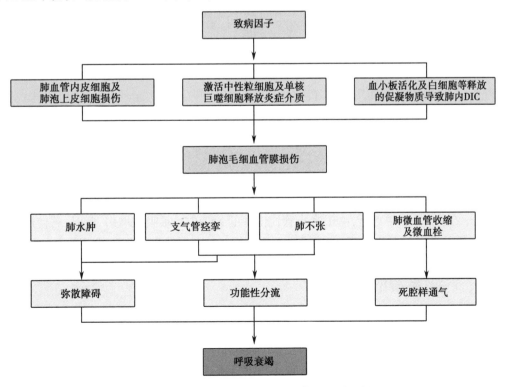

图 14-10　ARDS 患者呼吸衰竭的发生机制示意图

第三节 呼吸衰竭时主要代谢及功能变化

一、酸碱平衡及电解质紊乱

严重的呼吸衰竭必然会导致人体酸碱平衡紊乱，Ⅰ型和Ⅱ型呼吸衰竭均有低氧血症，均可引起代谢性酸中毒；Ⅱ型呼吸衰竭患者体内低氧血症与高碳酸血症并存，可发生代谢性酸中毒合并呼吸性酸中毒；ARDS 患者早期由于缺氧引起代偿性呼吸加快，可导致代谢性酸中毒和呼吸性碱中毒；如给呼吸衰竭患者应用人工辅助通气装置（呼吸机）、过量利尿剂或 $NaHCO_3$ 等则可引起医源性呼吸性碱中毒或代谢性碱中毒。总的说来，呼吸衰竭患者常常会发生混合型酸碱平衡紊乱。

（一）代谢性酸中毒

严重缺氧使无氧酵解增强，乳酸等酸性代谢产物增多，可引起代谢性酸中毒。缺氧可反射性引起交感神经兴奋，肾血管收缩导致肾血流量减少，甚至出现功能性肾损伤，肾小管排酸保碱功能降低，以及某些引起呼吸衰竭的原发疾病，如休克、创伤和烧伤等均可导致代谢性酸中毒。此时，血液电解质主要有以下变化：①血钾浓度增高：由于酸中毒可使细胞内 K^+ 更多地移至细胞外，酸中毒也会导致肾小管泌 H^+ 增多而泌 K^+ 减少，导致高钾血症；②血清氯离子浓度增高：代谢性酸中毒时，由于 HCO_3^- 浓度降低，可使肾脏排 Cl^- 减少，故血氯增高。

（二）呼吸性酸中毒

Ⅱ型呼吸衰竭时，大量 CO_2 潴留可导致呼吸性酸中毒，此时，由于细胞内外的离子交换和肾脏的代偿调节作用可引起高血钾和低血氯。造成血氯降低的主要原因是：①血液中的 CO_2 快速弥散进入红细胞，在碳酸酐酶作用下与 H_2O 生成 H_2CO_3，再解离为 H^+ 和 HCO_3^-，后者与 Cl^- 交换使 Cl^- 大量转入细胞内；②酸中毒时，肾小管上皮细胞泌 H^+ 和泌氨增多，$NaHCO_3$ 重吸收增多，使尿中 NH_4Cl 和 $NaCl$ 的排出增加，均使血清 Cl^- 降低。当呼吸性酸中毒合并代谢性酸中毒时，血氯亦可正常。

（三）呼吸性碱中毒

由于气体弥散障碍等原因导致Ⅰ型呼吸衰竭时，因缺氧引起肺过度通气，CO_2 排出过多，可引起呼吸性碱中毒，在使用人工呼吸机改善肺的通气和换气功能时，由于通气过度，也容易造成呼吸性碱中毒；此时，患者可出现血钾降低和血氯增高。导致血钾降低的原因：①由于 H^+ 从细胞内移出，与细胞外钾离子相交换；②由于碱中毒使肾小管泌 H^+ 和泌氨减少，泌钾相应增多，使大量 K^+ 随尿丢失。

（四）代谢性碱中毒

呼吸衰竭时也可发生代谢性碱中毒，其主要原因是：①在纠正代谢性酸中毒时输入过多的 $NaHCO_3$；②呼吸性酸中毒时，由于肾小管代偿性的 $NaHCO_3$ 重吸收增多，此时，若使用人工呼吸机快速纠正其高 H_2CO_3 血症，体内可因 HCO_3^- 相对过剩而发生代谢性碱中毒。

二、呼吸系统的变化

呼吸衰竭患者的呼吸变化受 PaO_2 下降和 $PaCO_2$ 升高所引起的反射活动及原发疾病的双重影响。当 PaO_2 低于 60mmHg 时，可作用于颈动脉体和主动脉体外周化学感受器，反射性引起呼吸中枢兴奋，使呼吸运动增强。然而，严重的缺氧对呼吸中枢有直接的抑制作用，当 PaO_2 低于 30mmHg 时，此作用可大于反射性兴奋作用而使呼吸抑制。$PaCO_2$ 升高主要作用于中枢化学感受器使呼吸中枢兴奋,引起呼吸加深加快,但长时间较严重的 CO_2 潴留会使中枢化学感受器对 CO_2 的刺激作用变得不敏感,当 $PaCO_2$ 超过 80mmHg 时则抑制呼吸中枢,此时,呼吸运动的维持在很大程度上取决于动脉血低氧分压对外周化学感受器的刺激作用,因此,在这种情况下,吸氧浓度不宜过高(一般给氧浓度不超过 30%),避免完全纠正缺氧后反而出现呼吸抑制,使病情进一步恶化。

引起呼吸衰竭的原发疾病本身也会导致呼吸运动的变化,如发生中枢性呼吸衰竭时,呼吸变浅变慢,可出现潮式呼吸、间歇呼吸、抽泣样呼吸、叹气样呼吸等呼吸节律紊乱。在肺顺应性降低所致限制性通气障碍的患者,因牵张感受器或肺泡毛细血管旁感受器(juxtapulmonary capillary receptor,J 感受器)受刺激,可反射性引起呼吸运动变浅变快。阻塞性通气障碍时,由于气体通过呼吸道受阻,呼吸运动加深,根据其阻塞部位的不同,可表现为吸气性呼吸困难或呼气性呼吸困难。

呼吸衰竭时,如存在长时间呼吸运动增强,呼吸肌耗氧量增加,加之血氧供应不足,可导致呼吸肌疲劳,使呼吸肌收缩力减弱,加重呼吸衰竭。此外,由于严重缺氧以及某些原发疾病(如慢性支气管炎、肺气肿和慢性阻塞性肺病等)的共同作用,可导致肺的防御功能降低,若此时给予人工呼吸机辅助通气,由于气管插管等可进一步损伤肺的防御功能,极容易并发肺部感染(包括某些条件致病菌引起的机会性感染),使呼吸衰竭进一步加重。

三、循环系统的变化

一定程度的 PaO_2 下降和 $PaCO_2$ 升高可兴奋心血管运动中枢,使心率加快,心肌收缩力增强、外周血管收缩,加上呼吸运动增强使胸腔负压增大,静脉回流增多,导致心排血量增加。严重的缺氧和 CO_2 潴留可直接抑制心血管中枢和心脏活动,扩张血管,导致血压下降、心肌收缩力下降、心律失常等严重后果。长期慢性缺氧可导致心肌纤维化、心肌硬化等病变。

在呼吸衰竭的发病过程中,缺氧、肺动脉高压和心肌受损等病变最终会导致右心肥大与衰竭,即肺源性心脏病(cor pulmonale,CP),其发生机制主要是:①肺泡缺氧和 CO_2 潴留所致血液 H^+ 浓度增高,可引起肺小动脉收缩(CO_2 本身对肺血管起扩张作用),使肺动脉压升高,从而增加右心后负荷;②缺氧和肺小动脉长期收缩均可导致无肌型微动脉肌化,肺血管平滑肌细胞及成纤维细胞肥大增生,胶原蛋白和弹性蛋白合成增加,导致肺血管增厚和硬化,管腔变窄,由此形成持久而稳定的慢性肺动脉高压;③长期缺氧引起的代偿性红细胞增多症可使血液的黏度增高,也会增加肺血流阻力和加重右心的后负荷;④某些肺部病变,如肺小动脉炎、肺毛细血管床的大量破坏和肺栓塞等也可成为肺动脉高压的原因;⑤缺氧和酸中毒可降低心肌的舒缩功能;⑥呼吸困难时,用力呼气可使胸腔内压异常增高,心脏受压,影响心脏的舒张功能;用力吸气则使胸腔内压异常降低,心脏外的负压增大,可增加心脏收缩时的负荷,促进右侧心力衰竭的发生。

呼吸衰竭亦可累及左心,导致左心功能障碍,其发生机制是:①缺氧和酸中毒亦可使左心心肌收缩力降低;②胸腔内压的增高或降低同样会影响左心的舒缩功能;③右心扩大或右心室压力增大将室间隔向左侧推移,可降低左心室的顺应性,导致左室舒张功能障碍。

四、中枢神经系统变化

脑组织的耗氧量约占全身总耗氧量的 23%,因而中枢神经系统对缺氧十分敏感。当 PaO_2 降低到 60mmHg 以下时,可出现注意力不集中、智力和视力轻度减退,若 PaO_2 迅速降低到 40~50mmHg 以下,就会引起一系列中枢神经症状,如头昏、头痛、烦躁不安、记忆力与定向力减退、精神错乱、嗜睡等,低于 30mmHg 时,出现神志不清、惊厥和昏迷。

二氧化碳潴留使脑脊液 H^+ 浓度增加,影响脑细胞代谢,可降低脑细胞的兴奋性,抑制中枢神经系统的功能。严重的 CO_2 潴留可引起头晕、头痛、烦躁不安、言语不清、精神错乱、扑翼样震颤、嗜睡、惊厥、昏迷和呼吸抑制等表现,称之为 CO_2 麻醉(carbon dioxide narcosis)。

上述由呼吸衰竭时缺氧和二氧化碳潴留所引起的神经精神综合征统称为肺性脑病(pulmonary encephalopathy),其发生机制较为复杂,主要与以下因素有关:

1. **酸中毒和缺氧对脑血管的作用**　高浓度的 CO_2 可直接扩张脑血管,$PaCO_2$ 升高 10mmHg 大约可使脑血流量增加 50%。缺氧也可通过局部代谢产物和影响血管平滑肌细胞膜钾离子通道通透性等方式引起脑血管扩张。缺氧和酸中毒还可损伤血管内皮细胞使其通透性增高,导致脑间质水肿。缺氧使脑细胞 ATP 生成减少,影响 Na^+-K^+ 泵的功能,可致脑细胞内 Na^+ 及水增多,形成脑细胞水肿。脑充血、水肿使颅内压增高,压迫脑血管,进一步加重脑细胞缺氧,由此形成恶性循环,严重时可形成脑疝。此外,脑血管内皮细胞损伤还可引起血管内凝血,这也是肺性脑病的发病因素之一。

2. **缺氧和酸中毒对脑细胞的作用**　正常脑脊液的缓冲能力较血液弱,其 pH 也较低,二氧化碳分压比动脉血高,因血液中的 HCO_3^- 和 H^+ 不易透过血脑屏障进入脑脊液,故脑脊液的酸碱调节需时较长,因而呼吸衰竭时脑脊液 pH 降低比血液更为明显。当脑脊液 pH 低于 7.25 时,脑电波变慢,pH 低于 6.8 时脑电活动几乎完全停止。神经细胞内酸中毒一方面可增加脑细胞谷氨酸脱羧酶活性,使 γ-氨基丁酸生成增多,导致中枢抑制;另一方面增强磷脂酶活性,使溶酶体水解酶释放,引起神经细胞和组织损伤。

虽然肺性脑病患者主要表现为中枢抑制,但也有部分患者早期可表现为兴奋、躁动,可能与代偿性通气过度引起呼吸性碱中毒或输入过多 $NaHCO_3$ 所致代谢性碱中毒有关,然而即使无碱中毒,部分患者也可出现兴奋症状,其机制尚不清楚。

五、肾脏功能变化

呼吸衰竭可引起肾功能受损,轻者尿中出现蛋白、红细胞、白细胞及管型,严重时可发生急性肾功能不全,出现少尿、无尿、氮质血症和代谢性酸中毒。此时,肾实质往往并无器质性病变,主要为功能性肾损伤。其发生原因主要是由于缺氧反射性引起交感神经兴奋,使肾血管收缩,肾血流量严重减少所致。

六、胃肠功能变化

呼吸衰竭患者常合并胃肠功能障碍,表现为食欲不振、消化不良、甚至出现胃肠黏膜糜烂、坏死、出血及溃疡形成等病变。其发生原因是缺氧通过反射性兴奋交感神经,可使胃肠黏膜血管收缩,胃肠黏膜缺血缺氧,黏膜的分泌功能和屏障作用受损,CO_2 潴留可增强胃壁细胞碳酸酐酶活性,使胃酸分泌增多,加之有的严重呼吸衰竭患者还会合并弥散性血管内凝血和休克等,亦可进一步导致胃肠功能受损。

第四节　呼吸衰竭防治的病理生理学基础

一、去除引起呼吸衰竭的原发病因

若有气道阻塞,必须及时清除气道内异物和分泌物,保持呼吸道通畅,必要时可进行气管切开和气管插管,若有支气管痉挛,应及时应用可扩张支气管的药物,如 β_2 肾上腺素受体激动剂、茶碱类等。如出现严重的气胸或胸腔积液,应及时进行相应抢救。

二、通过氧疗提高 PaO_2

呼吸衰竭患者必然都有低张性缺氧,应尽快把 PaO_2 提高到 50mmHg 以上。Ⅰ型呼吸衰竭患者只有低氧血症而无高碳酸血症,可吸入较高浓度的氧(35%~50%)。对于Ⅱ型呼吸衰竭患者,往往需要低浓度(浓度不超过 30%)、低流量给氧,使氧分压上升到 50~60mmHg 即可,以免引起呼吸抑制。这是因为长时间或严重的 CO_2 潴留会使中枢化学感受器对 CO_2 的刺激作用变得不敏感,此时,呼吸运动的维持在很大程度上依赖于动脉血低氧分压对外周化学感受器的刺激作用,若缺氧完全纠正后,低氧分压刺激作用减弱,反而会引起呼吸抑制,进而加重高碳酸血症使病情进一步恶化。

三、改善 CO_2 潴留

$PaCO_2$ 升高是由肺总通气量减少所致,应通过增加肺泡通气量以降低 $PaCO_2$。增加肺通气的方法包括:①增强呼吸动力:对原发于呼吸中枢抑制所引起的限制性通气障碍,可用呼吸中枢兴奋剂,如尼可刹米等治疗;②人工辅助通气:使用人工呼吸机维持必需的肺通气量,同时,也使呼吸肌得以休息,有利于呼吸肌功能的恢复,这也是治疗呼吸肌疲劳的主要方法,呼吸肌疲劳是由呼吸肌过度负荷引起的呼吸肌衰竭,表现为收缩力减弱和收缩与舒张速度减慢,往往出现在 $PaCO_2$ 升高之前,是Ⅱ型呼吸衰竭的重要发病因素;③补充营养:慢性呼吸衰竭患者由于受呼吸困难影响,进食量及胃肠消化及吸收功能差,常有营养不良,导致体重和膈肌重量减轻,膈肌萎缩也可使其收缩乏力,更易发生呼吸肌疲劳,故除呼吸肌休息外,还应补充营养以改善呼吸肌功能。

四、改善内环境及保护重要器官功能

积极纠正水电解质及酸碱平衡紊乱,保护心、脑、肾等重要器官的功能,预防和治疗并发症,如肺动脉高压、肺源性心脏病、肺性脑病、肾功能不全、胃肠功能障碍和弥散性血管内凝血等。若出现继发性肺部感染,还应积极控制感染。

(谢勇恩)

> 📝 **重要考点**
>
> 1. 呼吸衰竭的概念和诊断标准。
> 2. 呼吸衰竭的常见类型。
> 3 引起呼吸衰竭的基本机制。
> 4. 肺通气功能障碍的常见原因和机制。
> 5. 肺换气功能障碍的原因和机制。
> 6. ARDS 患者发生呼吸衰竭的主要机制。
> 7. 呼吸衰竭对人体酸碱平衡及电解质代谢的影响。
> 8. 呼吸衰竭对循环系统和中枢神经系统的影响。

思考题

1. 肺通气功能障碍的原因和机制有哪些?
2. 呼吸衰竭时气体弥散障碍的原因有哪些?
3. 肺内功能性分流和死腔样通气是如何形成的?
4. 试述肺源性心脏病的发生机制。
5. 试述 ARDS 引起呼吸衰竭的主要机制。
6. 试述慢性阻塞性肺病引起呼吸衰竭的机制。

参 考 文 献

［1］王建枝, 钱睿哲. 病理生理学. 9 版. 北京: 人民卫生出版社, 2018.

［2］葛均波, 徐永健, 王辰. 内科学. 9 版. 北京: 人民卫生出版社, 2018.

［3］王迪浔, 金惠铭. 人体病理生理学. 3 版. 北京: 人民卫生出版社, 2008.

［4］王德炳. 内科学. 北京: 北京大学医学出版社, 2012.

［5］HAMMER G, MCPHEE S. Pathophysiology of disease. An introduction to clinical medicine. Seventh edition: New York: McGraw-Hill Education Medical, 2014.

［6］STORY L. Pathophysiology: A practical approach. 3rd ed. Burlington, MA: Jones & Bartlett Learning, 2018.

［7］PORTH C, GASPARD K. Essentials of pathophysiology: Concepts of altered health states. 4th ed: Philadelphia: Wolters Kluwer Health, 2015.

第十五章 肝功能不全

学习目标

1. **掌握** 肝功能不全和肝功能衰竭的概念；肝性脑病的概念、发病机制和诱因；肝性腹水的发病机制。
2. **熟悉** 黄疸的发病机制；肝功能不全对机体的影响。
3. **了解** 肝性脑病防治的病理生理学基础。

肝脏是人体最大的代谢器官，且具有极大的储备能力，当各种致肝损伤因素使肝细胞（包括肝实质细胞和 Kupffer 细胞）发生严重损害时，其代谢、分泌、合成、解毒与免疫功能发生障碍，机体往往出现黄疸、出血、继发性感染、肾功能障碍及肝性脑病等一系列临床综合征，称为肝功能不全（hepatic insufficiency）。近年来很多资料表明，肝功能不全综合征的出现均直接或间接与 Kupffer 细胞功能障碍所形成的肠源性内毒素血症有关。因此，应把肝功能不全视为肝实质细胞与 Kupffer 细胞功能严重障碍综合作用的结果。

肝功能衰竭（hepatic failure）一般是指肝功能不全的晚期阶段，主要临床表现为肝性脑病和肝肾综合征。

第一节 病因及分类

一、常见病因

1. **生物性因素** 病毒性肝炎是肝功能障碍的最常见病因。特别是乙型肝炎病毒引起的乙型肝炎，发病率高，危害大。病毒性肝炎的发病不仅与病毒感染量、毒力以及途径有关，也与机体的免疫反应状态等密切相关。肝细胞被肝炎病毒感染后，可引起机体细胞免疫和体液免疫反应，有利于杀灭肝炎病毒，但也可攻击被感染的肝细胞，造成肝细胞损伤。一般认为，T 细胞介导的细胞免疫反应是引起病毒性肝细胞损伤的主要原因。除肝炎病毒外，某些细菌、真菌可引起肝脓肿；某些寄生虫如肝吸虫、肝包虫、血吸虫等可累及肝脏，造成不同程度的肝损害。

近年来，对肠道菌群的研究逐渐成为热点。肠道菌群通过特有的菌群结构及其代谢产物来影响机体的代谢，维持机体内环境的稳定。肠道菌群失调，如革兰氏阴性大肠杆菌繁殖过度而双歧杆菌等益生菌日益减少，革兰氏阴性杆菌分泌的脂多糖（LPS）明显增多，使肠黏膜通透性增强，并移位于血循环而形成肠源性内毒素血症（intestinal endotoxemia，IETM）。

2. **药物性因素** 肝脏在药物代谢中起着十分重要的作用，大多数药物在肝内经生物转化后排出体外。许多药物本身或其代谢产物对肝脏具有明显的毒性作用,可造成肝脏的损害和病变。

3. 化学性因素 酒精(乙醇)及多种化学毒物可引起肝脏损伤。酒精性肝病在多数西方发达国家中发病率甚高,酒精中毒引起的肝损害包括脂肪肝、酒精性肝炎与肝硬化,统称为酒精性脂肪性肝病(alcoholic fatty liver disease,AFLD)。

4. 营养性因素 单纯营养缺乏导致的肝病不多见,但长期营养缺乏可促进肝病的发生发展。

5. 免疫性因素 自身免疫性肝炎是机体自身免疫反应过度造成的肝组织损伤,与其他自身免疫性疾病一样,病因不清。临床上出现波动性黄疸、高 γ 球蛋白血症、血液中出现自身抗体及女性患病率更高等特点。

6. 遗传性因素 单纯遗传性肝病少见,但多种肝病的发生发展却与遗传因素有关。如原发性肝癌患者多有肝癌家族史。

二、分类

根据病情发生发展过程,肝功能不全可分为急性和慢性两种类型。

1. 急性肝功能不全 起病急、进展快、预后差,病情凶险,病死率高。发病数小时后出现黄疸,很快进入昏迷状态,具有明显的出血倾向,常伴发肾衰竭。病毒、药物及中毒等所致的急性重症肝炎是急性肝功能不全的常见病因。

2. 慢性肝功能不全 起病慢、病程长、多反复,呈迁延性过程。临床上常因上消化道出血、感染、碱中毒、服用镇静剂等诱因的作用使病情突然恶化,进而发生昏迷。慢性肝功能不全多见于各种类型肝硬化的失代偿期和部分肝癌的晚期,经治疗可获得缓解或者转化为肝功能衰竭。

第二节 肝功能不全对机体的影响

一、代谢障碍

肝脏是物质代谢的中心,在糖、脂类、蛋白质、维生素、激素等物质代谢中肝均起着重要作用。肝脏受到严重损害时往往出现低血糖、低蛋白血症、胆固醇升高等。

（一）糖代谢障碍

机体血糖浓度的相对稳定主要通过肝脏调节糖原合成与分解、糖酵解与糖异生和糖类的转化来维持。当肝功能障碍时可导致空腹低血糖、餐后高血糖即糖耐量降低(图 15-1)。

（二）脂代谢障碍

肝脏参与脂类的消化、吸收、运输、分解与合成等过程,胆汁酸盐有助于脂类的消化与吸收。肝功能障碍时,脂代谢障碍长期存在和发展可出现高脂血症、高甘油三酯血症、高胆固醇血症及低密度脂蛋白血症。

（三）蛋白质代谢障碍

肝脏是人体合成和分解蛋白质的主要器官,也是血浆蛋白质的重要来源(包括血浆白蛋白、凝血因子、多种酶类等)。在肝功能不全时,可由于造血原料缺乏导致贫血;应激时由于急性期反应蛋白的产生不足,使机体的防御功能下降。

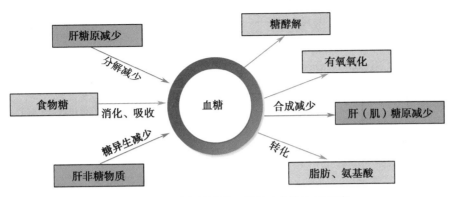

图 15-1 肝功能障碍致血糖的来源和去路异常

（四）维生素代谢障碍

肝脏是多种维生素的转化和贮存场所,慢性肝功能障碍时,可造成体内相关维生素缺乏,维生素 A 缺乏出现暗适应障碍,维生素 D 缺乏出现骨质疏松等变化。

二、水、电解质代谢紊乱

（一）肝性腹水

肝硬化等肝病晚期可出现腹水,其发生机制主要与下列因素相关:

1. **门脉高压** 门脉高压是由血流阻力增高引起的门静脉系统异常高压。门静脉压通常为 3mmHg,门脉高压时可增加到至少 10mmHg。门脉高压是由阻塞或阻碍血液流经门静脉系统或腔静脉的疾病引起的,最常见的病因是肝硬化引起的梗阻。

2. **血浆胶体渗透压降低** 当肝功能障碍时,肝脏白蛋白合成不足,血浆胶体渗透压降低,导致有效滤过压增大,促使毛细血管内液体漏入腹腔增多,形成腹水。

3. **淋巴液生成与回流障碍** 在静息状态下身体内形成的淋巴液中约有一半出现在肝脏,肝硬化时,肝静脉受挤压发生扭曲、闭塞,继而引起肝窦内压增高,有效滤过压增大,淋巴生成增多,同时因淋巴管受压等因素引起淋巴回流能力不足,导致液体从肝和门脉毛细血管漏入腹腔,形成腹水。(图 15-2)。

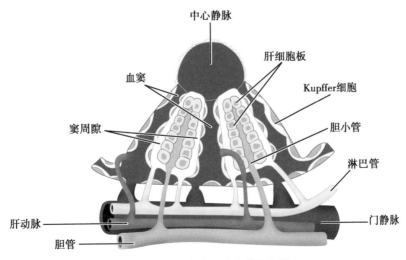

图 15-2 肝脏淋巴液生成示意图

4. **钠水潴留** 钠水潴留为肝性腹水形成的全身性因素(图 15-3)。

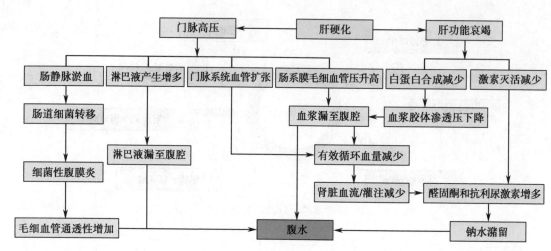

图 15-3　肝硬化腹水机制示意图

（二）低钾血症

肝功能障碍时,由于肝细胞对醛固酮的灭活作用减弱及继发性醛固酮分泌增多,使肾脏排钾增加,导致低钾血症。低钾性代谢性碱中毒促进氨在肠道的吸收,易诱发或加重肝性脑病。

（三）低钠血症

低钠血症属于病情危重的表现。在严重肝病时:①由于大量放腹水或使用利尿药导致钠丢失过多;②有效循环血量减少引起抗利尿激素（ADH）分泌增加,同时肝脏灭活 ADH 不足导致 ADH 增多,肾小管水重吸收增多,加之体内原有的钠水潴留,可造成稀释性低钠血症。

三、胆汁分泌和排泄障碍

（一）高胆红素血症

正常时胆红素的生成、运输和肝对胆红素的摄取、运输、结合（酯化）、排泄以及肝外的胆红素排泄（包括肝外胆管排泄、肠肝循环和肾的排泄）之间保持着动态平衡。如果其中一个或数个环节发生障碍（图 15-4）,就会导致高胆红素血症（hyperbilirubinemia）的发生,临床表现为黄疸（jaundice）（图 15-5）。

（二）肝内胆汁淤积

肝内胆汁淤积（intrahepatic cholestasis）是指肝细胞对胆汁酸摄取、转运和排泄功能障碍,以致胆汁成分（胆盐和胆红素）蓄积于肝内和血清内,临床上有黄疸、瘙痒症状,并伴有血清胆红素、胆固醇等的增高。

肝细胞内胆汁各成分积聚过多可引起肝细胞变性与坏死,胆盐可刺激小胆管增生与炎症反应而引起纤维化,进而发生肝硬化;胆汁严重淤积时不能排入肠腔,致使维生素 K 吸收发生障碍,肝内合成凝血因子 Ⅱ、Ⅶ、Ⅹ 减少,会有出血倾向;肠内胆盐缺乏可促进内毒素的吸收增多,加剧肠源性内毒素血症的形成。

四、凝血功能障碍

多种严重肝病患者伴有凝血和 / 或纤维蛋白溶解异常,易发生出血或出血倾向,其凝血障碍主要表现为:①凝血因子合成减少;②易发生原发性纤维蛋白溶解:肝病时合成抗纤溶酶减少、清除纤溶酶原激活物功能减退,从而增强了纤维蛋白溶解酶的活性;③血小板量与功能异常:可能与肝功能不全患者脾功能亢进、骨髓抑制血小板的生成不足有关。

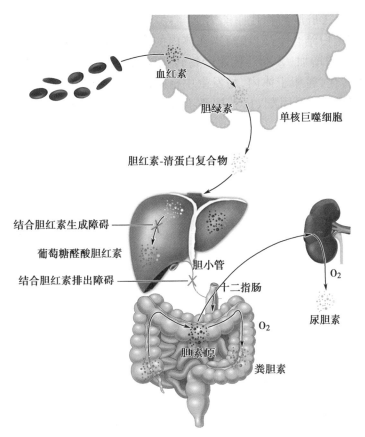

图 15-4 胆红素在肝脏的代谢障碍

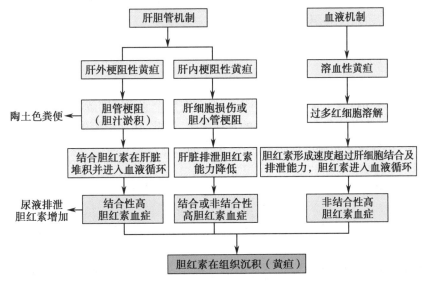

图 15-5 黄疸发生机制示意图

五、生物转化功能障碍

肝功能障碍时:①肝脏药物代谢能力下降:患者(尤其是肝硬化患者)血清白蛋白合成减少,药物同血浆蛋白结合率降低,药物在体内的代谢、分布或排泄过程改变,导致药物尤其是镇静药毒性作用增加;②毒性代谢产物转化能力下降:由肠道吸收的氨、胺类和 γ- 氨基丁酸等不能被转化,蓄积于体内,易发生中枢神经系统功能紊乱,甚至肝性脑病;③激素灭活作用减弱:雌激素、醛固酮、抗利尿激素和睾酮等激素灭活减少,易对机体产生不利影响。

六、免疫功能障碍

肝功能不全时,由于 Kupffer 细胞功能障碍及补体水平下降,常常伴有免疫功能低下,易发生肠道细菌移位、肠源性内毒素血症及感染等,加重肝脏损害,促进肝性脑病的发生发展。

第三节 肝 性 脑 病

一、概念与分期

肝性脑病(hepatic encephalopathy,HE)是指在排除其他已知脑疾病的前提下,继发于肝功能不全的一系列严重的神经精神综合征。

肝性脑病从轻微的精神异常到昏迷可人为的分为四期:一期(前驱期):有轻微的性格和行为改变,可表现为轻度知觉障碍、欣快或焦虑、精神集中时间短等,轻微扑翼样震颤(asterixis);二期(昏迷前期):一期症状加重,出现嗜睡、淡漠、时间和空间轻度感知障碍、言语不清、明显的人格障碍及行为异常、明显的扑翼样震颤;三期(昏睡期):有明显的精神错乱、时间感知和空间定向障碍、健忘、言语混乱等症状,可昏睡但能唤醒;四期(昏迷期):患者完全丧失神志,不能唤醒,对疼痛刺激无反应,无扑翼样震颤。

二、发病机制

肝性脑病的发病机制迄今尚未完全明了。目前有数个假说试图解释肝性脑病的发生机制,每个学说都能从一定角度解释肝性脑病的发生发展,因此,诸多"假说"并非相互矛盾,而是相互补充,对肝性脑病发生机制的理解更深入、更全面。

(一)氨中毒学说(ammonia intoxication hypothesis)

正常生理情况下,血氨的生成和清除保持动态平衡,使血氨浓度很低并相对稳定,一般不超过 59μmol/L,氨在肝脏内合成尿素是维持此平衡的关键。当肝功能严重受损时,尿素合成发生障碍,因而血氨水平升高,过量的氨通过血脑屏障进入脑组织,干扰脑细胞的代谢和功能,诱发肝性脑病。

1. **血氨升高的原因** 血氨水平升高可能是氨生成过多或氨清除不足所致,其中,肝脏清除氨功能障碍是主要原因。

(1)氨清除不足:体内氨的主要去路是在肝内经鸟氨酸循环生成尿素。鸟氨酸循环有以下特点:①酶促反应依照 Michaelis-Menten 模式进行,其反应速度随底物(鸟氨酸、瓜氨酸、精氨酸)浓度的增加而加快;②氨经鸟氨酸循环生成尿素的过程需要消耗能量,2分子氨生成1分子尿素,同时消耗4分子的ATP。

当肝功能严重障碍时,鸟氨酸循环所需底物缺失,代谢障碍致使ATP供给不足,同时肝内酶系统的破坏致使鸟氨酸循环难以正常进行,尿素合成明显减少。

(2)氨的产生增多:血氨主要来源于肠道:①肠道内的蛋白质经消化分解成氨基酸,继而在细菌释放的氨基酸氧化酶作用下产生氨;②经肠肝循环弥散入肠道的尿素,在细菌释放的尿素酶作用下产生氨。正常时,每天肠道产氨约4g,经门脉入肝转变为尿素而被解毒。

肝功能严重障碍时有许多使氨产生增多的因素:①门脉血流受阻,肠黏膜淤血、水肿,肠蠕动减弱以及胆汁分泌减少,食物的消化、吸收和排空均发生障碍,未经消化吸收的蛋白质成分在肠道潴留,细菌繁殖旺盛,氨的生成显著增多,特别是在高蛋白饮食或上消化道出血后更是如此。②慢性肝病晚期常伴有肾功能障碍,尿素排出减少,弥散入肠腔内的尿素增多。③肝性脑病患者,可出现躁动不安、震颤等肌肉活动增强的症状,肌肉的腺苷酸分解代谢增强,产氨增多。④在谷氨酰胺酶作用下,肾小管上皮细胞产氨,与泌H^+过程协同生成NH_4^+随尿液排出。由于肝功能障碍患者常伴有呼吸性碱中毒,肾小管管腔中H^+减少,生成NH_4^+减少,NH_3弥散入血增多(图15-6)。

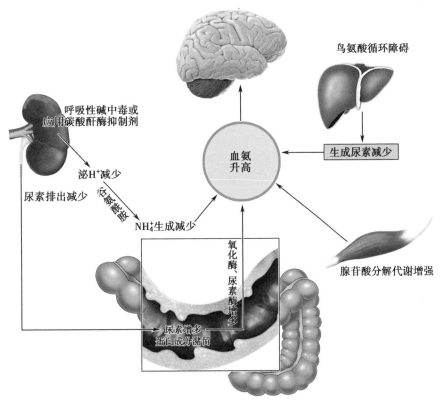

图 15-6　肝功能障碍致血氨的产生与清除异常

除产氨增多外,肠道中氨的吸收多少也影响血氨的水平,肠道pH对氨的吸收有重要影响。当肠道中pH较低时,NH_3与H^+结合成不易被吸收的NH_4^+随粪便排出体外。通过口服乳果糖降血氨,主要因其不被小肠双糖酶水解,大部分进入结肠,由结肠内乳酸杆菌、厌氧杆菌、大肠杆菌分解为乳酸和醋酸,酸化肠道,降低肠腔pH,减少对氨的吸收。

2. 氨对脑的毒性作用　NH_3属弱碱性,血中仅占1%,主要以铵离子(NH_4^+)的形式存在。NH_4^+不易通过血脑屏障,而NH_3则可自由通过血脑屏障进入脑内;细胞因子、自由基等可使血脑屏障通透性增高,这也是部分病例血氨浓度不高却发生严重肝性脑病的原因。随着对氨中毒理论的进一步深入研究,发现氨可通过多种途径影响脑细胞,并产生神经毒性作用:

(1)氨与星形胶质细胞:氨在脑内的清除主要通过星形胶质细胞内的谷氨酰胺合成酶的作用与谷氨酸合成谷氨酰胺,星形胶质细胞是脑内唯一能合成谷氨酰胺的细胞。肝功能障碍时,增多的血氨可通过血脑屏障进入脑内星形胶质细胞并与谷氨酸合成谷氨酰胺。谷氨酰胺具有渗透分子作用,细胞内谷氨酰胺增多可继发细胞内水分积聚,引起星形胶质细胞水肿,因此脑内谷氨酰胺蓄积可能是高血氨时脑水肿发生的主要机制之一。星形胶质细胞虽然没有神经传导功能,但对神经元的代谢活动具有重要作用,星形胶质细胞损伤可引起神经系统功能紊乱。

(2)氨使脑内神经递质发生改变:正常状态下,脑内兴奋性神经递质与抑制性神经递质保持平衡。在肝性脑病的发生发展过程中,脑内氨增多直接影响脑内神经递质的水平及神经传递。神经传递障碍对肝性脑病的发生发展所起的作用要强于且早于能量代谢障碍。

1)对谷氨酸能神经传递的作用:谷氨酸为脑内主要兴奋性神经递质,脑内氨水平增高可直接影响糖代谢过程中 α- 酮戊二酸脱氢酶(α-ketoglutarate dehydrogenase,αKGDH)和丙酮酸脱氢酶(pyruvate dehydrogenase,PD)活性,从而影响谷氨酸水平及谷氨酸能神经传递。在肝性脑病进展到昏迷前期以前,氨明显抑制αKGDH活性,但对 PD 影响相对较小,因而造成α- 酮戊二酸蓄积,累积增多的 α- 酮戊二酸在其他氨基酸提供氨基前提下经转氨基作用生成谷氨酸,也可有极少量谷氨酸来源于氨与 α- 酮戊二酸反应过程,患者表现为兴奋性增强。随着肝病进展,脑内氨进一步增高,在谷氨酰胺合成酶(只表达于星形胶质细胞)作用下,氨与谷氨酸结合生成谷氨酰胺,以解除氨毒性作用。但其后果是谷氨酰胺累积增多,起近似于抑制性神经递质作用,同时诱导星形胶质细胞肿胀、大量自由基生成等变化。而肝性脑病晚期,当脑内氨水平极度增高时,PD 及 αKGDH 活性均受到抑制,三羧酸循环过程受抑,谷氨酸生成减少,神经传递产生障碍(图 15-7)。

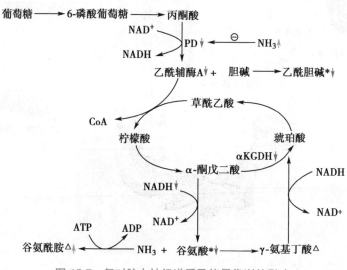

图 15-7　氨对脑内神经递质及能量代谢的影响
*:兴奋性神经递质;△抑制性神经递质

2)抑制性神经元活动增强:氨水平增高可介导抑制性神经元活动增强,如 γ 氨基丁酸(gamma aminobutyric acid,GABA)、甘氨酸等神经活动变化等,有关 GABA 及其受体在肝性脑病发生发展过程中的作用将在 GABA 学说部分阐述。

3)对其他神经递质的影响:乙酰胆碱属中枢兴奋性递质。肝性脑病晚期,由于氨抑制 PD 活性,从而抑制丙酮酸的氧化脱羧过程,乙酰辅酶 A 产生减少,乙酰辅酶 A 与胆碱结合生成乙酰胆碱减少,兴奋性神经活动减弱。此外,脑内氨水平增高,可引起脑内多巴胺、去甲肾上腺素等神经递质水平发生变化,并与肝性脑病的发生发展相关。

综上所述,脑内氨增多,可使脑内兴奋性神经递质(谷氨酸、乙酰胆碱)减少和抑制性神经递质(GABA、谷氨酰胺)增多,致使神经递质之间的作用失去平衡,导致中枢神经系统功能发生紊乱。

(3)氨干扰脑细胞的能量代谢:氨干扰脑组织的能量代谢主要是干扰葡萄糖生物氧化的正常进行(图 15-8):①氨可抑制丙酮酸脱氢酶的活性,阻碍丙酮酸的氧化脱羧过程,使乙酰辅酶 A 生成减少,从而影响三羧酸循环的正常进行,使 ATP 产生减少;②氨与脑内的 α- 酮戊二酸结合,生成谷氨酸,一方面使三羧酸循环中间产物 α- 酮戊二酸结合减少,影响糖的有氧代谢,同时又消耗了大量还原型辅酶 I(NADH),妨碍了呼吸链中的递氢过程,以致 ATP 生成不足;③氨进一步与谷氨酸结合形成谷氨酰胺的过程中又消耗了大量 ATP。因此,脑细胞活动所需之能量不足,不能维持中枢神经系统的兴奋活动,从而引起昏迷。

(4)氨对神经细胞膜有抑制作用:有学者认为血氨增高可能通过以下两个方面影响脑神经细胞膜的功能:①NH_4^+ 干扰神经细胞膜上的 Na^+-K^+-ATP 酶的活性,影响细胞内外 Na^+、K^+ 分布,使神经细胞膜的离子转运障碍,导致膜电位改变和兴奋性异常;②NH_4^+ 与 K^+ 通过细胞膜上的钠泵竞争进入细胞内,以致影响 Na^+ 和 K^+ 在神经细胞膜上的正常分布,进而影响膜电位和细胞的兴奋及传导等功能活动。

然而,氨中毒在肝性脑病发生中的作用还存在许多难以解释的事实,例如,约 20% 肝性脑病患者血氨是正常的;急性重型肝炎患者血氨水平与临床表现无相关性,降氨疗法无效等。

(二)假性神经递质学说(false neurotransmitter hypothesis)

1970 年 Parkes 首先报道了左旋多巴治疗肝性昏迷获得成功。其后,Fischer 等对肝性昏迷的发生机制提出了假性神经递质学说。该学说认为,肝性昏迷的发生是由于假性神经递质在网状结构的神经突触部位堆积,使神经突触部位冲动的传递发生障碍,从而引起神经系统的功能障碍而导致昏迷。

1. **脑干网状结构与意识** 网状结构位于中枢神经系统的中轴位置,对于维持大脑皮质的兴奋性和觉醒具有特殊的作用。肝功能障碍时,在网状结构中兴奋性神经递质减少或者被假性神经递质取代,致使神经冲动的传递发生障碍,大脑皮质不能处于清醒状态而发生昏迷。

2. **假性神经递质与肝性脑病** 食物中的蛋白质在消化道中分解产生氨基酸,其中芳香族氨基酸,如苯丙氨酸及酪氨酸,在肠道细菌的氨基酸脱羧酶的作用下分别生成苯乙胺和酪胺。正常情况下,苯乙胺和酪胺被吸收后进入肝脏,经单胺氧化酶分解而解毒。当肝功能发生严重障碍时,由于肝细胞单胺氧化酶的活性降低,这些胺类不能被有效分解,进入体循环和 / 或经侧支循环直接进入体循环而到达脑组织。苯乙胺和酪胺在脑细胞非特异性 β- 羟化酶的作用下被羟化,分别生成苯乙醇胺(phenylethanolamine)和羟苯乙醇胺(octopamine)。苯乙醇胺和羟苯乙醇胺的化学结构与脑干网状结构中的正常神经递质去甲肾上腺素和多巴胺极为相似,但生理作用却远较去甲肾上腺素和多巴胺弱,称为假性神经递质(false neurotransmitter)(图 15-8)。

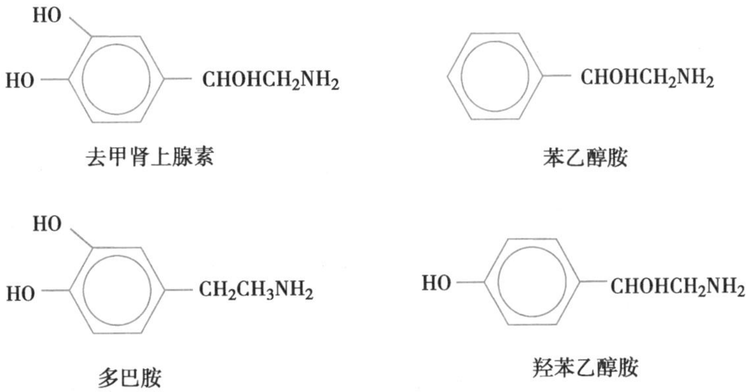

图 15-8 正常及假性神经递质

当脑干网状结构中假性神经递质增多时,可竞争性地取代上述两种正常神经递质而被神经元摄取、储存、释放,但其作用效能远不及正常递质强,从而导致网状结构上行激动系统的功能障碍,传至大脑皮质的兴奋冲动受阻,以致大脑发生抑制,出现意识障碍乃至昏迷状态;脑内的多巴胺主要由黑质产生,是调节肢体精细运动的锥体外系的主要神经递质,当假性神经递质取代多巴胺时,肢体运动的协调性障碍,出现扑翼样震颤;外周交感神经末梢递质去甲肾上腺素被取代时,可引起小动脉扩张,外周阻力降低,使肾脏特别是肾皮质血流量减少,导致功能性肾功能不全(图15-9)。

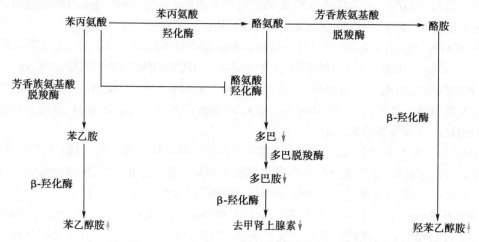

图 15-9　脑内假性神经递质的产生过程

假性神经递质学说建立的主要依据有两个方面:第一,肝性脑病患者脑内多巴胺、去甲肾上腺素等真性神经递质减少;第二,应用左旋多巴可以明显改善肝性脑病患者的病情。由于去甲肾上腺素和多巴胺不能通过血脑屏障,而其前体左旋多巴却可进入脑内,并在脑内转变成多巴胺和去甲肾上腺素,使正常神经递质增多并与假性神经递质竞争,使神经传导功能恢复,促进患者的苏醒。但有研究发现无论是否发生脑病的肝硬化患者,死后的脑组织中多巴胺和去甲肾上腺素与非肝病患者并无明显差异,有时,羟苯乙醇胺的浓度在非肝病患者更高。另外大鼠脑室内注入羟苯乙醇胺,虽然其浓度提高 20 000 倍以上,且去甲肾上腺素和多巴胺量也分别减少 80% 和 92%,但动物的活动状态并无明显变化。

（三）氨基酸失衡学说（amino acid imbalance hypothesis）

有研究证实,在肝性昏迷发生之前或发生之中,血浆内假性神经递质和／或抑制性神经递质增多。这种增多与血浆氨基酸间的比值改变有关。正常情况下,血浆中支链氨基酸(branched chain amino acids,BCAA)(缬氨酸、亮氨酸、异亮氨酸等)与芳香族氨基酸(aromatic amino acids,AAA)(苯丙氨酸、酪氨酸、色氨酸等)的比值接近 3~3.5,肝性脑病时,两者比值可降至 0.6~1.2。若用中性氨基酸混合液将此比值矫正到 3~3.5,中枢神经系统功能即会得到改善。

1. 血浆氨基酸失衡的原因　肝脏对胰岛素和胰高血糖素的灭活减弱是氨基酸失衡的主要原因。肝功能障碍时肝脏对胰岛素和胰高血糖素的灭活减弱导致两种激素含量升高,但以胰高血糖素升高更为显著,故胰岛素与胰高血糖素的比值下降,体内分解代谢大于合成代谢。

由于胰高血糖素升高使组织蛋白分解代谢占优势,大量 AAA 从肌肉和肝蛋白质被释放入血,而 AAA 主要在肝脏降解,因此,肝功能严重障碍时,一方面 AAA 分解减少;另一方面,肝脏的糖异生途径障碍,使 AAA 转化为糖的能力降低,致使血浆 AAA 水平明显升高。

血中胰岛素水平升高,促进了肌肉组织摄取和利用 BCAA 增强,使血中 BCAA 含量减少。另外,血氨增高亦可增强骨骼肌及脑组织 BCAA 代谢。当血氨水平升高时,BCAA 的氨基通

过转氨基作用与 α- 酮戊二酸结合生成谷氨酸,进而与自由氨结合生成谷氨酰胺而发挥解毒作用。这一解毒过程中,由于大量 BCAA 提供氨基而转化为相应的酮酸,造成 BCAA 水平降低。

2. 芳香族氨基酸与肝性脑病　芳香族氨基酸和支链氨基酸借助同一种载体通过血脑屏障并被脑细胞摄取,在通过血脑屏障时它们之间发生竞争,因 AAA 过多与 BCAA 竞争而先进入脑内。当进入脑内的 AAA 增多时,通过抑制酪氨酸羟化酶或抑制多巴脱羧酶使多巴胺和去甲肾上腺素合成减少,同时在芳香族氨基酸脱羧酶作用下,分别生成假性神经递质羟苯乙醇胺和苯乙醇胺,使脑干网状结构的唤醒作用不能维持,严重时可出现昏迷。

总之,AAA 大量进入脑细胞,假性神经递质增多,并抑制去甲肾上腺素的合成,最终导致肝性昏迷。血浆氨基酸失衡学说认为脑中的假性神经递质不单纯来自肠道,脑组织本身在酪氨酸等浓度很高的情况下也可以合成假性神经递质。此外,肝性昏迷的发生可能由于假性神经递质的蓄积取代了真性神经递质,也可能由于脑内去甲肾上腺素合成受到阻抑,也可能由于两者综合作用的结果。因此,氨基酸失衡学说是假性神经递质学说的补充和发展。但有学者认为氨基酸失衡并不是发生肝性脑病的原因,而可能是肝损害后氨中毒所诱导支链氨基酸水平降低的结果;而肝性脑病患者补充支链氨基酸,只能缓解部分患者的症状,并不能提高患者存活率。因此,氨基酸失衡学说,仍有待进一步证实和完善。

(四) γ- 氨基丁酸学说(GABA hypothesis)

1980 年,Schafer 等首先在家兔实验性肝昏迷中发现外周血清 GABA 水平升高。血中 GABA 主要来源于肠道,由谷氨酸经肠道细菌脱羧酶催化形成,被肠壁吸收经门静脉入肝,被肝脏摄取、清除。肝功能障碍时,肝脏对 GABA 的清除能力下降,导致血中 GABA 含量增加,同时严重肝功能障碍所致的内环境紊乱使血脑屏障对 GABA 的通透性明显增高,致使进入脑内的 GABA 增多。GABA 是中枢神经系统中的主要抑制性神经递质,介导突触前及突触后神经抑制。

GABA 学说的基础是 GABA 能神经元抑制性活动增强。GABA 能神经元活动增强可能与脑内 GABA 浓度增加、GABA-A 受体复合物完整性及其与配体结合能力变化以及内源性 GABA-A 受体变构调节物质浓度增加等有关。最初 GABA 学说提出时,认为肝功能不全时,血浆中 GABA 累积增加,同时血脑屏障通透性增高,GABA 入脑增多参与了肝性脑病的发生发展。但也有研究证据表明,脑内 GABA 水平、内源性苯二氮䓬类物质并不增加,同时 GABA-A 受体复合物完整性也未发生变化。因而,解释肝性脑病时 GABA 能神经元抑制性活动增强的机制主要基于 GABA-A 受体复合物与配体结合能力变化以及内源性 GABA-A 受体变构调节物质浓度增加等方面的证据。

GABA-A 受体为亲离子型受体,由两个 α 亚单位和两个 β 亚单位组成,其中 β 亚单位含 GABA 受体,α 亚单位含苯二氮䓬类(benzo diazepine,BZ)受体,GABA 和 BZ 作为 GABA-A 受体复合物激动剂,可活化 GABA-A 受体。当突触前神经元兴奋时,GABA 从囊泡中释放,通过突触间隙与突触后膜上的 GABA 受体结合,细胞膜对 Cl⁻ 通透性增高,由于细胞外的 Cl⁻ 浓度比细胞内高,因而,Cl⁻ 内流产生超极化,从而发挥突触后抑制作用。GABA 也具有突触前抑制作用,当 GABA 作用于突触前的轴突末梢时,也可使轴突膜对 Cl⁻ 通透性增高,但由于轴浆内的 Cl⁻ 浓度比轴突外高,因而,Cl⁻ 外流进而产生去极化,使末梢在冲动到来时,释放神经递质的量减少,从而产生突触前抑制作用。

与其他学说相比,GABA 学说是从大脑主要抑制性神经递质 GABA 和相应受体相互作用上探讨肝性脑病的发病机制,而不仅限于神经活性物质及其代谢物的含量变化。

(五) 肠源性内毒素血症(IETM)在肝性脑病发生中的作用

严重肝病时,往往会出现内毒素血症,因源自肠道,所以称为肠源性内毒素血症。

1. 肝病时 IETM 的发生机制　肝病患者多伴有 IETM,相关机制有:

(1)肠道内毒素产生和吸收增多:正常机体肠黏膜上皮细胞对内毒素有较强的抵抗力,内毒素不易透过黏膜屏障入血,即使有少量内毒素通过肠黏膜屏障进入门静脉,亦被肝内 Kupffer 细胞所吞噬。肝硬化时肠道菌群紊乱,内毒素产生增多。内毒素有拟交感神经的作用,可引起肠壁小血管收缩,导致肠黏膜血流量减少、缺血缺氧,引起肠黏膜屏障功能下降,内毒素吸收增多。

(2)内毒素的清除减少:①肝硬化时,特别伴有胆汁淤积的情况下,由于肝内胆汁酸与胆红素抑制了 Kupffer 细胞的吞噬功能,使内毒素的清除减少;②肝硬化门脉高压时侧支循环的建立,使内毒素通过门体循环短路进入体循环,从而逃脱 Kupffer 细胞对它的吞噬与清除,使内毒素血症加重;③肝硬化时,内毒素还可经腹腔淋巴系统由胸导管进入体循环。

2. IETM 诱发肝性脑病的机制　肝性脑病的发生与内毒素血症、肠道菌群失调有着密切的相关性,因此,出现了肠道菌群 - 脑病轴假说。

IETM 诱发肝性脑病的可能机制有:① IETM 致血脑屏障通透性增高;② IETM 使血浆与脑组织中谷氨酰胺增多;③血浆内毒素与血氨呈正相关;④ IETM 可能通过氨引起脑细胞内游离钙升高:其机制可能是由于 NH_4^+ 与 K^+ 竞争同一离子通道而进入细胞内,引起动作电位产生,使电压依赖性钙离子通道开放,导致细胞内游离钙的含量升高;在神经系统,钙离子是调节神经元结构和功能最重要的离子,与神经递质的合成、传递和释放有关,脑细胞内钙稳态失衡可能参与了肝性脑病的发生发展过程。

（六）其他神经毒质在肝性脑病发病中的作用

研究发现许多神经毒质可能参与肝性脑病的发生发展过程。其中主要神经毒质包括锰、硫醇、脂肪酸、酚等。

肝功能不全时血锰升高,锰中毒可导致星形胶质细胞病变,影响谷氨酸摄取能力及代谢。含硫的蛋氨酸经肠道细菌作用后,可产生毒性较强的一些含硫化合物,正常时可被肝脏解毒,肝功能严重障碍,可产生毒性作用。硫醇可抑制尿素合成而干扰氨的解毒;可抑制线粒体的呼吸过程等。肝脏功能严重障碍所致脂肪代谢障碍,肝脏清除脂肪酸不足,可使血中短链脂肪酸增多,短链脂肪酸可抑制脑能量代谢及氨的分解代谢。酪氨酸经肠道细菌作用可产生酚,正常时经肝解毒,肝脏解毒功能降低,则血中酚增多。此外,色氨酸经肠道细菌作用可产生吲哚、甲基吲哚等,由于肝解毒功能障碍而产生毒性作用,此与肝性脑病的发生也可能有一定关系。

目前对肝性脑病的发生机制虽然尚无定论,但各派学说已相互渗透、互相作为补充,应注意对不同类型的肝性脑病作动态观察与研究。在慢性肝性脑病时,高血氨是较主要的发病因素,可继而引起血浆氨基酸的失衡;在爆发性肝性脑病时,与肝细胞急性大量坏死、代谢障碍造成氨基酸失衡有更直接的关系。因此,对不同类型的肝性脑病患者应作具体分析,研究其发生发展规律,将有助于指导临床治疗。

三、影响因素

（一）氮的负荷增加

氮的负荷过度是诱发肝性脑病的最常见的原因,可分为外源性和内源性两类。

1. 外源性氮负荷过度　肝硬化患者常见的上消化道出血以及过量蛋白饮食、输血等使外源性氮负荷过度,促进血氨增高从而诱发肝性脑病。

2. 内源性氮负荷过重　由于肝肾综合征等所致的氮质血症、低钾性碱中毒或呼吸性碱中毒、便秘、感染等使内源性氮负荷过重,也常诱发肝性脑病。

（二）血脑屏障通透性增强

随着血脑屏障通透性增高,外周血液循环中原来不能通过血脑屏障的一些神经活性物质（如 GABA）或毒物得以进入脑内,同时脑内正常的神经递质也可能漏入血浆,从而影响神经细胞的正常代谢与电活动,诱发脑病发生。

严重肝病患者合并的高碳酸血症、碱中毒、感染、内毒素血症、脂肪酸以及饮酒等也可使血脑屏障通透性增高。

（三）脑敏感性增高

严重肝病患者,体内各种神经毒质增多,在毒性物质的作用下,脑对药物或氨等毒性物质的敏感性增高。因而,当使用止痛、镇静、麻醉以及氯化铵等药物时,则易诱发肝性脑病。感染、缺氧、电解质紊乱等也可增强脑对毒性物质的敏感性而诱发肝性脑病。

总之,凡能增加毒性物质的来源,提高脑对毒性物质的敏感性以及使血脑屏障通透性增高等因素,均可成为肝性脑病的诱因,引起肝性脑病的发生。

四、防治的病理生理学基础

（一）清除和预防诱因

临床上有些诱因是可避免或可治疗的,因此清除和预防诱因,避免肝性脑病的发生和进一步发展是最基本的策略,是防治肝性脑病易行而有效的措施,采用的措施如下:

1. **预防上消化道出血** 避免进食粗、尖锐或刺激性食物,预防上消化道出血,一旦出血应及时止血,同时给以泻药或清洁灌肠,使积血迅速全部排出。

2. **控制蛋白质的摄入** 控制与调整饮食中的蛋白质含量,是减少肠源性毒性物质产生的重要措施,昏迷时须进无蛋白流质饮食。

3. **纠正碱中毒** 由于碱中毒可促进氨的生成与吸收,因此,临床上对肝功能障碍患者要经常检测体内酸碱度的变化,一旦出现碱中毒,应及时纠正,避免诱发肝性脑病。

4. **防治便秘** 防治便秘,以减少肠道有毒物质吸收入血。

5. **抑制肠道菌群繁殖** 应用肠道不吸收或很少吸收的抗生素以抑制肠道菌群繁殖;有研究报道,可通过移植健康人的肠道菌群治疗某些患者顽固性的菌群失调相关性疾病。

（二）针对发病机制进行治疗

1. **降低血氨** ①采用口服乳果糖来酸化肠道,从而减少肠道氨的产生与吸收并有利于铵盐随粪便排出体外;②应用谷氨酸和精氨酸降低血氨浓度;③应用生理盐水或弱酸性溶液灌肠,或口服硫酸镁导泻的方法快速清理肠道,清除肝性脑病患者肠内积食与积血,减少氨及内毒素吸收。

2. **应用左旋多巴取代假性神经递质** 左旋多巴能透过血脑屏障进入脑内,经脱羧酶作用生成去甲肾上腺素和多巴胺,取代假性神经递质,使神经系统功能恢复正常。

3. **应用氨基酸混合液纠正氨基酸失衡** 口服或注射以支链氨基酸为主的氨基酸混合液,纠正氨基酸失衡。临床已证明给慢性肝性脑病患者输入复方氨基酸溶液,能获得较好疗效。

4. **应用苯二氮䓬受体拮抗剂阻断 GABA 的毒性作用**

综上所述,因肝性脑病的发病机制复杂,应结合患者的具体情况采取一些综合性治疗措施,才能取得满意的效果。

（郭建红）

重要考点

1. 肝性脑病的概念。
2. 以氨中毒学说为中心的肝性脑病的发病机制。
3. 肝性脑病的诱因。
4. 肝性腹水的发病机制。

思考题

1. 试述肝功能不全的特点。
2. 试述肝细胞性黄疸的发病机制。
3. 试述肝性脑病的发病机制。
4. 试述肠源性内毒素血症在肝性脑病发生发展过程中的作用。

参 考 文 献

［1］王建枝,钱睿哲.病理生理学.9版.北京:人民卫生出版社,2018.

［2］韩德五.肠源性内毒素血症与肝病.北京:中国科学技术出版社,2004.

［3］王庭槐.生理学.9版.北京:人民卫生出版社,2018.

［4］葛均波,徐永健,王辰.内科学.9版.北京:人民卫生出版社,2018.

［5］STORY L. Pathophysiology: A practical approach. 3rd ed. Burlington, MA: Jones & Bartlett Learning, 2018.

［6］EZZAIDI N, ZHANG X, COKER OO, et al. New insights and therapeutic implication of gut microbiota in non-alcoholic fatty liver disease and its associated liver cancer. Cancer Lett, 2019, 459: 186-191.

［7］YANNY B, WINTERS A, BOUTROS S, et al. Hepatic Encephalopathy Challenges, Burden, and Diagnostic and Therapeutic Approach. Clin Liver Dis, 2019, 23 (4): 607-623.

［8］ZACHARIAS HD, ZACHARIAS AP, GLUUD LL, et al. Pharmacotherapies that specifically target ammonia for the prevention and treatment of hepatic encephalopathy in adults with cirrhosis. Cochrane Database Syst Rev, 2019, 6: CD012334.

［9］SCHMIDT TSB, RAES J, BORK P. The Human Gut Microbiome: From Association to Modulation. Cell, 2018, 172 (6): 1198-1215.

第十六章 肾功能不全

🔅学习目标

　　1. 掌握　急性肾损伤的概念、病因和分类;少尿型急性肾损伤的发病过程、少尿的发生机制和少尿期的代谢紊乱;慢性肾衰竭的概念、病因、发病机制和功能代谢变化。

　　2. 熟悉　非少尿型急性肾损伤、慢性肾功能不全的发病过程;尿毒症的概念。

　　3. 了解　急性肾损伤时肾实质损伤及机制以及急性肾损伤防治的病理生理学基础;尿毒症的功能代谢变化、发病机制及慢性肾功能不全和尿毒症防治的病理生理学基础。

　　肾脏是人体重要的生命器官,其生理功能有:①排泄功能:排出体内代谢废物、药物和毒物;②调节功能:调节水、电解质和酸碱平衡以及血压;③内分泌功能:产生肾素、促红细胞生成素(EPO)、1,25-$(OH)_2D_3$ 和前列腺素等,灭活甲状旁腺激素和胃泌素等。

　　当各种病因使肾功能严重障碍时,多种代谢废物、药物和毒物在体内蓄积,水、电解质和酸碱平衡紊乱,以及肾内分泌功能障碍,引起一系列相应的临床症状和体征,称为肾功能不全(renal insufficiency),包括肾功能不全时机体的代偿和失代偿阶段。肾衰竭(renal failure)是肾功能不全的失代偿阶段。在临床中这两者可通用,一般不加区分。

　　肾功能不全根据病因与发病的急缓,可分为急性和慢性两种。一般而言,急性肾损伤(acute kidney injury,AKI),是指因为机体来不及代偿适应,代谢废物和毒物短期内在体内蓄积可导致严重的后果。然而,大多数的 AKI 如果治疗及时,是可逆的,这与慢性肾衰竭(chronic renal failure,CRF)的不可逆性进展明显不同。无论是急性肾损伤,还是慢性肾衰竭发展到严重阶段时,均以尿毒症(uremia)而告终。因此,尿毒症可看成是肾衰竭的最终表现。本章在简述肾功能不全基本发病环节的基础上,重点讲述急性肾损伤、慢性肾衰竭和尿毒症。

第一节　肾功能不全的基本发病环节

一、肾小球滤过功能障碍

　　正常成人双肾肾小球每日通过滤过形成 180L 的超滤液(125ml/min),其中约 99% 的超滤液可被重吸收入血。肾小球的滤过功能为选择性的,只允许水和小分子物质自由通过,血浆蛋白等大分子不可滤过。其滤过功能障碍具体表现如下:

1. **肾小球滤过率（glomerular filtration rate, GFR）降低**　肾小球滤过率是衡量肾脏滤过功能的重要指标,其降低主要由于:

(1)肾血流量减少:当动脉血压在 80~180mmHg 范围内时,肾可通过自身调节来维持肾血流量和 GFR 的相对恒定;但当休克、心力衰竭、过敏等使动脉血压降到 80mmHg 以下或肾血管收缩时,使肾血流量明显减少,GFR 降低。

(2)肾小球有效滤过压（net filtration pressure, NFP）降低:NFP = 肾小球毛细血管血压 −（囊内压 + 血浆胶体渗透压）。大量失血和严重脱水等引起全身动脉压下降时,可使肾小球毛细血管血压下降;尿路梗阻、肾小管阻塞、肾间质水肿压迫肾小管时,囊内压升高,导致肾小球有效滤过压降低。血浆胶体渗透压作用不大,因为其降低会引起组织液生成增多,循环血量减少,进而通过肾素 - 血管紧张素系统引起肾小球入球小动脉收缩,致肾小球毛细血管血压下降。

(3)肾小球滤过膜面积减少:肾具有较强的代偿储备能力,切除一侧肾后,使肾小球滤过膜面积减少 50%,健侧肾仍可代偿其功能。但当肾单位大量破坏,肾小球滤过膜面积减少大于 50% 时,可引起 GFR 下降,从而导致肾功能不全(图 16-1)。

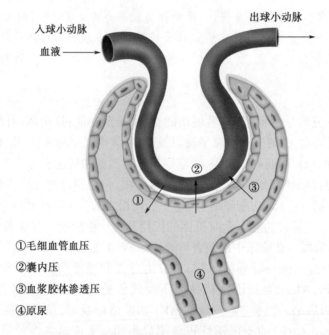

①毛细血管血压
②囊内压
③血浆胶体渗透压
④原尿

图 16-1　NFP 形成示意图

2. **肾小球滤过膜通透性的改变**　肾小球滤过膜由肾小球毛细血管内皮细胞、基底膜和肾小囊脏层上皮细胞(足细胞)组成。内皮细胞间有小孔,基底膜为连续无孔的致密结构,足细胞间有相互交叉的足突;基底膜和足突间缝隙覆盖的薄膜富含黏多糖并带负电荷,其通透性大小与滤过膜的结构和电荷屏障有关(图 16-2)。炎症、损伤和免疫复合物等可损害滤过膜的完整性或减少其负电荷导致通透性增加,可引起蛋白尿和血尿。

二、肾小管功能障碍

肾小管通过重吸收、分泌和排泄功能,调节水、电解质和酸碱平衡以维持机体内环境的相对稳态(图 16-3)。不同区段的肾小管功能特性不同,损伤后所引起的功能障碍也各异。

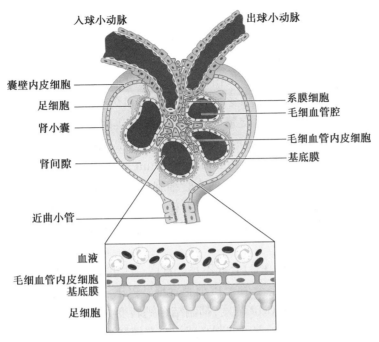

图 16-2　肾小球滤过膜结构示意图

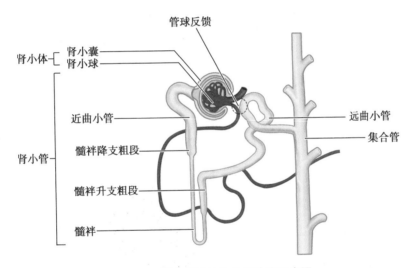

图 16-3　肾小管的结构及其功能示意图

1. **近曲小管功能障碍**　近曲小管重吸收原尿中钠（60%~70%）、水、尿素（大约 50%）、钾（90% 或更多）、葡萄糖、氨基酸、磷酸盐、碳酸氢盐、钙、尿酸、氯化物等，故近曲小管功能障碍可引起肾性糖尿、氨基酸尿，以及钠水潴留和肾小管性酸中毒等。近曲小管还有排泄功能，能将对氨基马尿酸、酚红、青霉素及某些泌尿系统造影剂等进行排泄，故其障碍时可导致上述物质在体内潴留。

2. **髓袢功能障碍**　髓袢升支粗段对 Cl^- 主动重吸收的同时伴有 Na^+ 被动重吸收（10%~20%），但对水的通透性低，故形成了肾髓质间质的高渗状态，这是原尿浓缩的重要条件。当髓袢功能障碍时，肾髓质高渗环境被破坏，原尿浓缩障碍，可出现多尿、低渗或等渗尿。

3. **远曲小管和集合管功能障碍**　远曲小管在醛固酮作用下，通过泌 H^+、K^+ 和 NH_4^+ 的同时与原尿中 Na^+ 进行交换，从而调节电解质和酸碱平衡。故远曲小管功能障碍可导致 K^+、Na^+ 代谢障碍和酸碱平衡失调。远曲小管和集合管在抗利尿激素作用下，对尿液进行浓缩和稀释。如果集合管功能障碍可出现肾性尿崩症。

235

三、肾内分泌功能障碍

1. **肾素分泌增多**　肾素(renin)主要由肾小球球旁细胞(juxtaglomerular cell)合成和分泌，其分泌受肾内入球小动脉处的牵张感受器、致密斑细胞和交感神经三方面的调节。当动脉压降低、脱水、肾动脉狭窄、低钠血症、交感神经紧张性增高等时，可引起肾素释放增多，激活肾素 - 血管紧张素 - 醛固酮系统(RAAS)，从而使动脉血压升高和钠水潴留(图 16-4)。

2. **肾激肽释放酶 - 激肽系统**(renal kallikrein kinin system，RKKS)**功能障碍**　肾含有激肽释放酶(kallikrein)，其 90% 来自皮质近曲小管细胞。肾分泌的激肽释放酶可以催化激肽原生成激肽。激肽可以拮抗血管紧张素 II 的作用，扩张小动脉，使动脉血压下降，同时还可作用于肾髓质乳头部的间质细胞，引起前列腺素释放。如果肾激肽释放酶 - 激肽系统发生障碍，可促进高血压的发生。

3. **前列腺素**(prostaglandin，PG)**合成不足**　肾内产生的 PG 主要有 PGE_2、PGI_2 和 PGF_2，主要由肾髓质间质细胞和髓质集合管上皮细胞合成。PGE_2、PGI_2 主要具有以下两种功能：①作用于平滑肌，增加细胞内 cAMP 浓度，抑制结合钙转变为游离钙，从而抑制平滑肌收缩，使血管扩张，外周阻力降低；此外，它可抑制交感神经末梢释放儿茶酚胺，降低血管平滑肌对缩血管物质的反应性，间接使血管舒张，外周阻力降低。②拮抗 ADH 对集合管的作用，减少集合管对水的重吸收，促进水的排泄。此外，PG 通过 cAMP 可以抑制近曲小管对钠的重吸收，从而促进钠的排出。肾功能障碍时可使 PG 合成不足，成为引起肾性高血压的重要因素。

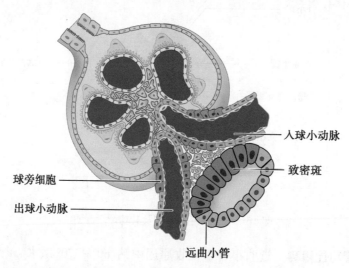

入球小动脉

致密斑

球旁细胞

出球小动脉

远曲小管

图 16-4　肾小球球旁器示意图

4. **1,25- 二羟基维生素 D_3**［1,25-dihydroxy-vitamin D_3，1,25-$(OH)_2D_3$］**减少**　肾是体内唯一能生成 1,25-$(OH)_2D_3$ 的器官。1,25-$(OH)_2D_3$ 是由维生素 D_3 衍变而来的。维生素 D_3 在肝线粒体内经 25- 羟化酶的作用形成 25-OHD_3 后，需再经肾皮质细胞线粒体上的 1α- 羟化酶的作用，形成有活性的 1,25-$(OH)_2D_3$。1,25-$(OH)_2D_3$ 具以下功能：①促进小肠对钙磷的吸收；②在骨钙动员和使骨盐沉积方面都起重要作用，是骨质更新、重建的重要调节因素。它可以增加肠道对钙磷的吸收，加快钙磷通过成骨细胞膜进入骨组织，从而加强成骨活动、促进骨盐沉积和骨形成。在血钙下降时，它又可促使骨间叶细胞向破骨细胞转化，动员骨钙入血以维持血钙稳态。肾实质损害时，由于 1α- 羟化酶生成障碍，可使 1,25-$(OH)_2D_3$ 生成减少，可引起肾性骨营养不良。

5. 促红细胞生成素(EPO)合成减少 EPO 是一种分子量约 34kD 的糖蛋白,肾是其产生的主要部位。EPO 能促进红系祖细胞的增殖与分化,并促进骨髓内网织红细胞释放入血,使红细胞生成增多。慢性肾病患者,由于肾组织进行性破坏,EPO 生成明显减少,导致红细胞生成减少,进而可出现肾性贫血。

第二节 急性肾损伤

急性肾损伤(acute kidney injury, AKI),是指各种原因引起肾小球滤过率在短期内急剧下降,表现为双肾泌尿功能明显障碍,伴有氮质产物如肌酐、尿素氮等潴留,水、电解质和酸碱平衡紊乱、高钾血症以及代谢性酸中毒等,并由此发生机体内环境严重紊乱的临床综合征。多数患者伴有少尿(成人尿量 <400ml/d)或无尿(成人尿量 <100ml/d),即少尿型 AKI(oliguric AKI)。少数患者尿量并不减少,但肾脏排泄功能障碍,氮质血症明显,称为非少尿型 AKI(nonoliguric AKI)。

AKI 以往称为急性肾衰竭(acute renal failure, ARF),近年来临床研究证实轻度肾功能急性减退即可导致患者病死率明显增加,故目前趋向将急性肾衰竭改称为 AKI,期望尽量在病程早期识别,并进行有效干预。

2011 年 12 月国际改善全球肾脏病预后组织(Kidney Disease: Improving Global Outcomes, KDIGO)制定了 AKI 的指南,KDIGO 指南定义的 AKI 标准是:48h 内血肌酐(Scr)增高 $\geq 26.5\mu mol/L$;或 Scr 增高至 $\geq$ 基础值的 1.5 倍,且明确或经推断其发生在之前 7d 之内;或持续 6h 尿量 $<0.5ml/(kg \cdot h)$,分期标准(表 16-1)。与 ARF 相比,AKI 的提出更强调对这一综合征早期诊断、早期治疗的重要性。

表 16-1 KDIGO 指南关于 AKI 分期标准

分级	血清肌酐	尿量
I	基线值的 1.5~1.9 倍或增加 $\geq 26.5\mu mol/L$	$<0.5ml/(kg \cdot h)$,持续 6~12h
II	基线值的 2.0~2.9 倍	$<0.5ml/(kg \cdot h)$,持续 $\geq$ 12h
III	基线值的 3.0 倍;或血肌酐值增至 $\geq 353.6\mu mol/L$;或开始肾脏替代治疗;或 <18 岁的患者,估算肾小球滤过率(eGFR)下降至 $<3ml/(min \cdot 1.73m^2)$	$<0.3ml/(kg \cdot h)$,持续 $\geq$ 24h 或无尿 $\geq$ 12h

AKI 是临床较为常见的一种危重症,病情凶险,如果诊断、治疗及时,大多数 AKI 患者的肾脏功能可以恢复正常。

一、分类和病因

引起 AKI 的病因很多,一般根据发病环节可将其分为肾前性、肾性和肾后性三大类。然而这种划分并不是绝对的,因为无论是肾前性或肾后性损伤,如果损伤持续较久或者比较严重,均可转为肾性肾损伤(表 16-2)。

(一)肾前性急性肾损伤

肾前性急性肾损伤(prerenal acute kidney injury)是指肾脏血液灌流量在短期内急剧减少所致的急性肾损伤。肾脏无器质性病变,一旦肾灌流量恢复,肾功能可迅速恢复。所以这种肾损伤又称功能性肾损伤或肾前性氮质血症(prerenal azotemia)。

常见于休克早期,由于血容量减少、心功能障碍或血管床容积增加,引起有效循环血量减少和肾血管强烈收缩,导致肾血液灌流量减少,GFR 显著降低,出现尿量减少和氮质血症等内环境紊乱。

(二)肾性急性肾损伤

肾性急性肾损伤(intrarenal or intrinsic acute kidney injury)是由于各种原因引起肾实质病变而产生的急性肾损伤,又称器质性肾损伤(parenchymal kidney injury)。肾性急性肾损伤是临床常见的危重病症,根据损伤的组织学部位可分为:肾小球、肾间质、肾血管和肾小管损伤,其主要病因概括如下:

1. 肾小球、肾间质和肾血管疾病 见于急性肾小球肾炎、狼疮性肾炎、多发性结节性动脉炎和过敏性紫癜性肾炎等引起的肾小球损伤;急性间质性肾炎、药物过敏及巨细胞病毒感染等导致的肾间质损伤;肾小球毛细血管血栓形成和微血管闭塞等微血管疾病,以及肾动脉粥样栓塞和肾动脉狭窄等大血管病变。

2. 急性肾小管坏死 急性肾小管坏死(acute tubular necrosis,ATN)是引起肾性 AKI 的最常见且最重要的原因。导致 ATN 的因素主要包括:

(1)肾缺血和再灌注损伤:肾前性肾损伤的各种病因,在早期未能得到及时的解决,持续的肾缺血会导致 ATN,即由功能性肾损伤转为器质性肾损伤。此外,休克复苏后的再灌注损伤也是导致 ATN 的主要因素之一。

(2)肾中毒:引起肾中毒的毒物很多,有外源性肾毒物和内源性肾毒物两类。常见的外源性肾毒物有:①药物:如氨基苷类抗生素、四环素族和两性霉素 B 等,静脉注射或口服 X 线造影剂也可直接损伤肾小管;②有机溶剂:如四氯化碳、乙二醇和甲醇等;③重金属:如汞、铋、铅、锑、砷等化合物;④生物毒素:如生鱼胆、蛇毒、蜂毒等。内源性肾毒物主要包括:血红蛋白、肌红蛋白和尿酸等。如输血时血型不合或疟疾等引起的溶血、挤压综合征等严重创伤引起的横纹肌溶解、过度运动、中暑等引起的非创伤性横纹肌溶解,从红细胞和肌纤维分别释出的血红蛋白和肌红蛋白,经肾小球滤过而形成肾小管色素管型,堵塞并损害肾小管,引起 ATN。

在许多病理情况下,肾缺血与肾毒性物质常同时或相继发生作用。例如肾毒性物质可引起局部血管痉挛而致肾缺血;反之,肾缺血时也常伴有毒性代谢产物在体内蓄积。

(三)肾后性急性肾损伤

由肾以下尿路(从肾盂到尿道口)梗阻引起的肾功能急剧下降称肾后性急性肾损伤(postrenal acute kidney injury),又称肾后性氮质血症(postrenal azotemia)。

常见于双侧输尿管结石、盆腔肿瘤和前列腺肥大以及神经源性膀胱等引起的尿路梗阻。尿路梗阻使梗阻上方的压力升高,引起肾盂积水,肾间质压力升高,肾小球囊内压升高,导致肾小球有效滤过压下降而引起 GFR 降低,出现少尿、氮质血症和代谢性酸中毒等。肾后性 AKI 早期并无肾实质损害,如及时解除梗阻,肾泌尿功能可迅速恢复。

表 16-2 AKI 分类及病因

AKI 分类	肾前性 AKI (功能性肾损伤)	肾性 AKI (器质性肾损伤)			肾后性 AKI
病因	休克早期肾血液灌流减少和肾血管收缩,使 GFR 降低,引起尿量减少和氮质血症等内环境紊乱	肾小球、肾间质和肾血管疾病	急性肾小管坏死		双侧输尿管结石、盆腔肿瘤和前列腺肥大以及神经源性膀胱等引起尿路梗阻,GFR 下降
			肾缺血和再灌注损伤	肾中毒	
	以上疾病可引起 GFR 降低,导致肾性 AKI	持续肾缺血和缺血再灌均可导致 ATN,从而引起 GFR 下降	内、外源性肾毒物可导致 ATN,从而引起 GFR 下降	

续表

AKI 分类	肾前性 AKI （功能性肾损伤）	肾性 AKI （器质性肾损伤）	肾后性 AKI
结局	肾血管恢复,肾功能即可恢复,但持续肾缺血可致肾性 AKI	由于病因的不同,若治疗及时功能可能恢复,也可转为慢性肾功能不全,最后发展为尿毒症	如果梗阻解除及时,肾功能可完全恢复

二、发病机制

AKI 的发病机制十分复杂,至今尚未完全阐明。不同原因所致 AKI 的机制不同,但其中心环节均为 GFR 降低。肾前性及肾后性 AKI 时 GFR 降低的机制如前所述,下面主要围绕 ATN 引起的少尿型 AKI 的发病机制进行阐述。

（一）肾血管及血流动力学异常

肾血管及血流动力学的异常是 AKI 初期 GFR 降低和少尿的主要机制。

1. **肾灌注压降低**　当动脉血压低于 80mmHg,肾失去自身调节能力,肾血液灌流量出现明显减少,GFR 降低。

2. **肾血管收缩**　肾血管尤其肾皮质血管收缩的机制主要与以下因素有关:

（1）交感 - 肾上腺髓质系统兴奋:ATN 时,因有效循环血量减少或毒物的作用,致使交感 - 肾上腺髓质系统兴奋,血中儿茶酚胺类物质水平升高,通过刺激 α- 肾上腺素能受体使肾血管收缩,肾血流量减少,GRF 降低。由于皮质肾单位入球小动脉对儿茶酚胺类物质更敏感,故肾皮质呈明显缺血性改变。

（2）肾素 - 血管紧张素系统激活:①有效循环血量减少使肾血流灌注压降低,入球小动脉壁受牵拉程度减小,可刺激肾小球球旁细胞分泌肾素增多;②交感神经兴奋时释放肾上腺素和去甲肾上腺素,亦可刺激球旁细胞释放肾素。肾素产生增多,促使肾内血管紧张素 II（Ang II）生成增加,使入球小动脉及出球小动脉收缩。因肾皮质中的肾素含量丰富,故 RAAS 系统激活,加重肾皮质缺血。

（3）肾内收缩及舒张因子释放失平衡:肾缺血或肾中毒使肾血管内皮细胞受损,可引起血管内皮源性收缩因子（如内皮素）分泌增多以及血管内皮源性舒张因子（如一氧化氮）释放减少。此外,AKI 时,肾内有扩血管作用的前列腺素（PGE_2 和 PGI_2）产生减少。收缩与舒张因子释放的失平衡可加重肾血管的持续收缩,使 GFR 降低。

3. **肾毛细血管内皮细胞肿胀**　肾缺血、缺氧及肾中毒时,肾细胞代谢受影响,使 ATP 生成不足,Na^+-K^+-ATP 酶活性减弱,细胞内钠水潴留,细胞发生水肿。随着细胞水肿的发生,细胞膜通透性改变,大量的 Ca^{2+} 进入细胞内,形成细胞内 Ca^{2+} 超载。同时,Ca^{2+}-ATP 酶活性减弱使肌质网摄取 Ca^{2+} 减少以及细胞内钙泵出减少,引起细胞质内游离钙增加。细胞内游离钙增加又减弱线粒体的氧化磷酸化功能,使 ATP 生成更加减少,从而形成恶性循环。此外,由于缺氧时大量增加的 ADP 可由线粒体进入胞质并直接抑制 Na^+-K^+-ATP 酶的活性,同时肾毒物（如氨基苷类抗生素）也可直接减弱 Na^+-K^+-ATP 酶活性,以上因素均可进一步加重了细胞内钠水潴留及细胞水肿,妨碍细胞的代谢与功能。当肾细胞水肿,特别是肾毛细血管内皮细胞肿胀,可使血管管腔变窄,血流阻力增加,肾血液灌流量减少。

4. **肾血管内凝血**　AKI 患者血液黏度升高,血和尿中纤维蛋白降解产物（FDP）增多,部分患者的肾小球毛细血管内有纤维蛋白和血小板沉积。应用抗凝剂对某些 AKI 患者有一定疗效。这些都提示肾内 DIC 可能在 AKI 的发病机制中起一定作用。

（二）肾小管损伤

AKI 时，因缺血、缺血后再灌注以及毒物等引起肾小管上皮细胞急性损伤，包括细胞功能代谢的改变和组织结构的损伤等。如缺血使 ATP 生成减少，重金属离子损伤细胞膜，氨基苷类抗生素干扰酶的活性等，表现为肾小管上皮细胞的重吸收与分泌功能紊乱以及肾小管上皮细胞的坏死性损伤（necrotic lesion）和凋亡性损伤（apoptotic lesion）。当肾小管上皮细胞严重损伤时，肾小管上皮细胞坏死脱落后可导致肾小管阻塞、原尿返漏和管球反馈机制失调（图 16-5）。

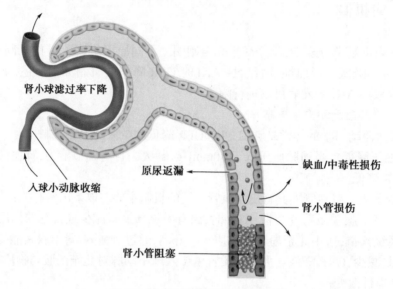

图 16-5　AKI 的肾小管因素示意图

1. **肾小管阻塞**　肾缺血、肾毒物引起肾小管坏死时的细胞脱落碎片，异型输血时的血红蛋白、挤压综合征时的肌红蛋白，均可在肾小管内形成各种管型，阻塞肾小管管腔，使原尿不易通过，引起少尿。同时，由于阻塞部位以上管腔内压升高，使肾小球囊内压增加，有效滤过压降低，导致 GFR 减少。目前认为，肾小管阻塞可能是某些 AKI 过程中持续少尿的重要因素。

2. **原尿返漏**　在持续肾缺血和肾毒物作用下，肾小管上皮细胞变性、坏死、脱落，原尿通过受损肾小管管壁处漏入周围肾间质，除直接造成尿量减少外，还可引起肾间质水肿，压迫肾小管，造成囊内压升高，使 GFR 减少，出现少尿。^{14}C- 菊粉、辣根过氧化物酶显微穿刺直接注入的动物实验中证实，受损的肾小管上皮细胞的通透性明显增高。

3. **管球反馈机制失调**　管球反馈（tubuloglomerular feedback，TGF）是指当肾小管液中的溶质浓度和流量改变时，其信号通过致密斑和肾小球球旁器感受、放大和传递，从而改变肾小球的灌流和 GFR，达到平衡。当近曲小管和髓袢受到肾缺血或肾毒物的损害时，对 Na^+ 和 Cl^- 的重吸收减少，使小管液流速过快，传递至致密斑的溶质增加，刺激远曲小管起始部的致密斑，从而引起肾小球球旁器分泌肾素，使 Ang Ⅱ 生成增多，从而收缩入球小动脉及出球小动脉，使 GFR 降低。

（三）肾小球滤过系数降低

GFR 与肾小球有效滤过压和肾小球滤过系数（filtration coefficient，K_f）相关。肾小球滤过率 = 滤过系数 × 有效滤过压。K_f 代表肾小球的通透能力，取决于滤过膜的面积和通透性。当肾缺血和肾中毒时 K_f 降低，也是导致 GFR 降低的机制之一。

总之，肾缺血和肾中毒等因素导致的肾血管及血流动力学改变、肾小管上皮细胞损伤和 K_f 降低，是 ATN 引起的少尿型急性肾损伤的主要发病机制（图 16-6）。

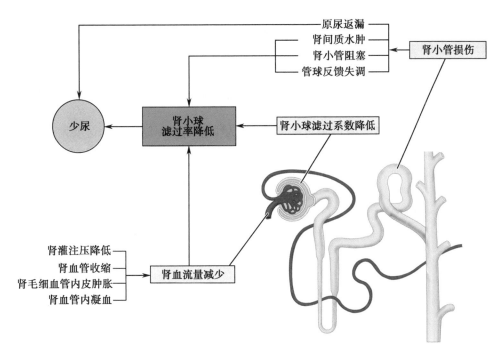

图 16-6　ATN 引起少尿型 AKI 发生机制示意图

三、发病过程及功能代谢变化

AKI 按其发病时尿量是否减少,可分为少尿型 AKI 和非少尿型 AKI。

（一）少尿型 AKI

少尿型 AKI 的发病过程包括少尿期、移行期、多尿期和恢复期四个阶段。

1. **少尿期**　为病情最危重阶段,可持续数天至数周,持续愈久,预后愈差。此期不仅尿量显著减少,还伴有严重的内环境紊乱,主要的功能代谢改变如下:

（1）尿的改变:①少尿或无尿:发病后尿量迅速减少,出现少尿（<400ml/d）或无尿（<100ml/d）;②低比重尿:尿比重常固定于 1.010~1.015,是由于肾小管损伤后尿液的浓缩和稀释功能障碍所致;③尿钠升高:肾小管对钠的重吸收功能障碍,导致尿钠含量增高;④血尿、蛋白尿、管型尿:由于肾小球滤过功能障碍和肾小管受损,尿中可出现红细胞、白细胞和蛋白质等;尿沉渣检查可见透明、颗粒和细胞管型。

功能性 AKI 肾小管功能未受损,主要是由于 GFR 显著降低,以及远曲小管和集合管对钠、水的重吸收增加所致,而 ATN 所致的器质性 AKI 则有严重的肾小管功能障碍。具体区别（表 16-3）,鉴别功能性与器质性 AKI,对于 AKI 判断预后和指导治疗都具有重要意义。

表 16-3　功能性与器质性 AKI 尿液变化的区别

	功能性 AKI（肾前性肾衰）	器质性 AKI（ATN 少尿期）
尿比重	>1.020	<1.015
尿渗透压 /mM	>500	<350
尿钠 /mmol·L^{-1}	<20	>40
尿 / 血肌酐比	>40∶1	<20∶1
尿蛋白	阴性或微量	+~++++
尿沉渣镜检	轻微	显著、褐色颗粒管型、红白细胞及变形上皮细胞
甘露醇利尿效应	良	差

(2)水中毒:由于尿量减少、体内分解代谢加强、内生水增多以及因治疗不当输入葡萄糖溶液过多等原因,引起机体内水潴留,导致稀释性低钠血症。除可发生全身软组织水肿以外,水分还可向细胞内转移而引起细胞水肿。严重时可发生脑水肿、肺水肿和心力衰竭,为 AKI 的常见死因之一。因此,对 AKI 患者,应严密观察和记录出入水量,严格控制补液量和速度。

(3)高钾血症:为 AKI 患者的最危险变化,常为少尿期致死原因。其主要发生原因如下:①尿排钾减少;②组织损伤和分解代谢增强,使细胞内钾释放到细胞外液;③酸中毒时,细胞内 K^+ 外移;④输入库存血、摄入含钾量高的食物或药物等。高钾血症可引起心脏传导阻滞和心律失常,严重时可出现心室纤颤或心脏停搏。

(4)代谢性酸中毒:AKI 患者可出现进行性和不易纠正的代谢性酸中毒,其发生原因有:① GFR 降低,使酸性代谢产物在体内蓄积;②肾小管泌 H^+ 和 NH_4^+ 及重吸收 $NaHCO_3$ 减少;③分解代谢增强,固定酸产生增多。酸中毒可抑制心血管系统和中枢神经系统功能,影响体内多种酶的活性,并促进高钾血症的发生。

(5)氮质血症:血中尿素、肌酐、尿酸等非蛋白氮(non protein nitrogen,NPN)含量显著升高,称为氮质血症(azotemia)。正常人血中尿素氮浓度为 2.9~8.2mmol/L,肌酐浓度 44~133μmol/L。氮质血症的发生机制主要是由于肾脏排泄功能障碍和体内蛋白质分解增加(如感染、中毒、组织严重创伤等)所致。AKI 少尿期,氮质血症可进行性加重,严重时可出现尿毒症。

2. **移行期** 当患者尿量增加到大于 400ml/d 时,进入移行期,肾小管上皮细胞已开始修复再生,提示肾功能开始好转。但该期的肾功能尚处于初期修复,尽管肾血流量和肾小球滤过功能在逐渐恢复,但其排泄功能尚不佳,故氮质血症、高钾血症和代谢性酸中毒等内环境紊乱还不能立即明显改善。

3. **多尿期** 经过移行期后,患者每日尿量可达 3 000ml 或更多。尿量随少尿期体内蓄积的水分和尿素氮等代谢产物的多少而不同。多尿的机制为:①肾血流量和肾小球滤过功能逐步恢复正常;②肾小管上皮细胞开始再生修复,但是新生的肾小管上皮细胞功能尚不够成熟,钠、水重吸收功能低下;③肾间质水肿消退,肾小管内管型被冲走,阻塞解除;④少尿期潴留在血液中的尿素等代谢产物经肾小球大量滤出,产生渗透性利尿。

多尿期开始时血液中尿素氮等代谢产物仍可明显增高,随着尿量逐渐增加,水肿消退,尿素氮等代谢产物会趋于正常。该期由于尿量显著增加,水、电解质可大量排出,易出现脱水、低钾血症和低钠血症。多尿期一般持续 1~2 周。

4. **恢复期** 多尿期过后,肾功能逐渐改善,尿量恢复正常,血尿素氮和肌酐基本恢复到正常水平,水、电解质和酸碱平衡紊乱得到纠正。坏死的肾小管上皮细胞已被再生的肾小管上皮细胞修复,但肾小管功能需要数月甚至更长时间才能完全恢复,故该期慎用一些对肾有损伤的药物。

ATN 引起的 AKI 病情虽然很严重,但是只要做到早发现、早诊断和早治疗,大部分患者肾功能可逐渐恢复正常。少数患者由于肾小管上皮细胞和基底膜破坏严重,形成肾组织纤维化而转变为慢性肾衰竭。

(二) 非少尿型 AKI

非少尿型 AKI,指患者在进行性氮质血症期内每日尿量持续保持 400ml 以上,甚至可达 1 000~2 000ml。近年来,非少尿型 AKI 有增多趋势,探讨其原因可能如下:①血、尿生化参数异常的检出率提高;②药物中毒性 AKI 的发病率增加,如氨基苷类抗生素肾中毒常引起非少尿型 AKI;③大剂量强效利尿药及肾血管扩张剂的预防性使用,使此类患者尿量不减;④对危重患者的有效抢救与适当的支持疗法;⑤与过去的诊断标准不同,过去常把内环境严重紊乱且需进行透析治疗作为诊断标准,目前采用血肌酐进行性增高来判断 AKI。由于上述综合因素使非少尿型 AKI 的发病率或检出率明显提高。

非少尿型 AKI 肾泌尿功能障碍的严重程度较少尿型 AKI 轻,肾小管部分功能尚存,以原尿浓缩功能障碍为主,故尿量较多、尿钠含量较低、尿比重也较低、尿沉渣检查细胞和管型较少。但非少尿型 ATN 患者 GFR 的减少,也可引起氮质血症,但因尿量不少,故高钾血症较为少见,其临床症状也较轻,病程相对较短。发病初期尿量不减少,也无明显的多尿期;恢复期从血尿素氮和肌酐降低时开始,其病程长短也与病因、患者年龄及治疗措施等密切相关。一般肾功能完全恢复也需数月。

少尿型与非少尿型 AKI 可以相互转化,少尿型经利尿或脱水治疗有可能转化为非少尿型 AKI;而非少尿型 AKI,如果忽视而漏诊或治疗不当,可转变为少尿型 AKI,预后不良。

四、防治的病理生理学基础

(一) 对因治疗

首先是尽可能明确引起 AKI 的病因,采取措施消除病因。如解除尿路及血管阻塞,尽快清除肾毒物,纠正血容量不足,抗休克等;合理用药,避免使用对肾有损害作用的药物。

(二) 纠正内环境紊乱

1. 纠正水、电解质紊乱 在少尿期应严格控制体液输入量,以防发生水中毒。多尿期注意补充水、钠和钾等电解质,防止脱水、低钠和低钾血症。

2. 处理高钾血症 ①限制含钾丰富的食物及药物;②静脉滴注葡萄糖和胰岛素,促进细胞外钾内移;③缓慢静脉注射葡萄糖酸钙,对抗高钾血症的心脏毒性作用;④应用钠型阳离子交换树脂,使钠和钾在肠内交换;⑤严重高钾血症时,应用透析疗法。

3. 纠正代谢性酸中毒

4. 控制氮质血症 ①静脉滴注葡萄糖以减轻蛋白质分解代谢;②静脉内缓慢滴注必需氨基酸,促进蛋白质合成和肾小管上皮细胞再生;③采用透析疗法以清除非蛋白氮等。

5. 透析治疗 见本章第四节。

(三) 抗感染和营养支持

1. 抗感染治疗 AKI 极易合并感染,而且感染也是 AKI 比较常见的原因之一,因而抗感染治疗极为重要。在应用抗生素时应避免使用肾毒性药物。

2. 饮食与营养 营养支持治疗有助于损伤细胞的修复和再生,提高存活率。主要以碳水化合物和脂肪供应为主,严格控制蛋白质的摄入量。但对于高分解代谢、营养不良和接受透析的患者,蛋白质摄入量可根据具体情况适当放宽。

(四) 针对发生机制用药

自由基清除剂;RAAS 的阻断剂;钙通道阻断剂;能量合剂及膜稳定剂等。

第三节 慢性肾衰竭

各种慢性肾疾病引起肾单位进行性、不可逆性破坏,导致健存肾单位不能充分排出代谢废物和维持内环境稳定,从而出现水、电解质和酸碱平衡紊乱,代谢废物在体内积聚以及肾内分泌功能障碍,并伴有一系列临床症状的病理过程或临床综合征,称为慢性肾衰竭(chronic renal failure,CRF)。CRF 是慢性肾功能不全发展到后期的一种临床综合征。

CRF 发病过程呈进展性,病程迁延,病情相对复杂,常以尿毒症为结局而最终导致死亡,为各种慢性肾病持续进展的共同结局。2012 年,国际改善全球肾脏病预后组织(KDIGO)定义了慢性肾病(chronic kidney disease,CKD)。KDIGO 指南将 CKD 定义为肾脏结构或功能异常超过 3 个月,并明确界定了肾损伤(表 16-4),如果肾损伤持续时间不足 3 个月,则需要进一步随访。

表 16-4　CKD 诊断标准

| 肾损伤标志 | ①白蛋白尿(AER ≥ 30mg/24h;ACR ≥ 3mg/mmol);②尿沉渣异常;③肾小管相关病变;④组织学异常;⑤影像学所见结构异常;⑥肾移植病史 |
| GFR 下降 | GFR ≤ 60ml/(min·1.73m²),(GFR 分期:G3a~G5 期) |

注:①以上任意一项指标持续超过 3 个月;②至少满足 1 项。GFR:肾小球滤过率;AER:尿白蛋白排泄率;ACR:尿白蛋白/肌酐比值。

同时,KDIGO 对 CKD 根据肾小球滤过率分为 6 期(表 16-5)。

表 16-5　CKD 的 GFR 分期

GFR 分期	描述	GFR/ml·(min·1.73m²)⁻¹
G1	正常或增高	≥ 90
G2	轻度下降[①]	60~89
G3a	轻到中度下降	45~59
G3b	中到重度下降	30~44
G4	重度下降	15~29
G5	肾衰竭	<15

注:在缺少肾损伤证据时,G1 和 G2 期均不能诊断为 CKD。[①]相对于年轻成人水平。

一、病因

CKD 的病因多样、复杂,引起肾实质慢性进行性破坏的疾病均可引起 CRF,包括原发性和继发性肾脏疾患两类。原发性肾疾患包括慢性肾小球肾炎、肾小动脉硬化、慢性肾盂肾炎、肾结核等。继发于全身性疾病的肾损害主要包括糖尿病肾病、高血压性肾损害、过敏性紫癜肾炎、狼疮性肾炎等。以往的研究认为,慢性肾小球肾炎是 CRF 常见的原因,近年的流行病学资料表明,糖尿病肾病和高血压性肾损害所致的 CRF 逐年增多。

二、发病过程

CKD 的临床分期主要是以 GFR 为依据的(表 16-5)。CKD 进展到 3 期以后患者将逐步出现慢性肾功能不全或肾衰竭的临床表现,因此,CRF 的病程呈现为缓慢且渐进的发展过程。

1. **肾脏损伤、GFR 正常或略上升**　虽然多种病因作用于肾,肾可能有血和/或尿成分异常,但由于肾具有强大的代偿适应能力,使 GFR>90ml/(min·1.73m²),故可在相当长的时间内维持肾功能于临界水平,使肾脏的排泄与调节水、电解质及酸碱平衡的功能维持正常,保持内环境相对稳定而不出现肾功能不全的征象。

2. **肾脏损伤、GFR 轻度下降**　肾单位减少但 GFR 处于 60~89ml/(min·1.73m²)时,肾仍能保持良好的排泄和调节功能,肾脏有血和/或尿成分异常,无明显临床症状,但肾单位不能耐受额外的负担。一旦发生感染、创伤、失血及滥用肾血管收缩药等导致组织蛋白分解加强而加重肾负担或减少肾血流量等,均可诱发 GFR 的进一步降低,而出现内环境紊乱。

3. **肾功能不全、GFR 轻到中度下降** GFR 处于 45~59ml/(min·1.73m^2)时,肾排泄和调节功能下降,患者即使在正常饮食条件下,也可出现轻度的氮质血症和代性酸中毒。肾浓缩功能减退,可有夜尿和多尿。另外还可出现轻度贫血、乏力和食欲减退等肾功能不全临床症状。

4. **肾功能不全、GFR 中到重度下降** GFR 处于 30~44ml/(min·1.73m^2)时,肾排泄和调节功能下明显降,患者即使在正常饮食条件下,也可出现氮质血症和代性酸中毒。肾浓缩功能减退,可有夜尿和多尿。另外还可出现贫血、乏力和食欲减退等肾功能不全临床症状。

5. **肾衰竭、GFR 严重下降** GFR 下降至 15~29ml/(min·1.73m^2)时,患者出现明显的氮质血症、代谢性酸中毒、高磷血症和低钙血症、高氯及低钠血症,亦可有轻度高钾血症,夜尿多,并出现严重贫血等肾衰竭的临床症状,以及尿毒症部分中毒症状如恶心、呕吐和腹泻等。

6. **肾衰竭、终末期肾病(end stage renal disease,ESRD)** GFR<15ml/(min·1.73m^2),大量毒性物质在体内积聚,出现全身性严重中毒症状,并出现继发性甲状旁腺功能亢进症,有明显水、电解质和酸碱平衡紊乱,常发生肾毒性脑病和多器官功能障碍和物质代谢紊乱,需进行肾替代治疗。

三、发病机制

CRF 的发病机制复杂,迄今为止尚无一种理论或学说能完全阐述清楚。目前认为,CRF进行性发展有多种病理生理过程参与,这些过程的相互作用、共同发展,导致肾单位不断损伤,肾功能进行性减退,最终发展为 ESRD(图 16-7)。

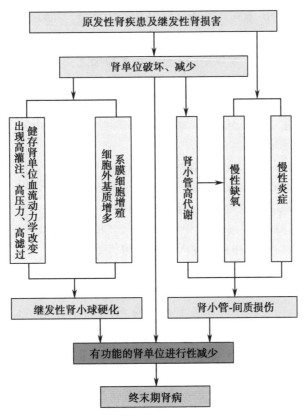

图 16-7 CRF 发病机制示意图

(一)原发和继发性肾损害作用

各种慢性肾疾病和继发于全身性疾病的肾损害导致肾单位破坏,引起其功能障碍的机制不完全相同,有的疾病以损伤肾小球为主,有的疾病则以损害肾小管及破坏肾间质为主。主要包括以下几个方面:①炎症反应:如慢性肾小球肾炎、慢性肾盂肾炎、肾结核等;②缺血:如肾小动脉硬化症、结节性动脉周围炎等;③免疫反应:如膜性肾小球肾炎、肾毒性血清性肾炎、系统性红斑狼疮等;④尿路梗阻:如尿路结石、前列腺肥大等;⑤大分子沉积:如淀粉样变性等。

(二)继发性进行性肾小球硬化

大量研究证实,导致 CRF 的各种原发病造成肾单位破坏,使肾功能损伤到达一定程度后,即使原发病因去除,病情仍可进展,这表明继发性机制在后续肾损伤中起着重要的作用。目前认为,继发性进行性肾小球硬化是导致继发性肾单位丧失的重要因素,其发生机制可能与以下因素有关:

1. 健存肾单位血流动力学改变　1960 年,Bricke 提出健存肾单位假说(intact nephron hypothesis),认为各种损害肾的因素持续不断地作用于肾,造成病变严重部分的肾单位功能丧失,而另一部分损伤较轻或未受损伤的"健存"肾单位则需代偿性加倍滤过和重吸收。当代偿不足以完成肾脏的排泄和调节等功能时,机体就可表现出水、电解质紊乱及酸碱失衡等 CRF 的症状。因此,健存肾单位的多少,是决定 CRF 发展的重要因素。然而,健存肾单位学说主要强调原发性疾病进行性破坏肾单位对 CRF 发生发展的作用,而忽略了代偿反应过度与"矫枉失衡"对肾单位的破坏及对肾功能的影响。

20 世纪 80 年代初,Brenner 等对健存肾单位假说进行了修正,提出肾小球过度滤过假说(glomerular hyperfiltration hypothesis)亦称"三高学说"。该学说认为,部分肾单位被破坏后,健存肾单位血流动力学发生改变,单个健存肾单位的血流量和血管内流体静压增高,使 GFR 相应增高,形成肾小球高灌注、高压力和高滤过的"三高"状态。健存肾单位的过度灌注和过度滤过,导致肾小球纤维化和硬化,进一步破坏健存肾单位,导致继发性肾单位丧失,从而促进肾衰竭。肾小球过度滤过是 CRF 发展至尿毒症的重要原因之一。

2. 系膜细胞增殖和细胞外基质产生增多　引起肾损伤的一些物质,如内毒素、免疫复合物、糖基化终末产物、各种炎性介质和细胞因子均可导致肾小球系膜细胞增殖和释放多种细胞因子,使细胞外基质产生增加并沉积,从而导致肾小球纤维化和硬化。

(三)肾小管-间质损伤

肾小管-间质损伤与 CRF 发生发展具有密切的相关性,有学者提出了肾小管细胞和间质细胞损伤假说(tubular and interstitial cells lesion hypothesis)。肾小管-间质损伤的主要病理变化为肾小管肥大或萎缩,肾小管管腔内皮细胞显著增生、堆积、堵塞管腔,间质炎症与纤维化。肾小管-间质损伤是多种病理因素综合作用的结果,其机制主要包括:

1. 慢性炎症　多数严重 CRF 的发生发展与慢性炎症有关。单核巨噬细胞浸润是肾小管-间质病变的重要病理表现。已有研究表明,巨噬细胞可通过产生活性氧、NO 及多种细胞炎症因子等损伤肾固有细胞,促进细胞外基质聚集。还可通过转化生长因子 β(transforming growth factor- β,TGF-β)作用于肾小管上皮细胞,诱导肾小管上皮细胞分化,从而加重肾损伤,促进肾间质纤维化。

2. 慢性缺氧　缺氧时 RAAS 局部激活,血管紧张素 II 增加,促使出球小动脉收缩,进而使球后肾小管管周毛细血管灌注不足,导致下游肾小管间质缺氧。缺氧本身就是致纤维化促进因子,可导致细胞调亡或肾小管上皮细胞间充质转分化(epithelial mesenchymal transition,EMT),这又加重了肾纤维化和慢性缺氧,构成了恶性循环,最后导致 ESRD。

此外,氧化应激可影响肾小管细胞对氧的利用,同时代谢需求增加,肾性贫血可减少氧的运输,肾相对缺氧。血红蛋白每减少 1g/dl,发生 ESRD 的相对风险平均增加 11%。

3. 肾小管高代谢　部分肾单位破坏后,健存肾单位的肾小管系统重吸收及分泌也明显增强,出现代谢亢进,导致耗氧量增加和氧自由基生成增加,Na^+-H^+反向转运和细胞内Ca^{2+}流量增多,使肾小管间质损害加重,有功能的肾单位进一步减少。此外,由于健存肾小管功能代偿性增强,近端小管对HCO_3^-重吸收增加、氨产生增多,健存肾小管氨的产生增加可激活补体旁路途径,进一步加重肾小管和间质病变。

综上所述,原发和继发的肾损害作用、继发性进行性肾小球硬化和肾小管 - 间质损伤是导致 CRF 有功能肾单位不断减少,肾功能丧失的主要机制。

四、功能代谢变化

(一)尿的变化

1. 尿量的改变 CRF 的早期和中期主要表现为夜尿和多尿,晚期发展成为少尿。

(1)夜尿:夜间尿量和白天尿量相近,甚至超过白天尿量,这种现象称之为夜尿(nocturia)。夜尿的发生机制目前尚不清楚。CRF 患者早期即可出现夜尿。

(2)多尿:成人 24h 尿量超过 2 000ml 称为多尿(polyuria)。CRF 患者发生多尿的机制主要是由于尿液未经浓缩或浓缩不足所致,包括:①原尿流速增快:肾血流集中在健存肾单位,使其 GFR 增高,原尿生成增多,流经肾小管时流速增快,与肾小管接触时间过短,肾小管来不及充分重吸收,导致尿量增多;②渗透性利尿:健存肾单位滤出的原尿中溶质(如尿素等)含量代偿性增高,产生渗透性利尿;③原液浓缩功能障碍:肾小管髓袢血管少,较易受损,Cl^-主动重吸收减少,导致髓质高渗环境形成障碍,使原液浓缩功能降低,尿量增多。

在 CRF 时,多尿的出现能排出体内一部分代谢废物(如 K^+ 等),有一定代偿意义,但此时由于肾单位广泛破坏,肾小球滤过面积减少,滤过的原尿总量明显少于正常,不足以排出体内不断生成的代谢废物。因此,在出现多尿的同时,血中非蛋白氮(NPN)仍可不断升高。

(3)少尿:CRF 晚期,由于有功能的肾单位极度减少,尽管健存肾单位生成尿液仍多,但24h 总尿量还是少于 400ml。

2. 尿渗透压的变化

(1)低渗尿:临床上常用尿比重来判定尿渗透压变化。正常尿比重为 1.003~1.030。CRF 早期,肾浓缩能力减退而稀释功能正常,出现低比重尿或低渗尿(hyposthenuria)。

(2)等渗尿:CRF 晚期,由于肾浓缩功能和稀释功能均丧失,尿比重常固定在 1.008~1.012之间,尿渗透压为 260~300mmol/L,接近血浆晶体渗透压,故称为等渗尿(isosthenuria)。

3. 尿成分的变化

(1)蛋白尿:正常尿液中可有微量蛋白,包括来源于血浆和尿路分泌的,一般低于150mg/24h。每日尿蛋白持续超过 150mg 称为蛋白尿。CRF 时,由于肾小球毛细血管壁屏障、足细胞的细胞骨架结构以及它们的裂隙膜或肾小球基底膜的损伤,导致大量蛋白质滤过,同时伴有肾小管重吸收功能受损,因此可出现蛋白尿。蛋白尿的程度与肾功能受损严重程度成正相关,临床研究表明,微量蛋白尿对于肾疾病的早期诊断具有重要参考价值,例如糖尿病肾病及高血压肾损害的早期诊断。

(2)血尿:尿沉渣镜检每高倍镜视野红细胞超过 3 个,称为血尿。若出血量达到或超过1ml/L 时,即呈现肉眼血尿。CRF 时,由于肾小球基底膜断裂,红细胞通过该裂缝时受血管内压力挤压而受损,受损的红细胞随后通过肾小管各段又受不同渗透压的作用,表现为变形红细胞血尿。

(3)管型尿:CRF 时,肾小管内可形成各种管型,随尿排出,其中以颗粒管型最为常见。

(二)氮质血症

CRF 时,由于肾小球滤过功能降低导致含氮的代谢终产物在体内蓄积,进而引起血中尿素、肌酐和尿酸等非蛋白氮含量增高,即出现氮质血症。

1. 血浆尿素氮 CRF 患者血浆尿素氮（blood urea nitrogen, BUN）的浓度与 GFR 的变化密切相关，但不呈线性关系。GFR 减少到正常值的 50% 时，血浆 BUN 含量仍未超出正常范围。由此可见，血 BUN 浓度的变化并不能准确提示肾功能变化，只有在 CRF 晚期才可较为明显地反映肾功能损害程度。血浆 BUN 值还受外源性（蛋白质摄入量）与内源性（感染、肾上腺皮质激素的应用、胃肠出血等）尿素负荷的大小影响，因此，根据血浆 BUN 值判断肾功能变化时，应考虑这些尿素负荷的影响。

2. 血浆肌酐 血浆肌酐含量主要与肌肉中磷酸肌酸分解产生的肌酐量和肾排泄肌酐的功能有关。正常成人血浆肌酐值为 44~133μmol/L，当血浆肌酐值 >133μmol/L 时，表明肾功能进入失代偿期。血肌酐含量改变在 CRF 早期也不明显，只是在晚期才明显升高。临床上常同时测定血浆肌酐浓度和尿肌酐排泄率，根据计算的内生肌酐清除率（尿中肌酐浓度 × 每分钟尿量 / 血浆肌酐浓度）反映肾小球滤过情况。内生肌酐清除率和肾的结构改变，如纤维性变、功能肾单位数减少等也有很大关系。因此，内生肌酐清除率与 GFR 的变化呈平行关系，可反映仍具有功能的肾单位数目。但是，临床实际检测时，内生肌酐清除率重复性不佳。临床科研工作常采用菊粉清除率等评估 GFR。

3. 血浆尿酸氮 CFR 时血浆尿酸氮虽有一定程度的升高，但较尿素、肌酐为轻。这主要与肾远曲小管分泌尿酸增多和肠道尿酸分解增强有关。

（三）水、电解质和酸碱平衡紊乱

1. 水钠代谢障碍 CRF 时，由于有功能肾单位的减少以及肾浓缩与稀释功能障碍，肾对水代谢的调节和适应能力减退。可出现：①在摄水不足或由于某些原因丢失水过多时，由于肾对尿浓缩功能障碍，易引起血容量降低和脱水等；②当摄水过多时，由于肾稀释功能障得，又可引起水潴留、水肿和水中毒。

随着 CRF 的进展，健存肾单位进一步减少，肾储钠的能力降低。如果钠的摄入不足以补充肾丢失的钠，即可导致机体钠总量的减少和低钠血症。其发生原因主要有：①通过健存肾单位排出的溶质（如尿素、尿酸、肌酐）增多，产生渗透性利尿作用，使近曲小管对水重吸收减少，而钠随水排出增多。同时健存肾单位的原尿流速加快，防碍肾小管对钠的重吸收。②体内甲基胍的蓄积可直接抑制肾小管对钠的重吸收。③呕吐、腹泻等可使消化道丢失钠增多。这些原因不仅引起低钠血症，还伴有水的丢失，造成血容量减少，导致肾血流量降低，健存肾单位的 GFR 下降，肾功能进一步恶化，甚至出现明显的尿毒症。

CRF 时，肾丧失调节钠的能力，常因尿钠的排出减少而致血钠的增高。如摄钠过多，极易导致钠水潴留，水肿和高血压。

2. 钾代谢障碍 CRF 早期和中期患者尿量没有减少，同时醛固酮可由于 GFR 降低代偿性分泌增多，使肾小管上皮细胞和集合管泌钾增多以及肠道代偿性排钾增多，可使血钾维持在相对正常的水平。但 CRF 时，机体对钾的调节适应能力减弱，在内源性或外源性钾负荷变化时可出现钾代谢紊乱，如：①厌食等致摄钾不足；②呕吐、腹泻使钾丢失过多；③长期应用排钾利尿剂，使尿钾排出增多等可以出现低钾血症。晚期可因：①尿量减少而排钾减少；②长期应用保钾类利尿剂；③酸中毒；④感染等使分解代谢增强；⑤溶血；⑥含钾饮食或药物摄入过多等出现高钾血症。高钾血症和低钾血症均可影响神经肌肉的兴奋性，并可导致心律失常，严重时可危及生命。

3. 镁代谢障碍 CRF 晚期由于尿量减少，镁排出障碍，引起高镁血症，表现为恶心、呕吐、血管扩张、全身乏力、中枢神经系统抑制等。当血清镁浓度 >3mmol/L 时可导致反射消失、呼吸麻痹、昏迷和心搏停止等严重症状。

4. 钙磷代谢障碍

（1）高磷血症：正常人体有 60%~ 80% 磷通过肾随尿液排出。在 CRF 早期，尽管 GFR 降低可引起血磷浓度上升,但为维持钙磷乘积不变,血中游离 Ca^{2+} 减少,进而刺激甲状旁腺分泌 PTH,后者可抑制肾小管对磷的重吸收,使尿磷排出增多而维持血磷浓度在正常范围内。到 CRF 晚期,由于 GFR 极度下降(<30ml/min),继发性增多的 PTH 不能使磷充分排出,血磷水平明显升高。同时,PTH 的持续增加又可增强溶骨活动,使骨磷释放增多,从而形成恶性循环,导致血磷水平继续增高。

(2)低钙血症:CRF 时为维持血液中钙磷乘积不变,高磷血症时,会引起血钙浓度降低。同时,血磷升高时,肠道磷酸根分泌增多,其可在肠内与食物中的钙结合形成难溶解的磷酸钙,从而妨碍肠钙的吸收。另外,肾毒物损伤肠道,影响肠道钙磷吸收。肾实质破坏,1,25-$(OH)_2D_3$ 生成不足,肠钙吸收减少。

CRF 患者血钙降低但很少出现手足搐搦,主要因为患者常伴有代谢性酸中毒,使血游离钙浓度得以维持。同时 H^+ 可抑制神经肌肉的兴奋性,故在纠正酸中毒时要注意防止低钙血症引起的手足搐搦。

5. 代谢性酸中毒 CRF 患者发生代谢性酸中毒的机制主要包括:①肾小管泌 H^+、NH_4^+ 减少;② GFR 降低;③肾小管重吸收 HCO_3^- 减少。酸中毒除对神经和心血管系统有抑制作用外,还影响体内许多代谢酶的活性,并可导致细胞内钾外移和骨盐溶解等。

(四)肾性骨营养不良

肾性骨营养不良(renal osteodystrophy)又称肾性骨病,是指 CRF 时,由于钙磷及维生素 D 代谢障碍、继发性甲状旁腺功能亢进、酸中毒和铝积聚等所引起的骨病,包括儿童的肾性佝偻病和成人的骨质软化、纤维性骨炎、骨质疏松和骨囊性纤维化等,其发病机制(图 16-8)。

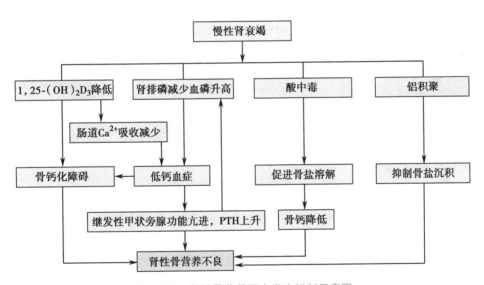

图 16-8 肾性骨营养不良发生机制示意图

1. 继发性甲状旁腺功能亢进 CRF 时,由于高血磷、低钙血症(发生机制见钙磷代谢紊乱)可导致继发性甲状旁腺功能亢进,血中 PTH 水平升高。PTH 持续增加与肾性骨病是肾衰竭矫枉失衡学说(trade-off hypothesis)的一个典型例子。当 GFR 下降时,尿磷排泄减少,出现血磷增高和血钙下降,后者使 PTH 分泌增加促进尿磷排泄,从而纠正高磷血症。当 GFR 继续下降时,高磷血症加重,机体仍进一步增加 PTH 的分泌,如此循环,使血浆 PTH 持续增高,最终发生继发性甲状旁腺功能亢进。同时,持续性的 PTH 增加,可影响肾小管对磷的排泄功能和促进溶骨作用,导致骨磷释放增多,从而形成恶性循环,使血磷和 PTH 不断上升。同时,持续极度升高的 PTH 可使破骨细胞(包括间质细胞转化的破骨细胞)促进骨基质和骨盐溶解,导致骨质疏松及纤维性骨炎。严重时,局部钙磷乘积可大于 70 而形成局部钙结节。

2. 维生素 D_3 活化障碍　$1,25\text{-}(OH)_2D_3$ 具有促进肠钙吸收和骨盐沉积等作用。CRF 时，由于 $25\text{-}OH\text{-}D_3$ 活化成 $1,25\text{-}(OH)_2D_3$ 能力降低，使活性维生素 D_3 生成减少，导致骨盐沉着障碍而引起骨软化症；同时，肠吸收钙减少，使血钙降低，从而导致骨质钙化障碍，并加重继发性甲状旁功能亢进而引起骨质疏松和纤维性骨炎。

3. 酸中毒　CRF 时，多伴有持续的代谢性酸中毒，可通过以下机制促进肾性骨营养不良的发生：①由于体液中 $[H^+]$ 持续升高，于是动员骨盐来缓冲，促进骨盐溶解；②酸中毒干扰 $1,25\text{-}(OH)_2D_3$ 的合成；③酸中毒干扰肠吸收钙。

4. 铝积聚　慢性肾衰竭时，由于肾脏排铝功能减弱，此时患者如果长期血液透析以及口服用于结合肠道内磷的药物（如氢氧化铝、碳酸铝凝胶等），铝被吸收并在体内潴留，发生铝积聚。铝可以直接抑制骨盐沉着，干扰骨质形成过程，导致骨软化。此外，铝在骨内沉积还可抑制骨细胞的功能，使骨质形成受阻，引起再生障碍性骨病，而 $1,25\text{-}(OH)_2D_3$ 减少也可促进铝在骨内沉积，加重骨质软化。

（五）肾性高血压

由于肾实质病变引起的继发性高血压称为肾性高血压（renal hypertension）。CRF 患者伴发高血压的机制主要与下列因素有关（图 16-9）。

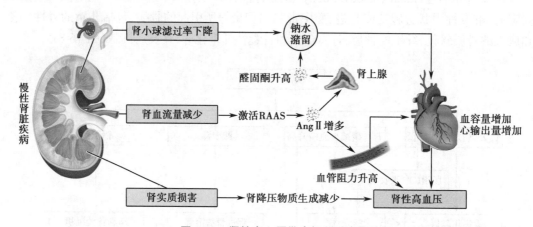

图 16-9　肾性高血压发生机制示意图

1. 钠水潴留　CRF 时肾对钠、水的排泄能力下降，可出现钠水潴留，从而引起：①血容量增多，心脏收缩加强，心输出量增加，血压升高；②动脉系统灌注压升高，血压升高；③长时间血管容量增加可刺激血管平滑肌细胞增生，血管壁增厚，血管阻力增加。上述这些因素共同促进了肾性高血压的发展。主要由钠水潴留所致的高血压称为钠依赖性高血压（sodium-dependent hypertension）。对该类高血压患者限制钠盐摄入和应用利尿剂以加强尿钠的排出，可以收到较好的降压效果。

2. 肾素分泌增多　主要见于慢性肾小球肾炎、肾小动脉硬化症等疾病引起的 CRF，由于常伴随肾血液循环障碍，使肾相对缺血，激活 RAAS 使血管紧张素 II 形成增多。血管紧张素 II 可直接引起小动脉收缩和外周血管阻力增加，又能促使醛固酮分泌，导致钠水潴留，并可兴奋交感 - 肾上腺髓质系统，引起儿茶酚胺释放和分泌增多，故可导致血压上升。这种主要由于肾素和 Ang II 增多引起的高血压称为肾素依赖性高血压（renin-dependent hypertension）。对此类患者限制钠盐摄入和应用利尿剂，不能收到良好的降压效果。只有采用药物疗法（如血管紧张素转化酶抑制剂等）抑制肾素 - 血管紧张素系统的活性，消除血管紧张素 II 对血管的作用，才有明显的降压作用。

3. **肾内降压物质生成减少**　肾单位大量破坏,肾产生激肽、PGE_2、PGA_2及血管紧张素Ⅰ~Ⅶ(Ang Ⅰ~Ⅶ)等降压物质减少,也是引起肾性高血压的原因之一。

（六）出血倾向

CRF患者常伴有出血倾向,表现为皮下瘀斑和黏膜出血,如鼻出血、胃肠道出血等。这主要是由于体内蓄积的毒性物质(如尿素、胍类、酚类化合物等)抑制血小板的功能所致。血小板功能障碍表现为:①血小板第3因子(磷脂,是Ⅸ、Ⅹ、凝血酶原活化场所)的释放受到抑制,因而凝血酶原激活物生成减少;②血小板的黏附和聚集功能减弱,因而出血时间延长。

（七）肾性贫血

CRF患者大多伴有贫血,且贫血程度与肾功能损害程度往往一致。肾性贫血(renal anemia)的发生机制:① EPO生成减少,导致骨髓红细胞生成减少;②体内蓄积的毒性物质(如甲基胍)对骨髓造血功能的抑制;③毒性物质抑制血小板功能所致的出血;④毒性物质使红细胞破坏增加,引起溶血;⑤肾毒物可引起肠道对铁和叶酸等造血原料的吸收减少或利用障碍。

第四节　尿　毒　症

尿毒症(uremia)是各种肾脏疾病发展的最严重阶段,由于肾单位大量破坏,导致代谢废物和毒性物质在体内大量潴留,并伴有水、电解质和酸碱平衡的严重紊乱以及某些内分泌功能失调,从而引起一系列自体中毒症状的综合征。尿毒症为ESRD,患者需靠透析或肾移植来维持生命,其发生率逐年增多。

一、发病机制

（一）尿毒症毒素蓄积

尿毒症毒素(uremia toxin)是指肾衰竭患者体液中浓度明显增高,并与尿毒症代谢紊乱或临床表现密切相关的某些物质。

1. **尿毒症毒素来源**　①正常代谢产物在体内蓄积,如尿素、胍、多胺等;②外源性毒物未经机体解毒、排泄,如铝的潴留等;③毒性物质经机体代谢又产生新的毒性物质;④正常生理活性物质浓度持续升高,如PTH等。

2. **尿毒症毒素分类**　①小分子毒素:分子量小于0.5kD,如尿素、肌酐、胍类、胺类等;②中分子毒素:分子量0.5~5kD,多为细胞和细菌的裂解产物等;③大分子毒素:主要是血中浓度异常升高的某些激素,如PTH、生长激素等。

3. **常见的比较公认的尿毒症毒素**

(1)甲状旁腺激素:PTH是由甲状旁腺分泌的一种内分泌激素。正常人血液中存在一定量的PTH,尿毒症时异常增高。持续增高的PTH能引起尿毒症的大部分症状和体征:①肾性骨营养不良;②皮肤瘙痒,切除甲状旁腺后,瘙痒即可减轻;③刺激胃泌素释放,刺激胃酸分泌,促使溃疡生成;④血浆PTH持久异常增高,可促进钙进入施万细胞或进入轴突,造成周围神经损害,PTH还能破坏血脑屏障的完整性,使钙进入脑细胞,脑中铝的蓄积可产生尿毒症痴呆,而铝在脑的沉积又与PTH相关;⑤软组织坏死是尿毒症严重而危及生命的病变,这种病变只能在甲状旁腺次全切除后方能缓解;⑥增加蛋白质的分解代谢,从而使含氮物质在血内大量蓄积;⑦引起高脂血症与贫血等。

(2)胍类化合物:胍类化合物是体内精氨酸的代谢产物。正常情况下精氨酸主要在肝脏通过鸟氨酸循环不断生成尿素、胍乙酸和肌酐。肾衰竭晚期,这些物质的排泄发生障碍,因而精氨酸通过另一种途径转变为甲基胍和胍基琥珀酸,其产生的可能途径(图 16-10)。

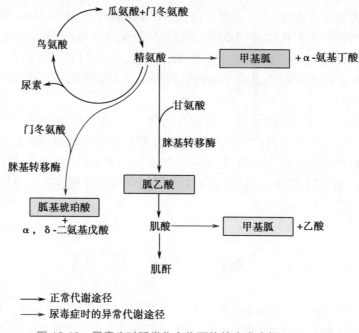

图 16-10　尿毒症时胍类化合物可能的生成途径

甲基胍(methylguanidine)是毒性最强的小分子物质。正常人血浆中甲基胍含量甚微,约为 0.08mg/L,而尿毒症时可高达 6mg/L。甲基胍可引起体重下降、呕吐、腹泻、肌肉痉挛、嗜睡、红细胞寿命缩短及溶血、心室传导阻滞等。

胍基琥珀酸(guanidinosuccinic acid)可影响脑细胞功能,引起脑病变。

(3)尿素:尿素是体内最主要的含氮代谢产物。可引起头痛、厌食、恶心、呕吐、糖耐量降低和出血倾向等。近年研究发现,尿素的毒性作用与其代谢产物——氰酸盐(cyanate)有关,后者可使蛋白质发生氨基甲酰化从而影响其功能。

(4)多胺:是氨基酸代谢产物,包括精胺、精脒、尸胺和腐胺,可引起厌食、恶心、呕吐和蛋白尿,促进红细胞溶解,抑制 Na^+-K^+-ATP 酶活性,增加微血管壁通透性,促进肺水肿和脑水肿的发生。

(5)中分子量物质(middle molecular substance,MMS):其化学结构不明,推测为多肽类物质。在体外对成纤维细胞增生、白细胞吞噬作用、淋巴细胞增生及细胞对葡萄糖利用等有抑制作用。

此外,肌酐、尿酸、酚类、晚期糖基化终末产物、β_2-微球蛋白等,对机体也有一定毒性作用。尿毒症是一个很复杂的临床综合征,为多因素、多毒素综合作用的结果。

(二)机体内环境严重紊乱

各种肾脏疾病发展到 ESRD 时,肾脏排泄和调节功能严重障碍,可导致水、电解质和酸碱平衡的严重紊乱,出现氮质血症、钠水潴留、高钾血症、高磷低钙血症以及代谢性酸中毒等。此外,肾实质严重损伤可导致内分泌功能紊乱,如使 EPO 分泌减少导致贫血、$1,25$-$(OH)_2D_3$ 产生减少导致肾性骨病等。而且,不断积累的尿毒症毒素与严重紊乱的机体内环境相互作用,可促进肾单位的进一步丧失,加重尿毒症的进一步恶化。

综上所述,多种毒性物质的蓄积是尿毒症发生的主要原因,而机体内环境紊乱又促进了中毒症状的发生。尿毒症是一个复杂的病理过程,用单一毒性物质的作用难以解释,因而尿毒症的发生是多因素综合作用的结果。

二、功能代谢变化

尿毒症期,可出现各器官系统功能及代谢障碍所引起的临床表现(图 16-11)。

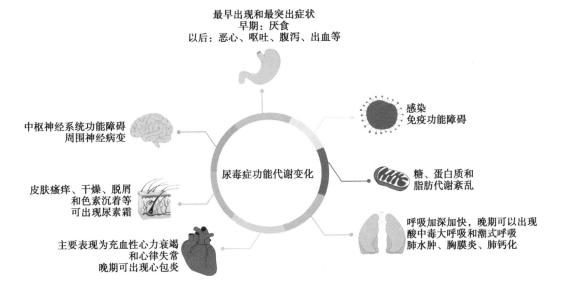

图 16-11　尿毒症时机体功能代谢变化

1. **神经系统**　有资料报道,尿毒症患者出现神经系统症状者可高达 86%,其主要表现为中枢神经系统功能障碍和周围神经病变两种形式。

(1)中枢神经系统功能障碍:表现为不安、思维不集中、记忆力减退、失眠等,严重者嗜睡甚至惊厥、昏迷,称之为尿毒症性脑病。其发生机制尚不清楚,可能是血中尿毒症毒素的蓄积,脑循环与脑代谢障碍,水、电解质平衡失调和代谢性酸中毒等因素共同作用的结果。

(2)周围神经病变:男性多见,其表现为足部发麻,腱反射减弱或消失,甚至远侧肌肉麻痹等。病理形态变化为神经脱髓鞘和轴索变化。其原因是患者血中胍基琥珀酸或 PTH 增多,抑制神经中的转酮醇酶,故髓鞘发生病变而表现为外周神经症状。

2. **消化系统**　消化系统的症状是尿毒症患者最早出现和最突出的症状。早期表现厌食,以后出现恶心、呕吐、腹泻、口腔黏膜溃疡,以及消化道出血等症状。其发生可能与消化道排出尿素增多,经尿素酶分解生成氨,刺激胃肠黏膜产生炎症甚至溃疡有关。此外,因肾实质破坏使胃泌素灭活减弱,PTH 增多又刺激胃泌素释放,故胃泌素增加,刺激胃酸分泌,促溃疡发生。

3. **心血管系统**　主要表现为充血性心力衰竭和心律失常,晚期可出现尿毒症性心包炎。心血管功能障碍是由于肾性高血压、酸中毒、高钾血症、钠水潴留、贫血以及毒性物质等综合作用的结果。尿毒症心包炎多为纤维性心包炎(尿素、尿酸渗出所致),患者有心前区疼痛,体检时可闻及心包摩擦音。

4. **呼吸系统**　尿毒症时伴有的酸中毒可引起呼吸加深加快,严重时可出现酸中毒大呼吸(kussmaul 呼吸),甚至潮式呼吸。由于尿素经唾液酶分解生成氨,故呼出气可有氨味。肺部并发症包括肺水肿、纤维素性胸膜炎或肺钙化等病变。肺水肿的发生与心力衰竭、毒性物质使肺毛细血管通透性增高、低蛋白血症、钠水潴留等有关;纤维素性胸膜炎是尿毒素刺激引起的炎症;肺钙化是磷酸钙在肺组织内沉积所致。

5. 免疫系统 尿毒症患者极易发生感染,并常以感染为其主要死因之一,这可能是患者免疫功能低下有关。其主要表现为细胞免疫反应受到明显抑制,而体液免疫反应正常或稍减弱。中性粒细胞吞噬和杀菌能力减弱。尿毒症患者的皮肤和器官移植物存活期延长,迟发性变态反应降低,淋巴转化试验反应减弱。其所以出现细胞免疫功能异常,可能因毒性物质对淋巴细胞分化和成熟有抑制作用,或者对淋巴细胞有毒性作用。

6. 皮肤变化 患者常出现皮肤瘙痒、干燥、脱屑和色素沉着等,其中瘙痒可能与毒性物质刺激皮肤感觉神经末梢及继发性甲状旁腺功能亢进所致皮肤钙沉积有关。尿素随汗液排出,在汗腺开口处形成的细小白色结晶,称为尿素霜(urea cream)。

7. 物质代谢紊乱

(1)糖代谢紊乱:约一半的患者伴有葡萄糖耐量降低,其机制与尿素、肌酐和中分子量毒物的如下作用有关:①胰岛素分泌减少;②生长激素(可拮抗胰岛素)分泌增多;③胰岛素与靶细胞受体结合障碍;④肝糖原合成酶活性降低。

(2)蛋白质代谢紊乱:患者常出现消瘦、恶病质、低蛋白血症等负氮平衡的体征,其发生机制:①患者摄入蛋白质减少或因厌食、恶心、呕吐、腹泻使蛋白质吸收减少;②毒性物质(如甲基胍)使组织蛋白分解加强;③随尿丢失一定量蛋白质;④因出血使蛋白丢失;⑤合并感染可导致蛋白分解增强。

(3)脂肪代谢紊乱:患者血中甘油三酯含量增高,出现高脂血症。这是由于胰岛素拮抗物使肝脏合成甘油三酯增加,周围组织脂蛋白酶活性降低而清除甘油三酯减少所致。

三、慢性肾衰竭和尿毒症防治的病理生理学基础

(一)治疗原发病

积极治疗原发病,可防止肾实质的继续破坏,从而改善肾功能。

(二)消除加重肾损伤的因素

控制感染、高血压、心力衰竭等,避免使用血管收缩药物与肾毒性药物,及时纠正水、电解质和酸碱平衡紊乱,以延缓疾病进展。

(三)饮食控制与营养疗法

饮食控制与营养疗法是非透析治疗最基本、有效的措施。其关键是蛋白质摄入量及成分的控制,要求采取优质低蛋白、高热量饮食,保证足够的能量供给,减少蛋白质分解。控制磷、嘌呤及脂质的摄入。

(四)透析疗法

1. 血液透析疗法(人工肾) 是根据膜平衡原理,将尿毒症患者血液与含一定化学成分的透析液同时引入透析器内,在透析膜两侧流过,两侧可透过半透膜的分子依浓度梯度进行跨膜移动,达到动态平衡,从而使尿毒症患者体内蓄积的毒素得到清除;而人体所需的某些物质也可从透析液得到补充。

2. 腹膜透析 其基本原理与血液透析法相同,但所利用的半透膜就是腹膜,而非人工透析膜。将透析液注入腹膜腔内,并定时更新透析液,便可达到透析的目的。

(五)肾移植

肾移植是目前治疗尿毒症最根本、最有效的方法。但供肾来源困难、移植肾排斥及移植受者感染等问题制约了该治疗手段。今后随着移植技术不断提高,更有效的免疫抑制剂的应用以及异种器官移植研究的推进,将会逐步改善肾移植工作。

(宋维芳)

📋 重要考点

1. 肾功能不全的基本发病环节。

2. 急性肾损伤的概念、分类、发病机制及发病过程;非少尿型急性肾损伤的基本病理变化及特点。

3. 慢性肾衰竭的概念、病因、临床分期、发病机制及功能代谢变化。

4. 尿毒症的概念和主要临床表现的发病机制;尿毒症毒性物质的作用。

❓ 思考题

1. 如何鉴别功能性 AKI 与器质性 AKI(主要指 ATN 所致少型 AKI)?

2. 简述肾小管损伤在 ATN 所致少尿型 AKI 少尿发生机制中的作用。

3. GFR 正常是否意味着无肾损伤?是否可以通过检测血浆尿素水平的变化发现早期肾功能的减退? 简述其原理。

4. 慢性肾衰竭患者为什么容易发生骨折? 阐述其发生机制。

5. 简述肾性高血压的发生机制。

参 考 文 献

[1] 王建枝,钱睿哲.病理生理学.9 版.北京:人民卫生出版社,2018.

[2] 葛均波,徐永健,王辰.内科学.9 版.北京:人民卫生出版社,2018.

[3] HUETHER SE,MCCANCE KL.Understanding Pathophysiology.6th ed.Missouri:Elsevier,2017.

[4] 汤晓静,梅长林.KDIGO 指南解读:急性肾损伤的诊治.中国实用内科杂志,2012,12:914-917.

[5] JAMESON JL,LOSCALZO J.哈里森肾病学与酸碱代谢紊乱.2 版.梅长林,吴明,杨杨,译.北京:科学出版社,2018.

[6] SKORECKI K,CHERTOW G,MARSDEN P,et al Brenner and Rector's The Kidney.10th ed.Missouri:Elsevier,2015.

[7] LEVEY AS,ECKARDT KU,TSUKAMOTO Y,et al.Definition and classification of chronic kidney disease:a position statement from Kidney Disease:Improving Global Outcomes(KDIGO).Kidney Int,2005,67(6):2089-2100.

[8] REAU N,KWO PY,RHEE S,et al.Glecaprevir/Pibrentasvir Treatment in Liver or Kidney Transplant Patients With Hepatitis C Virus Infection.Hepatology,2018,68(4):1298-1307.

第十七章　脑功能不全

第一节　概　　述

　　脑在保持机体内部各器官系统、机体与外部环境的协调中处于主导地位。一方面,脑可以直接或间接地调节体内各器官、组织和细胞的活动,使之互相联系成为统一的整体;另一方面,脑通过对各种生理活动的调节,使机体随时适应外界环境的变化,从而保持机体内环境的稳定。人类长期生产劳动和社会活动,促进了大脑的高度发育进化,使大脑成为感觉和运动的高级中枢以及语言文字、学习记忆、思维意识、认知情感等精神活动的结构基础。脑主要由神经元和神经胶质细胞构成。神经元具有接受、整合和传递信息的功能,是脑的基本结构和功能单位,脑的功能活动主要是由一系列神经元的活动来实现的。神经胶质细胞是脑的重要组成部分,对神经元有支持、营养、绝缘、保护和修复等作用。

　　由于脑的结构和功能的特殊性,脑功能不全可具有以下特点:

　　(1)病因多样性:脑功能不全既可由脑本身的功能代谢异常以及结构损伤引起,也可由脑以外的器官组织损伤或功能不全所引起,常见原因有脑血管疾病、感染、神经退行性变、创伤、肿瘤、遗传、代谢、中毒、先天因素等。

　　(2)病情复杂性:脑的结构和功能高度复杂,脑功能不全时,一方面出现脑本身功能活动的异常,另一方面可表现为脑对机体各器官功能活动的调节功能异常,从而使脑功能不全的临床表现异常复杂,体现在以下几个方面:①病情的急缓不同常导致不同的临床表现和后果,急性脑功能不全常导致意识障碍,慢性脑功能不全可导致认知障碍、睡眠障碍、感觉运动障碍,也可表现为语言文字、学习记忆、思维情感等脑高级功能的异常;②相同疾病、病变部位不同常引起不同的临床表现和后果,如脑梗死发生在小脑可导致小脑性共济失调,而发生在脑干可引起呼吸和心血管运动中枢的损伤;③常有假性定位体征,如结核性脑膜炎引起显著颅内压增高时出现一侧或两侧外展神经麻痹,通常是颅内压增高引起的假性定位体征。

　　(3)疾病难治性:由于脑的结构和功能高度复杂,特别是神经元的再生能力很弱,一旦受损往往很难完全恢复,容易留下后遗症或残疾。

　　(4)可导致脑死亡和植物状态:脑是人类生命作为统一整体的统帅器官,通过调节体内各器官、组织和细胞的活动,使之互相联系成为统一的整体;又可使机体随时适应外界环境的变化,保持内环境的稳定。全脑功能不可逆的永久性丧失可使机体作为统一整体功能的永久丧失,导致脑死亡(brain death),而大脑皮质的广泛严重损伤可导致植物状态(vegetative state)。

第二节 认知障碍

认知是机体认识和获取知识的智能加工过程,是脑的高级功能,涉及学习、记忆、语言、思维、精神、情感、时间、空间定向能力等一系列心理和社会行为。认知障碍(cognitive disorder)指与上述学习记忆以及思维判断有关的大脑高级智能加工过程异常。认知障碍表现类型多样,表现为感知觉障碍、思维障碍、注意障碍、学习记忆障碍、智能障碍、自知障碍等。认知的结构基础是大脑皮质。由于大脑的结构和功能复杂,且认知障碍的不同类型互相影响,某一方面的认知问题可以引起另一方面或多方面的认知异常。

由于人类社会的老龄化,脑老化所引起的以学习记忆障碍为主要表现的认知障碍越来越多,所以本节重点介绍学习记忆障碍及其所引起的智能障碍。

一、病因

(一)神经退行性疾病

神经退行性疾病是以脑和脊髓的神经元以及神经元轴突髓鞘逐渐丧失为主要特征的疾病。临床上引起认知障碍最常见的神经退行性疾病是阿尔茨海默病和帕金森病等。

(二)脑血管病

缺血性或出血性脑血管病以及心脏或循环障碍引起的脑低血流灌注都可造成脑组织损害,从而引起认知障碍,甚至痴呆,称为血管性痴呆。此外,老年人脑血管硬化引起的脑血流量减少也是促进阿尔茨海默病发生发展的重要原因。

(三)颅脑外伤

颅脑外伤包括脑震荡、脑挫裂伤及颅内血肿等,都可造成脑组织损害,导致认知障碍,轻者可有失眠和健忘,中度者可出现暂时失去知觉和近事遗忘,重度者可导致学习记忆严重障碍。认知障碍尤其是学习记忆障碍,是颅脑外伤后的常见问题,影响患者躯体、行为和情绪等诸多方面的康复,对患者的远期影响甚至超过躯体障碍。

(四)慢性全身性疾病

如高血压、糖尿病、慢性阻塞性肺疾病、心肺衰竭、慢性肝性脑病、慢性尿毒症性脑病、贫血等病理过程中均可出现认知异常。

(五)脑老化

认知功能一般随年龄增高(约60~70岁以后)而下降。如帕金森病患者黑质多巴胺能神经元和纹状体多巴胺递质含量,自30岁以后随年龄增长而逐年减少。老年人脑血液供应减少,合成和分解代谢以及对毒素的清除能力降低,均可造成脑神经细胞死亡,从而导致认知功能降低。

(六)其他因素

受教育程度低、社会地位低下和经济生活状况差等与认知功能减退和痴呆的发生有一定关系。其中受教育程度是这些因素中最明确的影响认知功能的因素。女性认知功能损害的发生率高于男性,这可能与受教育程度较低、慢性病患病率较高和雌激素水平变化等有关。毒品、某些药物、酒精等可对脑产生损害,引起认知障碍。此外,不良的心理、社会因素也可引起认知障碍。

二、发病机制

认知障碍的发病机制非常复杂。学习记忆是认知的基础,学习记忆障碍是认知障碍最重要的表现形式,故此处主要阐述学习记忆障碍的发病机制。

学习记忆障碍的机制尚不完全清楚,可能与以下因素有关。

(一) 神经调节分子异常

1. **神经递质及其受体异常** 神经元之间的信息传递主要是通过神经递质及其相应的受体完成的。乙酰胆碱是与学习记忆和认知功能最密切的神经递质之一。动物实验发现,促进乙酰胆碱合成的酶——胆碱乙酰转移酶,在脑内的含量与学习记忆能力呈正相关。临床资料表明,血管性痴呆患者脑脊液中乙酰胆碱含量的下降程度与血管性痴呆的评分呈显著正相关。谷氨酸是中枢神经系统中重要的神经递质,通过与其受体结合发挥作用,与学习记忆密切相关。研究表明,离子型谷氨酸受体 N- 甲基 -D- 天冬氨酸(NMDA)受体的 NR2B 亚基表达上调可增强实验动物的长时程记忆,同时提高空间学习和记忆能力;海马 CA3 区锥体细胞 NMDA 受体基因敲除的小鼠联想回忆能力严重减弱。代谢型谷氨酸受体也与海马学习记忆密切相关。多巴胺是中枢神经系统中重要的儿茶酚胺类神经递质,在突触可塑性、行为学习以及学习相关的即刻早期基因的表达中发挥作用。研究发现,损害多巴胺系统可造成实验动物学习记忆功能障碍。健康志愿者口服多巴胺受体激动剂,可提高空间学习记忆能力;而口服多巴胺受体拮抗剂,则可导致空间识别能力降低。过多的去甲肾上腺素释放可损害学习记忆功能,这可能是长期处于应激状态的个体更易出现学习记忆障碍的机制之一。γ- 氨基丁酸是重要的抑制性神经递质,过度释放可损害学习记忆功能,如抑制长时程增强的产生等。

2. **神经肽异常** 神经肽是广泛分布于脑内的生物活性多肽,具有神经递质的特征。精氨酸加压素(又名血管升压素、抗利尿激素)可促进脑对信息的加工,有增强记忆、减少遗忘和促进回忆的作用。研究表明,在脑缺血后出现学习记忆障碍大鼠的脑内相关区域精氨酸加压素水平显著降低。目前亦有关于精氨酸加压素改善痴呆患者症状和增强记忆力的报道。生长抑素参与学习和记忆过程。研究发现,脑缺血可使脑内生长抑素免疫反应阳性的神经元及其投射纤维出现损伤,同时使脑内生长抑素含量下降,并且其下降程度与学习记忆障碍程度密切相关。神经肽 Y 能促进记忆的巩固和再现。在学习记忆损害的疾病中,神经肽 Y 免疫阳性神经元数量明显下降;给予神经肽 Y 可改善。近来发现 P 物质和学习记忆功能有关。如帕金森病患者脑苍白球和黑质中 P 物质水平下降;封闭大鼠纹状体边缘区内的 P 物质受体后,学习记忆能力显著下降。

3. **神经营养因子异常** 神经营养因子有促进认知和记忆的作用。研究发现,神经生长因子可阻止或逆转胆碱能神经的变性,改善基底前脑胆碱能神经元损伤引起的认知能力减退。大鼠脑缺血后应用脑源性神经营养因子,可显著改善其学习记忆能力障碍。

4. **雌激素水平异常** 雌激素水平在不同程度上影响女性的学习记忆能力,生理性增龄或各种病理因素导致的雌激素水平降低可引起学习记忆障碍。研究表明,雌激素对胆碱能神经元有保护作用,可诱导海马产生新的突触和树突,并且能增加神经生长因子及其受体的表达;雌激素可通过增加突触体素的表达,改善阿尔茨海默病患者的学习记忆能力。

5. **蛋白质代谢异常** 磷酸化是蛋白质修饰的重要方式,蛋白质磷酸化修饰失衡可导致短期记忆障碍。研究表明,海马内注射特定蛋白质磷酸化的抑制剂,可干扰上述过程而选择性地抑制短期记忆,但不影响长期记忆。组蛋白是细胞核中与 DNA 结合的碱性蛋白质的总称,组蛋白修饰异常参与学习记忆障碍的发生发展。例如,组蛋白过度去甲基化参与介导小鼠学习记忆障碍,而抑制去甲基化酶的活性则可改善小鼠的学习记忆能力。

长期记忆的形成需要新蛋白的合成。在多种细胞和动物模型中证实,敲除 cAMP 反应元件结合蛋白(cAMP responsive element binding protein,CREB)基因的小鼠可出现长期记忆障碍和神经元退行性变性,表明 CREB 在长期学习记忆过程中发挥重要作用。CREB 在脑内所有细胞中均有表达,定位于核内,在突触受到反复刺激后,激活 CREB,细胞核释放 mRNA 引起蛋白质的合成和新突触的形成,形成长期记忆。

（二）脑神经元损伤

1. **外伤**　脑外伤包括外力引起的原发性损伤,以及在原发性损伤基础上,随着伤后病理生理变化、组织反应以及出血等因素所引起的继发性损伤。继发性损伤的机制可能有血脑屏障破坏、自由基形成、兴奋性氨基酸的兴奋毒性损伤、炎症反应、神经元 Ca^{2+} 超载、脑灌注压降低、受损脑组织对损伤的敏感性增强等。

2. **脑缺血及缺血 - 再灌注性损伤**　脑缺血缺氧性损伤可引起大脑皮质神经元功能障碍和死亡,从而引起认知障碍。在缺血、缺氧状态下,ATP 生成减少,细胞出现能量耗竭;同时无氧酵解增强引起代谢性酸中毒,使细胞膜通透性增强和 Na^+-K^+-ATP 酶活性下降,从而引起细胞损伤。此外,缺血区乳酸堆积还可引起神经元和内皮细胞水肿、坏死,加重缺血性损害。脑缺血时,Ca^{2+} 内流增加及清除减少,导致神经元 Ca^{2+} 超载,通过线粒体氧化磷酸化障碍、细胞成分异常分解等一系列机制导致细胞死亡。脑缺血时,自由基的产生和清除失衡导致自由基增多是引起脑损伤的重要原因。谷氨酸是脑内含量最丰富的兴奋性神经递质,参与多种生理和病理生理过程。脑缺血时,谷氨酸的释放增多和再摄取减少,导致细胞外液谷氨酸浓度异常升高,过度激活其受体,引起突触后神经元过度兴奋、钙超载等,并最终死亡,这一过程称为谷氨酸的兴奋性毒性作用。

3. **异常蛋白质聚集**　脑组织中异常蛋白质聚集可引起神经元的退行性变性,进而引起神经元死亡和 / 或功能障碍,导致认知障碍。常见的有基因变异引起的异常蛋白质聚集和蛋白质异常修饰引起的异常蛋白质聚集。基因变异引起的异常蛋白聚集最常见的是阿尔茨海默病时受损脑区的 Aβ- 淀粉肽的异常聚集,形成老年斑。蛋白质异常修饰引起的异常蛋白聚集见于阿尔茨海默病时脑内 tau 蛋白的过度磷酸化,是引起神经原纤维缠结的主要机制(详见阿尔茨海默病)。

4. **炎性因子失衡**　在脑缺血或神经退行性疾病时,可产生白细胞介素 -1、白细胞介素 -6、肿瘤坏死因子 -α 和转化生长因子 -β 等多种炎性细胞因子,直接或间接地造成神经元损伤,引起认知障碍。例如,研究发现老年人血浆中白细胞介素 -6 水平升高和认知功能损害有密切的关系;在阿尔茨海默病患者,脑内活化的小胶质细胞产生白细胞介素 -1、白细胞介素 -6 等大量炎性因子,诱发脑内炎症反应和损伤神经元。

（三）突触可塑性异常

突触是神经元之间的功能联系部位,突触可塑性(包括长时程增强和长时程抑制等)是神经元在外界刺激下结构和功能的适应性变化,在学习记忆中发挥重要作用。长时程增强(long-term potentiation,LTP)是指突触前神经元在短时间内受到快速重复的刺激后,在突触后神经元快速形成并且持续较长时间的突触传递效能增强的现象,表现为兴奋性突触后电位的幅度增高、斜率加大和潜伏期缩短(图 17-1)。长时程抑制(long-term depression,LTD)是指突触前神经元在受到持续低频刺激后,在突触后神经元形成的持续较长时间的突触传递效能降低的现象,表现为兴奋性突触后电位的波幅降低,潜伏期延长(图 17-1)。LTP 和 LTD 是研究学习记忆的经典模型。突触可塑性异常使神经细胞间记忆相关信息传递障碍,从而导致学习记忆能力降低。

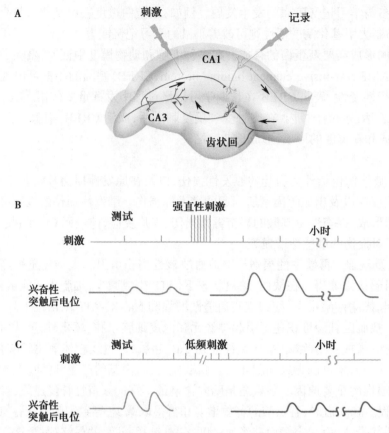

图 17-1 长时程增强(LTP)和长时程抑制(LTD)

A. 海马脑片示意图。B. 海马的长时程增强(LTP)。突触前神经元在短时间内受到快速重复的强直性刺激后,在突触后神经元快速形成持续较长时间的兴奋性突触后电位,表现为潜伏期缩短、幅度增高和斜率加大。C. 海马的长时程抑制(LTD)。突触前神经元在受到低频刺激后,在突触后神经元形成的持续较长时间的突触传递效能降低的现象,表现为兴奋性突触后电位的波幅降低,潜伏期延长

(四) 神经回路功能异常

中枢神经系统内单个神经元极少单独执行某种功能,神经元与神经元通过突触建立联系,构成复杂的信息传递和加工的神经网络,称为神经回路。由于神经系统由众多的神经元组成,而每个神经元又有大量的突触,神经回路的构成极其复杂,是脑内信息处理的基本单位。已知的与学习记忆相关的神经回路包括以下三种:

1. 海马的三突触环路和单突触环路 海马三突触环路为内嗅皮质 - 齿状回 -CA3 区 -CA1 区 - 内嗅皮质(图 17-2),单突触环路为内嗅皮质 -CA1 区 - 内嗅皮质。这些回路参与空间学习记忆,其功能和结构损害可产生空间学习记忆障碍。例如,实验研究显示,过量 Aβ- 淀粉肽引起的皮质及海马三突触环路活动异常,可能是造成认知功能障碍的重要原因。临床资料显示,阿尔茨海默病患者的认知功能障碍即使在同一天内也可出现很大的波动,比如早晨可能正常,中午时可能就变得不认识家人,下午又恢复正常。这种变化很难用神经元丢失或重新获得来解释,很可能是突触环路活动功能异常所致。此外,一些因素可造成这些环路结构的损害,进而导致学习记忆障碍。例如,研究显示,衰老大鼠海马 CA1 区锥体细胞退行性病变与其空间定位的学习和记忆能力明显降低有密切的联系;糖尿病动物海马 CA1 区突触数量减少、结构模糊、突触后致密物厚度减少等的结构性损害与学习记忆障碍行为学表现相一致。

2. Papez 环路 1937 年 Papez 提出了边缘系统参与情绪反应的特异环路,称为 Papez 环路。近年来发现 Papez 环路与长期记忆有关。Papez 环路即海马结构 - 穹窿 - 下丘脑乳头体 -

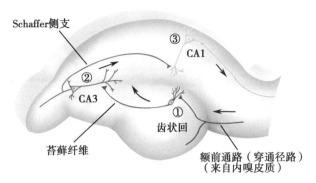

图 17-2　海马三突触环路

海马三突触环路始于内嗅皮质,此处的神经元轴突形成穿通径路,止于齿状回颗粒细胞
树突,形成第一个突触联系;齿状回颗粒细胞轴突形成苔藓纤维与海马 CA3 锥体细胞
树突形成第二个突触联系;CA3 区锥体细胞轴突发出侧支与 CA1 区锥体细胞发生第三
个突触联系,再有 CA1 锥体细胞发出向内嗅皮质的联系

乳头丘脑束 - 丘脑前核 - 内囊膝状体 - 扣带回 - 海马环路(图 17-3)。双侧海马损伤使 Papez
环路信息传递减弱,可使新的长期记忆形成障碍,但不能抹去损伤前已经形成的记忆。海马 -
穹隆是"Papez 环路"的关键结构,对学习记忆尤为重要,且穹隆是海马主要输出纤维。研究发
现,阿尔茨海默病和遗忘型轻度认知功能损害患者的穹隆体纤维完整性遭到破坏、海马与某些
脑区的功能连接强度降低与认知能力降低相关。切断穹隆 - 海马伞可以引起海马胆碱能神经
元损伤,引起大鼠的学习记忆能力下降。

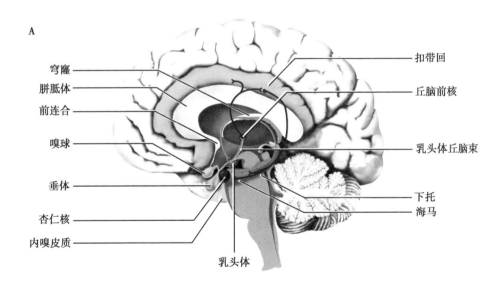

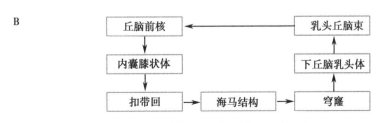

图 17-3　海马 Papez 环路

海马 Papez 环路即海马结构 - 穹隆 - 下丘脑乳头体 - 乳头丘脑束 - 丘脑前核 - 内囊膝状
体 - 扣带回 - 海马环路。双侧海马损伤使 Papez 环路信息传递减弱,可使新的长期记忆
形成障碍,但不能抹去损伤前已经形成的记忆

三、临床表现

认知障碍的临床表现多种多样,这些表现可单独存在,但大多同时存在。

(一) 学习、记忆障碍和痴呆

学习是机体不断接受环境变化而获得新的行为习惯或经验的过程,即获得外界信息的神经过程。记忆是机体将获得的行为习惯或经验贮存一定时期的能力,即信息获得、贮存与巩固、再现和读出的神经过程。记忆障碍有多种不同的分类方法,如根据保持时间长短分为瞬时记忆、短期记忆和长期记忆障碍;根据内容分为形象记忆、动作记忆、情感记忆和抽象记忆障碍;根据遗忘方向分为顺行性遗忘症和逆行性遗忘症;根据特征分为记忆增强、记忆减退、遗忘、错构、虚构和似曾相识症等。

认知障碍的突出表现之一是学习记忆障碍,严重者可引起痴呆。痴呆是一种以认知功能障碍为核心症状的慢性获得性进行性智能损害综合征,临床上以缓慢出现的智能减退为主要特征,包括语言、学习记忆、视空间能力、情感、人格和其他认知功能(如计算力和抽象判断力)障碍。早期痴呆症状轻微,进展缓慢;主要表现为近期记忆障碍,注意力不集中,兴趣和积极性减退,学习知识和掌握新技能的能力下降,可有多疑和固执等。中期痴呆智能减退与人格变化已相当显著,有明显的认知功能障碍,主要表现为近事遗忘严重,远事遗忘也常受影响,可出现定向力、计算力和理解判断力障碍,患者生活自理能力降低,情绪不稳定、注意力涣散、行为异常,有的可出现幻觉和妄想等。晚期痴呆主要表现为严重的记忆障碍和计算力障碍,日夜节律紊乱、失语、失认,日常生活不能自理,大小便失禁等。由于引起痴呆的原因不同,其临床病程也不尽相同,最后痴呆患者常常死于并发症,如感染和内脏功能衰竭等。

(二) 失语

失语(aphasia)指后天获得性的、由于脑损害所致的语言理解和表达能力障碍。患者在意识清晰、无精神障碍及严重智能障碍的前提下,无视觉及听觉缺损,亦无口、咽、喉等发音器官肌肉瘫痪及共济运动障碍,却听不懂别人及自己的讲话,说不出要表达的意思,不理解亦写不出病前会读、会写的字句等。失语有运动性失语、感觉性失语和混合性失语等。

(三) 失用

失用(apraxia)是指脑部疾病时,患者在无任何运动或感觉障碍,也无意识及智能障碍的情况下,不能在全身动作的配合下,正确地使用一部分肢体功能去完成那些本来已经形成习惯的动作。患者神志清楚,对所要求完成的动作能充分理解,却不能执行,如不能按要求做伸舌、洗脸等动作,但在不经意的情况下却能自发地做这些动作。失用有观念性失用、观念运动性失用、运动性失用、结构性失用和穿衣失用等。

(四) 失认

失认(agnosia)是指脑损害时,患者在无视觉、听觉、触觉、智能及意识障碍的情况下,不能通过某一种感觉辨认以往熟悉的物体,但能通过其他感觉通道进行认识。失认有触觉性失认、视觉性失认、听觉性失认和身体体位失认。

(五) 其他精神、神经活动的改变

患者常表现出语多唠叨、情绪多变、焦虑、抑郁、激动、欣快等方面的异常改变。

(六) 不同脑区损伤产生的认知障碍的特点

认知的结构基础是大脑皮质。Brodmann 将大脑皮质分为 52 个功能区,不同区负责不同的功能,损伤后出现相应的认知障碍(图 17-4)。额叶皮质区负责自主运动、书写、创造性思维、判断、社会责任感等复杂的智力活动,并且主要参与情节记忆相关信息的采集、编码、检索和回忆。额叶受损将使信息难以存入和取出,信息可因"不正确的归档"而被曲解,导致背景或顺序不准确,从而出现情节记忆扭曲和形成错误的记忆。此外,额叶皮质 6 区损伤导致失写症,9 区和 12 区损伤导致额叶性痴呆,44 区和 45 区损伤导致运动性失语症。颞叶的主要功能是处理听觉信息,其 41 区和 42 区感受声音,而听觉辅助皮质 22 区帮助对声音的理解。颞叶损伤导致新记忆形成障碍,表现为最新学的最容易遗忘,而远期记忆则被保留。颞叶内的海马和脑干的蓝斑结构参与记忆加工,损伤后分别引起空间或情感记忆障碍。杏仁核在情感记忆的形成和贮存方面起重要作用,杏仁核损伤通常导致情感记忆障碍。枕叶含有初级视皮质,17 区感知和接受视觉刺激,该区损伤引起视野缺陷;视觉联合皮质 18 区和 19 区包绕视皮质,整合视觉信息和内容,该区损伤导致不能识别物体。顶叶皮质的主要功能是对感觉信息的高级加工和整合,其中 1 区至 3 区的损伤导致对侧感觉障碍,39 区的损伤导致感觉性失读症,40 区的损伤引起触觉缺失等。优势侧顶叶损伤通常导致单侧或双侧身体失认和空间定位障碍(图 17-5)。

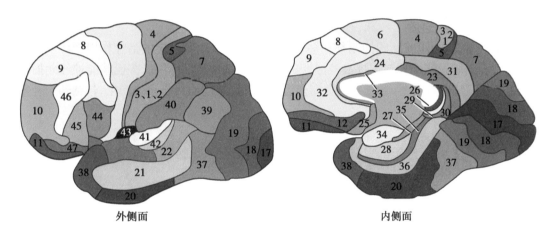

图 17-4　大脑皮质 Brodmann 分区

Brodmann 根据大脑皮质的不同形态特征和功能,将大脑皮质分为 52 个功能区

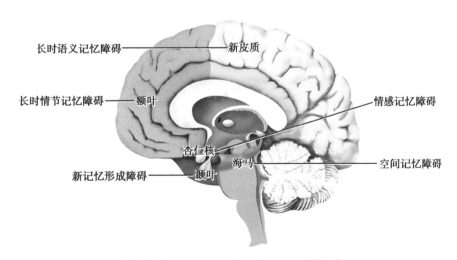

图 17-5　不同脑区损伤产生的认知障碍特点

不同脑区损伤产生的认知障碍特点不同,如额叶损伤导致长时情节记忆障碍;颞叶损伤导致新记忆形成障碍;新皮质损伤导致长时语义记忆障碍;海马损伤导致空间记忆障碍;杏仁核损伤导致情感记忆障碍

四、防治的病理生理学基础

对认知障碍的治疗要早期诊断、积极干预和早期治疗。根据病情,可进行对症治疗、神经保护治疗、调节神经递质的药物治疗、手术治疗和认知康复训练等。

（一）对症治疗

维持水电解质平衡,防治感染、心衰及各种代谢障碍,加强营养,尽量消除能损害脑功能的任何原因。对有明显精神、神经症状的患者可根据病情进行相应的药物治疗,并可进行心理治疗等。

（二）保护神经细胞

针对认知障碍的病因,可应用不同的神经细胞保护剂,如脑循环改善剂、能量代谢激活剂、神经递质和神经生长因子保护剂、Ca^{2+}拮抗剂等均被广泛应用于不同疾病引起的认知障碍的治疗。

（三）调节神经递质

循证医学证实,胆碱酯酶抑制剂和多巴胺的前体等药物有一定的治疗作用。阿尔茨海默病患者可利用胆碱酯酶抑制剂提高乙酰胆碱的含量,起到治疗作用。多巴胺能神经元损伤在帕金森病的发病中占重要地位,各种提高多巴胺能神经功能的策略相继产生,包括药物补充其前体 L- 多巴胺等。

（四）手术治疗

手术治疗主要用于帕金森病的治疗,有苍白球切除术、丘脑切除术、立体定位埋植脑刺激器和立体定位损毁疗法等。

（五）认知康复训练

对认知功能障碍的患者要积极开展认知康复训练,并要有针对性地制定康复计划。认知康复训练有记忆训练、智力训练和语言训练等。

第三节　意识障碍

意识是人体对自身状态和环境的感知以及对外界刺激做出恰当反应的能力,是人脑反映客观现实的最高形式。意识包括觉醒和意识内容两方面。觉醒是指大脑皮质保持一定的兴奋状态,对自身状态和外界环境的感知能力。意识内容包括思想、记忆、定向、情感等,并通过语言、技巧性运动和复杂的机体反应与外界环境保持正常的联系。觉醒是产生意识内容的基础。另外,意识和认知密切联系,认知功能的完成需要正常的意识状态,而意识的内容中也包括一些认知的成分。临床上意识障碍(conscious disorder)通常是指觉醒系统的不同部位受到损伤,产生觉醒度降低和意识内容的异常变化。意识障碍往往是急性脑功能不全的重要表现之一,是病情变化的重要信号,其程度可以作为反映病情轻重的重要指标。

一、病因

意识的形成和维持依赖于大脑皮质及皮质下相关脑区的结构和功能完整性,临床上引起意识障碍的原因包括颅内疾病和全身性疾病。

（一）颅内疾病

1. 颅内局限性病变　常见于颅脑外伤(如脑挫裂伤和颅内血肿等)、脑血液循环障碍(如脑出血和脑梗死）和颅内占位性病变（如肿瘤和脑脓肿）。

2. **脑弥漫性病变**　常见于颅内感染（如各种脑炎和脑膜炎）、颅脑外伤（如脑震荡和脑挫裂伤）、蛛网膜下腔出血、脑水肿、脑退行性变性及脱髓鞘性病变。

3. **癫痫发作**　部分癫痫发作伴有不同程度的意识障碍。

(二) 代谢紊乱和中毒

1. **营养物质缺乏**　常见于缺氧，如一氧化碳中毒、严重贫血、肺部疾病等；缺血，如心输出量减少的各种心律失常、心力衰竭和休克等；低血糖，如胰岛素瘤、严重肝脏疾病和胰岛素注射过量等。

2. **内源性毒素积聚**　常见于肝性脑病、肾性脑病、肺性脑病和乳酸酸中毒等。

3. **外源性毒素积聚**　常见于工业毒物、药物、农药中毒等。

4. **体液和电解质平衡紊乱**　常见于高渗性昏迷、低渗性昏迷、酸中毒、碱中毒、高钠血症、低钠血症、低钾血症等。

5. **体温过高或过低**　可见于损伤中枢神经系统的某些病毒性疾病和安眠药中毒等。

二、发病机制

意识障碍的发生机制主要包括以下方面：

(一) 脑干上行网状激动系统受损

脑干上行网状激动系统（ascending reticular activating system, ARAS）是保持觉醒的主要结构，脑干内脑桥上端以上部位受损并累及 ARAS 是导致意识障碍的主要机制（图17-6）。

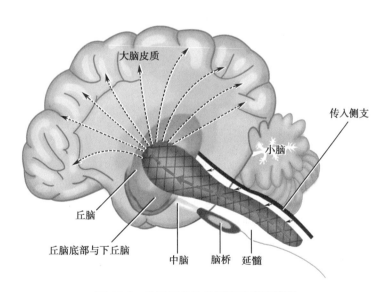

图 17-6　脑干网状结构损害致意识障碍
脑干上行网状激动系统的投射纤维终止于大脑皮质广泛区域，主要维持大脑皮质兴奋
性，维持觉醒状态和产生意识活动。脑干内脑桥上端以上部位受损并累及脑干上行网
状激动系统是导致意识障碍的主要机制

1. **ARAS 兴奋性下降**　ARAS 兴奋性主要依靠三叉神经感觉主核以上水平（即脑桥上端以上的水平）的传入冲动来维持，当该部位受损后，由特异性上行传导系统的侧支传向 ARAS 的神经冲动被阻断，ARAS 的兴奋性下降而不能向上发放冲动以维持皮质的觉醒状态，从而导致意识障碍。

2. **中脑网状结构 - 丘脑 - 大脑皮质 - 中脑网状结构之间构成的正反馈环路遭到破坏**　在

正常情况下,感觉神经冲动经特异性上行投射系统传至大脑皮质后,皮质发放冲动沿皮质网状激动系统下行至中脑 ARAS,在此汇集来自非特异性上行投射系统的传入冲动,经丘脑再投射至皮质。如此循环不已,并持久地维持皮质的兴奋。当此环路遭到破坏时,失去了维持大脑皮质兴奋性的上行冲动,使大脑皮质的兴奋性不能维持,出现意识障碍。

（二）丘脑受损

丘脑的核团分为特异性和非特异性丘脑核。特异性丘脑核组成丘脑特异性投射系统,向大脑皮质传递各种特异性感觉信息。非特异性丘脑核接受脑干网状结构上行纤维传入并向大脑皮质广泛部位投射,终止于大脑皮质,构成非特异性投射系统,参与维持大脑皮质觉醒状态。实验表明,此系统受损时,机体可长期处于昏睡状态。

（三）大脑皮质的广泛损伤及功能抑制

大脑皮质广泛损伤或功能抑制是产生意识障碍的重要机制,如脑内弥漫性损伤、全身代谢紊乱导致脑能量代谢障碍等。此外,大脑皮质的突触结构也是毒物和药物攻击的重要部位,某些药物或毒物中毒也可引起意识障碍。大脑皮质的局限性损伤或切除并不一定引起意识障碍。

三、临床表现

意识障碍的临床表现包括觉醒度降低（量方面的异常）和意识内容的异常变化（质方面的异常）。两者虽不平行,但却经常伴行。觉醒度降低时可或多或少伴有意识内容的异常变化,但若觉醒度严重降低时意识内容的变化就显示不出来；当意识内容变化时往往或多或少地伴有觉醒度的降低,但觉醒度的降低程度一般不会太严重。

（一）觉醒度降低

觉醒度降低按其轻重顺序可分为以下几种状态：

1. **恍惚（dizziness）** 对直接刺激可出现反应,能对答问话,但对周围事物漠不关心。

2. **嗜睡（somnolence）** 卧床即能入睡,呼之可醒,但觉醒的持续时间短暂。

3. **昏睡（sopor）** 较前者重,对觉醒刺激有短暂的反应,无觉醒刺激时重又入睡。

4. **木僵（stupor）** 对周围的事物一般无反应,但强烈刺激或反复刺激能引起反应。

5. **昏迷（coma）** 昏迷是最严重的意识障碍,意识完全丧失,大小便失禁,角膜反射、腱反射、皮肤反射和瞳孔对光反射均丧失,对外界刺激无反应,但可出现无意识的运动,如呻吟、肢体偶动等。昏迷可分为浅昏迷、中昏迷和深昏迷。浅昏迷：睁眼反应消失,无自发言语和有目的的活动,疼痛刺激时有回避动作,脑干反射基本保留。中昏迷：对外界一般刺激无反应,强烈疼痛刺激时有防御反射活动,角膜反射减弱或消失,呼吸节律紊乱。深昏迷：对任何刺激均无反应,眼球固定、瞳孔散大,脑干反射消失,生命体征发生明显变化。

（二）意识内容异常

在轻度或中度意识障碍的情况下,可出现如下几种意识内容的异常：

1. **精神错乱（amentia）** 见于轻度意识障碍的情况下,表现为思维混乱,对周围事物难以理解和辨别。

2. **谵妄（delirium）** 见于轻度或中度意识障碍的情况下,有幻觉、错觉和妄想,并有精神运动性兴奋,间或能正确地识别周围的事物。

3. **意识模糊（confusion）** 往往伴有意识混浊、记忆障碍、注意力涣散,对周围事物漠不关心,对复杂事物难以识别和理解,时间、空间定向力丧失,运动活动协调障碍,呈无欲状。

4. **朦胧状态（twilight state）** 表现为错觉、梦幻觉,可突然出现无目的行为,行为多接近于正常。

此外,ARAS 位置与脑干内许多脑神经核非常接近,所以 ARAS 结构损害引起意识障碍时多伴有明显的局灶性神经病学体征等临床表现,如瞳孔对光反射异常等,而代谢紊乱和中毒引起的意识障碍多不伴有局灶性神经病学体征。

四、防治的病理生理学基础

意识障碍特别是重度意识障碍时,中枢神经系统对全身各系统、器官功能的调控能力严重受损,是临床上的危重病症,诊治及时与否对此类患者的预后非常重要。重度意识障碍的防治一方面要针对原发病治疗,同时应高度注重防治生命功能衰竭的实时监测和紧急应对措施,以及保护脑功能、防止脑功能进一步受损的防治措施。

(一)紧急抢救措施

应保持患者呼吸道的通畅,维持呼吸和循环功能,防止患者出现呼吸和循环衰竭。呼吸功能障碍是重度意识障碍患者最常见的损害。对于局灶性脑干功能异常的意识障碍患者,临床上必须争分夺秒地抢救。

(二)尽快明确诊断并对因治疗

及早针对病因治疗是减轻脑损伤、挽救患者生命的根本措施。如颅内出血、脑梗死患者,要及时给予内外科治疗;毒物和药物中毒患者,要及时洗胃、注射相应的拮抗药物等。通常情况下,结构损害引起的意识障碍较难恢复;而代谢紊乱和中毒引起的意识障碍,在及时纠正后,意识障碍可恢复。

(三)实时监测生命指征和意识状态

由于重度意识障碍患者的生命指征和意识状态随时都有可能出现变化,故必须实时监测患者的呼吸、血压、脉搏、瞳孔和体温等生命指征。意识状态的细致观察对于评估中枢神经系统的损伤程度、预后和治疗都有重要意义。

(四)保护脑功能

脑功能保护在意识障碍特别是重度意识障碍治疗中占重要地位,可减轻原发性和继发性的脑损伤。脑保护的措施有降低颅压、减轻脑水肿、改善脑血流、改善脑代谢和控制抽搐等。

第四节　阿尔茨海默病

阿尔茨海默病(Alzheimer's disease,AD)是一种以进行性痴呆(记忆减退、认知障碍以及人格改变)为临床特征,以大脑皮质和海马区域出现细胞外老年斑、细胞内神经原纤维缠结为病理特征的神经退行性疾病。最早系统描述该病的是德国的 Alois Alzheimer 医生,故称该病为 Alzheimer's disease。AD 是引起老年人痴呆和慢性脑功能不全的最常见原因,严重影响老年人的生活质量和健康。最近一个世纪以来,人类的平均寿命明显增加,老年人口剧增,使AD 的发病率明显增加。因此,AD 是我们将要面临的重要公共健康问题。

一、病因

AD 的病因目前尚不完全清楚,可能与老龄、遗传和基因异常、铝蓄积、雌激素缺乏、头颅外伤史和受教育程度等有关。

1. **老龄**　大多数 AD 患者在 70 岁左右开始发病,因此老龄是 AD 发病的一个基本病因。研究发现 60 岁以上人群 AD 的患病率随增龄而增加。但是很多老年人仍保持良好的智力,甚至在生命的最后时期仍然可做出出色的工作。因此老龄不是 AD 发病的决定因素。

2. **遗传和基因异常**　一些 AD 具有家族聚集性,尤其是 65 岁前发病的患者,并且有痴呆家族史的患者,其患病率为普通人群的 3 倍。近年发现了多个家族性常染色体显性遗传的 AD 致病基因,如淀粉样蛋白前体(amyloid protein precursor,APP)基因、早老蛋白 1(presenilin-1,PS-1)基因和载脂蛋白 E(apolipoprotein E,ApoE)等位基因。此外,部分患者出现早老蛋白 2(presenilin-2,PS-2)基因、α-2 巨球蛋白(α-2 macroglobulin, α-2M)基因异常。

3. **铝**　人们在日常生活中摄入铝的几率较其他金属元素大。许多研究曾对铝是否是 AD 发病的危险因素进行过探讨,结果不尽一致。最近的研究表明,铝在脑内蓄积可导致神经细胞蛋白合成受阻,有可能增加 AD 的发病危险性。

4. **雌激素缺乏**　AD 发病可能与雌激素缺乏有关。流行病学调查表明,绝经后妇女 AD 发病率较同龄组男性高,65 岁以上妇女 AD 的患病率比同龄组的男性高 2~3 倍;女性 AD 患者的认知功能障碍比男性重;给予雌激素替代治疗后,可降低或延缓 AD 的发生。这些资料表明雌激素缺乏可导致学习和记忆功能障碍,增加患 AD 的危险性。

5. **头颅外伤史**　早年脑外伤是 AD 发病的一个危险因素,有丧失意识(昏迷)的脑震荡或脑外伤史者易患 AD。但有人认为,头颅外伤只有通过与 ApoE4 的协同作用才会增加发生 AD 的危险。

6. **其他因素**　资料证实,AD 发生与受教育程度有关,文盲及初小文化人群中发病率最高,高中以上教育人群中发病率较低。研究表明,突触丧失的程度与痴呆有关,学习可促进突触的改建,防止突触的丢失。

此外,经济状况差、大量饮酒、吸烟、活动不足、精神压抑史、重大不良生活事件史、抑郁症、脑内病毒感染、免疫功能紊乱等也可促进 AD 的发病。

二、发病机制

1. **脑内淀粉样物质沉淀**　AD 时受损脑区可见明显的老年斑(senile plaque)(图 17-7)。老年斑的中心部分是淀粉样物质沉淀,被营养不良性肥大的轴突、神经纤维网细丝以及星形胶质细胞和小胶质细胞的突起包裹。淀粉样物质的主要成分是 Aβ- 淀粉肽,由 APP 降解而成。

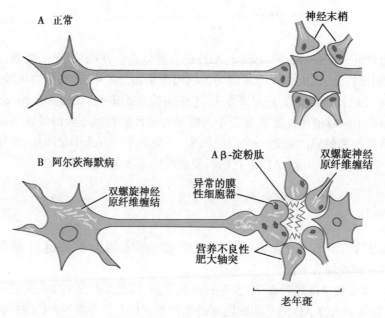

图 17-7　阿尔茨海默病时神经原纤维缠结和老年斑

一些基因的异常可促进 Aβ- 淀粉肽的生成和沉积。APP 基因突变可改变 APP 蛋白质结构和分泌酶切割位点，使 Aβ- 淀粉肽生成增多。PS-1 基因突变可导致 Aβ- 淀粉肽产生过多，并引起 tau 蛋白等细胞骨架蛋白之间的相互作用异常，从而破坏离子通道的结构，影响细胞内外离子交换。PS-2 基因突变可影响 APP 的水解过程，使聚集性 Aβ- 淀粉肽增多沉积形成老年斑，并能协助 Aβ- 淀粉肽增加细胞内钙和氧自由基以及促进线粒体膜电位下降。另外一些基因如 ApoE 等位基因和 α-2M 基因的异常则可影响 Aβ- 淀粉肽的代谢和清除。如 ApoE 等位基因的异常可影响 Aβ- 淀粉肽的代谢，特别是在 APP 基因变异的情况下，更容易促进 Aβ- 淀粉肽的形成。α-2M 蛋白可清除突触等部位的 Aβ- 淀粉肽，该基因变异后突触等部位 Aβ- 淀粉肽的清除减少，从而促进 Aβ- 淀粉肽的沉积。高浓度的 Aβ- 淀粉肽和老年斑对神经元有毒性作用，一是放大各种伤害刺激如低血糖、兴奋毒性、自由基等的损伤效应；二是直接的细胞毒性作用，如破坏细胞内 Ca^{2+} 稳态、促进自由基生成、使 tau 蛋白过度磷酸化等。这些变化导致神经元死亡，从而引起 AD。

2. **神经原纤维缠结**　神经原纤维缠结（neurofibrillary tangle）是 AD 时受损神经元最常出现的变化，表现为在神经元胞体以及轴突和树突内形成神经原纤维包涵体，从而使细胞骨架受到损害（图 17-7）。神经原纤维包涵体的基本成分是双螺旋状神经原纤维或竖直状神经原纤维。这些神经原纤维最主要的成分是过度磷酸化的不溶性 tau 蛋白。AD 时 tau 蛋白呈过度磷酸化，由可溶性变为不溶性，进而形成双螺旋状或直的神经原纤维，导致神经原纤维缠结。此外，过度磷酸化的 tau 蛋白可与正常 tau 蛋白竞争性结合微管蛋白，阻断微管蛋白的组装，抑制微管聚集，使微管解体及细胞骨架破坏。脯氨酸指导的蛋白激酶和非脯氨酸指导的蛋白激酶在 tau 蛋白磷酸化和过度磷酸化过程中发挥重要的调节作用，可能均参与 AD 的发病。此外，tau 蛋白的异常泛素化和糖基化修饰也与 AD 有关。神经原纤维缠结主要损害细胞骨架，干扰轴浆转运，影响突触传递，最终使神经元死亡引起 AD。

3. **神经递质及其受体异常**　脑内乙酰胆碱系统异常，特别是胆碱乙酰转移酶和乙酰胆碱含量下降是 AD 的重要原因。AD 患者大脑皮质和海马中胆碱乙酰化酶活性下降，导致乙酰胆碱在神经元突触前的合成下降，特别是在海马和颞叶皮质选择性的下降与瞬间记忆和近期记忆障碍关系密切。AD 患者脑内单胺能神经系统也出现异常，表现为脑内去甲肾上腺素浓度明显下降，苯 - 乙醇胺氮位甲基移位酶活性下降，5- 羟色胺以及多巴胺投射系统受损。谷氨酸及其受体在 AD 患者脑内也可出现异常变化。此外，AD 患者的脑脊液和许多脑区如额叶、颞叶、顶叶中的生长抑素减少，尤以颞叶显著。

4. **炎症和免疫反应异常**　研究发现，脑组织中 Aβ- 淀粉肽沉积诱导的炎症反应可能促进 AD 的发生发展。Aβ- 淀粉肽能激活小胶质细胞和星形胶质细胞，使这两种细胞围绕在老年斑周围。活化的小胶质细胞和星形胶质细胞可产生大量炎性因子，如白细胞介素 -1、白细胞介素 -6 等，诱导炎症反应或自身免疫反应，加重神经溃变和神经元损伤。在胶质细胞和神经元内，存在炎症相关酶类，这些酶被激活从而导致炎症反应，使神经元损伤。

5. **自由基增多**　老年人在增龄的过程中，脑内自由基的清除能力降低。因此，在脑老化过程中，神经元细胞膜上不饱和脂肪酸被氧化而产生大量自由基。自由基可损伤细胞膜、细胞器，诱导神经元凋亡，从而促使 AD 的形成。氧自由基能促进 Aβ- 淀粉肽的毒性和聚集，而 Aβ- 淀粉肽能使自由基生成增多。Aβ- 淀粉肽和自由基的相互作用，造成了神经细胞受损和功能紊乱的恶性循环。

此外，AD 的发病机制可能有病毒学说、钙超载学说、微量元素学说等。总之，AD 发病机制十分复杂，是各种病因相互影响、共同作用的结果。

三、临床表现

大多数 AD 患者在 70 岁左右开始出现临床症状,个别也可早至 50 岁发病,这种情况下,往往都有家族史。AD 的主要临床表现有以下几方面:

1. 起病隐匿 AD 起病隐匿,早期不易被察觉,常因感染、服药或手术后出现异常精神错乱而引起注意,也有的患者可主诉头晕、头痛、多变的躯体症状或自主神经症状等。

2. 记忆障碍 早期为近期记忆障碍,学习能力下降;中期为顺行遗忘严重,逆行遗忘受影响;后期记忆严重下降,忘记配偶的名字和远期记忆逐渐衰退。严重的记忆障碍造成定向紊乱、走出后不认家门、对曾经熟识的人变得不认识等。逐渐发生的记忆障碍或遗忘是 AD 的重要特征或首发症状。

3. 认知障碍 认知障碍表现为开始时患者不能理解掌握一般学识或技术,注意力不集中,兴趣及积极性减退,对抽象名词的概念含糊;病情进一步发展则出现语言功能障碍、视空间功能受损、失认、失用、失计算等。认知障碍是 AD 的特征性表现,随病情进展逐渐明显。

4. 性格改变 多数患者表现为原有性格的病态演变,如性格开朗者变为浮夸,勤俭者变为吝啬等。个别病例呈现出与原有性格相反的表现。

5. 情感及精神异常 患者情感及精神异常可表现为漠不关心、忧郁、呆滞、或盲目的欣快感等,易激惹,可有发作性暴怒和冲动行为,也可出现精神症状,如幻觉、妄想等。

这些方面的异常使患者的日常生活逐渐受到损害,到晚期患者往往生活不能自理,卧床不起,最后常常死于并发症,如肺炎、尿路感染、营养不良、内脏疾病或衰竭。

四、防治的病理生理学基础

目前对 AD 尚无特异性治疗方法,难以逆转其进展,药物治疗的重点仍是针对 AD 的各种症状,如胆碱酯酶抑制剂、自由基清除剂、抗氧化剂、非甾体抗炎药、雌激素、钙拮抗剂、他汀类药物、脑代谢改善剂等。适当的对症、支持疗法,特别是良好的身心护理,是改善此类患者生活质量的主要方法。

(李文斌)

📝 重要考点

1. 脑疾病的特点。
2. 认知障碍、意识障碍和阿尔茨海默病的概念。
3. 认知障碍的发病机制。
4. 意识障碍的发病机制。
5. 阿尔茨海默病的发病机制。
6. 认知障碍的临床表现。
7. 意识障碍的临床表现。
8. 阿尔茨海默病的临床表现。

思考题

1. 试述脑功能不全的特点？
2. 试述引起认知障碍的病因？
3. 试述学习记忆障碍的发病机制？
4. 试述引起意识障碍的病因？
5. 试述意识障碍的发病机制？
6. 试述阿尔茨海默病的发病机制？

参 考 文 献

［1］王建枝, 钱睿哲. 病理生理学.9 版. 北京: 人民卫生出版社, 2018.

［2］王玮, 赵小贞. 中枢神经功能解剖学.2 版. 北京: 科学出版社, 2017.

［3］陈生弟, 高成阁. 神经与精神疾病. 北京: 人民卫生出版社, 2015.

［4］韩济生. 神经科学.3 版. 北京: 北京大学医学出版社, 2009.

［5］郝伟, 陆林. 精神病学.8 版. 北京: 人民卫生出版社, 2018.

［6］贾建平, 陈生弟. 神经病学.8 版. 北京: 人民卫生出版社, 2018.

［7］林果为, 王吉耀, 葛均波. 实用内科学.15 版. 北京: 人民卫生出版社, 2017.

［8］PORTH C, GASPARD K. Essentials of pathophysiology: Concepts of altered health states. 4th ed. Philadelphia: Wolters Kluwer Health, 2015.

第十八章　多器官功能障碍

学习目标

1. **掌握**　多器官功能障碍综合征和全身炎性反应综合征的概念;多器官功能障碍综合征的病因和发病机制。
2. **熟悉**　多器官功能障碍综合征的临床分类、对机体功能代谢的影响及特点。
3. **了解**　多器官功能障碍综合征防治的病理生理学基础。

多器官功能障碍综合征(multiple organ dysfunction syndrome,MODS)是指机体在遭受严重创伤、休克、感染及外科大手术等严重损伤或危重疾病后,两个或两个以上的器官短时间内同时或相继发生功能障碍的临床综合征。MODS死亡率可高达60%,是当前重症医学的一个未解难题。

MODS的概念起源于20世纪70年代开展的危重病临床观察与研究。1973年Tilney等率先报道一组腹主动脉瘤破裂的病例,术后发生急性肾损伤,全身感染,心、肺、肝、胃肠道等相继发生衰竭,称为“序贯性系统衰竭”,后命名为多器官衰竭(multiple organ failure,MOF)和多系统器官衰竭(multiple system organ failure,MSOF)。1991年,经美国胸科医师学会和危重医学学会(ACCP/SCCM)联合会议提议,将MOF和MSOF统一更名为MODS。MODS更能反映器官损伤从轻到重的进行性动态变化、连续发展的全过程,有利于临床早期诊断和干预。

MODS发病前若器官功能良好,治愈后功能可以完全恢复。慢性病患者在原发器官功能障碍基础上继发另一器官功能障碍,如肺源性心脏病、肝性脑病、肝肾综合征等,均不属于MODS。

第一节　病因与分型

一、病因

引起多器官功能障碍的病因很多,可分为感染性与非感染性因素。感染性疾病患者可能接受手术或再遭受其他非感染性因素的打击,非感染性疾病患者也可能受到包括继发感染等其他因素的叠加作用。因而在很多情况下,MODS的病因是复合性的。

(一)感染性病因

70%左右的MODS由感染引起,脓毒症及脓毒性休克是引起MODS的最常见原因。老年人以肺部感染为原发病因者最多,青壮年患者在腹腔脓肿或肺部侵袭性感染后有较高的MODS发生率。烧伤和创伤的创面感染可发展为全身性感染,引发MODS。当肠屏障功能下降、肠道菌群失调时,肠内细菌可侵入血液循环或肠道细菌的毒素吸收入血,引起肠道细菌移位（bacterial translocation）或非菌血症性临床脓毒症（non-bacteremic clinical sepsis）。

（二）非感染性病因

1. **严重创伤、烧伤和大手术** MODS 最早发现于大手术后的患者。严重创伤、大面积烧伤、多发性骨折及大手术后的患者，因组织损伤、坏死、脱落、失血和失液等原因，无论有无感染均可发生 MODS。急性坏死性胰腺炎造成组织的严重坏死也是引起 MODS 的重要原因。

2. **低血容量性休克** 严重的休克，特别是休克晚期，血液流变学的改变，血液中炎症介质明显增多或者休克合并 DIC 时，MODS 的发生率尤高。创伤 36h 内发生的 MODS，常有低血容量性休克，加重和加速 MODS 的发生发展。休克患者复苏疗法可引起缺血 - 再灌注损伤，引发"二次打击"。

3. **输血输液过多及药物使用不当** 研究表明创伤后早期大量输库存血是创伤后 MODS 的一个独立危险因素，可能原因是患者血液中的炎症介质水平上升而引发"二次打击"；手术暴露和输液引起的体温下降和血液稀释，使患者凝血功能障碍造成出血倾向；过量输液易引起急性左心功能衰竭、肺间质水肿；大剂量使用去甲肾上腺素等血管收缩药物，可加重微循环障碍；抗生素使用不当亦可引起肝、肾功能损害、肠道菌群紊乱等。

4. **免疫功能低下** 免疫缺陷性疾病、肿瘤患者接受放疗或化疗等均可致全身免疫功能低下，易继发感染。老年人器官代偿能力及免疫功能下降也是发生 MODS 的重要危险因素。此外，长期、大剂量激素的应用易造成免疫抑制、消化道溃疡出血和继发感染等副作用。

5. **诊疗失误** 主要是诊疗过程中判断失误和操作不当，特别是一些器械损伤，如内镜检查导致穿孔；呼吸机使用不当时造成的心肺功能障碍；高浓度吸氧致使肺泡表面活性物质破坏、肺血管内皮细胞损害等。

二、分型

根据 MODS 的发病过程，一般可分为两种类型：

1. **单相速发型** 由损伤因子引起，原无器官衰竭的患者同时或短时间内出现两个或两个以上器官系统的功能障碍。常在休克和创伤后迅速发生，患者常在休克复苏后 12~36h 发生呼吸衰竭，继之发生其他器官系统的功能障碍和衰竭，病情的进程只有一个时相即只有一个高峰，故又称为原发型。

2. **双相迟发型** 是指由原发性损伤引起的器官功能障碍得到缓解，但之后出现了其他因素，使病情急剧恶化，导致多个器官功能的障碍。此型 MODS 由于不是由原始损伤直接引起，而要经历"二次打击"。一次打击（如创伤）可以是轻度的，不足以引起明显的器官功能障碍，但能使免疫系统处于预激活状态，机体出现异常反应，炎症失控，此时相继发生的二次打击（感染）可能具有致死性，并迅速造成多个器官功能障碍（图 18-1）。

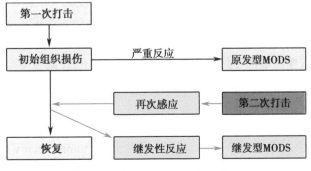

图 18-1 MODS 的二次打击学说

第二节 发 病 机 制

各种病因引起MODS的机制尚未完全阐明,目前一般认为其发病可能涉及神经、内分泌、体液和免疫系统等一系列机制的参与。单相速发型MODS可能更多由原发损伤引起,而双相迟发型则不完全由损伤本身造成。

一、全身炎症反应失控

全身炎症反应失控可根据体内促炎反应与抗炎反应两者的力量对比,分为全身炎症反应综合征、代偿性抗炎反应综合征和混合性拮抗反应综合征三种状态。从本质上来看,MODS是机体炎症反应失控的结果。

（一）全身炎症反应综合征

全身炎症反应综合征(systemic inflammatory response syndrome,SIRS)指感染或非感染病因作用于机体后,刺激炎症细胞的活化,导致各种炎症介质的大量释放而引起的一种失控的全身性炎症反应,表现为播散性炎症细胞活化和炎症介质泛滥到血浆并在远隔部位引起全身性炎症。正常情况下,机体的局部炎症反应对病原体清除和损伤组织修复都是必要的,具有保护性作用。但当机体受到严重损伤时,炎症反应异常放大或失控时,炎症反应对机体的作用从保护性转变为损害性,导致自身组织细胞损伤和器官衰竭。

一般认为,SIRS的病因可分为感染和非感染因素两类,其中感染(尤其是革兰氏阴性杆菌感染)引起者占50%左右,非感染性因素包括严重的创伤、烧伤、大手术、急性出血性坏死性胰腺炎、失血性休克等。无论是感染还是非感染性原因,都可随着病情的进行性加重而导致上述全身性炎症反应,其中由感染因素造成的SIRS可称为脓毒症(sepsis),脓毒症患者血液中可以发现相应的病原微生物,但也可呈阴性,非感染因素造成SIRS的患者也可以表现出类似感染的症状。

患者在上述单独或复合病因作用下,组织受到较为严重的损伤,体内炎症反应呈持续性发展、进行性加重,重要脏器微循环严重障碍,内环境严重紊乱,使机体除了有原发病灶局部损伤加重外,同时或相继发生远隔部位器官、系统功能障碍。MODS时全身性炎症反应所造成的多种炎症介质失控性释放,可引起组织细胞的损伤和功能障碍,从而引起多个器官系统功能不全。SIRS涉及多种炎症细胞的活化与炎症介质的大量释放,是感染或非感染因素导致过度炎症反应的共同特征,MODS是SIRS进行性加重的最终后果。

1. **中性粒细胞的作用**　严重创伤、休克、感染时发生全身性补体激活,产生C3a、C5a等趋化物质及细胞因子,吸引中性粒细胞及单核细胞趋化、聚集,其结果是炎症反应区域组织水肿、细胞损伤,从而发生器官功能障碍。活化的补体C3a、C5a使肥大细胞及嗜碱性粒细胞释放组胺等介质使平滑肌收缩、毛细血管通透性增加;中性粒细胞激活黏附于血管壁时,可释放氧自由基、溶酶体酶、血栓素和白三烯等体液性物质,这些介质使血管收缩,通透性增加,促进白细胞对管壁黏附;大量过度激活的中性粒细胞聚集形成微栓子,栓塞在多个器官的微循环内,进一步损害血管壁并与上述变化形成恶性循环,最后对组织器官造成严重损伤。

2. **单核吞噬细胞系统的作用**　单核吞噬细胞系统包括循环中的单核细胞和组织中固定的巨噬细胞,是炎症反应的效应细胞。全身性感染、组织损伤或免疫反应都可激活单核吞噬细胞系统,使其吞噬能力增强,促炎介质如肿瘤坏死因子-α(tumor necrosis factor-α,TNF-α)、白介素-1β(interleukin-1,IL-1β)、IL-6、血小板激活因子(platelet activating factor,PAF)等大量释放(表18-1)。单核吞噬细胞系统释放的炎症介质吸引中性粒细胞到达炎症区域,后者大量释放自由基和蛋白酶类、前列腺素类等生物活性物质,一方面直接损伤邻近的组织细胞,引起器官实质细胞的损害,另一方面炎症介质进入全身循环损伤血管内皮细胞,引起微血栓形成,微血管通透性增加,造成远隔器官损害。

表 18-1　主要促炎介质及其来源和损伤性作用

类型	来源	主要损伤性作用
TNF-α	巨噬细胞、NK 细胞、肥大细胞	引起发热、血管扩张和低血压、白细胞数量增加
IL-1β	巨噬细胞、淋巴细胞	引起发热、血管扩张和低血压、白细胞数量增加
IL-6	巨噬细胞、淋巴细胞	引起发热、白细胞数量增多
IL-8	巨噬细胞	趋化中性粒细胞、放大炎症反应
NO	巨噬细胞、中性粒细胞	引起血管扩张和低血压
ROS	中性粒细胞、内皮细胞、巨噬细胞	损伤细胞
PAF	单核吞噬细胞、血小板、内皮细胞	活化血小板促进血栓形成
补体		趋化中性粒细胞、放大炎症反应;促进组胺和激肽释放

1991 年 ACCP/SCCM 提出 SIRS 诊断标准(表18-2),但该诊断标准过于敏感,特异性差。有学者提出,其诊断应有更为严格的标准,除表中所述 4 项临床指标外还应具备以下 6 项表现中的 2 项:①低氧血症,$PaO_2/FiO_2 \leqslant 300$;②少尿,尿量 <0.5ml/(kg·h),持续24h;③乳酸酸中毒,血浆乳酸 >2mmol/L;④血小板减少,血小板计数 <100×10^9/L 及凝血酶原时间延长(> 正常 2s以上);⑤空腹血糖 >6.4mmol/L;⑥意识改变,如兴奋、烦躁或嗜睡。并且还强调,炎症介质释放并在远隔部位引起全身性炎症才是真正意义上的 SIRS,而且必须有血浆中炎症介质的阳性发现,诊断方可成立。

表 18-2　1991 年 ACCP/SCCM 会议 SIRS 诊断标准

指标	诊断标准
体温	>38℃或 <36℃
心率	>90 次 /min
呼吸	RR>20 次 /min 或 $PaCO_2$<32mmHg
血象	WBC>12×10^9/L 或 <4×10^9/L 或幼中性稚粒细胞 >10%

注:具备以上各项中的二项或二项以上,即可诊断 SIRS。

(二)代偿性抗炎反应综合征

代偿性抗炎反应综合征(compensatory anti-inflammatory response syndrome,CARS)指感染或创伤时机体产生的过于强烈的内源性抗炎反应,可导致机体免疫功能降低和感染易感性增加。在 SIRS 发展过程中促炎介质增多的同时,体内也产生内源性抗炎介质(如前列腺素E_2、IL-4、IL-10、IL-11、可溶性 TNF-α 受体等)及抗炎性内分泌激素(糖皮质激素和儿茶酚胺)。适量的 CARS 反应可拮抗促炎反应,下调促炎因子的合成释放,拮抗后者的促炎效应,有助于恢复体内的自稳态。但抗炎反应过度,即可产生免疫功能抑制及对感染的易感性,可能是导致机体在感染或创伤早期出现免疫功能损害的主要原因。CARS 的判断可以外周血单核细胞人白细胞 DR 抗原(human leukocyte antigen-DR,HLA-DR)表达低于 30%、伴炎症因子释放减少为依据。

（三）混合性拮抗反应综合征

机体的促炎反应（SIRS）和抗炎反应（CARS）作为对立的双方，正常时两者保持平衡，内环境维持稳定。当 MODS 发生后的早、中期，SIRS 相对占主导地位；而后期则出现 CARS 逐渐增强。当促炎反应大于抗炎反应，即促炎反应占优势时，表现为 SIRS；反之，当抗炎反应大于促炎反应，即抗炎反应占优势时，表现为 CARS。无论是 SIRS 还是 CARS 均反映了体内炎症反应的失控。当 CARS 与 SIRS 并存，彼此间的作用相互加强，则最终形成对机体损伤更强的免疫失衡，这种变化称为混合性拮抗反应综合征（mixed antagonists response syndrome，MARS）。MARS 似乎是在更高的水平上达到了平衡，但并非真正的稳态，也属于炎症反应失控。SIRS、CARS 和 MARS 均是引起 MODS 的发病基础（图 18-2，图 18-3）。

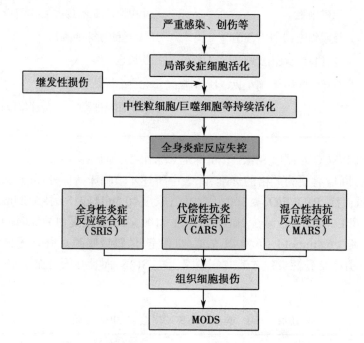

图 18-2 全身炎症反应失控与 MODS 的发病机制

二、肠道细菌移位及肠源性内毒素血症

研究证实，严重创伤、休克等可造成肠道屏障功能受损和细菌移位，产生败血症及内毒素血症，最后导致 MODS 发生。MODS 的患者可无明显的感染病灶，但其血培养中可见肠道细菌，称为肠源性感染。目前认为，肠源性感染可能是 MODS 发生发展的主要原因，肠道是 MODS 发生的始动器官。

（一）肠屏障损伤，肠道细菌、内毒素移位

肠屏障由肠道上皮、黏膜免疫系统和肠道共生细菌三者组成。在肠屏障保护下，一般情况下肠腔细菌不会进入血液循环。肠道上皮受损、黏膜免疫系统抑制和肠道共生细菌异常在 MODS 的启动中发挥重要作用，而且三者可以发生"交叉对话"，互相影响，形成恶性循环，导致 SIRS 及 MODS 的发生。

1. **肠黏膜上皮功能障碍** 肠道缺血可直接或间接损伤黏膜造成上皮大量脱落或萎缩，肠黏膜水肿，绒毛变短、稀疏，上皮细胞间隙增宽，甚至坏死、凋亡，易引起病原菌和内毒素侵入肠壁组织，进入血液循环引起全身感染和内毒素血症。危重病患者长时间经静脉输入营养液，而不从胃肠道进食也会使肠黏膜萎缩,肠黏膜上皮功能障碍,细菌或内毒素易入血。

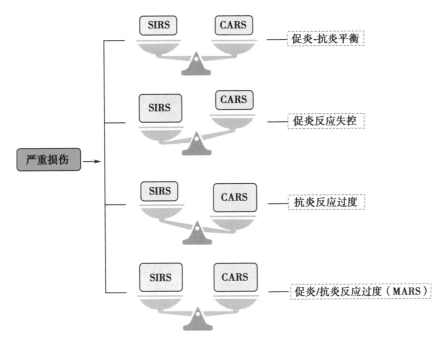

图 18-3　SIRS、CARS 与 MODS 的关系

2. **免疫屏障功能障碍**　缺血及再灌注损伤使肠黏膜巨噬细胞加工、免疫呈递功能下降,肠道免疫屏障功能减弱,导致细菌及内毒素移位。

3. **肠道共生菌改变**　肠蠕动减慢、肠腔扩张、菌群失调,需氧菌大量繁殖,成为优势菌群,释放大量毒素,也是导致细菌或内毒素移位的重要机制之一。

（二）肝脏 Kupffer 细胞功能减弱

正常情况下,进入门静脉系统的少量肠道细菌和内毒素能够被肝脏的 Kupffer 细胞清除,Kupffer 细胞作为防止肠源性感染的第二道防线发挥关键作用。在创伤、休克或大手术等危重病患者中,往往存在肝脏供血不足、肝细胞及 Kupffer 细胞功能受损,此时清除肠源性毒素或细菌的能力减弱,容易引发全身性感染或内毒素血症,促进 MODS 的发生。

进入体循环的内毒素,一方面可以直接激活炎症细胞和内皮细胞,合成并释放多种炎症介质和蛋白酶等物质;同时激活补体系统,促使炎症细胞的进一步激活,导致前列腺素、白三烯、TNF-α 等炎症介质的大量释放;另一方面,内毒素可直接损伤血管内皮细胞,使凝血与纤溶系统异常激活,引发 DIC。总之,内毒素可引起大量炎症介质的释放、微血栓的形成及微循环功能障碍,加重组织细胞的结构损伤和破坏,促进各个器官功能障碍甚至衰竭,最终导致 MODS 的发生(图 18-4)。

三、缺血与缺血 - 再灌注损伤

创伤、烧伤、失血等应激情况下,交感 - 肾上腺髓质系统和肾素 - 血管紧张素醛固酮系统(RAAS)均被激活。前者释放的儿茶酚胺可直接引起外周脏器血管收缩,血供减少。RAAS 激活能够诱导白细胞黏附,增加血管通透性并引起氧化应激反应。严重感染时,各个组织器官的血管内皮细胞损伤,促凝活性增强导致微血栓形成。重要器官微循环血液灌注减少,引起缺血缺氧,微血管内皮细胞肿胀、微血管壁通透性升高,如同时伴有输液过多,则水分潴留,细胞水肿,氧弥散发生障碍,线粒体的氧化磷酸化功能障碍。

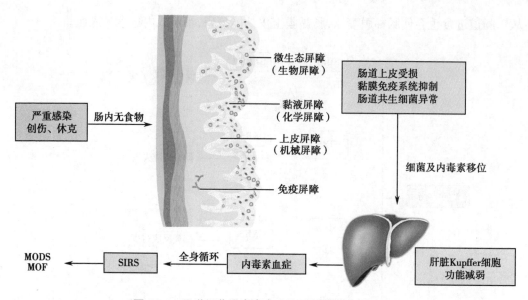

图 18-4 肠道细菌及内毒素移位引起 MODS 的机制

MODS 发生在血液灌注复苏后,与体内发生的缺血 - 再灌注损伤有关。以肠道为例,在休克、严重感染等引起 MODS 中,开始时肠黏膜明显缺血、缺氧,肠黏膜上皮细胞富含的黄嘌呤脱氢酶大量转化成黄嘌呤氧化酶,当复苏治疗后,微循环灌注得到恢复,黄嘌呤氧化酶可催化生成大量的氧自由基,后者损伤细胞引起器官功能障碍。组织器官耗氧量增加,如代偿功能健全,则机体可通过增加氧供提高氧摄取率来代偿,但 MODS 患者有器官微循环灌注障碍(微血管的痉挛阻塞、血管外组织水肿、线粒体氧化磷酸化功能障碍等),因此细胞摄取氧功能障碍,出现氧耗量随氧供增加、组织摄氧减少和血乳酸水平升高等组织缺氧表现。这些变化又进一步加重细胞损伤和代谢障碍,促进器官功能障碍的发生发展。

缺血 - 再灌注损伤造成内皮细胞功能紊乱,释放氧自由基,参与再灌注损伤过程,通过多种炎症介质上调黏附分子表达,与中性粒细胞相互作用诱导细胞间黏附,进而导致细胞损伤和炎症反应。因此,内皮细胞损伤及中性粒细胞与内皮细胞在多种黏附分子和炎症介质的作用下产生黏附连锁反应,导致器官微循环障碍和细胞损伤,进而诱发 MODS 的关键环节。

四、免疫抑制

参与 MODS 炎症反应的主要免疫细胞包括中性粒细胞、巨噬细胞、淋巴细胞和树突状细胞等。组织创面、焦痂和坏死组织周围第一天即有中性粒细胞浸润,第三天即开始有巨噬细胞进入、吞噬和清除坏死组织。

巨噬细胞的抗原提呈和免疫活性分子的释放是巨噬细胞参与免疫调节的主要环节。研究表明,严重创伤、感染所致 MODS 中巨噬细胞吞噬杀菌和抗原提呈能力下降,与一些炎症介质如前列腺素 E(PGE)、PAF、IL-8 及 IL-10 释放增加有关。另外,巨噬细胞抑制 MHC- II 分子表达在 MODS 免疫紊乱中起重要作用。大量细菌、内毒素等虽然能被巨噬细胞清除,但巨噬细胞清除能力有限,当其吞噬能力下降,或吞噬的微粒再度排出进入周围循环时,反而会加重组织损伤。巨噬细胞功能异常时,不能调节凝血系统、白细胞、补体和 B 细胞的功能,抑制性 T 细胞的功能相对较强,可明显削弱机体抵抗力。

淋巴细胞在 MODS 的免疫抑制发生中也有十分重要的作用。辅助性 T 细胞分为两大类,其中 Th1 细胞分泌促炎因子 TNF-α、干扰素 -γ(Interferon-γ,IFN-γ)和 IL-2,Th2 细胞分泌抗炎因子 IL-10 和 IL-4 等。严重感染或创伤时,炎细胞产生的 PGE 使 Th1 向 Th2 转化,激活

CD4+ 细胞,明显抑制 Th1 细胞分泌促炎因子 TNF-α、IFN-γ 和 IL-2,但 Th2 细胞分泌抗炎因子 IL-10 和 IL-4 明显增加,由此可能导致免疫抑制。此外,机体在严重创伤和感染等打击下,体内产生的应激激素,如糖皮质激素及细胞因子均可诱导淋巴细胞大量凋亡,同时巨噬细胞吞噬淋巴细胞凋亡小体,进而刺激巨噬细胞分泌一些抗炎性细胞因子,抑制促炎性细胞因子的合成及 Th1 淋巴细胞的转化,这些都是导致机体免疫抑制或麻痹的重要原因。

全身性感染或脓毒症时,树突状细胞(dendritic cell,DC)的数量、功能状态呈动态变化。在全身性感染的初始阶段,炎症细胞分泌大量的炎性介质,表现为短暂的大量树突状细胞成熟;而随着全身性感染的进展出现免疫抑制,表现为树突状细胞和淋巴细胞大量凋亡、Th2 型免疫反应和抗炎介质释放过多等。

五、细胞凋亡

越来越多的证据表明,细胞凋亡过程参与 MODS 的发生。严重创伤后,机体的各个脏器中均有一定程度的组织细胞凋亡,其中胸腺、脾脏、骨髓、淋巴结及全身的淋巴组织等最易发生细胞凋亡,这可能是导致创伤后机体免疫功能低下的直接原因。组织细胞的凋亡较早在肺组织,接着有横膈、肾脏、小肠和肝脏等,这可能是脏器早期发生功能障碍的基础。研究表明,中性粒细胞可以介导各脏器在创伤早期发生的细胞凋亡。炎症早期,血浆中性粒细胞在促炎细胞因子的作用下能延缓自身凋亡,有利于参与局部的炎症反应。在脓毒症并发 MODS 患者的肠上皮细胞和淋巴组织存在明显的凋亡,这意味着肠道局部免疫屏障功能的削弱。此外,创伤后全身微血管内皮细胞的凋亡可能是微循环功能障碍的基础,也可能是 DIC 发生的原因之一。

创伤后发生的细胞凋亡,可能与糖皮质激素急剧增多,内毒素血症、氧化应激、各种细胞因子的大量释放及引发的细胞内钙超载、各类酶活性的改变、核内相关基因的诱导或抑制、线粒体功能与结构受损等有关。

六、遗传因素及应激基因反应

应激基因反应作为 MODS 发生机制的学说较早被提出。所有受到 MODS 病因打击的患者都会产生应激反应,这种反应的基础除神经内分泌因素外,与患者在病因作用下相关基因的表达与调控有关。全身炎症能促进应激基因的表达,从而提示应激基因可能在 MODS 的发生、发展中起一定的作用。一旦应激基因过度表达,最终可导致机体不能再对最初或以后的打击作出反应,而发生细胞功能和代谢的障碍。近年对疾病与遗传多态性的关系研究表明,某些炎症相关因子特定的遗传基因型存在着发生 SIRS 的高风险。此外,遗传基因的多态性对不同患者体内炎症反应的表现形式、进展及疾病预后也有重要影响。

在不同始发病因的作用下,引起 MODS 的主要因素可能有所不同,但常常是多种因素共同作用的结果。上述因素可以互为因果,相互加强,使某些组织细胞代谢和功能障碍,甚至完全丧失,从而造成器官功能障碍或衰竭。

第三节　机体主要功能代谢的变化

一、主要功能代谢变化特点

MODS 时体内功能代谢的主要改变是出现高分解代谢、高动力循环。

（一）高分解代谢

静息时全身氧耗量增高的情况称高代谢,主要表现为静息时全身氧耗量和能量消耗增高,糖、脂肪、氨基酸利用增加、肌肉蛋白质分解加强,尿素氮增高,体内蛋白质代谢出现负氮平衡。临床上,患者表现出肌肉萎缩、消瘦、恶病质状态。此时,外源性营养补充无法缓解患者的高代谢状态。高代谢产生的机制与如下三个方面相关:

1. 应激激素分泌增多　严重创伤、感染及大手术时,机体处于应激状态,应激激素诸如儿茶酚胺、胰高血糖素、皮质激素、生长激素、甲状腺素等分泌增多,加强了机体分解代谢,导致组织消耗增加。

2. 创面热量丧失　烧伤和创伤的创面水分蒸发增多,机体大量体热丢失,机体调节性代谢速率增快;但这只是创伤后高代谢的部分原因,代谢率并不因创面愈合而恢复正常。

3. 细胞因子的作用　严重创伤和感染时,炎症细胞被激活可产生大量 TNF、IL-1 等,它们促进应激激素的释放,引起肌肉蛋白分解、发热和激活白细胞的呼吸爆发。

（二）高动力循环

主要表现为高心输出量和低外周阻力。大多数 MODS 患者发病初期出现"高排低阻"型高动力循环状态,心脏指数显著高于正常。机体代偿性反应导致患者心输出量增加,同时扩血管物质引起血管扩张,外周阻力下降。然而,随着病情进展,心肌受损,患者往往因心功能衰竭转变为"低排低阻"型。

高代谢与高动力循环本质上是一种防御性应激反应,但是高代谢过剧,加上同时伴有的高动力循环,加重心肺负担和能量消耗,造成缺氧加重。此时,患者体内组织器官耗氧量增加,如代偿功能健全,则机体可通过增加氧供和提高氧摄取率来代偿,但 MODS 患者有器官微循环灌注障碍(微血管的痉挛阻塞、血管外组织水肿、线粒体氧化磷酸化功能障碍等),因此组织供氧和细胞摄取氧功能降低,出现需氧量增加、组织摄氧减少和血乳酸水平升高等组织缺氧表现,临床表现为"氧供依赖"和"乳酸性酸中毒"。这些变化又进一步加重细胞损伤和代谢障碍,促进 MODS 的发生发展(图 18-5)。

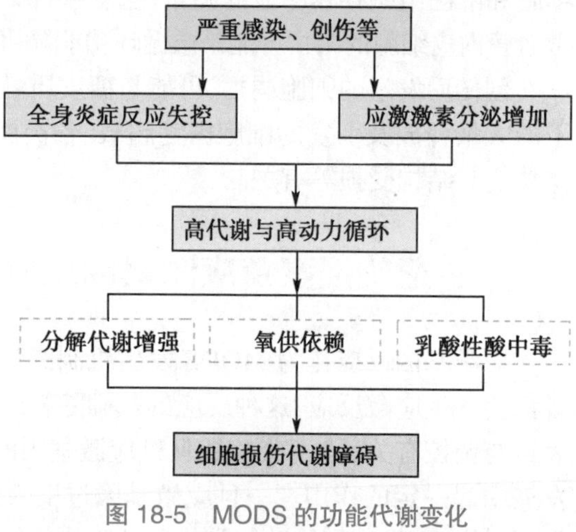

图 18-5　MODS 的功能代谢变化

二、主要器官系统的功能障碍

（一）肺功能障碍

呼吸功能障碍在 MODS 中发生率较高,出现也较早,一般在发病早期 24~72h 内即可出现急性肺损伤的变化,临床表现为急性呼吸窘迫综合征(acute respiratory distress syndrome,ARDS),出现发绀、进行性低氧血症和呼吸窘迫,最后导致肺功能不全。

肺脏容易受损的主要原因有:①肺脏是全身静脉血液回流的主要过滤器,组织中的许多代谢产物和血液中的有害物质在这里被吞噬、灭活和转化;②肺泡的巨噬细胞及白细胞在一些致病因素的作用下激活,释放炎症介质及血管活性物质。

上述因素引起肺部的急性炎症,导致呼吸膜的损伤。其中,肺微血管内皮受损、微血管通透性升高、血细胞黏附、聚集引起肺毛细血管内微血栓的形成;毛细血管通透性增加、肺泡受损及局部血液回流受阻引起肺水肿;肺泡 II 型上皮细胞合成表面活性物质减少及肺泡水肿液的作用,引发肺不张;肺泡渗出物中的血浆蛋白随渗漏液中水分的吸收或挥发而沉积于肺泡膜引起肺泡透明膜形成。这些特征性的病理改变使肺的顺应性明显降低、肺的气体交换功能严重受损。

（二）肝功能障碍

MODS 时暴发肝衰竭的概率虽不到 10%，但有明显肝脏受损和功能异常者则可高达 95%，因而肝功能障碍发生率仅次于肺。临床主要表现为黄疸和肝功能不全，由创伤和全身感染引起者多见。

肝脏容易受损的主要原因有：①肝脏有大量的 Kupffer 细胞，占体内巨噬细胞总量的 85% 左右，激活后释放炎性介质，造成肝细胞本身的损害及远隔器官的损害，是导致炎症介质产生与泛滥的基础；②严重的创伤、休克和脓毒症都可引起肝血流量减少，直接影响肝细胞和 Kupffer 细胞能量代谢，表现为氧化磷酸化障碍和能量产生减少，同时肝脏黄嘌呤氧化酶含量丰富，容易发生缺血 - 再灌注损伤；③肝脏是人体重要的代谢与解毒脏器，肠道细菌和毒素入肝脏后直接损伤肝组织细胞及血管内皮细胞等，促进微血栓形成。Kupffer 细胞及肝细胞功能障碍，对毒物及细菌的清除能力下降，反过来加剧了机体的损伤。

（三）肾功能障碍

急性肾功能障碍在 MODS 的发生率为 40%~55%，发生率仅次于肺、肝。肾功能障碍在决定 MODS 病情的转归中起关键作用，MODS 患者如有急性肾损伤，预后较差。

急性肾损伤患者常表现为少尿、氮质血症、代谢性酸中毒和高钾血症。严重创伤、大失血等应激条件下，交感 - 肾上腺髓质系统及肾素 - 血管紧张素系统兴奋，儿茶酚胺和血管紧张素 Ⅱ 等缩血管物质释放增多，引起肾血管收缩，肾血流灌注减少，即功能性肾损伤。随着缺血时间延长，肾小管上皮细胞可发生坏死，即进展为器质性肾损伤。其机制与持续性缺血缺氧、肾毒素有关，也与中性粒细胞的活化、肾血管内皮细胞的损伤、微血栓形成及氧自由基的大量产生有关。

（四）胃肠道功能障碍

主要表现为胃黏膜应激性溃疡和肠缺血。创伤、脑外伤、烧伤和脓毒症后发生胃肠黏膜糜烂（病变只侵犯到上皮层表层）和浅层溃疡（侵犯到黏膜下层）常预示早期的多器官功能衰竭。

创伤、烧伤、失血等应激时，交感 - 肾上腺髓质系统强烈兴奋，胃肠道黏膜缺血缺氧，导致黏膜变性、坏死、糜烂，甚至出血，形成应激性溃疡。感染是导致胃黏膜损伤的重要因素，细菌毒素及炎性介质可直接损伤胃黏膜。胃肠道黏膜屏障功能减弱，引起细菌移位及肠源性内毒素血症，诱发加重其他远隔器官的损伤或衰竭。因此 MODS 在肠黏膜损伤的同时，菌血症、内毒素血症、败血症的发生率很高。近年来有人提出缺血的胃肠道可以作为 MODS 的发源地。

（五）心功能障碍

MODS 时，心功能障碍的发生率为 10%~23%。除了心源性休克外，在其他各型休克的早期，心功能的损伤一般较轻，在晚期才发生心功能障碍。患者表现为突发性低血压，平均动脉压低于 60mmHg，心脏指数低于正常人的 1/2 以下，对正性肌力药物不起反应（表 18-3）。

心功能障碍主要表现为心肌收缩性减弱，射血分数降低，同时伴有心室扩张。心肌收缩性减弱的机制包括以下几个方面：①持久的交感 - 肾上腺髓质系统兴奋，导致心肌对儿茶酚胺反应性减弱，氧债增加而加重心肌缺氧，最终导致心肌收缩力下降，心肌供血不足；②钾、钙等电解质代谢紊乱及酸中毒，干扰心肌兴奋 - 收缩耦联，损害心肌收缩性；③细菌毒素，如内毒素及炎症介质，如 IL-1β，TNF-α 等直接或间接损伤心肌细胞，抑制心脏功能。

（六）免疫系统功能障碍

MODS 早期，非特异性免疫系统被激活，患者血浆中 C3a、C5a 水平增高，不仅增加了血管通透性，而且激活组织细胞和白细胞的黏附、聚集、活化，释放炎症介质，推进 SIRS 的进程。MODS 晚期，除有明显的补体改变外，免疫系统全面抑制，炎症反应失控，无法局限化，因此感染容易扩散,患者的抵抗力极度低下,是病情恶化的重要原因。

上述各器官系统的功能障碍均可单独或同时发生。MODS 在发病过程中,各系统器官功能的改变相互联系和相互影响,从而形成恶性循环,最终导致 MODS。

表 18-3　MODS 的临床表现及实验室检查

类型	临床表现	实验室检查
肺功能障碍	ARDS;进行性呼吸困难与发绀;肺顺应性显著降低,须借助人工呼吸器维持通气 5d 以上	PaO_2<50mmHg 或需要吸入 50% 以上氧气才能维持 PaO_2 在 45mmHg
肝功能障碍	黄疸或肝功能不全	血清总胆红素 >34μmol/L,肝血清酶谱在正常值上限的 2 倍以上
肾功能障碍	尿量可多可少,利尿剂反应差,严重时需用人工肾维持生命	血清肌酐持续 >177μmol/L,尿素氮 >18mmol/L
胃肠道功能障碍	胃肠黏膜损伤,应激性胃肠出血	24h 内失血超过 600ml
心功能障碍	突然发生的低血压,对正性肌力药物不起反应	平均动脉压 <60mmHg,心脏指数低于正常人的 1/2 以下,血浆心肌酶学指标可升高
凝血系统障碍	DIC	血小板计数进行性下降(<50×10⁹/L),凝血酶时间、血浆凝血酶原时间、活化的部分凝血活酶时间均延长达正常的 2 倍以上,纤维蛋白原 <2 000mg/L,有纤维蛋白(原)降解产物存在

第四节　防治的病理生理学基础

MODS 一旦发展到多器官功能衰竭,治疗非常困难,死亡率极高。因此,MODS 的早期诊断、早期干预非常重要。必须在去除病因的前提下进行综合治疗,最大限度地保护各器官系统功能,切断它们可能存在的恶性循环。

一、针对病因的防治

积极去除或处理原始病因。及早清除感染灶,引流脓液,给予适当的抗生素。彻底清除创面坏死组织和血肿,预防感染的发生。休克患者应积极进行补液、输血、应用血管活性药物、纠正酸中毒等抗休克治疗。尽量减少侵入性诊疗操作,加强 ICU 病房器械设备的消毒、灭菌及减少院内感染。及时止血、固定骨折、镇痛。吸氧时注意防止氧中毒。

二、针对发病机制的治疗

(一)阻断失控的炎症反应

阻断炎症介质的信号通路、拮抗炎症介质的作用或者采用血液净化法去除血液中多余的毒素和炎症介质。适当使用炎症介质的阻断剂与拮抗剂在理论上有重要意义,但临床应用效果还有待进一步总结研究,如肾上腺皮质激素(地塞米松等)、非甾体固醇性抗炎药(消炎痛等)、

TNF-α 的单克隆抗体等。

（二）防治缺血 - 再灌注损伤

尽快尽早补液、恢复有效循环血量和组织灌流量是关键。预防缺血 - 再灌注损伤出现，必要时可酌情使用细胞保护剂、小分子抗氧化剂及自由基清除剂。

（三）改善氧代谢，纠正组织细胞缺氧状态

组织细胞氧代谢障碍是 MODS 发病机制之一，改善细胞缺氧状态是 MODS 防治的重要手段。采用机械通气提高氧的输送，维持动脉血氧饱和度在 88%~ 92% 及静脉血氧饱和度在 70% 左右。

三、营养支持疗法

MODS 患者处于应激状态，分解代谢增强，因此加强营养支持，改善全身状态，维持内环境稳定是治疗的基础。对一般患者，应作营养支持，确保热量平衡；对危重患者，则作代谢支持，确保正氮平衡。早期恢复肠道营养有助于肠道防御屏障的功能恢复。提高蛋白质和氨基酸尤其是支链氨基酸的摄入量，减少负氮平衡。

四、抗凝及免疫调节治疗

根据患者所处的 DIC 不同阶段，合理应用肝素、补充凝血因子和输血，阻止 DIC 的进一步发展。调节促炎和抗炎反应的平衡，改善抗原呈递细胞的功能等。

（周艳芳）

重要考点

1. 多器官功能障碍综合征、全身炎症反应综合征、代偿性抗炎反应综合征的概念。
2. 全身炎症反应失控、肠道细菌移位及肠源性内毒素血症的具体机制。

思考题

1. 根据临床发病过程，多器官功能障碍综合征可分几种类型？各型特点如何？
2. 为何全身炎症反应综合征可以损伤组织细胞，导致各器官功能障碍？
3. 肠道细菌移位及肠源性内毒素血症引起多器官功能障碍综合征的机制？

参 考 文 献

［1］王建枝，钱睿哲.病理生理学.9 版.北京：人民卫生出版社，2018.
［2］王建枝，钱睿哲.病理生理学.3 版.北京：人民卫生出版社，2015.
［3］杨慧玲，潘景轩，吴伟康.高级病理生理学.2 版.北京：科学出版社，2013.
［4］金惠铭.多器官障碍综合征 (MODS) 和全身炎症反应综合征 (SIRS).中国微循环，1998 (1): 6-9.
［5］唐朝枢，刘志跃.病理生理学.3 版.北京：北京大学医学出版社，2013.
［6］曹钰，柴艳芬，邓颖，等.中国脓毒症 / 脓毒性休克急诊治疗指南.临床急诊杂志，2018,19 (9): 567-588.

推荐阅读

［1］ HAMMER G, MCPHEE S. Pathophysiology of disease. An introduction to clinical medicine. 7th ed. New York: McGraw-Hill Education Medical, 2014.

［2］ HUETHER SE, MCCANCE KL. Understanding Pathophysiology. 6th ed. Missouri: Elsevier, 2017.

［3］ KATHRYN LM, SUE EH. Pathophysiology: the biologic basis for disease in adults and children. 8th ed. Missouri: Elsevier, 2019.

［4］ PORTH C, GASPARD K. Essentials of pathophysiology: Concepts of altered health states. 4th ed. Philadelphia: Wolters Kluwer Health, 2015.

［5］ STORY L. Pathophysiology: A practical approach. 3rd ed. Burlington, MA: Jones & Bartlett Learning, 2018.

［6］ 樊代明 . 整合医学 . 北京 : 世界图书出版公司 , 2016.

［7］ 苗东升 . 系统科学精要 . 4 版 . 北京 : 中国人民大学出版社 , 2016.

［8］ 张开滋，田野，肖传实，等 . 临床心力衰竭学 . 长沙 : 湖南科学技术出版社 , 2014.

［9］ 中华医学会糖尿病学分会 . 中国 2 型糖尿病防治指南 (2017 年版) . 中华糖尿病杂志 , 2018, 10 (1) : 4-67.

中英文名词对照索引

cAMP 反应元件结合蛋白　cAMP responsive element binding protein,CREB　259

CO_2 麻醉　carbon dioxide narcosis　216

D- 二聚体　D-dimer,DD　180

α -2 巨球蛋白　α -2 macroglobulin, α -2M　268

γ - 氨基丁酸学说　GABA hypothesis　229

γ 氨基丁酸　gamma aminobutyric acid,GABA　226

A

阿尔茨海默病　Alzheimer's disease,AD　267

阿黑皮素原　pro-opiomelanocortin,POMC　115

氨基酸失衡学说　amino acid imbalance hypothesis　228

氨中毒学说　ammonia intoxication hypothesis　224

B

白细胞介素 -1　interleukin-1,IL-1　101

白细胞介素 -10　interleukin-10,IL-10　104

白细胞介素 -6　interleukin-6,IL-6　101

标准碳酸氢盐　standard bicarbonate,SB　44

病理生理学　pathophysiology　1

C

长时程抑制　long-term depression,LTD　259

长时程增强　long-term potentiation,LTP　259

肠道细菌移位　bacterial translocation　272

肠易激综合征　irritable bowel syndrome,IBS　122

肠源性发绀　enterogenous cyanosis　85

肠源性内毒素血症　intestinal endotoxemia,IETM　219

超氧化物歧化酶　superoxide dismutase,SOD　118, 144

充血性心力衰竭　congestive heart failure,CHF　183

创伤后应激障碍　posttraumatic stress disorder, PTSD　123

创伤性休克　traumatic shock　154

促红细胞生成素　erythropoietin,EPO　89

促肾上腺皮质激素　adrenocorticotropin,ACTH　114

促肾上腺皮质激素释放激素　corticotrophin-releasing hormone,CRH　103, 114

D

代偿性抗炎反应综合征　compensatory anti-inflammatory response syndrome,CARS　275

代谢性碱中毒　metabolic alkalosis　51

代谢性酸中毒　metabolic acidosis　46

代谢综合征　metabolic syndrome,MS　61

蛋白 C　protein C,PC　173

蛋白 S　protein S,PS　173

氮质血症　azotemia　242

等渗尿　isosthenuria　247

等渗性脱水　isotonic dehydration　21

等张性低氧血症　isotonic hypoxemia　83

低动力性缺氧　hypokinetic hypoxia　85

低钙血症　hypocalcemia　35

低钾血症　hypokalemia　26

低磷血症　hypophosphatemia　36

低镁血症　hypomagnesemia　31

低容量性低钠血症　hypovolemic hyponatremia　20

低容量性高钠血症　hypovolemic hypernatremia　21

低渗尿　hyposthenuria　247

低渗性脱水　hypotonic dehydration　20

低血容量性休克　hypovolemic shock　155

低张性缺氧　hypotonic hypoxia　82

低阻力性休克　low-resistance shock　156

淀粉样蛋白前体　amyloid protein precursor,APP　268

凋亡　apoptosis　136

动脉粥样硬化　atherosclerosis,AS　77

端坐呼吸　orthopnea　201

多尿　polyuria　247

多器官功能障碍综合征　multiple organ dysfunction syndrome,MODS　164

08检